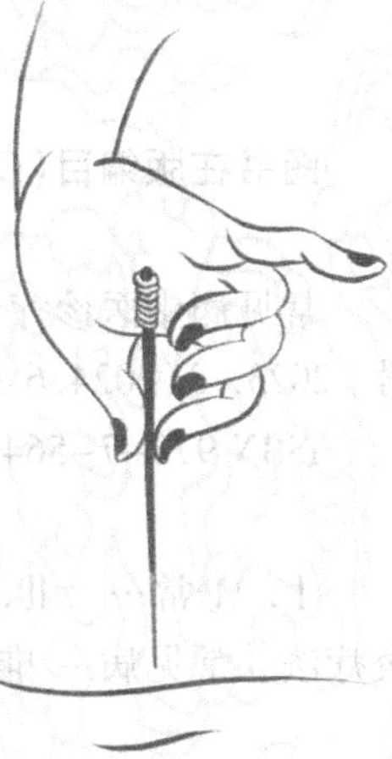

常见病中医诊疗与针灸推拿

主编 王建 秦秀荣 王来勇

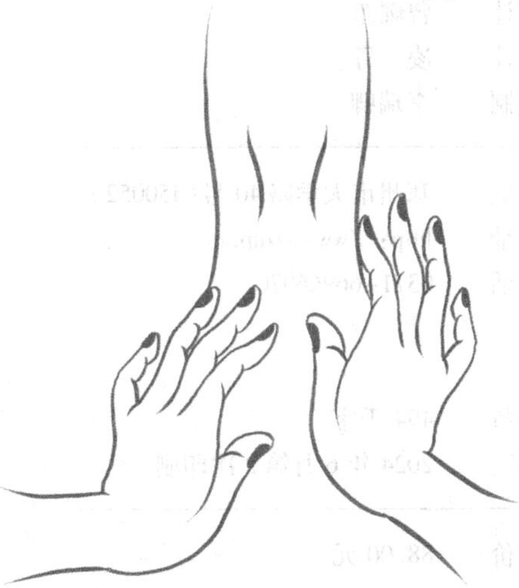

郑州大学出版社

图书在版编目(CIP)数据

常见病中医诊疗与针灸推拿 / 王建，秦秀荣，王来勇主编. — 郑州 ：郑州大学出版社，2023. 3(2024.6 重印)

ISBN 978-7-5645-9296-7

Ⅰ. ①常… Ⅱ. ①王…②秦…③王… Ⅲ. ①常见病 - 中医治疗法②常见病 - 针灸疗法③常见病 - 推拿 Ⅳ. ①R242②R246③R244.1

中国版本图书馆 CIP 数据核字(2022)第 235163 号

常见病中医诊疗与针灸推拿

CHANGJIANBING ZHONGYI ZHENLIAO YU ZHENJIU TUINA

策划编辑	李龙传	封面设计	曾耀东
责任编辑	薛 晗	版式设计	凌 青
责任校对	张彦勤	责任监制	李瑞卿

出版发行	郑州大学出版社	地 址	郑州市大学路 40 号(450052)
出 版 人	孙保营	网 址	http://www.zzup.cn
经 销	全国新华书店	发行电话	0371-66966070
印 刷	廊坊市印艺阁数字科技有限公司		
开 本	787 mm×1 092 mm 1 / 16		
印 张	23.75	字 数	494 千字
版 次	2023 年 3 月第 1 版	印 次	2024 年 6 月第 2 次印刷

书 号	ISBN 978-7-5645-9296-7	定 价	88.00 元

作 者 名 单

主　编　王　建　秦秀荣　王来勇

副主编　张光正　邹燕齐

编　委　（按姓氏笔画排序）

王　建　王来勇　邹燕齐

张光正　秦秀荣

前　言

中医学和针灸推拿是中国人民长期以来与疾病做斗争的极为丰富的经验总结，经过几千年来历代医家的临床实践和理论阐发，形成了独具特色的理论体系，是中国优秀文化的重要组成部分，为中华民族的繁荣昌盛做出了巨大的贡献。

在科学技术高速发展的今天，中医学、针灸推拿学与现代化科学技术相结合，多学科的交叉渗透，使其有了新的内涵，分化出许多新的分支学科。作为现代中医、针灸推拿的医务人员，不仅要继承发扬传统医学中的宝贵经验，还应掌握现代科学赋予中医和针灸推拿的新内涵，以求更好地为患者服务。为此我们特组织人员编写了《常见病中医诊疗与针灸推拿》一书。

本书系临床经验总结，主要介绍了针灸治疗内科疾病、针灸治疗眼病、针灸治疗疼痛疾病、针灸治疗妇科疾病、小儿常见病的推拿治疗、不孕不育的推拿治疗等。每个病种重点介绍基本病机、诊断要点、治疗方法或针灸治疗、临证体会、典型病案等。书稿层次清楚，结构合理，临床资料翔实，辨证分型与分析准确科学，力求做到深入浅出、概念明确、重点突出、文字简练、通俗易懂。

由于本书编者较多，每位编者的写作风格、临床体验不尽一致，同时编委会成员水平有限，由于时间仓促，书中难免会有不足之处，恳请广大读者给予批评指正。

编　者

2022 年 10 月

目 录

第一章 针灸治疗内科疾病

第一节 中风后偏瘫

中风是一种急性脑血管病,是由于脑部血管阻塞导致血液不能流入大脑或因血管突然破裂而引起脑组织损伤的一种疾病,包括缺血性卒中和出血性卒中。目前脑卒中已成为我国第一位死亡原因,也是我国成年人残疾的首要原因,具有发病率高、死亡率高和致残率高的特点。我国每年新发脑卒中患者约200万,其中70%~80%的脑卒中患者因为残疾不能独立生活。脑卒中原发病得到控制后,大多数患者会遗留有偏瘫、偏盲、面瘫及言语、吞咽、认知、心理、感觉等功能障碍,其中偏瘫发生率最高,偏瘫也是降低患者生活质量和致残的主要原因,因此是临床首要解决的问题。

中医学认为,中风的发生是多种因素所导致的复杂病理过程,风、火、痰、瘀是其主要的病因,脑府为其病位。患者多在中年以上,因发病骤然,变化多端,犹如风之善行而数变,又如石矢之中的,若暴风之急速,故类比而名“中风”。本病常有头晕、肢麻、疲乏、急躁等先兆症状。发病时以突然晕倒、不省人事,伴口角㖞斜、语言不利、半身不遂,或不经昏仆仅以口㖞、半身不遂为临床主症。本病致病的基本因素为人至中年,由壮渐老,阳气虚衰;或因房事不节,劳累太过;或因体质肥胖,恣食甘腻;更兼忧思、恼怒、嗜酒等诱因,均可导致经络脏腑功能失常,阴阳偏颇,气血逆乱,而发中风。如属肝风内动,痰浊瘀血阻滞经络,病位较浅,病情较轻,则仅见肢体麻木不遂。中医理论认为,偏瘫的主要原因在于经络阻滞不通,阳气推动无力是其主要病机,因此,治中风后偏瘫的关键是补阳益气、疏通经络,从根本上解决患者阳气不足、经络阻滞的问题。

一、补阳通络电针法治疗中风后偏瘫技术简介

补阳通络电针法是在中医学阴阳学说和经络基础理论指导下来治疗中风偏瘫的。中医理论认为,阳主“动”,而中风偏瘫患者是以肢体不能活动为主要症状,故选取手、足

三阳经的腧穴调动阳气,阳气充足则不能活动的肢体才能够动起来。三阳经中又以阳明经阳气最盛,主要以选取阳明经穴为主。阳明经为多气多血之经,针刺阳明经穴最易调动阳气推动气血的运行,经络气血运行通畅,则偏瘫可愈。故上肢选取肩髃、曲池、外关、合谷,下肢选取阴市、阳陵泉、足三里、解溪。此方法在前人选穴基础上有所改变,以阴市穴代替环跳穴,即以阳明经穴代替少阳经穴,以加强补阳益气、疏通经络作用;另外也是为适应临床操作需要,阴市穴可仰卧位取穴,针刺时仰卧位比侧卧位易于保持体位,且阴市穴位置比环跳穴低,方便加盖被褥,不易受凉。加用电针,目的在于加强补益阳气、疏通经络、调和气血的作用,促进偏瘫的康复。

二、补阳通络电针法治疗中风后偏瘫技术的操作

(一)器材准备

一次性无菌针灸针,直径 0.35 mm,长度 1 寸(25 mm)、1.5 寸(40 mm)和 2 寸(50 mm)3 种规格;电针仪、棉签、碘伏、治疗盘、镊子、锐器盒等。

(二)操作步骤

1. 体位　患者取仰卧位。

2. 选取穴位

(1)肩髃:在肩峰前下方,肩峰与肱骨大结节之间凹陷处;将上臂外展平举,肩关节部即可呈现出两个凹窝,前面一个凹窝中即为此穴。

(2)曲池:屈肘呈直角,在肘横纹外侧端与肱骨外上髁连线中点;完全屈肘时肘横纹外侧端处。

(3)外关:屈肘呈直角,在肘横纹外侧端与肱骨外上髁连线中点。

(4)合谷:在手背,第 1、第 2 掌骨间,第 2 掌骨桡侧的中点处。

(5)阴市:在大腿前面,髂前上棘与髌底外侧端的连线上,髌底上 3 寸。

(6)阳陵泉:在小腿外侧,腓骨头前下方凹陷处。

(7)足三里:在小腿前外侧,犊鼻下 3 寸,距胫骨前缘一横指(中指)。

(8)解溪:在足背与小腿交界处的横纹中央凹陷中,跗长伸肌腱与趾长伸肌腱之间。

3. 消毒　医者选取腧穴,用碘伏消毒。针刺操作前医者洗手,并用免洗速干手消毒液进行双手消毒。

4. 操作

(1)毫针:右手持针,用 2 寸毫针在肩髃穴斜向下刺,进针 1.5 寸,快速捻转 1 min,局部产生酸胀感;用 1.5 寸毫针在曲池、阴市、阳陵泉、足三里穴直刺 1 寸,行捻转手法 1 min,局部产生酸胀沉感;用 1 寸毫针在外关、合谷直刺进针 0.7 寸,用 1 寸毫针在解溪穴斜刺进针 0.7 寸。

(2)电针:毫针基础上接电针。第一组上肢肩髃和曲池穴,下肢阴市和足三里穴;第二组上肢外关和合谷穴,下肢阳陵泉和解溪穴。第一组通电 15 min,换第二组通电 15 min,波形选择断续波,共留针 30 min,其间不再行针。

5. 配穴　上肢无力严重可加臂臑、手三里等穴,下肢无力严重可加风市、悬钟、太冲等穴。病程日久,上肢宜配大椎、颈夹脊等穴,下肢宜配腰阳关、腰夹脊等穴。肘部肌张力高加曲泽,腕部肌张力高加大陵,膝部肌张力高加曲泉,踝部肌张力高加太溪,手指肌张力高加八邪,足趾肌张力高加八风。语言謇涩加廉泉、颊车、地仓;颊车、地仓加电针。

每日针灸 1 次,每次取 8 个穴位(上肢 4 个,下肢 4 个),10 天为 1 个疗程,连续针刺 5 日可休息 2 d,每疗程间可不再休息。

(三)补阳通络电针法治疗中风后偏瘫技术的关键技术环节

(1)针刺治疗的时间宜选择在上午。

(2)针刺深度要适宜,得气程度要合理掌握。

(3)通电量以患者能耐受为准。

(四)注意事项及意外情况处理

(1)针前应认真仔细地检查针具,选择质量合格针具。

(2)针刺手法应严格按照要求进行操作,避免由于手法生硬或进针太慢,造成局部疼痛或轻度肿胀等。

(3)针刺时避开毛细血管,起针后立即按闭针孔,避免血肿、青紫瘀斑等。

(4)注意通电回路不要跨越心脏,要保持在身体的一侧。

(5)电量要由小到大逐渐增加,并及时与患者沟通,以患者能承受为准。

(6)在针刺过程中,嘱患者不要随意变动体位,避免受到挤压而造成弯针。

(7)若认知障碍患者不能配合,加上针具质量差,发生断针,如折断处针身尚有部分暴露在表皮外面,用右手执镊子夹住断端取出;如断针残端已完全陷入肌肉层者,应在 X 射线下定位,立即施行外科手术取出。

(五)补阳通络电针法治疗中风后偏瘫技术的临床应用

某女,53 岁,干部。2013 年 9 月 3 日初诊。

主诉:肢体无力、麻木 6 h。

病史:晨起站立不稳,摔倒在地,遂来院就诊,查头颅 CT 排除脑出血。症见:意识清,半身不遂,语言不利。诊断为中风,患者兼见肢体软弱,偏身麻木,手足肿胀,面色淡白,气短乏力,舌暗,苔白腻,脉细涩。

辨证:气虚血瘀型。患者症见半身不遂、肢体软弱、气短乏力。

治法:补益阳气,疏通经络。选用肩髃、曲池、外关、合谷、阴市、阳陵泉、足三里、解溪等穴。通电，留针 30 min，治疗 1 次后，患者就感觉腿脚有力量可抬起。1 个疗程后，患者可下地站立。2 个疗程后，患者即可行走。痊愈出院。

（王来勇）

第二节　中风后肩-手综合征

中医无肩-手综合征的病名，亦无诊断标准，但本病以中风后瘫痪上肢肩部疼痛、手部肿胀、关节屈伸不利为特征，其临床症状与“痹证”的临床症状相似，但中风后肩-手综合征有其特殊的病理基础。

一、病因病机

中医学认为中风病机多为本虚标实。本虚责之于肝肾不足，气血亏虚；标实多为风、痰、瘀血、郁热相因为患。《灵枢·经脉》对本病早已有“项不可以顾，肩似拔，臑似折……颈、颔、肩、臑、肘臂外后廉痛”及“臂厥”的记载。中风后肩-手综合征多由于风、痰、瘀血内阻经脉，加之局部多静少动，气血运行更加不畅，肌肤筋脉失于濡养而致。其基本病机为气血瘀滞，脉络闭阻，属中医痹证、血痹范畴。气血凝滞，经脉受阻，不通则痛，则肩、肘、腕等关节疼痛。“血不利则为水”，水性趋下，泛溢肌肤，则腕背及手指水肿。如果病情迁延日久，气血津液运行受阻，不能濡养患侧肢体关节，就可出现肢体痿软不用、关节挛缩的症状。

二、治疗方法

(一)浮刺治疗

1. 治疗方法　浮刺。

2. 取穴　在患肩寻找 2 个明显压痛点，在压痛点的下方或斜下方 80 ~ 100 mm 处选穴。

3. 针具　采用毫针，直径 0.28 mm，长 40 mm。

4. 方法　患者坐位或卧位，在患肩明显疼痛点下方或斜下方，距离疼痛部位 80 ~ 100 mm 的位置取穴，局部进行常规消毒，采用平刺法，将毫针快速刺入皮下，然后将毫针平贴于皮下进针，针尖位置直对压痛点。进针后可见毫针所过之皮肤微微隆起，进针后患者无酸麻胀痛的感觉。然后行针，采用双手协同行针法，左手在肩部进行拿捏，右手拇指、示指、中指持针行针，采用扫散法，频次 80 ~ 100 次/min，每穴行针 3 min，留针 30 min。

5. 注意事项　进行浮刺治疗时，患者针下无酸麻痛胀的感觉，如患者有疼痛感觉时要退针，调整针刺的方向，从而避免皮下血肿的发生。

（二）康复治疗

根据中风后肩-手综合征患者入组时患侧上肢运动功能障碍水平和患者的具体情况制定适合患者的个体化康复治疗方案。在康复训练过程中，治疗师要强调以建立脑卒中患者实用性功能为核心，充分诱发和调动患者康复训练的主动参与性，突出干预措施之间、医患之间的“互动”性。主要康复训练原则及具体方法如下。

（1）控制颈部训练。

（2）对称性地发展姿势的训练，重点通过肢体参与性活动来实现。

（3）控制躯干训练。

（4）平衡能力训练。

（5）站立平衡训练。

（6）坐-站位转换能力训练。

（7）控制肩胛带训练。

（8）控制肩关节训练。

（9）控制肘关节训练。

（10）控制腕关节训练。

（11）手功能与手指功能训练。

（12）上肢协调性、速度性、自发性活动能力训练。

（13）日常生活活动能力训练。

（14）手精细功能训练。

三、临证体会

中风后肩-手综合征是中风后最常见的合并症，严重影响患肢的恢复，直接影响患者的生活质量，给家庭和社会带来了很大的负担，故近年来引起了越来越多的国内外学者广泛关注。

临床上西医将脑卒中后肩-手综合征分为三期：Ⅰ期主要症状是肩部疼痛，可为自发痛或活动时疼痛，运动受限，手部肿胀；Ⅱ期主要症状为肩、手自发痛，手肿胀消失，皮肤萎缩，手部肌肉萎缩逐渐加重；Ⅲ期主要症状为皮肤、肌肉萎缩更加明显，手指完全挛缩。Ⅰ期肩部疼痛、手部肿胀，可严重影响肩关节功能和上肢功能的恢复，疼痛及恐惧心理又增加屈肌张力，使患肢陷入“瘫痪—疼痛—痉挛—疼痛—瘫痪恢复困难”的恶性循环中，严重影响中风患者的上肢功能的恢复。

崔晓等对肩-手综合征患者疼痛的肩部进行局部浮刺，发现能即刻缓解肩部疼痛，从而保证了康复功能训练的每个动作充分做到位。主要是因为在皮下浮刺，与皮肤关系很密切，由于“肺合皮毛”且“肺朝百脉”，肺气通过宣发功能把卫气和津液输布于体表，故浮刺能促使经脉气血运行，将体内的病邪从皮肤驱除。浮刺时进针点选择在病痛周围，针体运行在皮下，针尖直向病灶，符合中医近治原理及“以痛为输”的理论。现代研究表明：浮针疗法的反复扫散，促使疏松结缔组织释放生物电信号，激发疏松结缔组织的治疗作用，通过疏松结缔组织纤维传导生物电信号，使细胞电压门控通道改变状态，从而迅速改变细胞组织的微观电生理，改善肌肉及其他软组织的痉挛，提高局部血液循环。实验证实局限性疼痛患者的疼痛部位血流量明显低于健康人，浮针治疗后血流量有明显的增加，可使致痛物质减少，从而起到止痛作用。

临床研究和疗效证明，浮刺治疗对Ⅰ期患者疼痛改善的疗效最好，Ⅱ期疗效次之。因此崔晓等的体会是，要抓住Ⅰ期治疗的时机，防止进入Ⅱ期和Ⅲ期。

其次，单次浮刺治疗对中风后肩-手综合征肩痛的镇痛作用，在不同时间点的镇痛效应不同，随着时间的延长，镇痛效应呈递减趋势；浮刺治疗对中风后肩-手综合征肩痛的镇痛效应在浮刺后即刻达最高峰，镇痛效应最佳持续时间段是浮刺后即刻至浮刺治疗后30 min。在这个疼痛缓解的时间段里，适时介入康复训练，可有效缓解患者惧怕疼痛的紧张情绪，为上肢功能的恢复赢得时间。

此外，中风后早期康复的介入，将有效地预防肩-手综合征的发生，如早期正确体位的摆放，以维持正常肩关节解剖关系，预防肩部疼痛；早期被动和主动的康复治疗，增加上肢关节活动范围，防止肩部肌肉萎缩等。

四、典型病案

盛某，男，46岁。2013年1月25日初诊。

主诉：左侧肩部疼痛半个月，左侧肢体活动不利1月余。

现病史：患者于2012年12月13日晚上6点左右，在单位饮酒后突然出现昏迷，摔倒在地，呕吐，无抽搐及二便失禁，同事立即将其送至当地金山医院急诊，头颅CT（未见具体报告）示“脑出血”，经对症治疗后病情稳定来岳阳医院康复治疗。目前患者神清，精神可，言语尚清，能对答，左肩疼痛，活动受限，左手肿胀，肤色红，肤温略高，左手不能抓握，左侧肢体活动不利，左髋关节外旋，在大量辅助下站立，饮水呛咳，二便能控制，胃纳可，夜寐可，舌苔白，舌质偏暗，有瘀斑，脉弦细，日常生活自理能力大部分受限。VAS评分为3分，左侧肢体Brunnstrom：上肢Ⅱ-1，手Ⅰ，下肢Ⅱ-1。改良Barthel指数：10+5+0+0+0+0+3+0+0=18分。

诊断：中医诊断为中风，中经络（气虚血瘀），中风后肩-手综合征。西医诊断为脑出血，左侧运动功能障碍，肩-手综合征，生活自理能力障碍。

辨证：气虚血瘀。

治则：益气活血，通络止痛。

处方：①浮针疗法。寻找患肩明显的压痛点 2 个，在每一个压痛点的下方 80 ~ 100 mm 处选穴。②头皮针。顶颞前斜线、颞前线。③体针。肩髃、曲池、合谷、阳陵泉、足三里、解溪、气海、膈俞、手三里、外关、环跳、昆仑。

方法：①浮针。患者坐位或卧位，在距离疼痛部位 80 ~ 100 mm 的下方，作为进针点，局部常规消毒，将 40 ~ 50 mm 毫针快速刺入皮下，然后纵向将毫针平贴于皮下，针尖直对压痛点。进针时可见毫针所过之皮肤微微隆起，患者无酸麻胀痛的感觉，然后行针，采用双手协同行针法，左手捏拿压痛点周围，右手拇指、示指、中指持针，采用青龙摆尾法同时进行，频次 80 ~ 100 次/min，每穴行针 3 min，留针 30 min。留针期间治疗师给予患者上肢被动或主动运动，连续训练 30 min。注意事项：浮针治疗时，患者皮下没有任何感觉，有感觉疼痛时退针，调整方向再刺，否则易导致皮下出血。②头皮针。患者正坐位，取 30 mm 毫针，针尖先自前神聪穴沿皮刺入 25 mm，第二针接着第一针的针尖处下针，沿皮刺入 25 mm，以此类推，针感以头感觉热胀痛为度。③体针。穴位直刺，采用平补平泻法，与浮针隔开 5 ~ 6 h 再针刺。

治疗经过：第一次浮针治疗后患侧肩部压痛明显减轻，留针时进行康复训练，改善肩关节活动。5 次浮针治疗后患侧肩部疼痛明显改善。10 次浮针治疗后肩部疼痛消失，继续给予康复训练、头皮针和体针治疗，改善患者上肢功能。

【按语】　陈汉平认为脑卒中病机多为本虚标实。本虚责之肝肾不足，气血亏虚，标实多为风、痰、瘀血、郁热相因为患。中医学虽然没有肩-手综合征的病名，但对本病的临床表现和治疗很早就有记载，如《灵枢·经脉》中描述："项不可以顾，肩似拔，臑似折……颈、颌、肩、臑、肘臂外后廉痛"及"臂厥"是类似本病的表现。脑卒中后肩-手综合征是由于风痰瘀血内阻经脉，加之局部多静少动，气血运行更加不畅，肌肤筋脉失于濡养而致。其基本病机为气血瘀滞，脉络闭阻，属中医痹证、血痹范畴。气血凝滞，经脉受阻，不通则痛，则肩、肘、腕等关节疼痛。浮针疗法是近期出现的治疗局限性疼痛的方法，是在患肩的局部寻找明显的压痛点进行治疗。在改善疼痛的同时，进行康复训练、体针和头皮针治疗，如此中西医结合康复治疗，可改善患者患肩的疼痛，从而改善患者肩部的关节活动度，进而改善患肩的上肢功能。

（王来勇）

第三节 脑血管性痴呆

血管性痴呆(VaD 或 VD)是由脑血管病危险因素(如高血压、糖尿病、高脂血症等)、显性脑血管病(如脑梗死、脑出血等)或非显性脑血管病(如脑白质疏松、慢性脑缺血等)引起的自轻度认知功能损害至痴呆的一组临床综合征。据统计,近半数脑卒中患者会在脑卒中后出现不同程度的认知功能损害,其中约 1/3 将最终发展为血管性痴呆,是老年性痴呆的常见病因之一。

一、病因病机

本病为一种全身性疾病,其基本病机为髓海不足,神机失用。由精、气、血亏损不足,髓海失充,脑失所养,或气、火、痰、瘀诸邪内阻,上扰清窍所致。痴呆的病位主要在脑,与心、肝、脾、肾功能失调密切相关。病理性质多属本虚标实之候,本虚为阴精、气血亏虚。标实为气、火、痰、瘀内阻于脑。

本病的病机上常发生转化。一是气滞、痰浊、血瘀之间可以相互转化,或相兼为病,终致痰瘀交结,使病情缠绵难愈。二是气滞、痰浊、血瘀可以化热,形成肝火、痰热、瘀热,上扰清窍。进一步发展,可耗伤肝肾之阴,肝肾阴虚,水不涵木,阴不制阳,肝阳上亢,化火生风,风阳上扰清窍,而使痴呆加重。三是虚实之间可相互转化。实证的痰浊、瘀血日久,若损及心脾,则气血不足;或耗伤心阴,神明失养;或伤及肝肾,则阴精不足,脑髓失养,可转化为痴呆的虚证。而虚证病久,气血亏乏,脏腑功能受累,气血运行失畅,或积湿为痰,或留滞为瘀,则可见虚中夹实之证。故本病临床上虚实夹杂证为多见。

二、临床表现

VD 是脑血管病变所致的痴呆,其临床表现包括认知功能障碍及相关脑血管病的神经功能障碍两个方面。VD 的临床特点是痴呆可突然发生、阶梯式进展、波动性或慢性病程、有卒中病史等。VD 有皮质性(多梗死性)、关键部位梗死性(小血管性)、皮质下性、低灌注性、心源性、出血性、遗传血管性、AD 合并血管性痴呆等多种类型。下面介绍前 3 类的临床表现。

(一)多梗死性痴呆

多梗死性痴呆(MID)为最常见的类型,主要由脑皮质和皮质-皮质下血管区多发梗死所致的痴呆。常有高血压、动脉硬化,反复、多次缺血性脑血管事件发作的病史。典型病程为突然(数天至数周)发作、阶梯式加重和波动性的认知功能障碍。每次发作后留下或多或少的神经与精神症状，最终发展为全面和严重的智力衰退。典型临床表现为一侧的感觉和运动功能障碍，突发的认知功能损害、失语、失认、失用、视空间或结构障碍。早期可出现记忆障碍但较轻，多伴有一定程度的执行能力受损，如缺乏目标性、主动性、计划性、组织能力减退和抽象思维能力差等。

（二）关键部位梗死性痴呆

关键部位梗死性痴呆是与高级皮质功能有关的特殊关键部位缺血性病变引起的梗死所致的痴呆。这些损害常为局灶的小病变，可位于皮质或皮质下。皮质部位有海马、角回和扣带回等。皮质下部位可有丘脑、穹隆、基底节等。可出现记忆障碍、淡漠、缺乏主动性和忍耐力、发音困难、意识障碍等。

（三）皮质下血管性痴呆或小血管性痴呆

皮质下血管性痴呆包括腔隙状态和 Binswanger 病，与小血管病变有关，以腔隙性梗死、局灶和弥散的缺血性白质病变和不完全性缺血性损伤为特征。皮质下 VD 多发生于前额皮质下区域。皮质下综合征是其主要的临床表现，例如纯运动性偏瘫、延髓体征和构音障碍、步态障碍、抑郁和情绪不稳，执行功能缺失明显。影像学常表现为多灶腔隙和广泛的白质损害，而临床可仅表现为持续时间较长的 TIA 或多发的 TIA（多为小卒中），不遗留神经症状或仅有轻微的局灶表现（如漂浮感、反射不对称、步态障碍等），因此影像学检查对此型诊断很重要。

皮质下血管性痴呆早期认知综合征的特点是：①执行障碍综合征，包括信息加工减慢。②记忆障碍（可轻度）。③行为异常及精神症状。执行功能减退，包括制定目标、主动性、计划性、组织性、排序和执行能力、抽象思维能力等，记忆障碍相对于 AD 较轻。特点是回忆损害明显，再认和提示再认功能相对保持完好，遗忘不太严重；行为异常和精神症状包括抑郁、人格改变、情绪不稳、情感淡漠、迟钝、尿便失禁及精神运动迟缓。起病常隐袭，病程进展缓慢、逐渐加重。

三、检查

（一）体格检查

对患者进行神经系统体格检查以及记忆及智能障碍相关检查。

（二）辅助检查

1. 神经影像学　脑部 CT 扫描显示脑血管病变的征象，如不同部位的梗死灶及白质骨质疏松。CT 表现为相应部位的低密度影，脑部 MRI 则显示为相应部位的长 T1、长 T2 信号，病灶周围可见局限性脑萎缩。白质损害常由于小血管病变所致，但也可以见于其他痴呆如 AD。

2. 神经心理学　了解认知功能损害情况。

四、诊断与鉴别诊断

(一) 诊断

1. 疾病诊断

(1) 中医诊断:参照普通高等教育"十一五"国家规划教材《中医内科学》(周仲瑛主编,中国中医药出版社,2007)。①以记忆力减退,记忆近事及远事的能力减弱,判定认知人物、物品、时间、地点能力减退,计算力与识别空间位置的能力减退,理解别人语言和有条理地回答问题能力障碍等为主症。伴性情孤僻,表情淡漠,语言重复,自私狭隘,顽固固执,或无理由的欣快,易于激动或暴怒。其抽象思维能力下降,不能解释或区别词语的相同点和不同点,道德伦理缺乏,不知羞耻,性格特征改变。②起病隐匿,发展缓慢,渐进加重,病程一般较长。但也有少数病例发病较急。患者可有中风、头昏、外伤等病史。

(2) 西医诊断:参照中华医学会神经病学分会《血管性痴呆诊断标准(草案)》(2002 年)。

1) 临床很可能血管性痴呆:①痴呆符合 DSM-Ⅳ-R 的诊断标准,主要表现为认知功能明显下降,尤其是自身前后对比,记忆力下降,以及 2 个以上认知功能障碍,如定向、注意、言语、视空间功能、执行功能、运动控制等,其严重程度已干扰日常生活,并经神经心理学测试证实。②脑血管疾病的诊断。临床检查有局灶性神经系统症状和体征,如偏瘫、中枢性面瘫、感觉障碍、偏盲、言语障碍等,符合 CT、MRI 上相应病灶,可有/无卒中史。影像学表现:多个腔隙性脑梗死或者大梗死灶或重要功能部位的梗死(如丘脑、基底前脑),或广泛的脑室周围白质损害。③痴呆与脑血管病密切相关,痴呆发生于卒中后 3 个月内,并持续 6 个月以上;或认知功能障碍突然加重,或波动,或呈阶梯样逐渐进展。④支持血管性痴呆诊断。认知功能损害不均匀性(斑块状损害);人格相对完整;病程波动,多次脑卒中史;可呈现步态障碍、假性球麻痹等体征;存在脑血管病的危险因素。

2) 可能为血管性痴呆:①符合上述痴呆的诊断。②有脑血管病和局灶性神经系统体征。③痴呆和脑血管病可能有关,但在时间或影像学方面证据不足。

3) 确诊血管性痴呆:临床诊断为很可能或可能的血管性痴呆,并由尸检或活检证实不含超过年龄相关的神经原纤维缠结和老年斑数,以及其他变性疾患组织学特征。

4) 排除性诊断(排除其他原因所致的痴呆):①意识障碍。②其他神经系统疾病所致的痴呆(如阿尔茨海默病等)。③全身性疾病引起的痴呆。④精神疾病(抑郁症等)。

(3) 痴呆程度评定:采用临床痴呆评定量表(CDR)(表 1-1)进行程度评定,按照 CDR 量表=1 分为轻度,CDR 量表=2 分为中度,CDR 量表=3 分为重度。

表 1-1 临床痴呆评定量表(CDR)

项目	无痴呆 CDR 0	可疑痴呆 CDR 0.5	轻度痴呆 CDR 1.0	中度痴呆 CDR 2.0	重度痴呆 CDR 3.0
记忆力	无记忆力缺损或只有轻度不恒定的健忘	轻度、持续的健忘;对事情能部分回忆,属“良性”健忘	中度记忆缺损;对近事遗忘突出,有碍日常活动的记忆缺损	严重记忆缺损;能记住过去非常熟悉的事情,新材料则很快遗忘	严重记忆丧失;仅存片断的记忆
定向力	能完全正确定向	除时间定向有轻微困难外,能完全正确定向	时间定向有中度困难;对检查的地点能定向;在其他地点可能有地理性失定向	时间定向有严重困难;通常对时间不能定向,常有地点失定向	仅有人物定向
判断力+解决问题能力	能很好解决日常问题、处理职业事务和财务;判断力良好,与过去的水平有关	在解决问题、判别事物间的异同点方面有轻微缺损	在解决问题、判别事物间的异同点方面存中度困难;社会判断力通常保存	在解决问题、判别事物间的异同点方面有严重损害;社会判断力通常受损	不能做出判断,或不能解决问题
社会事务	在工作、购物和社会团体方面独立的水平与过去相同	在这些活动方面有轻微损害	虽然可能还参加但已不能独立进行这些活动;偶尔检查是正常	不能独立进行室外活动;但可被带到室外活动	不能独立进行室外活动;病重得不能被带到室外活动
家庭+爱好	家庭生活、爱好和需用智力的兴趣均很好保持	家庭生活、爱好和需用智力的兴趣轻微受损	家庭活动轻度障碍,放弃难度大的家务,放弃复杂的爱好和兴趣	仅能作简单家务,兴趣保持的范围和水平都非常有限	丧失有意义的家庭活动
个人料理	完全有能力自我照料	完全有能力自我照料	需要督促	在穿着、卫生、个人财务保管方面需要帮助	个人料理需要很多帮助;经常二便失禁

评分标准:

1. 记忆(M)是主要项目,其他是次要项目。如果至少3个次要项目计分与记忆计分相同,则CDR=M;当3个或以上次要项目计分高于或低于记忆计分时,CDR=多数次要项目的分值;当3个次要项目计分在M的一侧,2个次要项目计分在M的另一侧时,CDR=M;当M=0.5时,如果至少有3个其他项目计分为1或以上,则CDR=1;如果M=0.5,CDR不能为0,只能是0.5或1;如果M=0,CDR=0,除非在2个或以上次要项目存在损害(0.5或以上),这时CDR=0.5。

2. 特殊情况:①次要项目集中在M一侧时,选择离M最近的计分为CDR得分(如M和一个次要项目=3,2个次要项目=2,2个次要项目=1,则CDR=2)。②当只有1个或2个次要项目与M分值相同时,只要不超过2个次要项目在M的另一边,CDR=M。③当M=1或以上,CDR不能为0;在这种情况下,当次要项目的大多数为0时,CDR=0.5。

2. 证候诊断

(1)肝肾阴虚,痰瘀阻络证:多忘善误,神思不聚,持筹握算差,如昏似慧,多疑寡断,言辞颠倒,言语重复,言辞贫乏,神情呆滞,表情淡漠,忧愁思虑,庶事皆废,思维、反应迟钝,忽哭忽笑,举动不经,头晕昏沉或头目眩晕,耳鸣,耳聋,颧红盗汗,腰膝酸软,肢体麻木,大便秘结,舌体偏瘦,舌质暗红或有瘀点瘀斑,苔腻或薄,脉细弦或细数。

(2)脾肾阳虚,痰瘀阻络证:神情呆滞,善忘迟钝,嗜卧懒动,头昏沉或头重如裹,神疲,倦怠流涎,面色㿠白,气短乏力,肢体瘫软,手足不温,纳呆,夜尿频或尿失禁,尿后余沥不尽,大便黏滞不爽或便溏,舌体胖大,有齿痕,舌质暗红,或有瘀点,苔腻或水滑,脉沉。

(3)痰瘀化热,上扰清窍证:表情呆滞,心绪不宁,躁扰不宁,在病情波动或外感、劳累等诱因下,原有智能障碍核心症状波动加重。伴见口干口臭,口苦口渴,面红尿赤,便干便难,舌质红或红绛,舌苔黄厚,苔腻,脉弦或弦滑数。

(4)肾精亏虚,髓海不足证:记忆丧失,失认失算,神情呆滞,双目无神,语声低怯或终日不语,齿枯,发焦,倦怠嗜卧,不知饥饱,面容憔悴,咳声无力,气急喘促、动则尤甚,骨痿无力,步履蹒跚,举动不灵,生活不能自理,甚或卧床,舌红,少苔或无苔,多裂纹,脉沉细弱或脉虚无力。

(二)鉴别诊断

1. 中医鉴别诊断

(1)痴呆与郁病:郁病是以情志抑郁,情绪不宁,悲伤欲哭,或胸胁胀痛、易怒、烦躁或咽中如有异物不适为特征的疾病,主要因情志不舒,气机郁滞所致,多见于中青年女性,也可见于老年人,尤其是中风过后常并发郁病。郁病无智能变化,而痴呆是以呆傻愚笨为主要特征的疾病,常伴有生活能力下降或人格障碍。症状典型者不难鉴别。但部分郁病患者常因不愿与外界沟通而被误认为痴呆,取得患者信赖并与之沟通后,两者亦能鉴别。

(2)痴呆与癫病:癫病是以沉默寡言、情感淡漠、语无伦次、静而多抑为特征的疾病,俗称"文痴",它可因气、血、痰邪或三者互结为患,以成人多见。而痴呆则属智能活动障碍,是以神情呆滞、愚笨迟钝为主要临床表现的脑功能障碍性疾病。另一方面,痴呆的部分症状可自制,治疗后有不同程度的恢复。重痴呆患者与癫病在临床证候上有许多相似之处,临床难以区分。CT、MRI 检查有助于鉴别。

(3)痴呆与健忘:健忘是指记忆力差、遇事善忘的一种病证,但神识如常,明晓事理,善忘而告知可晓。而痴呆则是以神情呆滞,或神志恍惚,告知不晓为主要表现,其不知前事或问事不知等表现,与健忘之"善忘前事"有根本区别。痴呆根本不晓前事,而健忘则晓其事却易忘。健忘可以是痴呆的早期临床表现,这时可不予鉴别。

2. 西医鉴别诊断

(1)阿尔茨海默病(AD):起病隐匿,进展缓慢、记忆等认知功能障碍突出,多数无偏瘫等局灶性神经系统定位体征,神经影像学表现为显著的脑皮质萎缩,Hachinshi 缺血量表≤4 分(改良 Hachinski 缺血量表≤2 分)支持 AD 诊断。

(2)Pick 病:起病较早(多在 50~60 岁),进行性痴呆,早期即有明显的人格改变和社会行为障碍、语言功能受损,记忆等认知功能的障碍相对较晚。CT 或 MRI 主要是显著的额叶和(或)颞叶萎缩。

(3)路易体痴呆(DLB):三大核心症状,即波动性的认知障碍、反复生动的视幻觉、锥体外系症状,DLB 伴有短暂的意识障碍、反复跌倒以及晕厥可被误诊为 VD,但影像学上无梗死灶,神经系统检查无定位体征。

(4)帕金森病痴呆(PDD):帕金森病痴呆早期出现椎体外系受累症状如静止性震颤、肌强直、运动迟缓等表现。认知功能的损害一般出现在晚期,而且以注意力、计算力、视空间、记忆力等受损为主。一般无卒中病史,无局灶性神经系统定位体征,影像学上无梗死、出血及白质病变等。

(5)正常颅压脑积水:当血管性痴呆出现脑萎缩或脑室扩大时,常需与正常颅压脑积水鉴别。后者表现为进行性智力衰退、共济失调步态、尿失禁等三大主症。发病比较隐匿,有明确的卒中史,影像学缺乏脑梗死的证据而主要是脑室扩大。结合临床与 CT 或 MRI,二者可以鉴别。

五、针灸治疗

1. 毫针刺法

治法:采用辨经刺井法、颞三针治疗。

主穴:百会、四神聪、神庭、本神、颞三针、膻中、中脘、气海、血海、足三里、外关。

配穴:少冲、隐白、厉兑、至阴、丰隆、大敦、绝骨等。

取穴及操作:①取穴。颞三针:"颞三针"位于头颞部。其中第一针通过率谷穴及角孙穴,前者为足太阳、少阳之会,后者为手、足少阳之会;第二针通过手、足少阳、阳明之会的悬厘穴及足太阳、少阳之会的曲鬓穴;第三针位于天冲穴附近,该穴为足太阳、少阳之交会穴。②针刺操作。头穴:平刺,针刺得气后以 180~200 次/min 的频率捻转 2 min,分别在进针后第 10 分钟、第 20 分钟行针 2 次,共留针 30 min。疗程:每日 1 次,每周针 5 次。

2. 耳穴贴压

选穴:一侧的神门、脑、肾、枕。

操作方法:医者用酒精棉球局部消毒后,左手手指托持患者耳郭,右手用镊子夹取方块胶布，中心贴上准备好的王不留行籽，对准穴位贴压其上。嘱患者或其家属每日按揉5次，每次5 min左右。两耳交替贴用，每日一换。

3. 穴位注射

选两侧足三里、肝俞、肾俞，选用丹参或当归注射液，每穴注射1~2 mL，隔日1次。

（秦秀荣）

第四节 支气管哮喘

哮喘是全球最常见的慢性疾病之一，有关资料显示全世界大约有3亿哮喘患者。尽管近年来对哮喘基础研究已进入分子和细胞研究水平，对哮喘的防治也有了一系列规范性指导性文件，但随着全球工业化和现代化的不断发展，哮喘患病率和病死率仍是逐年增加，不仅严重影响患者的身心健康，也给家庭和社会造成了巨大的经济负担，哮喘已经成为当前危害公共健康的主要疾病之一。为加强人们对哮喘病现状的了解，使患者及公众重视对哮喘病的防治，全球哮喘防治创议委员会提出了开展世界哮喘日活动，并将每年5月的第一个周二定为世界哮喘日。

哮喘是一种常见的反复发作、不易根治的慢性顽固性呼吸道疾病，俗称“气喘病”或“吼病”。其主要症状是突然发作，胸闷气喘，呼吸急促，喉中痰鸣，鼻翼扇动，甚则张口抬肩，不能平卧，口唇爪甲发绀。发作不分季节，一年四季均可发病，但以寒冷季节或气候急剧变化时发病较多，其发作轻者可在数分钟内缓解，较重者可持续数日，甚则10余日或更长，不仅反反复复，时轻时重，而且不分男女老幼均可发病。指出哮喘的病因众多，但总结起来不外乎外因与内因两方面，外因即六淫等邪侵袭，内因则为饮食、劳倦、七情损及脏腑。病机虽较为复杂，归纳之不外正虚邪实，正虚是指肺、脾、肾三脏功能减退，邪实则为痰饮内伏、外邪侵袭、气滞血瘀等。其病初病位在肺，日久可累及脾肾甚至心，仍与肺有关。

对于本病的治疗，西医主要是缓解症状和控制发作，认为糖皮质激素是目前最有效的抗炎药物，坚持吸入糖皮质激素类药物既可作为防止哮喘发作的预防性治疗，也是针对反复发作哮喘的“治本”方法之一。但长期使用副作用大，停药后复发率高。中医治疗有效、副作用少，尤其针灸作为中医学的重要组成部分，防治哮喘具有历史悠久、疗效显著、价格低廉、简便安全、无毒副作用等优势。

一、病因病机

支气管哮喘在中医临床归属于“哮证”和“喘证”范畴。中医认为喘病病位在肺，与脾、肾相关。多由风寒袭肺、气失宣降、脾失健运、痰湿阻壅和肾虚失纳所致。

二、基本方法

针灸配合拔罐疗法，对哮喘具有明显近期疗效与远期疗效。

(一)治则

宣肺平喘，健脾胃调肠腑。

(二)处方

主穴：肺俞、大椎、风门、脾俞、胃俞、足三里、上巨虚、下巨虚。对症加减穴：痰多配中脘，喉痒加天突，喘甚加孔最，久喘加肾俞。

(三)方法

针刺常规取穴，以得气为度，平补平泻。隔日治疗1次，10次为1个疗程，疗程间隔7 d，连续治疗2个疗程为1个治疗周期。每年分别于春季、秋冬时节、夏季三伏时节治疗1个周期，连续治疗3～5年。

三、临证体会

肺俞穴是十二脏腑背俞穴之一，可宣热疏风、调理肺气，是主治呼吸系统疾病的要穴；大椎穴为督脉与诸阳经的交会穴，具有疏风散寒、解表通阳、理气降逆、镇静安神的作用，用于哮喘具有宣通肺气平喘的作用；风门具有祛邪平喘功效。三穴同用，具有疏风散寒、宣肺平喘功效，即刻疗效与近期疗效显著，旨在急则治其标，是"三穴五针法"主穴。脾俞、胃俞属于十二脏腑背俞穴，具有健脾和胃、利湿升清功效。《灵枢·邪气脏腑病形》提出"合治六腑"理论，足三里、上巨虚、下巨虚分别是胃、大肠、小肠下合穴，具有调理肠胃功效。脾俞、胃俞、足三里、上巨虚、下巨虚合用，旨在缓则治其本，健脾胃调肠腑，肺肠同治。

针灸流派的"三穴五针法"治疗哮喘是邵经明临床数十年经验的总结，也是国家中医药管理局适宜推广技术。根据"喘主于肺"的理论，"三穴五针法"以疏风散寒、宣肺调气、降逆固摄而达平喘的目的，以肺俞、大椎、风门"三穴"作为治疗哮喘的主穴，针刺"五针"(大椎单穴单针、风门双穴双针、肺俞双穴双针)、针后穴区部位加拔"一火罐"，具有宣通肺气、活血化瘀作用，显著改善患者体质，临床疗效明显，是哮喘防治的有效方法之一。

针灸流派治疗哮喘，主张"灸防针治"，即发作期针刺治疗、缓解期艾灸预防。取穴以大椎、肺俞、膏肓、身柱、风门、大杼、气户、中府、天突、膻中、足三里等穴为主。陈汉平作为针灸传承导师，主张从调节患者免疫平衡角度，着重加强哮喘缓解期的预防性治疗。中医经典理论认为"肺与大肠相表里""大肠、小肠皆属于胃"。现代医学认为黏膜免疫系统(肠、肺)功能失衡与支气管哮喘的发病密切相关。

临床研究表明,"三穴五针法"针刺治疗能有效改善哮喘临床症状,减少哮喘发作频次、减轻发作程度,减少药物使用量和调节患者免疫状态,取得了良好的近期和远期临床疗效。"三穴五针法"针刺治疗过敏性哮喘总有效率为年显效率为39%,3年基本痊愈率为22%。进一步临床研究证明,"三穴五针法"针刺治疗支气管哮喘能明显改善患者甲皱襞微循环,明显降低过敏性哮喘患者唾液和鼻分泌液中SIgA与总IgA含量、外周血IL-2R$^+$活化T细胞数目、外周血嗜酸性粒细胞绝对和分类数目以及血清总免疫球蛋白E(IgE)水平,使患者原本升高的唾液SIgA局部分泌率和外周血CD_4/CD_8值恢复到正常人水平,该方法还可显著增加患者外周血CD_3^+、CD_4^+、CD_8^+T细胞数目。

四、典型病案

(一)案1

陈某,男,54岁。

初诊:2012年7月24日。

主诉:气喘1年余。

现病史:患者1年前发气喘,之后逐渐加重,呼多吸少,语气低微,动辄气喘,不能平躺。舌质暗淡,唇色淡,脉沉细。

诊断:中医诊断为喘证。西医诊断为哮喘。

辨证:肺肾气虚。

治则:补肾益肺,纳气平喘。

处方:①大椎、肺俞、风门、肾俞、定喘。②足三里、上巨虚、下巨虚、气海、膻中、天突。

操作方法:2组穴位交替使用,平补平泻,留针25 min。起针后于大椎、肺俞、风门处拔罐10 min。每周治疗3次,10次为1个疗程。

二诊:患者气喘症状明显减轻,偶有白痰。

原方加丰隆穴。

连续治疗10次,患者诸症皆平而愈。

【按】 喘证的发病主要在肺和肾。肺为气之主,司呼吸。若外邪侵袭或他脏病气上犯,皆可使肺失宣降,肺气胀满,呼吸不利而致喘促。肺虚气失所主,亦可因肺气亏耗不足以息而为喘。肾为气之根,与肺同司气体之出纳,故肾元不固,摄纳失常则气不归元,阴阳不相接续,亦可气逆于肺而为喘。喘证肺肾气虚,治当补益肺肾,止哮平喘。以相应背俞穴为主,随症加减。肺俞、风门针灸并用可补益肺气,为治喘主穴;肾俞补之以纳肾气;足三里调和胃气,以资生化之源,使水谷精微上归于肺,肺气充则自能卫外;气海,肓之原穴,益气助阳;膻中,气会;丰隆为治痰要穴,若伴有痰,可选加此穴。

（二）案2

张某，男，47岁。

初诊：2015年7月9日。

主诉：咳嗽痰喘20余年。

现病史：20余年前感冒后，时有咳嗽，因年轻体健，没有注意治疗。后每年冬季，咳喘加重，吐痰量多，入夜喘甚，喉中痰鸣，倚息难卧。经胸X射线透视检查，诊断为慢性支气管哮喘并肺气肿。经常服用中、西药物，效果均不明显。现患者喉中痰鸣，痰白而黏，咳吐不利，舌淡苔白腻，脉滑。

诊断：中医诊断为喘证。西医诊断为哮喘并肺气肿。

辨证：痰湿阻肺。

治则：宣肺止咳，健脾化痰。

处方：大椎、肺俞、风门、中脘、足三里、上巨虚、下巨虚、丰隆。

操作方法：平补平泻，留针25 min。起针后大椎、肺俞刺络拔罐10 min。

二诊：气喘、咳嗽咳痰等诸症有所缓解，处方不变。

五诊：咳嗽咳痰明显好转，痰易咳出，喉间痰鸣音消失。

连续治疗3个疗程（30余次），诸症悉除。

【按】 中脘属于任脉经穴，是胃之募穴，腑之会穴，具有调升降、和胃气、理中焦、化湿滞、祛痰饮之功效，是治痰要穴之一。足三里属于足阳明胃经下合穴，有调脾胃、理气止咳、降逆平喘之效。丰隆为治痰要穴。中脘、足三里、丰隆三穴合用，对咳嗽痰喘具有良好疗效。中脘、足三里配大椎、肺俞、风门三主穴，其消痰平喘功效最为显著。

五、五针法治疗哮喘技术

哮喘病有宿根，最易反复发作，强调辨证施治，指出哮喘属本虚标实，本虚是脏腑功能失调，尤其是肺、脾、肾三脏功能低下；标实是痰饮、瘀血内伏，六淫等邪外袭。哮喘发作，多以标实为主；喘证既平，多为本虚。因此，哮喘有虚、实之分，发作期、缓解期之别。提出："发作期、缓解期治疗并重"与"主穴及配穴的应用规律"是治疗哮喘的关键。临证应遵循"发作治标，平时治本"的原则，发作时重在治，缓解不发时重在防。因哮喘是肺系病证之顽症痼疾，初病多属肺实，病久可致肺、脾、肾俱虚，故治疗既以三穴为主，又要随症配穴。只有辨证施治，才可获得满意疗效。

肺俞、大椎、风门三主穴是在数十年临床实践中逐渐筛选的治疗哮喘的有效穴位。肺俞有调肺气、止咳喘、实腠理作用，主治肺系内伤、外感诸疾；大椎有宣通肺气、平喘降逆之效；风门能祛邪平喘、预防感冒。三主穴在哮喘发作期可使肺内气道阻力降低，哮喘即刻得到缓解；缓解期可增强肺功能，提高抗病能力，防止哮喘发作或减少发作，使其远期疗效逐渐得到巩固。

(一)五针法治疗哮喘技术的操作

1. 器材准备　一次性无菌针灸针,直径0.35 mm,长度1寸(25 mm)、1.5寸(40 mm)两种规格;棉签、碘伏、治疗盘、镊子、锐器盒、艾条、艾灸箱、火罐等。

2. 操作步骤

(1)针刺法

体位:患者取俯卧位,或侧卧位,或坐位。

选取穴位:肺俞(双),第3胸椎棘突下,旁开1.5寸。大椎,第7颈椎棘突下。风门(双),第2胸椎棘突下,旁开1.5寸。

消毒:选好腧穴后,用碘伏消毒。针刺操作前医者洗手,并用免洗速干手消毒液进行双手消毒。

操作:大椎直刺,选用1.5寸毫针,刺入1~1.2寸;肺俞、风门均直刺,选用1寸毫针,刺入0.5~0.8寸;行针时采用提插捻转相结合手法,使局部产生酸麻沉胀感,每次留针30 min,每隔10 min行针1次。

配穴:若外感诱发哮喘配合谷;咳嗽甚配尺泽、太渊;痰多配中脘、足三里;痰壅气逆配天突、膻中;虚喘配肾俞、关元、太溪;心悸配厥阴俞或心俞、内关;咽喉干燥配鱼际;易感冒配足三里。

每日针刺1次,10次为1个疗程。每疗程间隔3 d,连续治疗2~3个疗程。

(2)艾灸法:在留针期间或起针之后进行艾条温和灸,或针刺的同时配合艾灸箱施灸。可根据患者病情和耐受程度多灸、重灸,即灸至30~40 min。

(3)拔火罐:在起针之后,选大号火罐用闪火法吸拔于大椎、两肺俞处。一般留罐10 min左右。

(二)五针法治疗哮喘技术的关键技术环节

根据针刺部位,行针时上下提插幅度为0.3~0.5寸,向前向后捻转角度在360°以内。一般将针向下插时拇指向前,向上提时拇指向后,对敏感者上述动作操作3次,一般患者操作5~6次。每次留针30 min,每隔10 min行针1次。在得气基础上采用提插捻转虚补实泻操作。针刺操作时用力要柔和、均匀,切勿大幅度提插、捻转。

针后于大椎、肺俞各加拔一火罐;若感寒而发或为阳虚患者可加艾灸,根据病情和耐受程度多灸、重灸。

(三)注意事项及意外情况处理

(1)详查病情,明确诊断,辨清病性;心理疏导,增强信心,坚持治疗。

(2)根据“发作治标,平时治本”及“春夏养阳”“冬病夏治”原则,注重缓解期的治疗,以利于扶正固本，增强体质，减少或预防哮喘的发作，使远期疗效得到巩固。

(3) 了解诱发因素，如烟、酒、鱼、虾、螃蟹和大荤、生冷食物等过敏因素，尽量避免。

(4) 若遇哮喘持续发作，或并发严重感染者，应根据病情采用综合疗法，及时控制症状，以免贻误病情。

(5) 若患者体质较差、精神紧张或其他因素，在针刺时或留针过程中，突然出现头晕目眩、面色苍白、心慌气短、出冷汗、恶心欲吐、精神疲倦、脉沉细等，立即停止针刺，将已刺之针全部起出，令患者平卧，头部放低，松开衣带，注意保暖。轻者静卧片刻，给予温开水或白糖水饮之，一般症状很快消除而恢复正常。若仍不见效，可刺水沟、内关、涌泉、足三里等即可恢复。

(四) 五针法治疗哮喘技术的临床应用

某女，55 岁，职员。2014 年 5 月 14 日初诊。

主诉：胸闷气喘已 20 年，加重 1 年。

病史：患者在 20 年前，因受凉感冒，咳嗽吐痰，胸闷气喘，经治疗痊愈。但自此之后，常有发作，因病情较轻，未加重视。近 1 年多来，病情加重，每次哮喘发作，用药即可缓解，但不能控制其反复发作，故要求针灸治疗。查其舌质淡红，苔薄白，脉沉细。

辨证：肺阴不足，邪实痰壅之哮喘。

治法：宣肺平喘，养阴润肺。取肺俞(双)、大椎、风门(双)，按前法治疗。初次针后，患者即感呼吸畅快，胸部舒适。连日针刺 3 次，喘平，哮鸣音消失，改为隔日针治 1 次。该患者经 3 年夏秋季节的针灸治疗，其远期疗效得到巩固。随访 10 余年，未见复发。

(王来勇)

第五节 失 眠

失眠是以经常不能获得正常睡眠，或入睡困难，或睡眠不深，睡眠时间不足，严重者甚至彻夜难眠为特征的病症。失眠是临床中常见的一种睡眠障碍性疾病，是多种躯体、精神和行为疾病所具有的常见临床表现。由于长期得不到正常的休息，患者伴有头痛、头昏、健忘、烦躁、多梦等症状。随着现代社会生活节奏的加快，各种压力的增加，失眠患者的数量也呈现上升趋势。长期失眠会严重影响人们正常的日间活动，损害其生活质量，并大大增加患其他疾病的危险，目前已成为全球较为关注的难治性疾病之一。

一、基本病机

中医学中没有失眠这一名称，根据此病的临床表现，多将其归属于中医“不得眠”“目不瞑”“不寐”“不得卧”的范畴。失眠的病因复杂，多为情志所伤、饮食不节、劳逸失调、久病体虚等引起脏腑功能紊乱，营卫失和，阴阳失调，阳不入阴而发病。《类证治裁·不寐论治》曰：“阳气自动而之静，则寐；阴气自静而之动，则寤；不寐者，病者阳不交阴也。”《灵枢·邪客》曰：“卫气独卫其外，行于阳，不得入于阴。行于阳则阳气盛，阳气盛则阳跷陷，不得入于阴，阴虚，故目不瞑。”《类证治裁·不寐》亦指出：“思虑伤脾，脾血亏虚，经年不寐。”《景岳全书》曰：“劳倦思虑太过者，必致血液耗亡，神魂无主，所以不眠。”由此可见，导致不寐的病因很多，而病位主要在心，与肝、脾、肾密切相关，其病机不外心、肝、胆、脾、肾脏腑功能失调，阴阳气血失和，以致心神失养或心神被扰。陈汉平认为人的睡眠依靠人体“阴平阳秘”保持正常，阴阳之气自然而有规律的转化是睡眠的重要保障。

失眠病证有虚实之分，实证由肝郁化火，痰热内扰，阳盛不得入于阴而致；虚证多由心脾两虚，心虚胆怯，心肾不交，水火不济，心神失养，阴虚不能纳阳而发。该病亦可出现虚实夹杂，实火、湿、痰等病邪与气血阴阳亏虚互相联系，互相转化，且临床以虚证多见。

二、治疗方法

针灸疗法具有从整体上协调机体阴阳平衡，调节营卫、调神的作用。如《灵枢·根结》曰：“用针之要，在于知调阴与阳，调阳与阴，精气乃光，和形于气，使神内藏。”针刺可以调节阴阳，从而使机体达到“阴平阳秘”，恢复其生理功能，已经被证实具有改善失眠症状的作用。多年的临床工作及在陈汉平工作室跟师学习期间，徐世芬深受陈汉平学术思想的启发，对针刺治疗失眠有了进一步的体会，同时结合督脉经穴治疗失眠，临床取得了较好的疗效。

(一)取穴

百会、印堂、神庭、四神聪、安眠、本神、神门、太溪、足三里、三阴交、内关、太冲、照海、中脘、下脘、气海、关元、天枢、大横。

(二)针刺方法

嘱患者仰卧位。百会、四神聪、神庭、本神：针刺时针体与头皮呈30°角，快速刺入头皮下，进针0.5寸，快速均匀捻转，得气即止。印堂：提捏局部皮肤，平刺0.5寸，针尖向下，快速均匀捻转，得气即止。神门：直刺0.5寸，快速均匀提插捻转，得气即止。其余穴位常规针刺，平补平泻，得气留针。其中，百会、印堂、神庭、安眠、本神选用0.25 mm×25 mm毫针针刺，其余穴位均选用0.30 mm×40 mm毫针针刺。诸穴留针30 min，每周治疗3次，10次为1个疗程。

三、临证体会

失眠一症早期多为实证，治疗以疏肝宁心安神，清热除烦为主，多取手少阴经、八脉交会穴。后期多为虚证，治以交通心肾，养血安神。总体而言，失眠主因心神不宁。百会、神庭、印堂均为督脉穴，可通督宁神，其中百会穴位于巅顶，是肝经与诸阳经交会之处，可清头目宁神志，平肝潜阳；四神聪为治疗失眠的经验效穴，有安神定志之功；神门穴为手少阴心经之原穴、太溪为足少阴肾经之原穴，两穴相配可交通心肾；阳陵泉、内关、太冲相配，以疏肝解郁；神庭与本神（胆经穴），三穴组合运用称为“三神穴”，具有醒脑安神之效；照海为肾经穴，八脉交会穴通阴跷脉，可滋阴补肾，通调跷脉以安神助眠；中脘、下脘、气海、关元、天枢、大横通调脏腑、和胃安神，补益气血，气血定则心神安；足三里、三阴交具有加强健脾和胃，补益气血的作用。

（一）通调督脉，平衡阴阳

《难经·二十八难》所述：“督脉者，起于下极之俞，并于脊里，上至风府，入属于脑。”故曰督脉之神是心脑所藏之神的一部分，可见，督脉与心脑的关系非常密切。督脉之循行一以行脊正中入脑；一以贯脐以贯心。失眠与督脉之神息息相关。因此督脉为病，心脑功能紊乱，心神不宁，均容易出现失眠症状。督脉源于胞中，出于会阴，两络于肾。《医学入门·明堂仰伏脏腑图》云：“脑者髓之海，诸髓皆属于脑，故上至脑，下至尾骶。髓肾主之。”由此可见，督脉通髓达脑，是传输精气的重要通道，是精髓循环的范围。《类证治裁·不寐》曰：“阳气自动而之静，则寐；阴气自静而之动，则寤；不寐者，病在阳不交阴也。”失眠的发病根源在于阴阳失调。督脉阳气亏虚可降低脏腑功能，影响气血运行，使得气血津液难以上达大脑，导致脑髓失养。督脉联系心、脑、肾，调和营卫，平衡阴阳，是脏腑经脉的重要调控系统，其内涵精髓、阳气、神气，是卫气营血的集中之处。督脉不通，精气、神气、阳气或盛或衰，导致阴阳失衡，脏腑不调，营卫不和，则目不瞑。督脉得通，元气始生，精气始用，神气始充，阴平阳秘，则脏腑协调，营卫和谐，目始瞑得寐。因此，督脉在失眠症的发生发展过程中具有重要的地位。陈汉平认为，通调督脉不仅可以振奋阳气，也可以平衡阴阳，调节各脏腑和脑的功能，从而恢复“阴平阳秘”的健康状态。

（二）注重奇经八脉，并佐以腹针

《素问·逆调论篇》云：“阳明者胃脉也，胃者，六府之海，其气亦下行。阳明逆，不得从其道，故不得卧也。《下经》曰胃不和则卧不安，此之谓也。”奇经亏损、八脉失养与本病发病也密切相关。奇经八脉对十二经、经别、络脉起着广泛的联系作用，并主导调节全身气血的盛衰。尤其督脉循行路线恰在脊髓与脑，督脉虚损，不仅统帅、督促全身阳气的作用减弱，且循行部位受累尤甚，脊髓与脑皆失温养而发病，此与现代医学认为的失眠，在发病位置及其机制上皆极为吻合。近年来，薄氏提出，以神阙为轴心的大腹部不仅有一个已知的与全身气血运行相关的循环系统，还拥有一个被人们所忽略的全身高级调控系统，为腹针疗法奠定理论基础。脐下气海、关元等穴处为人体生命之本，精气之源。任脉上的中脘、下脘、气海、关元四穴具有调理气机、固本培元的作用；而足阳明胃经上的天枢穴及足太阴脾经上的大横穴可促进脾胃的纳运相成，升降相因，临床上通过腹针疗法可以调动人体自然生理功能，以实现调理脏腑阴阳气血平衡的目的。

（三）脑肠轴的调节

针灸治疗失眠是一个对机体的调整过程，不仅针对脑，还要针对胃肠，根据肾为先天之本，脾胃为后天之本，要先后天同调，因此要取穴中脘、下脘、气海、关元、天枢、大横，以及足三里、三阴交等穴。更重要的一个理论是脑肠轴理论，胃肠是人体的“第二大脑”，多数的失眠患者存在消化系统的问题，如便秘、腹泻、胃胀不适等症，这些症状和该类患者的肠道菌群失调有关。脑肠轴是个双向作用的体系，大脑的功能失调通过迷走神经传递给胃肠道，出现胃肠道功能失调；而胃肠道异常，也会通过下丘脑-垂体-肾上腺轴或者神经递质直接作用于大脑。因此在治疗失眠时，不仅要选取头部穴位以调神，还需选取能够调节脾胃、改善胃肠的穴位，也就是双向调节脑肠轴，起到对机体的整体调节作用。

（四）注重精神调护

精神调护对本症疗效提高有重要作用。作为医生要时刻注意患者情绪变化，做好患者思想工作，注意在治疗时和患者多沟通、多询问、多倾听等，并及时进行宣教，消除患者顾虑，患者心情舒畅，才能更好更快入睡。

四、典型病案

（一）案1

于某，女，39岁，职员。

主诉：夜寐欠安近3年，加重1个月。

现病史：患者诉3年前无明诱因下出现失眠症状，夜寐欠安，梦多，曾于当地中医院门诊中药治疗1年余，未见明显效果，并伴有抑郁症状，曾口服右佐匹克隆片、氟哌噻吨美利曲辛片等，未见明显效果。近1个月来患者自觉症状加重，现为求中医针灸治疗来诊。刻下患者神清，精神可，神情略显焦虑，未见头痛，头晕、目眩，双眼未见血丝，无恶心呕吐，纳食可，二便调，舌红，苔薄黄，脉细数。

诊断：中医诊断为不寐。西医诊断为失眠。

辨证：心肾不交。

治则：滋肾水，清心火，宁心安神。

处方：神门、内关、百会（温针灸）、安眠、神庭、本神、风池、印堂、合谷、中脘、下脘、天枢、大横、气海、关元、阳陵泉、足三里（温针灸）、三阴交（温针灸）、太溪、太冲。

操作要求：“三神穴”为神庭在前发际正中直上五分，本神在前发际上五分，神庭旁开三寸。三穴向百会方向平刺一寸，其余穴常规针刺，平补平泻，得气留针，30 min 出针。

二诊：治疗1个疗程后，症状明显减轻，已能连续睡眠5 h。

治疗两个疗程后，患者失眠基本改善，抑郁、焦虑症状消失。

【按】　失眠病位在心，凡思虑忧愁，操劳过度，损伤心脾，气血虚弱，心神失养；或房劳损肾，肾阴亏耗，阴虚火旺，心肾不交；或脾胃不和，湿盛生痰，痰郁生热，痰热上扰心神；或抑郁恼怒，肝火上扰，心神不宁等，均可致失眠。总体而言，失眠一症主因心神不宁。百会穴位于巅顶，入络于脑，可清头目宁神志；安眠为治疗失眠的经验效穴；神门穴为手少阴心经之原穴，太溪为足少阴肾经之原穴，两穴相配可交通心肾；阳陵泉、内关、太冲相配，以疏肝解郁；神庭为督脉穴，本神为胆经穴，三穴组合运用称之为“三神穴”，配合印堂增加安神之效；腹八针通调脏腑、和胃安神，补益气血，气血定则心神安。足三里、三阴交加强健脾和胃、补益气血的作用。

（二）案2

刘某，女，56岁，退休。

主诉：失眠半年余。

现病史：患者半年前无明显诱因下出现失眠，曾于当地医院就诊，服用养心安神中成药，效果欠佳，靠服西医安眠药，每晚勉强入睡两三个小时，刻下：晚上入睡困难，白天精神困顿，伴有胸脘胀闷，头晕欲呕，呃逆酸腐，纳食欠馨，晚餐多食更是辗转不安，甚则彻夜难眠，大便黏滞不爽，舌暗红，苔白厚腻，脉弦滑。

诊断：中医诊断为不寐。西医诊断为失眠。

辨证：脾胃不和。

治则：调和脾胃，宁心安神。

处方：百会、神庭、本神、印堂、太阳、风池、中脘、下脘、天枢、大横、气海、关元、内关、神门、合谷、太白、公孙、足三里、三阴交、太溪、内庭、太冲。

操作要求：头部腧穴大多平刺，其余穴常规针刺，平补平泻，得气留针，30 min出针。

二诊：停服西医安眠药已能入睡，但睡不踏实，胸脘胀闷已减，纳食有增，大便通畅。半年后随访，病未复发。

【按】　阳明胃气本应下行为顺，今胃气不得下行而上逆，可导致不得安卧。因胃络通于心，脾胃又为升降的枢纽，为心肾相交，水火交济之处，胃失和降，阳不得入于阴，而卧不安寐。“胃不和则卧不安”，对临床治疗失眠具有重要指导意义，任何脏腑经络、气血津液功能失调都可致不寐，故临证应守其法而不拘其药，权衡达变，圆机活法。

五、调卫健脑针法治疗失眠症技术

（一）调卫健脑针法治疗失眠症技术简介

根据《内经》记载，认为失眠是由于卫气运行失调、脑髓失养所致，白天卫气运行于阳经,夜间卫气运行于五脏,阳跻脉气盛,阳不入阴表现为目张不欲睡,阴气不能出阳表现为目闭欲睡。《灵枢·寒热病》记载“阳气盛则瞋目,阴气盛则瞑目”,说明睡眠与卫气密切相关。治疗的关键是调卫气,益脑髓,标本兼固,以解决“昼不精,夜不寐”的失眠问题。

运用针刺百会、四神聪、照海、申脉和耳压(耳神门、缘中)方法,可调整卫气的运行,健脑安神,以改善大脑功能的失调状态,达到益脑安眠的作用。四神聪为经外奇穴,位于百会穴前后左右各旁开1寸,其前后两穴均在督脉的循行路线上,左右两穴则紧靠膀胱经,膀胱经络肾,督脉贯脊属肾,络肾贯心,其气通于元神之府,该穴可调治元神之府产生的病患,具有安神益智、健脑调神的功效,能促进睡眠、增强记忆。针刺百会、四神聪穴能引阳入阴,调理昼夜阴阳的消长,使机体达到“阴平阳秘”,改善失眠状态。照海为足少阴肾经穴,通于阴跻脉;申脉乃足太阳膀胱经穴,通于阳跻脉。照海、申脉为阴阳跻脉循行所过,失眠为阳气盛阴气虚,故补照海,泻申脉,补阴抑阳,可使阴阳调和,卫由阳得入于阴,则目可瞑,眠可安。

(二)调卫健脑针法治疗失眠症技术的操作

1.器材准备　一次性无菌针灸针,直径0.35 mm,长度1寸(25 mm)、1.5寸(40 mm)和2寸(50 mm)3种规格;棉签、碘伏、治疗盘、耳穴贴、镊子、锐器盒等。

2.操作步骤

(1)体位:患者取俯卧位或坐位。

(2)选取穴位。①百会:在头部,当前发际正中直上5寸。②四神聪:在头部,百会前后左右各1寸,共4穴。③申脉:在足外踝部,外踝直下方凹陷中。④照海:在足内侧,内踝尖下方凹陷处。⑤耳神门:在三角窝后1/3的上部,即三角窝4区。⑥缘中:在对耳屏游离缘上,对屏尖与轮屏切迹的中点处。

(3)消毒:选好腧穴后,用碘伏消毒。针刺操作前医者洗手,并用免洗速干手消毒液进行双手消毒。

(4)操作:用右手拇、示、中三指持1寸毫针,在百会、四神聪平刺进针0.5寸,快速捻转1 min,局部产生酸胀感,四神聪穴针尖方向朝向百会穴;用1.5寸毫针在申脉、照海穴直刺1寸,行捻转手法1 min,局部产生酸胀沉感,留针40 min,其间行针2次。起针后,将耳穴贴贴压在耳神门、缘中穴,出现刺痛感,以耳郭发红、发胀、发热为度。

(5)配穴:肝阳上扰加太冲;心肾不交加太溪;心脾亏虚加神门;脾胃不和加足三里。体针穴位每日针刺1次,5 d为1个疗程,每疗程间隔2 d,连续治疗3个疗程。

嘱患者每日按压2次,每次按压10 min,以耳郭发热、发胀为度,每3 d更换1次。

(三)调卫健脑针法治疗失眠症技术的关键技术环节

(1)针刺治疗的时间宜选择在下午。

(2)针刺得气程度要合理掌握,以持续而和缓的得气为宜,针感不宜太强,也不能太弱。

(3)耳穴按压一定要有发热、发胀的感觉。

(四)注意事项及意外情况处理

(1)初次治疗时选穴宜少,手法要轻,治疗前要消除患者对针刺的顾虑,同时选择舒适持久的体位,避免由于过度紧张而造成晕针。

(2)针刺手法应严格按照要求进行操作,避免由于手法过重或时间过长,造成局部疼痛或轻度肿胀,甚或青紫瘀斑、疲乏无力等。

(3)针前应认真仔细地检查针具,对不符合质量要求的针具及时剔除。

(4)针刺头部穴位时,因头发遮挡,出血不易发现。因此,出针时立即用消毒干棉球按压针孔,避免出血,引起血肿。

(5)在针刺过程中,嘱患者不要随意变动体位,避免受到挤压迫造成弯针。

(五)调卫健脑针法治疗失眠症技术的临床应用

适用于病程短、较轻的原发性失眠,抑郁伴发的失眠要治疗原发病,治疗期间要养成良好的生活规律,并注意饮食起居。

(1)案1

某女,63岁,退休工人。2016年3月7日初诊。

主诉:失眠1个月。

病史:平日睡眠欠佳,近日因与家人生气,致彻夜不眠,前晚服3片舒乐安定仍不能入睡。查面色少华,目胞微肿,情绪激动,脉弦,苔薄黄。

辨证:患者因精神刺激而致情绪变化,肝失疏泄,情志不畅。

治法:调卫健脑,疏肝泻火安神。选用百会、四神聪、申脉、照海、太冲、神门等穴。留针30 min,患者即发出鼾声。当晚入睡约5 h,治疗3次,即告痊愈。

(2)案2

某男,52岁,干部。2005年11月5日初诊。

主诉:失眠20余年。

病史:由于工作压力大,长期紧张过度所致,每日需服用安眠药方能入睡,晨起有头昏沉、心慌等症,伴脘闷纳差,舌淡苔薄,脉细弱。

辨证:患者忧思过度,劳逸失调,耗伤心脾,导致气血不足、心神失养而致不寐。

治法:调卫健脑,养心安神。选用百会、四神聪、申脉、照海、神门、内关、足三里等穴。经30次治疗后可完全摆脱安眠药,巩固20次,共治疗50次,诸症悉除。

(王来勇)

第六节　感　冒

感冒又称伤风,是由病毒或细菌引起的急性上呼吸道炎症。一年四季均可发病,但以春冬季及气候骤变时多发。主要临床表现为恶寒(恶风)、发热(体温一般不超过39 ℃)、鼻塞、流涕、喷嚏、声重、头痛、咽痛、咳嗽、全身酸痛、乏力、食欲减退等。如在一个时期内广泛流行,症状多类似,称为时行感冒。

一、临床表现

初期一般多见鼻塞、流涕、喷嚏、声重、恶风,继则发热、咳嗽、咽痒或痛、头痛、全身酸楚不适等。病程5~7 d,一般伤风全身症状不重,少有传变。时行感冒多呈流行性,常突然恶寒、高热、全身酸痛,全身症状明显,且可入里化热,变生他病。

二、诊断标准

(1)鼻塞流涕,喷嚏,咽痒或痛,咳嗽。

(2)恶寒发热,无汗或少汗,头痛,肢体酸楚。

(3)时皆有,以冬春季节为多见。

(4)血白细胞总数正常或偏低,中性粒细胞减少,淋巴细胞相对增多。

三、辨证分型

1. 风寒束表　恶寒、发热、无汗、头痛身疼,鼻塞流清涕,喷嚏。舌苔薄白,脉浮紧或浮缓。

2. 风热犯表　发热、恶风、头胀痛,鼻塞流黄涕,咽痛咽红,咳嗽。舌边尖红,苔白或微黄,脉浮数。

3. 暑湿袭表　见于夏季,头昏胀重,鼻塞流涕,恶寒发热,或热势不扬,无汗或少汗,胸闷泛恶。舌苔黄腻,脉濡数。临床尚有体虚感冒,以及挟湿、挟滞等兼证。

四、刺血疗法治疗

(一)处方1:大椎

适应证型:风热犯表型感冒。

操作:患者取俯卧位,常规消毒后,以三棱针点刺大椎穴2~3下,并挤捏穴位出血数滴,然后用适宜大小的玻璃罐采用闪火法拔罐,留罐5~10 min。每天治疗1次,治疗时间最长不超过 3 d。

(二)处方 2:耳尖

适应证型:风寒束表型感冒。

操作:常规消毒后,用左手将耳尖之皮肤捏紧,右手拇、示、中指以执笔式持三棱针,点刺 1 ~2 下,深 0.5 ~1 mm。然后术者用双手稍用力挤捏,每挤 1 滴血用酒精棉球擦净,反复挤压,直至血色变淡时停止,再用消毒干棉球按压针孔。每日 1 次,连续 3 ~4 次,双侧耳尖交替操作。

(三)处方 3:大椎、太阳

适应证型:风寒束表型感冒。

操作:取仰卧位,先取两侧太阳穴,常规消毒后,用三棱针浅刺,每穴刺 2 ~3 下,挤出少量血液,然后用小玻璃罐采用闪火法拔罐,留罐 3 ~5 min,至出血停止即可起罐。然后取俯卧位,选定大椎穴,常规消毒后,用三棱针点刺 3 ~5 下,再用闪火法拔火罐,留罐 5 ~10 min。隔日治疗 1 次。

(四)处方 4:大椎、肺俞、风门

适应证型:风寒束表型感冒。

操作:常规消毒后,用梅花针轻度叩刺大椎、双侧肺俞、风门,以局部皮肤发红或隐隐出血为度,然后用适宜大小的玻璃罐采用闪火法拔罐,留罐 5 ~10 min。每天治疗 1 次,治疗时间最长不超过 3 d。

五、穴位贴敷治疗

(一)处方 1

主治:风寒感冒。

用药:胡椒 15 克,丁香 9 克,葱白适量。

用穴:大椎、劳宫。①大椎:在脊柱区,第 7 颈椎棘突下凹陷中,后正中线上。②劳宫:在掌区,横平第 3 掌指关节近端,第 2、3 掌骨之间偏于第 3 掌骨。

用法:将上述药物研成细末,加入葱白捣烂混匀成糊状,取适量涂于穴位上,胶布固定 1 h。早晚各 1 次,2 ~3 d 为 1 个疗程。

(二)处方 2

主治:风热感冒。

用药:连翘 15 克,薄荷 9 克,淡豆豉 30 克。

用穴:风池、大椎、神阙。①风池:在颈后区,枕骨之下,胸锁乳突肌上端与斜方肌上端之间的凹陷中。②大椎:在脊柱区,第 7 颈椎棘突下凹陷中,后正中线上。③神阙:在脐区，脐中央。

用法：将上述药物研成细末，取20克药末加入适量葱白，捣烂混匀成糊状，取适量涂于风池、大椎上，胶布固定。再取药末15克，填于神阙，将清水滴于药末之上，周围以纱布或面糊围住以防止水从脐中溢出，胶布固定。每日1～2 h，每日1次，2～3次为1个疗程。

（三）处方3

主治：气虚感冒及血虚感冒。

用药：党参10克，黄芪10克，生地黄10克，当归10克，川芎10克，柴胡10克，陈皮10克，羌活10克，白术10克，防风10克，细辛8克，甘草8克，生姜、葱白、大枣适量。

用穴：膻中。

膻中：在胸部，横平第4肋间隙，前正中线上。

用法：将上述药物研成细末，按膏药的制作方法为麻油熬、黄丹收。每次取膏药适量涂于穴位上，胶布固定。每日或隔日换药1次，3～5次为1疗程。

（四）处方4

主治：暑湿感冒。

用药：羌活10克，佩兰叶10克，苍术6克，香薷6克，明矾6克，生姜适量。

用穴：劳宫、涌泉。①劳宫：在掌区，横平第3掌指关节近端，第2、3掌骨之间偏于第3掌骨。②涌泉：在足底，屈足卷趾时足心最凹陷处。

用法：将上述药物研成细末，生姜榨汁，取20克药末加入生姜汁调成稠糊状，制成直径3厘米的药饼，分别贴于穴位上时，胶布固定，每日换药1次，3次为1疗程。

（五）处方5

主治：流行性感冒。

用药：紫苏叶15克，贯众15克，薄荷15克，葱白15克。

用穴：神阙。

（六）处方6

主治：小儿风热感冒。

用药：鲜地龙10条，白糖、面粉适量。

用穴：囟会，神阙。

囟会：在头部，前发际正中点直上2寸。

用法：将地龙放入容器内撒入白糖，待地龙体液外渗后加入面粉调和成黏稠糊状，制成直径3厘米的药饼，于穴位上贴敷4～6 h，早晚各1次，2～3 d为1疗程。

(七)处方7

主治:妇女月经期感冒。

用药:柴胡10克,当归6克,川芎6克,白芍9克,桂枝5克。若患者下腹胀痛,经血色黑伴有血块,可加桃仁9克,葱泥适量。

用穴:神阙。

用法:将上述药物研成细末,取药粉置于脐中,外用胶布固定,每日换药1次,3次为1个疗程。

(王来勇)

第七节　顽固性呃逆

顽固性呃逆又称顽固性膈肌痉挛,中医称为"哕",是膈神经兴奋引起膈肌阵发性痉挛所致,以气从膈下向上冲逆、喉间嗝逆有声、声短而频、难以自忍为主要临床表现。顽固性呃逆中为功能性、无其他原因引起者,其症状较轻;也常有因脑病、尿毒症、糖尿病并发酮中毒等紧急情况引起,还有许多严重疾病也可引起。特别值得一提的是,如果病情危重的人出现顽固性呃逆,常常提示预后不良。

本病是膈肌阵发性的不自主收缩所致,中枢神经、膈神经和膈肌等任何一个部位受到一定程度的刺激后均可引起膈肌痉挛。

一、临床表现

典型表现为间歇性喉间呃呃连声,声短而频,令人不能自制。其呃声或高或低,或疏或密,间歇不定。常伴有胸膈痞闷、胃脘不适、情绪不安等症状。

二、辨证分型

(一)实证

1.胃中寒冷　呃声沉缓有力,膈间及胃脘不舒,得热则减,得寒愈甚,食欲减少,口中和而不渴,舌苔白润,脉象迟缓。

2.胃火上逆　呃声洪亮,冲逆而出,口臭烦渴,喜冷饮,小便短赤,大便秘结,舌苔黄,脉象滑数。

3.气机郁滞　呃逆连声,常因情志不畅而诱发或加重,伴有胸闷,纳减,脘胁胀闷,肠鸣矢气,舌苔薄白,脉象弦。

(二)虚证

1. 脾胃阳虚　呃声低弱无力,气不得续,面色苍白,手足不温,食少困倦,舌淡苔白,脉象沉细弱。

2. 胃阴不足　呃声急促而不连续,口干舌燥,烦躁不安,舌质红而干或有裂纹,脉象细数。

三、刺血疗法治疗

(一)处方1:膈俞(双侧)

辨证分型:胃中寒冷、胃火上逆加胃俞;气机郁滞加肝俞、期门。

操作:常规消毒,用三棱针点刺膈俞出血,再用闪火法拔罐,留罐5~10 min。隔日1次,3次为1个疗程,一般治疗1~2个疗程。

(二)处方2:陷谷穴(双侧)

辨证分型:脾胃阳虚加脾俞;胃阴不足加胃俞、中脘。

操作:常规消毒后,用三棱针点刺陷谷穴出血,再用闪火法拔上小罐,留罐3~5 min,待停止出血即可起罐。隔日1次,3次为1个疗程。

四、穴位贴敷治疗

(一)处方1

主治:呃逆属胃寒气逆者。

用药:羌活15克,附子15克,茴香10克,木香10克,干姜10克,食盐250克。

用穴:天枢。在腹部,横平脐中,前正中线旁开2寸。

用法:将上述药物炒热,装入布袋中,热敷于天枢穴,药凉后重复加热使用,呃止时停止。注意热敷时不可过热,防止烫伤皮肤。每日1次,3次为1个疗程。

(二)处方2

主治:呃逆属胃寒气逆者。

用药:乌附子10克,小茴香10克,广木香10克,干姜10克,羌活10克,母丁香10克,食盐10克。

用穴:中脘、阴都、胃俞、膈俞。①中脘:在上腹部,脐中上4寸,前正中线上。②阴都:在上腹部,脐中上4寸,前正中线旁开0.5寸。③胃俞:在脊柱区,第12胸椎棘突下,后正中线旁开1~5寸。④膈俞:在脊柱区,第7胸椎棘突下,后正中线旁开1~5寸。

用法:将上述药物研成细末,用时取适量撒于5 cm见方的胶布正中,分别贴于穴位上。用热水袋或炒热的盐粒袋热敷,注意热敷时不可过热,防止烫伤皮肤。每日1次,

5 次为 1 个疗程。

(三)处方 3

主治:呃逆属胃热者。

用药:丁香 10 克,大黄 10 克,甘草 10 克。

用穴:中脘、阴都、天枢。

用法:将上述药物研成细末,用时取适量撒于 5 厘米见方的胶布正中,分别贴于穴位上,每日 1 次,5 次为 1 疗程。

(四)处方 4

主治:呃逆属脾胃阳虚者。

用药:丁香 10 克,蜂蜜 20 克,生姜适量。

用穴:中脘、阴都。

用法:丁香研末,生姜榨汁,二者与蜂蜜混合调成糊状。用时取适量涂于穴位上,胶布固定,每日 1 次,7 次为 1 疗程。

(五)处方 5

主治:呃逆属胃阴不足者。

用药:龟板 120 克,熟地黄 120 克,知母 70 克,黄柏 60 克,植物油 500 克,黄丹 250 克。

用穴:气海、关元、阴都。①气海:在下腹部,脐中下 1.5 寸,前正中线上。②关元:在下腹部,脐中下 3 寸,前正中线上。

用法:将上述药物研成细末,浸入植物油内,3 ~4 d 后按膏药的制作方法熬至滴水成珠时用黄丹收膏,然后倒入水中出火毒,最后装瓶密封。用时取膏药适量,烘热,涂于牛皮纸或棉布上,分别贴于穴位处。每日或隔日换药 1 次,呃止时停止。

(六)处方 6

主治:呃逆属肝气犯胃者。

用药:柿蒂 15 克,丁香 15 克,刀豆壳 15 克,焦三仙共 50 克,生姜适量。

用穴:神阙。

用法:将上述药物研成细末,生姜榨汁,二者调成糊状,填于脐中,胶布固定。每日 1 次,3 次为 1 个疗程。

(七)处方 7

主治:呃逆。

用药:吴茱萸 20 克,苍耳子 20 克,肉桂 5 克,米醋适量。

用穴:涌泉。

用法:将上述药物研成细末,用米醋调成糊状,取适量涂于穴位上,胶布固定。每日

1 次,连用 3 d。

(八)处方 8

主治:呃逆。

用药:丁香 15 克,沉香 15 克,吴茱萸 15 克,生姜 15 克,葱白 15 克。

用穴:中脘、神阙。

用法:将丁香、沉香、吴茱萸研成细末,生姜、葱白捣烂成糊状,二者混合均匀。用时取适量涂于穴位上,外用胶布固定,每日 1 次,5 次为 1 个疗程。

(九)处方 9

主治:呃逆。

用药:沉香 15 克,法半夏 15 克,生赭石 30 克,生姜适量。

用穴:中脘、神阙。

用法:将上述药物研成细末,生姜榨汁,二者调成糊状。取适量涂于穴位上,外用胶布固定,每日 1 次,5 次为 1 个疗程。

(王来勇)

第八节 腹 痛

腹痛是指胃脘以下、耻骨毛际以上部位疼痛而言,可伴发多种脏腑疾病。腹痛大致见于西医学的急慢性胰腺炎、急慢性肠炎、肠痉挛、胃肠神经官能症等。其病因病机较为复杂:或寒邪侵入脏腑、过食生冷致阴寒内盛而作痛;或过食辛辣、暑热内侵导致湿热中阻而痛;或素体中虚,脾阳受损,脏腑失于温养而痛;或饮食失节,食积内停而痛;或因情志刺激;或腹部外伤,气机不利作痛。

一、临床表现

以胃脘以下,耻骨毛际以上部位疼痛为主症,可表现为全腹痛、脐腹痛、小腹痛、少腹痛等。疼痛性质各异,但一般不甚剧烈,且按之柔软,压痛较轻,无肌紧张及反跳痛。起病多缓慢,其痛发或加剧常与饮食、情志、受凉等因素有关。

二、诊断标准

(1)凡是以胃脘以下,耻骨毛际以上部位疼痛为主要表现者,即为腹痛。其疼痛性质各异,但一般不甚剧烈,且按之柔软,压痛较轻,无腹肌紧张及反跳痛。

(2)起病多缓慢,其疼痛发作或加剧常与饮食、情志、受凉等因素有关。

(3)腹部X射线检查、B超检查以及有关实验室检查有助于诊断及鉴别诊断。

(4)应排除外科、妇科腹痛,以及其他内科病症中出现的腹痛症状。

三、辨证分型

1. 寒邪内阻　腹痛急暴,得温痛减,遇冷更甚,口和不渴,小便清利,大便自可或溏薄,舌苔白腻,脉象沉紧。

2. 湿热壅滞　腹痛拒按,胸闷不舒,大便秘结或溏滞不爽,烦渴引饮,自汗,小便短赤,舌苔黄腻,脉象濡数。

3. 饮食积滞　脘腹胀满疼痛,拒按,恶食,嗳腐吞酸;或痛而欲泻,泻后痛减;或大便秘结,舌苔腻,脉滑实。

4. 气滞血瘀　以气滞为主者,症见脘腹胀闷或痛,攻窜不定,痛引少腹,得嗳气或矢气则胀痛酌减,遇恼怒则加剧,脉弦,苔薄;以血瘀为主者,则痛势较剧,痛处不移,舌质青紫,脉弦或涩。

5. 中脏虚寒　腹痛绵绵,时作时止,喜热恶冷,痛时喜按,饥饿劳累后更甚,得食或休息后稍减;大便溏薄,兼有神疲、气短、祛寒等证,舌淡苔白,脉象沉细。

四、刺血疗法治疗

(一)处方1:阿是穴(压痛点)

辨证分型:寒邪内阻型加中脘、关元、足三里;湿热壅滞型加天枢、梁丘、大肠俞;中脏虚寒型加中脘、肾俞、胃俞;饮食积滞型加中脘、天枢、足三里;气滞血瘀型加天枢、膈俞、血海。

操作:常规消毒,用三棱针点刺腹部压痛点2~3下,使之出血少许,然后迅速拔上火罐,以罐内停止出血为度,再用酒精棉球擦净即可。

(二)处方2:脐四边(以脐为中心,上、下、左、右各1寸处)

辨证分型:寒邪内阻型加中脘、关元、足三里;湿热壅滞型加天枢、梁丘、大肠俞;中脏虚寒型加中脘、肾俞、胃俞;饮食积滞型加中脘、天枢、足三里;气滞血瘀型加天枢、膈俞、血海。

操作:常规消毒,用三棱针点刺出血后,再用闪火法拔火罐,留罐5~10 min,起罐后用酒精棉球擦净血迹。只治疗1次,若无效改用其他方法。

(三)处方3:曲泽(双侧)、委中(双侧)

辨证分型:寒邪内阻型加中脘、关元、足三里;湿热壅滞型加天枢、梁丘、大肠俞;中脏虚寒型加中脘、肾俞、胃俞；饮食积滞型加中脘、天枢、足三里；气滞血瘀型加天枢、膈俞、血海。

操作：病起先发呕吐者，曲泽放血；病起先发腹泻者，委中放血。曲泽放血：患者取仰卧位，在曲泽穴上下推按，使瘀血积聚，常规消毒后，用三棱针在曲泽穴部位明显的小静脉点刺，深约2分，立即出针，轻轻挤压针孔周围，使出血数十滴，最后用消毒干棉球按压针孔止血。委中放血：患者取站立位，皮肤常规消毒后，选用三棱针一枚，左手拇指压在被刺部位下端，右手持三棱针对准委中部青紫脉络处，与局部皮肤呈60°斜刺入脉中后迅速将针退出，使瘀血流出。可使用消毒棉球轻轻按压静脉上端，以助瘀血排出。待停止出血后，再用消毒棉球按压针孔，最后以无菌敷料保护针孔，以防感染。每日1次，2～3次为1个疗程。适用于急性胃肠炎的治疗。

五、穴位贴敷治疗

（一）处方1

主治：寒凝腹痛。

用药：枯矾6克，胡椒10粒，连须葱白5寸，去核大枣1枚。

用穴：神阙、天枢、关元。①神阙：在脐区，脐中央。②天枢：在腹部，横平脐中，前正中线旁开2寸。③关元：在下腹部，脐中下3寸，前正中线上。

用法：枯矾、胡椒研成细末，与葱白、大枣一同捣烂成糊状。取适量涂于穴位上，胶布固定。每日1次。

（二）处方2

主治：寒凝腹痛。

用药：食盐500克，干姜100克。

用穴：阿是穴。

用法：将干姜与食盐一同炒热后装入布袋内，热敷痛处。注意热敷时不可过热，防止烫伤皮肤。每日1次。

（三）处方3

主治：热结腹痛。

用药：甘遂30克，大黄15克，冰片5克。

用穴：神阙。

后疼痛可减。舌苔厚腻，脉滑实。

用法：将上述药物研成细末，填于脐中，将清水滴于药末之上，周围以纱布或面糊围住以防止水从脐中溢出，胶布固定。每日2次。

(四)处方4

主治:虚寒腹痛。

用药:小茴香10克,吴茱萸10克,黄酒适量。

用穴:神阙。

用法:将上述药物研成细末,用热黄酒调成糊状,取适量涂于穴位上,胶布固定,每日1次。

(五)处方5

主治:气滞腹痛。

用药:莱菔子120克,生姜60克,连须葱白500克,白酒适量。

用穴:阿是穴。

用法:将莱菔子、生姜、葱白一同捣烂成糊状,加入加热后的白酒拌匀,趁热取适量敷于痛处。注意热敷时不可过热,防止烫伤皮肤。每日1次。

(六)处方6

主治:瘀血腹痛。

用药:赤芍20克,桃仁10克,红花6克,木香6克,延胡索12克,香附6克,官桂6克,乌药6克,干姜3克。

用穴:神阙、阿是穴。

用法:将上述药物放入砂锅内加水浸泡,按中药煎制方法煎煮,去渣取液。将药液与面粉调和成糊状,趁热制成直径3 cm的药饼,分别贴于穴位上。每日1次。

(七)处方7

主治:食积腹痛。

用药:白术100克,茯苓60克,白芍60克,神曲60克,麦芽60克,香附60克,当归60克,枳实60克,半夏60克,陈皮20克,黄连20克,吴茱萸20克,山楂20克,白蔻仁20克,益智仁20克,黄芪20克,山药20克,甘草20克,党参15克,木香15克,植物油800克,黄丹500克。

用穴:膻中、神阙。

膻中:在胸部,横平第4肋间隙,前正中线上。

用法:将上述药物研成细末,与植物油一同按膏药的制作方法熬至滴水成珠时用黄丹收膏,装瓶密封。用时取膏药适量,烘热,涂于牛皮纸或棉布上,分别贴于穴位处。每日或隔日换药1次。

(八)处方8

主治:虫积腹痛。

用药：川椒 30 克，乌梅 30 克。

用穴：神阙。

用法：将上述药物炒热后装入布袋，热敷于穴位处。注意热敷时不可过热，防止烫伤皮肤。每日 1 次。

引起腹痛的原因多样，可根据腹痛的部位、疼痛程度、节律、伴随症状等鉴别诊断。肝胆疾患疼痛位于右上腹，急性阑尾炎疼痛常位于 McBurney 点，小肠绞痛位于脐周，结肠绞痛常位于下腹部。消化性溃疡穿孔呈剧烈的刀割样、烧灼样痛，持续性广泛性剧烈腹痛见于急性弥漫性腹膜炎。实质性脏器的病变多表现为持续性，中空脏器的病变则多表现为阵发性，而持续性疼痛伴阵发性加剧则多见于炎症与梗阻同时存在的情况。伴发热的提示为炎症性病变，伴吐泻的常为食物中毒或胃肠炎，伴便血的可能是肠套叠、肠系膜血栓形成，伴血尿的可能是输尿管结石，伴腹胀的可能为肠梗阻，伴休克的多为内脏破裂出血、胃肠道穿孔并发腹膜炎等。除针对腹痛进行治疗外，还应根据病因进行针对性的治疗，以免延误病情。

（王来勇）

第九节　便　秘

便秘是指粪便在肠内滞留过久，秘结不通，排便周期延长；或周期不长，但粪质干结，排出艰难，或粪质不硬，虽有便意，但便而不畅的疾病。便秘在临床上可以单独出现，也可兼见于其他疾病过程中，如全身衰弱致排便动力减弱、肠道炎症恢复期肠蠕动降低等。根据有无器质性病变可分为器质性便秘与功能性便秘两种。本症属中医学“便秘”范畴。

一、临床表现

以排便困难为主症，2 d 以上至 1 周左右大便 1 次，粪质干硬，排出困难；或虽然每日大便 1 次，但粪质干燥坚硬，排出困难；或粪质并不干硬，也有便意，但排出困难等。常伴有腹胀、腹痛、头晕、便血等症状。

二、诊断标准

（1）排便时间延长，两天以上一次，粪便干燥坚硬。

（2）重者大便艰难，干燥如栗，可伴少腹胀急、神倦乏力、胃纳减退等症。

（3）排除肠道器质性疾病。

三、辨证分型

(一)实证

1. 肠道实热　大便干结,腹部胀满,按之作痛,口干或口臭。舌苔黄燥,脉滑实。

2. 肠道气滞　大便不畅,欲解不得,甚则少腹作胀,嗳气频作。苔白,脉细弦。

(二)虚证

1. 脾虚气弱　大便干结如栗,临厕无力努挣,挣则汗出气短,面色㿠白,神疲气法。舌淡,苔薄白,脉弱。

2. 脾肾阳虚　大便秘结,面色萎黄无华,时作眩晕,心悸,甚则少腹冷痛,小便清长,畏寒肢冷。舌质淡,苔白润,脉沉迟。

3. 阴虚肠燥　大便干结,状如羊屎,口干少津,神疲纳差。舌红,苔少,脉细小数。

四、刺血疗法治疗

处方:骶尾部。

辨证分型:肠道实热加胃俞、大肠俞;肠道气滞加肝俞、大肠俞;脾虚气弱加脾俞;脾肾阳虚加肾俞、脾俞。

操作:患者俯卧位,取骶尾部,局部常规消毒后,右手持七星针,运用腕部弹力,使针尖与皮肤垂直,中等刺激强度,从上向下快速叩刺消毒部位,以皮肤潮红为度。隔日1次,5次为1个疗程。

五、穴位贴敷治疗

(一)处方1

主治:热秘。

用药:商陆10克。

用穴:鸠尾。

鸠尾:在上腹部,剑胸结合部下1寸,前正中线上。

用法:商陆研成细末,用开水调成糊状,取适量涂于穴位上,盖以纱布,胶布固定。

(二)处方2

主治:热秘。

用药:田螺5个。

用穴:神阙、气海。①神阙:在脐区,脐中央。②气海:在下腹部,脐中下1.5寸,前正中线上。

用法:田螺捣烂成泥状,敷于穴位上,胶布固定,每天1次。

(三)处方3

主治:冷秘。

用药:巴豆1克,肉桂1克,吴茱萸3克。

用穴:神阙、足三里。

足三里:在小腿前外侧,犊鼻下3寸,犊鼻与解溪连线上。

用法:上述药物研成细末,炒热,装入布袋,热敷于穴位处。注意热敷时不可过热,防止烫伤皮肤。每日1次。

(四)处方4

主治:气秘。

用药:生姜30克,连须葱白50克,食盐15克,淡豆豉10克,面粉适量。

用穴:神阙。

用法:上述药物一同捣烂成糊状,加入适量面粉,制成直径3 cm的药饼,放在火上烘热,敷于穴位上,冷后再换。每日1次,每次6~12 h。注意热敷时不可过热,防止烫伤皮肤。

(五)处方5

主治:虚秘。

用药:附子15克,公丁香15克,炮川乌9克,白芷9克,猪牙皂9克,胡椒3克,去皮大蒜1头。

用穴:神阙。

用法:大蒜捣烂,其余药物研成细末,用清水调成糊状,取适量涂于穴位上,盖以纱布,胶布固定。每日1次。

(六)处方6

主治:虚秘。

用药:大戟1.5克,大枣5~10个。

用穴:神阙。

用法:大戟与大枣一同捣烂成糊状,贴于穴位处,每日1次。

(七)处方7

主治:便秘。

用药:大黄12克,麻子仁8克,枳实6克,巴豆6克,麝香0.3克,芒硝8克。

用穴:神阙、上髎、次髎、中髎、下髎。①上髎:在骶区,正对第1骶后孔中。②次髎:在骶区,正对第2骶后孔中。③中髎:在骶区,正对第3骶孔中。④下髎:在骶区,正对第

4 骶后孔中。

用法:上述药物研成细末,用油脂调成膏状,制成直径 3 厘米的药饼,分别于穴位上贴敷 4 ~6 h,每日 1 次。

(八)处方 8

主治:老年虚秘。

用药:火麻仁 60 克,大黄 15 克,郁李仁 30 克。

用穴:魄户、魂门。①魄户:在脊柱区,第 3 胸椎棘突下,后正中线旁开 3 寸。②魂门:在脊柱区,第 9 胸椎棘突下,后正中线旁开 3 寸。

用法:上述药物研成细末,文火炼稠,冷却后搓成条状,如筷子般粗细、长约 3 cm 的药条,纳入肛门内。每日 2 次。

便秘虽不是什么大病,但却十分痛苦,且可导致一些并发症,宿便堆积在肠道里,不断产生各种毒气、毒素,造成肠内环境恶化、肠胃功能紊乱、内分泌失调、新陈代谢紊乱等。同时对高血压病、冠心病患者来说,便秘也是十分危险的,在排便时过度用力会突发脑血管意外,甚至导致死亡。便秘患者的主食应该米、面和杂粮混食,这样有利于提高主食中蛋白质的生物利用价值。副食应以蔬菜为主,最好是新鲜的蔬菜,这样可以促进肠蠕动,防治便秘。当然,各种水果也是不可缺少的。坚果类的食物中多含有大量的油脂,能够润肠通便,也应该适量食用。此外,要注意避免辛辣刺激的食物。

(王来勇)

第十节 高血压

高血压病是指在静息状态下动脉收缩压和(或)舒张压增高(≥140/90 mmHg),常伴有脂肪和糖代谢紊乱以及心、脑、肾和视网膜等器官功能性或器质性改变,以器官重塑为特征的全身性疾病。休息 5 min 以上,2 次以上非同日测得的血压≥140/90 mmHg 即可诊断为高血压病。属中医学“头痛”“眩晕”范畴。

一、临床表现

高血压病早期约半数患者无明显症状,常在体检时偶然发现。如血压波动幅度大可有较多症状,常见头痛、头晕、头胀、眼花、耳鸣、心悸、失眠、健忘等。随着病情的发展,血压明显而持续性地升高,则可出现脑、心、肾、眼底等器质性损害和功能障碍。

二、诊断标准

高血压诊断标准见表1-1。

表1-1　WHO/ISH四次高血压指南诊断标准

类别	收缩压/mmHg	舒张压/mmHg
正常血压	<120	<80
正常高值	120～139	80～90
高血压	≥140	≥90
1级高血压(轻度)	140～159	90～99
2级高血压(中度)	160～179	100～109
3级高血压(重度)	≥180	≥110
单纯收缩期高血压	≥140	<90

三、辨证分型

(一)实证

1.肝阳上亢　眩晕耳鸣,头痛且胀,易怒,失眠多梦,或面红目赤,口苦。舌红,苔黄,脉弦滑。

2.痰浊上蒙　头重如裹,视物旋转,胸闷作恶,呕吐痰涎。苔白腻,脉弦滑。

(二)虚证

1.气血亏虚　头晕目眩,面色淡白,神倦乏力,心悸少寐。舌淡,苔薄白,脉弱。

2.肝肾阴虚　眩晕久发不已,视力减退,少寐健忘,心烦口干,耳鸣,神倦乏力,腰酸膝软。舌红,苔薄,脉弦细。

四、刺血治疗

(一)处方1:耳尖(双侧)

辨证分型:肝阳上亢型加肝俞、太冲;痰浊上蒙型加丰隆、脾俞;气血亏虚型加足三里、血海;肝肾阴虚型加肝俞、肾俞。

操作:取患者双侧耳尖,常规消毒后,用三棱针点刺耳尖,每侧穴位放血十数滴,完毕后,再用酒精棉球消毒针口。隔日一次。

（二）处方2：大椎、曲泽、委中

辨证分型：肝阳上亢型加肝俞、太冲；痰浊上蒙型加丰隆、脾俞；气血亏虚型加足三里、血海；肝肾阴虚型加肝俞、肾俞。

操作：患者取俯卧位，常规消毒后，以三棱针点刺大椎穴2～3下，并挤捏穴位出血数滴，然后用适宜大小的玻璃罐采用闪火法拔罐，留罐5～10 min，起罐后用酒精棉球擦净。曲泽、委中每次取一穴。曲泽放血：取患者仰卧位，在曲泽穴上下推按，使瘀血积聚，常规消毒后，用三棱针在曲泽穴部位明显的小静脉点刺，深约2分，立即出针，轻轻挤压针孔周围，使出血数十滴，最后用消毒干棉球按压针孔止血。委中放血：患者取站立位，皮肤常规消毒后，选用三棱针一枚，左手拇指压在被刺部位下端，右手持三棱针对准委中穴部位青紫脉络处，与局部皮肤呈60°斜刺入脉中后迅速将针退出，使瘀血流出。可使用消毒棉球轻轻按压静脉上端，以助瘀血排出。待停止出血后，再用消毒干棉球按压针孔，最后以无菌敷料保护针孔，以防感染。每周2次。

（三）处方3：主穴，太阳；配穴，前额头痛加印堂，巅顶痛加百会、四神聪

辨证分型：本法对肝阳上亢型高血压疗效较好。每周2次。

操作：局部常规消毒后，用三棱针点刺上述穴位出血，使每穴出血3～5滴即可。

（四）处方4：肝俞穴

辨证分型：肝阳上亢型加太冲；肝肾阴虚型加肾俞。

操作：患者取俯卧位，定穴后常规消毒，用梅花针中强度叩刺肝俞穴出血，然后用闪火法将火罐吸附于穴位上5～10 min，吸拔出2～3 mL血液即可。

五、穴位贴敷治疗

（一）处方1

主治：高血压病，症见肝阳上穴者。

用药：黄芩30克，天麻30克，夜交藤15克，杭白菊15克，生地黄15克，牡丹皮10克，莲子心6克，薄荷10克。

用穴：肝俞、肾俞。①肝俞：在脊柱区，第9胸椎棘突下，后正中线旁开1.5寸。②肾俞：在脊柱区，第2腰椎棘突下，后正中线旁开1.5寸。

用法：将上述药物放入砂锅内加水浸泡，按中药煎制方法煎煮，去渣取液。将药液与面粉调和成糊状，制成药饼分别贴于穴位上，胶布固定。每日1次。

（二）处方2

主治：高血压病，症见肝阳上亢者。

用药：吴茱萸30克，食醋适量。

用穴：涌泉。

用法：吴茱萸研成细末，用食醋调成糊状，取适量涂于穴位上，盖以纱布，胶布固定。每日1次。

（三）处方3

主治：高血压病，症见痰浊中阻者。

用药：黄芪30克，陈皮15克，茯苓15克，香附12克，木香12克，白术9克，食醋适量。

用穴：中脘、脾俞。①中脘：在上腹部，脐中上4寸，前正中线上。②脾俞：在脊柱区，第11胸椎棘突下，后正中线旁开1.5寸。

用法：上述药物研成细末，用食醋调成糊状，取适量涂于穴位上，盖以纱布，胶布固定，每日1次。

（四）处方4

主治：高血压病。

用药：蓖麻仁50克，吴茱萸20克，附子20克，冰片10克，生姜150克。

用穴：涌泉。

用法：上述药物研成细末，生姜捣烂，二者调成糊状，取适量涂于穴位上，盖以纱布，胶布固定。每日1次。

（五）处方5

主治：高血压病。

用药：肉桂30克，吴茱萸30克，珍珠粉15克，食醋适量。

用穴：神阙、涌泉

用法：肉桂、吴茱萸研成细末，二者与珍珠粉一同混匀，加入食醋搅拌成糊状，取适量涂于穴位上，盖以纱布，胶布固定。每日1次。

（六）处方6

主治：高血压病。

用药：夏枯草30克，龙胆草30克，益母草30克，石斛15克，芍药15克，甘草9克，珍珠母9克，栀子9克。

用穴：膻中。

用法：将上述药物放入砂锅内加水浸泡，按中药煎制方法煎煮，去渣取液。将药液与面粉调和成糊状，制成药饼分别贴于穴位上，胶布固定。每日1次。

（七）处方7

主治：高血压病。

用药:杏仁10克,桃仁10克,红花10克,胡椒3克,栀子3克,鸡蛋1枚。

用穴:涌泉。

用法:上述药物研成细末,用鸡蛋清调成糊状,取适量涂于穴位上,盖以纱布,胶布固定。每日夜晚睡前贴敷,次日清晨取下,10次为1个疗程。

(八)处方8

主治:高血压病。

用药:野菊花50克,淡竹叶50克,生石膏50克,桑叶50克,白芍50克,川芎50克,磁石50克,蔓荆子50克,青木香50克,蚕沙50克,薄荷50克。

用穴:阿是穴。

用法:上述药物打碎,混合均匀,装入布袋内制成枕芯。每晚枕于颈枕处,3个月为1个疗程。

良好的生活习惯可以帮助高血压病患者将血压控制在稳定的水平上,患者首先要做到定期测量血压,坚持服用降压药,不随意减药停药。此外,本病与精神因素的关系较大,因此应调畅情志,避免精神紧张和过大的压力;重视劳逸结合,一方面充足的休息可以有助于血压的恢复,另一方面适当的体育锻炼可以增强体质;饮食上应做到低盐、低脂,同时戒烟限酒。

(秦秀荣)

第十一节 头 痛

头痛是临床上常见的症状之一,一般是指头颅上半部,即眉目以上至枕下部范围内的疼痛。可分为血管性头痛(包括偏头痛在内)、颅内高压性头痛(以占位性病变为多)、颅内低压性头痛、肌肉收缩性头痛、外伤性头痛,以及因眼、耳、鼻、齿病引起的头痛。属中医学"头风"范畴。

一、临床表现

反复发作或持续性头痛;疼痛部位在额颞、前额、颠顶、后枕,或左或右辗转不定;疼痛的性质多为跳痛、刺痛、胀痛、昏痛、隐痛或头痛如裂;头痛发作和持续时间长短不一,可以数分钟到数日不等。

二、诊断标准

(1)头痛部位多在头部一侧额颞、前额、巅顶,或左或右辗转发作,或呈全头痛。头痛的性质多为跳痛、刺痛、胀痛、昏痛、隐痛或头痛如裂等。头痛每次发作可持续数分钟、数小时、数天，也有持续数周者。

（2）隐匿起病，逐渐加重或反复发作。

（3）应查血常规，测血压，必要时做腰穿、骨穿，脑电图。有条件时做经颅多普勒、CT、磁共振等检查，以明确头痛的病因，排除器质性疾病。

三、辨证分型

1. 肝阳上亢　头痛而胀，或抽掣而痛。痛时常有烘热，面红目赤，耳鸣如蝉，心烦口干。舌红，苔黄，脉弦。

2. 痰浊上扰　头痛胀重，或兼目眩。胸闷脘胀，恶心食少，痰多黏白。舌苔白腻，脉弦滑。

3. 瘀阻脑络　头痛反复，经久不愈，痛处固定，痛如锥刺。舌紫暗或有瘀斑，苔薄白，脉细弦或细涩。

4. 气血亏虚　头痛绵绵。两目畏光，午后更甚，神疲乏力，面色㿠白，心悸寐少。舌淡，苔薄，脉弱。

5. 肝肾阴虚　头痛眩晕，时轻时重。视物模糊，五心烦热，口干，腰酸腿软。舌红少苔，脉细弦。

四、刺血疗法治疗

（一）处方1：太阳、尺泽、委中

辨证分型：肝阳上亢型头痛加太冲、天宗；痰浊上扰型头痛加丰隆；瘀阻脑络型头痛加膈俞、天宗。

操作：在太阳穴附近寻找暴露较明显的静脉血管，常规消毒后，用三棱针点刺出血，三棱针与皮肤呈20°～30°，深度0.5～1 cm，待血液自然流止，后加拔火罐3～5 min，起罐后用消毒棉球擦拭干净。尺泽、委中穴用三棱针直刺，深度0.5～1 cm，出血量10～15 mL，其余操作同上。1周治疗2次，5次为1个疗程。

（二）处方2：至阴

辨证分型：肝阳上亢型头痛加太冲、天宗；痰浊上扰型头痛加丰隆；瘀阻脑络型头痛加膈俞、天宗。

操作：常规消毒后，用三棱针快速点刺至阴，出针后用双手挤压针孔出血直至血的颜色变淡，再用消毒干棉球压迫止血即可。每日1次，3～5 d为1个疗程。

（三）处方3：阿是穴

辨证分型：肝阳上亢型头痛加太冲、天宗；痰浊上扰型头痛加丰隆；瘀阻脑络型头痛加膈俞、天宗；气血亏虚型头痛加气海、血海；肝肾阴虚型头痛加太溪、肝俞、肾俞。

操作：常规消毒后，用梅花针轻度叩刺头痛的部位，至头皮发红隐隐出血，后用消毒棉球擦净血迹。隔日1次，5次为1个疗程。

（四）处方4：耳尖

辨证分型：肝阳上亢型头痛加太冲、天宗；痰浊上扰型头痛加丰隆；瘀阻脑络型头痛加膈俞、天宗；气血亏虚型头痛加气海、血海；肝肾阴虚型头痛加太溪、肝俞、肾俞。

操作：患者取正坐位，医者将其耳郭折叠，耳上方呈一尖角，常规消毒后，右手持三棱针对准耳尖刺之，出针后用双手挤压针孔令其出血10滴左右。出血多者更佳，隔日1次。

（五）处方5：脑聪三线（头顶部的督脉和足太阳膀胱经线；督脉：神庭-后顶；膀胱经：曲差-络却）

操作：患者取仰卧位或坐位，将所选择区域处的头发向两侧分开固定，以暴露针刺的有效区域。将不锈钢七星针针具和叩刺区域常规消毒后，用右手拇、中指持针，以示指固定，腕关节用力，以轻弹速刺的方法进行叩刺，叩刺密度要均匀。首次治疗以皮肤微红为度，以后可根据病情的程度不同采用轻叩微红为补，中叩微出血为平补平泻，重叩出血为泻的叩刺方法。适用于脑外伤后顽固性头痛。

（六）处方6：足少阳胆经、足太阳膀胱经在头部的体表循行路线（患侧）

操作：局部常规消毒，右手持梅花针，从足少阳经在目外眦的起始穴瞳子髎开始，沿足少阳胆经在头侧部的循行部位至风池穴、足太阳膀胱经从攒竹穴至天柱穴的经络循行路线进行中度叩刺，每隔约1 cm叩刺一下，反复叩打3～4次。若头痛重者，可叩至头皮轻微点状出血。每日1次，5次为1个疗程。叩打后当天不宜洗头，以防感染。适用于偏头痛。

五、穴位贴敷治疗

（一）处方1

主治：风寒头痛。

用药：当归12克，川芎6克，香附6克，食盐适量。

用穴：阿是穴。

用法：当归、川芎、香附研成细末，与食盐一同炒热后装入布袋内，热敷痛处。注意热敷时不可过热，防止烫伤皮肤。每日1次。

（二）处方2

主治：风寒头痛。

用药：川芎15克，白芷15克，葱白适量。

用穴:太阳。

太阳:在头部,眉梢与目外眦之间,向后约一横指的凹陷中。

用法:上述药物研成细末,与葱白一同捣烂,取适量涂于穴位上,盖以纱布,胶布固定。每日1次。

(三)处方3

主治:风热头痛。

用药:蚕沙15克,生石膏30克,食醋适量。

用穴:印堂、鱼腰。①印堂:在头部,两眉毛内侧端中间的凹陷中。②鱼腰:额部,瞳孔直上,眉毛中。

用法:上述药物研成细末,用食醋调成糊状,取适量涂于穴位上,尽量涂满前额处。4~6 h后取下。

(四)处方4

主治:风热头痛。

用药:白芷15克,川芎5克,生石膏15克。

用穴:神阙。

用法:上述药物研成细末,用清水调成糊状,取适量涂于穴位四周,盖以纱布,胶布固定。每日1次。

(五)处方5

主治:风湿头痛。

用药:生姜30克,生半夏20克,明矾15克,食盐适量。

用穴:阿是穴。

用法:上述药物研成细末,与食盐一同炒热后装入布袋内,热敷痛处。注意热敷时不可过热,防止烫伤皮肤。每日1次。

(六)处方6

主治:肝阳头痛。

用药:吴茱萸10克,川芎10克,白芷10克,食醋适量。

用穴:神阙、涌泉。

用法:上述药物研成细末,用食醋调成糊状,取适量涂于穴位上,盖以纱布,胶布固定。每日1次。

(七)处方7

主治:肝阳头痛。

用药:苏子15克,草决明15克。

用穴:太阳。

用法:上述药物研成细末,用清水调成糊状,取适量涂于穴位上,盖以纱布,胶布固定。每日 1 次。

(八)处方 8

主治:痰浊头痛。

用药:甜瓜蒂。

用穴:内迎香。

内迎香:在鼻孔内,当鼻翼软骨与鼻甲交界的黏膜处。

用法:将甜瓜蒂研成细末,将细末吹入鼻内,每日 3 次。

(九)处方 9

主治:瘀血头痛。

用药:川芎 30 克,白芷 30 克,细辛 15 克,红花 10 克,桃仁 10 克,冰片 3 克,食醋适量。

用穴:太阳。

用法:上述药物研成细末,用食醋调成糊状,取适量涂于穴位上,盖以纱布,胶布固定。隔日 1 次,每次 12 h。

(十)处方 10

主治:火热头痛。

用药:大黄 15 克,朴硝 15 克,冰片 3 克。

用穴:太阳。

用法:上述药物研成细末,用清水调成糊状,取适量涂于穴位上,盖以纱布,胶布固定。每日 1 次。

(十一)处方 11

主治:头痛。

用药:羌活 45 克,独活 45 克,赤芍 30 克,白芷 20 克,石菖蒲 20 克,连须葱白 5 根。

用穴:太阳、风池。

风池:在颈后区,枕骨之下,胸锁乳突肌上端与斜方肌上端之间的凹陷中。

用法:将上述药物研成细末,葱白加水煎汁,二者调成糊状,制成药饼,置于穴位上,盖以纱布,胶布固定。每日 1 次。

(十二)处方 12

主治:偏头痛。

用药:白附子 3 克,葱白适量。

用穴：太阳。

用法：白附子研成细末，与葱白一同捣烂，取适量涂于穴位上，盖以纱布，胶布固定。

（十三）处方 13

主治：巅顶痛。

用药：吴茱萸 15 克，食醋适量。

用穴：涌泉。

用法：吴茱萸研成细末，用食醋调成糊状，取适量涂于穴位上，盖以纱布，胶布固定。每日 1 次。

头痛的患者应保持规律作息，尽量避免处于紧张状态，注意避免头痛的诱发因素，如强光、噪声、情绪刺激等。饮食上根据疼痛的类型而有所偏重，如内伤头痛的患者适宜进补有营养的食物如芝麻、莲子、桂圆、大枣等，外感头痛的患者则慎用补品，宜食用助于疏风散邪的食物，如葱、姜、豆豉等。偏头痛的患者应少吃香蕉等高钾食物或巧克力等具有刺激性的食物，宜忌烟酒。

（秦秀荣）

第十二节　抽动秽语综合征

抽动秽语综合征，又称抽动障碍或 Tourette 综合征，是一种儿童和青少年时期发病的以运动、言语和抽搐为特点的综合征或行为障碍。主要表现为不自主的、反复的、快速的、无目的的一个或多个部位肌肉运动性抽动或发声性抽动，并可伴发其他心理行为方面症状。男孩多于女孩，病程持续时间长。目前抽动障碍病因尚不明确，多与遗传因素、围产因素、躯体因素、社会心理因素和药源性因素有关，通常分为短暂性抽动障碍、慢性抽动障碍和多发性抽动症。治疗上西药多采用氟哌啶醇、盐酸硫必利等药物治疗，虽能控制症状，但不良反应明显，使治疗难以持续。因此，探寻中医针灸治疗该病的方法及规律越来越受到重视。

传统中医理论中无抽动秽语综合征病名的记载，但可见相关症状的描述，如宋代钱乙《小儿药证直诀》中“凡病或新或久，皆引肝风，风动而上于头目，目属肝，肝风入于目，上下左右如风动，不轻不重，儿不能任，故目连扎也”，将其归于肝风证；明代王肯堂《证治准绳·幼科》中“水生肝木，木为风化，木克脾土。胃为脾之腑，故胃中有风，瘛疭渐生。其瘛疭症状，两肩微耸，两手下垂，时腹动摇不已，名曰慢惊”，将其归于慢惊病。其他还有将该病归于抽搐、震颤、筋惕肉瞤、痉风、郁证、风痰证、梅核气等范畴。中医认为抽动秽语综合征的主要病机是由于脏腑功能失调,涉及肝、心、脾、肺、肾,其中主要以肝为主,或可有气血津液虚损、风痰湿瘀及外邪等参与致病。

一、诊断要点

(一)症状

临床表现为多种抽动动作和一种或多种不自主发声,两者出现于病程某些时候,但不一定同时出现。抽动症状一日反复多次出现,在数周或数月内症状持续,症状强度波动变化,并能受意志克制数分钟至数小时,病程至少持续 1 年且在同 1 年内症状缓解不超过 2 个月。不自主抽动或发声,无法用其他疾病解释原因。

(二)检查

头颅 CT、MRI、SPECT、PET 等神经影像学检查显示部分患者在脑的某些区域有非特异性的改变,多为一些细微的结构异常。脑电图检查发现部分患者脑电图异常,多为非特异性变化,如背景活动脑波慢波化、阵发性中高幅 θ 或 δ 活动、枕部慢 α 节律或不对称、正向尖波等。临床电生理及神经影像学检查主要目的在于排除脑部其他器质性病变。

该病诊断要点:患者发病年龄;具有特征性的临床表现;一般无神经系统阳性体征;电生理及神经影像学检查排除脑部其他疾病。

二、针灸治疗

(一)针刺疗法

1. 方法一

取穴:百会、四神聪、神庭、运动区、大椎、风池、合谷、曲池、足三里、阳陵泉、三阴交、太冲。

随症配穴:抽动出现在面部,配地仓、颊车;抽动出现在颈部,配天柱、人迎;抽动出现在上肢,配外关、肩髃;抽动出现在下肢,配照海、丰隆;喉间发声异常,配廉泉;耸鼻,配迎香、素髎。

操作方法:患者取坐位,穴位处予 75% 乙醇消毒后,用 1 寸或 1.5 寸毫针针刺上述穴位,采用平补平泻手法,以得气为度。百会、风池和抽动部位的穴位接电针,频率 2 Hz,连续波,强度以患者耐受舒适为度。每次留针 30 min。

疗程:每周 2 次,10 次为 1 个疗程。

2. 方法二

取穴:大椎、肺俞、心俞、肝俞、肾俞。

随症配穴:下肢抽动明显,配委中、承山、秩边、承扶、涌泉;上肢抽动明显,配手三里、肩髎、肩前、肩骶;腹部抽动明显,配天枢、中脘、气海;全身抽动明显,配筋缩、腰阳关。

操作方法:患者俯卧位,穴位处予75%乙醇消毒后,用1.5寸毫针针刺上述穴位,采用平补平泻手法,快速提插捻转,100次/min,每次每穴5~10 s。

疗程:每周2次,10次为1个疗程。

(二)耳穴疗法

取穴:肾、肝、脾、神门、皮质下、交感及相应抽动部位。

操作方法:取以上主穴并随症配穴。在选定穴探得敏感点后,采用磁珠贴压,嘱患者每日按压穴位4~6次,每次按压3~4 min,以耳郭出现热胀微痛感为度。

疗程:每周换2次,双耳交替,10次为1个疗程。

(三)拔罐疗法

取穴:大椎、肺俞、膈俞、肝俞、脾俞、肾俞。

操作方法:患者俯卧位,将罐分别吸拔在上述穴位上,留罐5~10 min。

疗程:每周2次,10次为1个疗程。

(四)刺络放血

取穴:大椎、肝俞、肺俞、抽动部位反应点。

操作方法:患者俯卧位或坐位,穴位皮肤予75%乙醇消毒后,用一次性梅花针进行叩刺,手持针柄,运用腕部弹力,均匀叩刺所选穴位,叩刺频率为每秒2~4次,直至皮肤微微发红或轻度出血,必要时可拔罐放血。结束后用清洁无菌棉球轻轻擦拭,保持局部皮肤干燥。

疗程:2周1次,2次为1个疗程。

三、名老中医经验

抽动秽语综合征是一种以运动、言语和抽搐为特点的综合征或行为障碍,主要分为短暂性抽动障碍、慢性抽动障碍和多发性抽动症。疾病发病率有逐年增高趋势,病程持续时间较长,病情容易反复发作,多见于学龄前期和学龄期儿童。患者抽动常从面部开始,逐渐发展到头、颈、肩部肌肉,而后波及躯干及上、下肢。该病首发症状多为眨眼睛、吸鼻子,易被家长误认为结膜炎、鼻炎或不良生活习惯,因此,临床症状的非特异性给疾病正确诊断和有效治疗造成了困难。抽动表现形式多样,可见各种各样的运动抽动或发声抽动。抽动的频率和强度在病程中呈现波动性特征,新的抽动症状可以代替旧的抽动症状,或在原有抽动症状的基础上又出现新的抽动症状。某些诱因可使患者抽动症状加重,包括紧张、焦虑、生气、惊吓、兴奋、疲劳、被人提醒、伴发感染等。近年来,研究发现约50%抽动障碍患者伴有1种或1种以上心理行为障碍,被称为共患病,如注意缺陷多动障碍、学习困难、强迫障碍、睡眠障碍、情绪障碍、自伤行为以及品行障碍等，不仅增加了疾病的复杂性和严重性，而且严重影响了学习、社会适应能力、个性及心理品质的健康发展。因此，早期发现、早期诊断、早期治疗是有效缓解抽动秽语综合征患者临床症状和降低共患病风险的关键所在。针对抽动秽语综合征，目前西医临床多采用多巴胺受体阻滞剂（氟哌啶醇、盐酸硫必利）、选择性单胺能拮抗剂（利培酮）、中枢性α受体激动剂（可乐定）等药物治疗。足量的药物虽能部分控制症状，但其副作用同样明显，尤其是锥体外系表现，往往使得治疗本身难以持续。另外，难治性抽动障碍是近年来小儿神经科、小儿精神科临床逐渐形成的新概念，系指采用氟哌啶醇、盐酸硫必利等常规抗抽动药物足量规范治疗1年以上效果不佳，病程迁延不愈的患者，也从某个角度反映了药物治疗的局限性。因此，进一步探寻和发掘能有效改善临床症状、无不良反应的其他治疗方案是患儿和家长关注的重点和治疗的需求。

众多研究显示，中医药疗法治疗抽动秽语综合征临床疗效肯定。与氟哌啶醇、盐酸硫必利、阿立哌唑等西药相比，传统中医药疗法疗效稳定，依从性好，无明显不良反应。认为，抽动秽语综合征据其临床特点可归属于中医“颤证”“风证”“痰证”“小儿慢惊风”等范畴，属本虚标实之证，以风火痰湿为标，肝、脾、肾三脏为本，阴虚阳亢是主要发病机制。该病病情较为复杂，往往虚实并见，风火痰湿并存。该病多发于儿童期，小儿的生理特点为“肝常有余，脾常不足，肾常虚”。小儿先天禀赋不足或后天失养，而致肾亏，水不涵木，肝肾阴虚，肝阳上亢，亢而生风；或恣食肥甘厚味损伤脾胃，或读书压力大、学习紧张，焦虑忧思伤脾，致脾胃虚弱，气血乏源，运化失常而痰湿内生；或因情志所伤，肝失疏泄，郁而化火。风火痰湿，窜筋走络，则见不自主的多发性抽动；风善行而数变，故患者抽动部位多变；风痰上扰，阻于喉咙，故喉出怪声；风阳升腾，上侮清空，则神机被蒙，秽语迭出。

在多年临床经验的基础上，综合论治抽动秽语综合征，形成了针刺配合拔罐、耳穴贴压，严重者辅以中药治疗，愈后应用灸法强壮体质、防止复发以善其后的特色综合治疗方案，取得了良好的临床疗效。

（一）针刺结合电针疗法为主

临证针刺治疗，以补益肝肾、平肝息风、健脾化痰、行气祛湿、安神定志为治则。主穴取百会、四神聪、风池、风府、大椎、足三里、阳陵泉、三阴交、合谷、太冲。肝肾阴虚型加太溪，痰湿阻滞型加丰隆、公孙，脾胃虚弱型加中脘、公孙。配穴为局部对症取穴。针刺时，患者取坐位，百会、四神聪、风府用0.30 mm×25 mm毫针直刺，针刺深度均根据患者肥瘦情况及穴位的可刺深度而定，行捻转手法，以得气为度；风池、大椎、足三里、阳陵泉、三阴交、合谷、太冲、太溪、丰隆、中脘、公孙均选用30 mm×40 mm毫针直刺，针刺深度均根据患者肥瘦及穴位可刺深度而定，行提插捻转手法，以得气为度；得气后留针30 min；病情严重者可适当延长留针时间。百会、大椎接电针，疏密波，输出强度以患者感觉舒适为度。余穴留针期间用捻转手法行针 2 次，每穴 10 s 左右。每周治疗 2 次，10 次为 1 个疗程。患者对针灸疗法都有恐惧之心，十分注重调患者之神，针刺之前先用温和的语言进行疏导以缓解患者的紧张情绪，针刺之时则首先采用安神定志的穴位进行刺激，使患者脏腑安定，气血调和，而后行针施术补虚泻实。故首取百会穴调神定志，百会是人体诸脉之会，对经络系统有统帅作用，督脉与手、足三阳经和足厥阴肝经均在此交会入络脑，针之可宁神开窍、平肝息风、健脑益智。而后选用风池、风府配合太冲以平肝息风，清泄肝胆之郁火；四神聪、大椎以平肝潜阳、益气补虚、安神定惊；足三里健脾化痰，三阴交活血祛风，两穴合用强壮脾胃，补益后天以益先天；合谷、太冲行气活血祛风，合阳陵泉以息风阳、缓筋急、泻肝火。同时配合辨证取穴、局部对症取穴治疗，诸穴合用共达痰消、络通、风止的目的。

（二）拔罐、耳穴贴压治疗为辅

患者针刺治疗结束后，采用拔罐疗法协同刺激以通经活络、调和气血。嘱患者采取俯卧位，取大椎、身柱、心俞、肝俞、脾俞、肾俞拔罐，留罐 5 ~ 10 min，疏通督脉和膀胱经经脉气血达到宁心安神、调和脏腑、平衡阴阳的作用。同时配合耳穴贴压，取穴肾、肝、脾、心、神门、皮质下、枕及相应抽动部位，每次单耳贴压，双耳交替，嘱患者每日按压 3 ~ 4 次，每次按压以耳郭发热为度。通过耳穴刺激以加强对脏腑功能的调节作用，补充针刺刺激时间的不足，延长机体穴位的调节时间，发挥长效刺激作用。

（三）病情严重或针灸效不显者配合中药治疗

对于病情严重或者针灸治疗后效果不显著的患者，常常配合中药治疗。认为针灸和中药各有所长，中药属内治法，长于扶正祛邪、调理脏腑；针灸为外治法，长于疏通经络、调和气血、协调阴阳。针灸的作用亦是有限的，每遇重症、难治症，通常针灸与中药并举，常可起沉疴而愈痼疾，颇有效验。因此，在患者病情严重或针灸效果不显著时，常常同时配合中药治疗，可扬长避短，广开治路。具体治疗时临床辨证分为肝肾阴虚证、痰湿阻滞证和脾胃虚弱证三型论治。基本方为天麻钩藤饮合甘麦大枣汤加减。肝肾阴虚型配合六味地黄丸加减；痰湿阻滞型配合二陈汤、涤痰汤加减；脾胃虚弱型配合归脾汤加减。

（四）灸法善其后

抽动秽语综合征多因感冒、精神紧张等因素诱发或加重，患者病情痊愈或好转后，非常重视疾病复发的预防工作。相对于针法而言，灸法可在医生的指导下，由患者或家属操作，更易推广至社区、家庭，发挥针灸“简便廉验”之优势。因此，根据患者体质倡导应用灸法防病保健以善其后。如应用温和灸大椎、肺俞以益气固表预防感冒，温和灸肾俞、关元以补肾益精，强壮体质，温和灸足三里、阴陵泉以健脾胃、祛痰湿、益气血等，可以有效防止本病的复发和加重。

(五)重视调摄

在治疗过程中也非常重视生活调摄,认为日常生活调摄对于防止疾病复发具有重要意义,如注意保暖预防感冒、避免过度疲劳和剧烈运动、少食寒凉厚味以及煎炸烧烤食品以免损伤脾胃等。同时由于该病的发生与社会环境因素也有很大关联,亦非常重视患儿的心理健康,注意疏导患儿情志使其正确面对疾病;嘱咐家长对待患儿学习上要适度要求,多予患者安慰或鼓励,耐心帮助和关爱患儿,减少心理压力,防止患儿精神过度紧张,避免情绪波动。这些调摄措施对于防止该病的复发和加重也有很大帮助。

抽动秽语综合征系现代儿科常见病,目前药物治疗通常无法令人满意,采用多种中医方法综合治疗以调整患者脏腑功能,达到祛风通络、滋补肝肾、健脾化痰、安神定志之效而使诸症得消。应用该方法已治疗 1 000 余例,有完整病例资料的 400 余例,经临床观察治疗有效率达 83% 以上,已形成抽动秽语综合征的特色治疗方案。同时,值得注意的是该病为临床难治病之一,在治疗的过程中,症状起伏波动、时轻时重,或新的症状代替旧的症状,因此治疗时要注意持之以恒,症状完全缓解后应再坚持治疗 1 ~ 2 个疗程以巩固疗效,防止复发。

(王 建)

第十三节 慢性肾脏病

慢性肾脏病(CKD)是临床肾内科常见的一大类疾病,以进展性肾损伤和持续性肾小球滤过率(GFR)降低为主要特点,临床症状较复杂,后期并发症严重。慢性肾脏病的定义:各种原因引起的慢性肾脏结构和功能障碍(肾脏损害病史大于 3 个月),包括 GFR 正常和不正常的病理损伤、血液或尿液成分异常,及影像学检查异常,或不明原因 GFR 下降 [$<60\ mL/(min \cdot 1.73\ m^2)$] 超过 3 个月。该病临床发病较为隐匿,早期残余肾单位的代偿效应,使得症状不明显和缺乏特异性,给临床及时诊断和有效治疗造成了一定的困难。慢性肾脏病患者需长期服用各类药物或透析,用以延缓肾损害进展、清除机体代谢毒素、补充重要激素和平衡内环境,不仅严重影响患者生活质量,也给家庭带来了沉重的经济负担。因此,早期发现和明确慢性肾脏病的不同阶段,有效实施三级预防,延缓患者肾损害进展,降低并发症,提高生存率和生活质量,是慢性肾脏病的重要目标。

中医关于慢性肾脏病无特定的病名,依据临床主要特点,可将其归于“关格”“水肿”“癃闭”范畴,近年《中医临床诊疗术语疾病部分》将其命名为慢性肾衰。该病病机复杂,脾肾衰败与浊毒内蕴是基本病理,本虚标实、虚实夹杂是病机特点。初起病在脾肾,病至后期可损及多个脏器,他病丛生。若肾阳衰竭,寒水上犯,凌心射肺,日久则转变为心悸、胸痹;若阳损及阴,肾阴亏耗,肝阳上亢,内风自生,则可有眩晕、中风的发生;若浊邪内盛,内陷心包,而成昏迷、谵妄。本病预后较差。

一、诊断要点

(一)临床表现

患者早期往往无特异性临床症状,病至后期,才会逐渐出现肾衰症状,可见高血压、恶心、呕吐、水肿(或胸、腹水)、贫血、腰部酸痛、皮肤瘙痒、乏力、夜尿增多、少尿或无尿等。

(二)检查

1. 肾损伤标志

(1)白蛋白尿:尿白蛋白排泄率≥30 mg/24 h;尿白蛋白肌酐比值≥30 mg/g(或≥3 mg/mmol)。

(2)尿沉渣异常。

(3)肾小管相关病变。

(4)组织学异常。

(5)影像学所见结构异常。

(6)肾移植病史。

2. 肾小球滤过率降低　GFR<60 mL/(min · 1.73 m^2)。

(三)针灸治疗

1. 艾灸疗法

取穴:①大椎、脾俞(双侧)、肾俞(双侧)。②膻中、中脘、神阙、关元、足三里(双侧)。

操作方法:取补肾健脾、活血化瘀中药黄芪、当归、补骨脂、仙茅、生大黄等打碎成粉,过 120 目筛,加入黄酒调和,做成直径 3 cm、厚 0.8 cm 药饼。艾炷由纯艾绒制作而成,直径 2 cm、高 1.5 cm、重 1.5 g 左右。患者取合适体位,充分暴露穴位,穴位上依次放置药饼和艾炷,点燃艾炷烧至灰烬,重新更换艾炷,每穴灸 3 壮,每次灸治 1 组穴位。两组穴位交替,防止局部烫伤。

疗程:隔日 1 次。治疗 24 次为 1 个疗程。

2. 针刺疗法

取穴:肾俞、脾俞、京门、太溪、飞扬、中脘、足三里、阴陵泉、三阴交、委中。

操作方法:患者取坐位,肾俞、脾俞针刺得气后,行捻转补法 30 s,不留针。然后患者取仰卧位,充分暴露穴位皮肤,严格消毒后,采用 1.5 寸毫针针刺穴位,得气后施以平补平泻针刺手法,留针 30 min。

疗程：每周3次，12次为1个疗程。治疗周期为3个疗程。

3. 温针灸

取穴：中脘、关元、内关、足三里、阴陵泉、三阴交、太溪。

操作方法：患者取仰卧位，充分暴露穴位皮肤，严格消毒后，将1.5寸毫针刺入腧穴，得气后平补平泻。同时取长约2 cm艾段，插在毫针针柄上，从近皮肤一端点燃施灸，待艾段烧完除去灰烬，针完全冷却后，将针取出。治疗过程中嘱患者勿随意移动体位，必要时在贴近皮肤处用纸板隔垫，以防燃烧的艾段脱落灼伤皮肤。留针30 min。

疗程：每周3次，12次为1个疗程。治疗周期为3个疗程。

4. 穴位注射

取穴：肺俞、脾俞、肾俞、膏肓俞、三焦俞、气海、水分、足三里、阴陵泉。

操作方法：采用川芎嗪注射液、当归注射液或黄芪注射液，注射穴位，每穴0.5～1 mL。治疗时，患者取舒适体位，穴位处进行常规消毒后，用5 mL注射器抽取适量药液，排出多余空气，垂直刺入穴位，回抽无回血，将药液徐徐注入穴位。注射完毕，给予消毒干棉球按压止血。

疗程：隔日1次。治疗15次为1个疗程。

二、名老中医经验

研究显示，我国成年人群中慢性肾脏病的患病率约为10.8%，并呈逐年升高趋势。慢性肾脏病患者残余肾实质不可逆损伤，肾小球滤过率持续降低甚至丧失，机体不能有效排泄代谢毒素，引起水、电解质、酸碱平衡内环境失调，最终可导致多组织器官受累，是威胁人类健康的一种常见疾病。美国肾脏病基金会K/DOQI工作组将慢性肾脏疾病依据GFR临床分为5期：Ⅰ期GFR≥90 mL/(min·1.73 m^2)；Ⅱ期GF R60～89 mL/(min·1.73 m^2)；Ⅲ期GFR 30～59 mL/(min·1.73 m^2)；Ⅳ期GFR 15～29 mL/(min·1.73 m^2)；Ⅴ期GFR<15 mL/(min·1.73 m^2)。目前该病临床治疗缺乏疗效明确的药物，早中期主要采用早发现、早诊断、治疗基础疾病、低蛋白饮食、控制血压、改善脂质代谢异常等对症治疗，旨在延缓肾功能损害进展和控制并发症，衰竭终末期只能进行肾脏替代治疗。

关于慢性肾脏病，中医理论多将其归属“水肿”“腰痛”“癃闭”“关格”“虚劳”等范畴。正虚邪实是其主要病机特点，虚以脾肾气血阴阳虚损为本，实以湿、瘀、浊、毒邪实为标，其发病多因素体脾肾虚损，兼挟湿浊，复感外邪，致脾肾虚损更甚，迁延不愈而发。在诸多的致病因素中肾虚、血瘀、湿毒是公认的3个主要因素，并随着疾病的发展会逐渐加重。因此，治疗早期以补虚为主要原则，正气足则邪毒自祛；中期要攻补兼施，两者不可偏废；晚期尿毒壅盛，应以祛除邪毒为要务。攻则要祛除浊毒，补则需益气养阴，活血化瘀贯穿治疗的始终，而标本与缓急的原则要灵活掌握。中医药疗法基于整体观念和辨证论治原则，具有多方法、多途径的特点，在临床治疗慢性肾脏病方面取得了一定的进展，能明显改善肾功能、减轻临床症状及体征，尤其对于早、中期患者疗效更加显著。

针灸疗法具有扶正祛邪、调和阴阳、疏通经络的效用，逐渐应用于慢性肾脏病的临床治疗，主要采用艾灸、针刺、针药结合、穴位注射等多种方法，取穴则结合了局部、远端和辨证取穴原则。研究证实，针灸对慢性肾脏病有良好的治疗效应，不仅可以影响患者肾功能和肾小球滤过率，同时对患者临床上一系列常见的症状如眩晕、头痛、腰酸、恶心、呕吐、抽搐、肌肉痉挛等有改善作用，可能与其调节机体神经系统、内分泌系统、免疫系统等有关。在临床治疗中，以扶正祛邪为原则，以健脾补肾、活血化瘀、温阳化气为治法，分别选取了大椎、脾俞、肾俞；膻中、中脘、神阙、关元、足三里，两组穴位交替应用。大椎，为手足三阳经和督脉的交会穴，有总督诸阳的作用，能温阳逐寒。肾俞，为肾之背俞穴，主治肾脏疾患，可滋阴壮阳、补肾益气、利水消肿，常用于治疗水肿、癃闭、尿频等水液代谢失常与虚损的病症，为调整肾脏功能的要穴。足三里，为足阳明经合穴，可以健运脾胃、补益气血，可助运化水谷和水湿、降气下行，能治五劳之羸瘦。脾俞、中脘与足三里相配合能补中气、健脾胃、化湿浊。神阙穴能疏利三焦，主治吐泄、水肿、癃淋、虚损等病症。关元穴，为强壮要穴，可温阳以助气化。方法上，采用隔药灸刺激穴位，药饼取补肾健脾、活血化瘀的中药黄芪、当归、补骨脂、仙茅、生大黄等打碎成粉配合黄酒制成。借助艾炷燃烧的火热之力，促进药物透皮吸收，通过灸热刺激诸穴，可以起到温阳以消水肿、健脾以运化水湿、温肾填精以助气化、通利三焦水道而泄水浊之功效。隔药灸治疗可结合应用于透析治疗，能增强患者体力，改善临床症状，延长患者生存期，减轻由于长期透析出现的透析后综合征，提高透析效率。

慢性肾脏病已经成为全球性公共健康问题，其患病率和病死率高，明显增加心血管疾病的危险性，产生巨额的医疗费用。因此，除了采取中西医结合、针药结合治疗可以提高临床疗效和降低副作用外，强调慢性肾脏病的预防和早期治疗意义重大。针对不同人群，可以通过改善生活方式、积极治疗原发病，保护肾脏，延缓慢性肾脏病的进展。正常人群建议清淡饮食，多饮水，戒烟忌酒，坚持锻炼，控制体重，保护肾脏，定期检查尿常规、肾功能、肾脏 B 超。高危人群建议积极治疗原发病和调整生活方式，加强尿常规、尿微量白蛋白及肾功能等的定期监测，早期防治肾损伤。对于早、中期已患病的人群，重在延缓慢性肾病的进展，强调残余肾功能的保护，建议限制钠盐摄入、控制体重、戒烟忌酒及积极控制高血压、高血糖、高血脂及蛋白尿等原发病或继发病。针对终末期患者人群，主要目标在于防治并发症和缓解慢性肾衰症状，具备透析指征的患者，建议尽早考虑进行肾脏替代治疗（血液透析、腹膜透析或肾脏移植）。

（王　建）

第十四节 慢性乙型病毒性肝炎

慢性乙型病毒性肝炎(简称慢性乙肝),是指乙型肝炎病毒(HBV)检测为阳性,病程超过半年或发病日期不明确而临床有慢性肝炎表现者。临床症状多见乏力、畏食、恶心、腹胀、肝区疼痛等症状。病情重者可伴有慢性肝病面容、蜘蛛痣、肝掌、脾大、肝功能异常或持续异常。根据临床表现分为轻度、中度和重度。乙型病毒性肝炎是由于感染 HBV 引起的,乙型病毒性肝炎患者和 HBV 携带者是本病的主要传染源,HBV 可通过母婴、血和血液制品、破损的皮肤黏膜及性接触传播。本病潜伏期为 6 周至 6 个月,一般为 3 个月。慢性乙肝在全世界均有所流行,全球慢性 HBV 感染人数为 3 亿~5 亿,如果不进行及时治疗,约 1/4 的感染者将死于肝硬化、肝衰竭或者肝癌。中国是世界卫生组织(WHO)统计的感染人数最多的 37 个国家之一。抗病毒治疗对慢性乙肝患者来说是最重要的治疗,通过有效抗病毒治疗可以明显减轻肝脏炎症坏死,逆转肝纤维化,减少肝硬化和肝癌的发生,提高患者生活质量,延长患者寿命。研究表明,慢性乙肝存在对 HBV 的特异性免疫功能降低和免疫耐受,以及免疫调节功能异常,目前抗 HBV 药物如干扰素和核苷类似物,只能抑制 HBV 复制,而不能从人体内彻底清除 HBV,停药复发率高。

慢性乙肝归属于中医学"黄疸""胁痛""积聚""虚劳"等范畴。因其具有传染性,故也可将慢性乙肝按中医属性用"疫湿"来冠名。根据临床所见症状,一般分为黄疸型和无黄疸型,黄疸型又分为阳黄和阴黄。该病的病因病机涉及湿、热、瘀、毒、虚 5 个方面,其发病是一个邪正斗争的过程。湿邪内蕴是慢性乙肝的前期主要致病因素,后期随病情迁延,邪毒久蕴,正虚邪恋,脏腑功能失调而出现虚实错杂、本虚标实之候。其病位主要在肝脾两脏,病久必然累及肾脏。西医治疗上干扰素与拉米夫定疗效仍欠确切,而且还存在病毒变异及不良反应等问题,而中医药无耐药性,毒副作用小,在改善临床症状、恢复肝功能、调节机体免疫力、抑制病毒复制、抗纤维化等方面有着独特的优势。故在中医药中寻求有效的治疗方法,加强慢性乙肝的治疗,是当前亟待解决的重要课题。

一、诊断要点

(一)临床表现

既往有乙型病毒性肝炎或携带史或急性肝炎病程超过 6 个月,而目前仍有肝炎症状、体征及肝功能异常者,可以诊断为慢性肝炎。症状:全身症状有乏力、全身不适等;消化道症状有食欲减退、肝区不适或疼痛、恶心、厌油、上腹部不适、腹胀、低热等。此外还会出现右上腹、右季肋部不适、隐痛、压痛或叩击痛。体征:面色晦暗,巩膜黄染,可有蜘蛛痣或肝掌，肝大、质地中等或充实感，有叩痛，脾大严重者，可有黄疸加深、腹腔积液、下肢水肿、出血倾向及肝性脑病。根据肝损害程度临床可分为轻、中、重三型。轻度：病情较轻，症状不明显或虽有症状体征，但生化指标仅1～2项轻度异常者；中度：症状、体征居于轻度和重度之间者，肝功能有异常改变；重度：有明显或持续的肝炎症状，如乏力、纳差、腹胀、便溏等，可伴有肝病面容、肝掌、蜘蛛痣或肝脾大，而排除其他原因且无门脉高压症者。

（二）检查

实验室检查：血清ALT反复或持续升高；白蛋白减低或A/G比例异常；丙种球蛋白明显升高；凡白蛋白≤32 g/L，胆红素>85.5 μmol/L，凝血酶原活动度40%～60%，三项检测中有一项者，即可诊断为慢性肝炎重度。

二、针灸治疗

（一）针刺疗法

取穴：肝俞、期门、足三里、脾俞、三阴交、太冲、章门、阳陵泉、肾俞、膈俞、中脘。

操作方法：患者取坐位，穴位处予75%乙醇消毒，用0.30 mm×40 mm的毫针针刺上述穴位，采用平补平泻手法，以得气为度。留针30 min。

疗程：每周3次，10次为1个疗程。

（二）艾灸疗法

1. 麦粒灸法

取穴：①肝俞、脾俞、大椎、至阳、足三里。②期门、章门、中脘、膻中、太渊。

操作方法：以上两组穴位交替采用。将艾绒做成麦粒大小的艾炷，每壮艾炷约1.5 mg，安放在预先选好的部位（穴位），用线香点燃，任其自燃。至燃烧至1/2时将其压灭。第二壮可放在第一壮的未完灰烬上，待燃烧至还剩余1/3时将其压灭。第三壮燃烧殆尽，由于有前两壮的适应，可减轻疼痛，以后每壮都燃烧完全。每次每穴7壮。隔日施灸1次。

疗程：3个月为1个疗程，连续治疗3个疗程。

注意事项：①可在穴位处抹凡士林或蒜汁以起到黏合艾绒的作用。②麦粒灸刺激强，时间短，收效快，仅轻微灼伤或起疱，可在2～3 d内结痂脱落。

2. 隔药饼灸

取穴：①肝俞、脾俞、大椎、至阳、身柱、足三里。②期门、章门、中脘、膻中、太渊。

操作方法：将中药附子打碎成粉，过120目筛，加入黄酒调和，做成直径3 cm，厚0.8 cm药饼。艾炷由纯艾绒制作而成，直径2 cm，高1.5 cm，重2 g左右。患者取合适体位,充分暴露穴位,穴位上依次放置药饼和艾炷,点燃艾炷烧至灰烬,重新更换艾炷,每穴灸5壮,每次灸治1组穴位。两组穴位交替,防止局部烫伤,隔日施灸1次。

疗程:3个月为1个疗程,连续治疗3个疗程。

(三)穴位注射

取穴:足三里、脾俞。

操作方法:采用黄芪注射液进行注射穴位,每穴0.5~1 mL。治疗时,患者取舒适体位,穴位处进行常规消毒后,用5 mL注射器抽取适量药液,排出多余空气,垂直刺入穴位,回抽无回血,将药液徐徐注入穴位。注射完毕,给予消毒干棉球按压止血。

疗程:隔日1次。治疗15次为1个疗程。

三、名老中医经验

对于慢性病毒性肝炎而言,中医药疗法是一种积极的治疗手段,其原因主要是中医治疗能够对机体进行全面系统的调控,充分调动机体的内在能力,这是其独特优势所在。中医学认为该病多由急性肝炎久延失治而致。急性期以肝胆湿热、气血瘀阻症状为主,慢性阶段以脾虚症状为突出表现。患者由于气滞血瘀或湿热未解,又因脾胃长期运化失司,气血生化不利,致肝、脾、肾不足为主要病机转变。临床多见虚实夹杂,因此治疗上应着重疏肝健脾,理气活血。除了中药治疗以外,近年来关于针灸治疗此病报道也越来越多,治疗方法包括针刺、穴位注射及艾灸等。在穴位的选择上,多选用肝、胆、脾、胃经上的穴位,如足三里、三阴交、太冲、阳陵泉等。体现了“见肝之病,知肝传脾,当先实脾”这一中医经典理论。同时,背俞穴、募穴也是最常选用的穴位。针刺常选肝俞穴,因其为肝的背俞穴,即肝的脏腑之气输注于背部的俞穴;期门穴为肝的募穴,募穴为脏气结聚于胸腹部的腧穴,部位接近脏腑所在。《针灸学简编》一书曾谓肝俞有疏肝利胆之作用,期门有疏肝理气之功能。慢性乙肝病位在肝,选用俞募配穴法,治疗肝脏相关疾病,体现了“腧穴所在,主治所及”的局部选穴原则,能起到平衡阴阳、扶正祛邪、行气活血的作用。针刺结合足三里、脾俞穴穴位注射后能产生较强的酸胀感,且循经传导较远,维持时间延长。此外,艾灸疗法可以温通经脉、消瘀散结、益气升阳,并且近代研究证实艾灸可以调节免疫,常常用于慢性乙肝的治疗。

在临床中受到近代著名灸法大家谢锡亮的启发,提倡使用小艾炷直接灸(又名麦粒灸)治疗疑难病、慢性病,利用麦粒灸治疗慢性乙肝取得了较好的疗效。虽然该病初起病因以湿热之邪为主,但是考虑到后期肝脾不足为主要病机,应用艾灸疗法,旨在益气强健、通经活血,亦可达到温养脾胃、清利肝胆的作用。《神灸经纶》曾云“夫灸取于火……取艾之辛香作炷,能通十二经,入三阴,理气血以治百病,效如反掌”。故认为不必束缚于“热证忌灸”之论。临床中根据辨证取穴的原则,以肝脾俞募穴为主配合大椎、足三里、中脘、膻中等穴益气强壮，又辅以古人治疸消黄的经验穴至阳、身柱来清肝利胆，以期达到扶正祛邪、缓解病痛的作用。在实际治疗过程中发现大多数患者乏力及消化道症状治疗后均得到明显改善，脾虚的症状也有所缓解。特别让人惊喜的是，部分明显有湿热的病例，并未因灸法的温热刺激对病情产生不良影响，同样收到了临床效果。

麦粒灸作为一种特殊的艾灸疗法，具有痛苦小、烟雾少、作用持久等特点，并且传感明显，疗效直接，患者可有针刺般的深层灸感和循经传导感觉，对于各种痛证与炎症性疾病效果较好。这种特殊的疗法一方面可使患者出现强烈的穿透性灼痛感；另一方面使局部组织不同程度地损伤，产生异体蛋白。由此进一步激活机体的防御机制，从而产生持久及多方面的调整作用。这种短暂灼痛与施灸后持续的瘢痕刺激恰到好处的结合为其他针灸手段所不具有。麦粒灸能够借助 C 类神经纤维的传导而保持长久的刺激，因而对病因复杂、病位广泛的顽症痼疾和疑难病症更具优势。同时麦粒灸局部炎症化脓所引发的“疫苗样效应”对人体免疫系统影响十分明显，因此当难治性疾病同时兼有慢性炎症、免疫功能异常时，如慢性乙肝等，更适宜选用麦粒灸治疗。

建议在临床使用过程中必须注意灸量由小到大，循序渐进，随着患者耐受性的提高而逐渐增加强度。患者首次接受麦粒灸，尤其操作最初数壮时，当患者感觉到明显的“烫”，就应尽可能快速利落地夹除残炷艾火，不要让患者忍受艾火的灼痛，促使患者很快适应麦粒灸的特殊刺激形式。此外，一定要选择高比例纯级的陈年艾绒，这样火力更柔和、效果更强。麦粒灸前可以在所灸穴位涂一点凡士林膏。任何一种灸法，必须掌握该灸法的特性与身体对这种特性所作出的反应特点，才能合理使用，从而发挥其最好的效果。

结合免疫学因素在慢性乙肝发病过程中的重要作用与艾灸的效用，在利用麦粒灸治疗慢性乙肝临床观察过程中发现，艾灸后患者的血清 ALT 明显降低，而这一指标的上升幅度可以较敏感地反映出肝细胞的病理变化。一般慢性乙肝在活动期常出现血清 ALT 的升高，恢复期则相应的下降。病理实验证明了灸法可以保护小鼠肝脏，防止四氯化碳引起的肝损伤，降低小鼠血清 ALT，因此推测艾灸疗法通过促进肝细胞病损的修复而发挥作用。高免疫球蛋白 G 血症，是慢性乙肝普遍的临床现象。血清 IgG 含量的上升往往同慢性乙肝的活动性相平行，故可反映慢性乙肝的病情。它的成因同免疫调控紊乱、坏死肝组织和肝功能衰退后内毒素灭活减少，使 B 淋巴细胞受刺激或失控、功能亢进有关。血清 IgA 和 IgM 的上升则与肝组织的纤维化变化有关。患者在艾灸治疗之后 IgG 血症得到改善，IgG 明显下降。而 IgA 和 IgM 治疗前异常的患者亦得到纠正。结合患者肝功能指标的改善反映出患者免疫功能得到良好的调整。实验室研究也证实了特异性和非特异性免疫、体液和细胞免疫的状态均有所好转。提示艾灸可以调整慢性乙肝患者的免疫功能状态，并且这种调整作用具有双向性与整体性的特点。所以在今后治疗中应进一步重视艾灸疗法，并探索中西医结合的方法，做到优势互补。同时进一步加强实验研究，将临床上验证有效的针灸疗法的作用机制作深入研究，更好地指导临床实践。

中医认为肝属木，主疏泄，喜条达而恶抑郁。肝脏能够调节精神情志，情志失常与肝病的发生及病情的加重密切相关。慢性乙肝患者一定要注意饮食调理，禁忌饮酒。对于慢性乙肝患者，饮酒无异于雪上加霜，会使原有的病情加重，甚至诱发重型肝炎，导致肝坏死。饮食宜高蛋白、低脂肪、富含维生素，慢性肝病患者往往存在肝脏合成白蛋白不同程度障碍，因此摄入优质高蛋白食品非常必要。新鲜蔬菜水果富含丰富的维生素，是人体必需的营养物质，尤其是维生素 C 具有保肝抗炎的作用，因此一日三餐要保证足够的新鲜蔬菜、水果。还要嘱咐患者生活规律，尽量避免重体力劳动、熬夜等。另外，肝炎活动期间要多卧床休息，避免过度劳累。

（王　建）

第十五节　难治性肺结核

结核病是由结核分枝杆菌感染引起的慢性传染病，该病潜伏期为 4～8 周。其中 80% 发生在肺部，其他部位（颈淋巴、脑膜、腹膜、肠、皮肤、骨骼）也可继发感染。难治性肺结核是感染耐多药结核菌的一种结核疾病，该病最主要的症状是咯血，肺空洞、内动脉瘤破裂、血管断裂、肺部病灶毛细血管的渗透性提升等均为其诱因。临床多采用异烟肼、利福平等一线抗结核药联用治疗肺结核，但长期口服易出现胃肠道反应，如便秘、恶心、无食欲等，且药品肝毒性会增加，同时会对患者的内分泌及神经系统有不良影响。引起难治性肺结核的原因很多，包括社会因素、医源性因素、患者个人因素、技术因素等。多数是由于初治不当，后续又未能得到及时有效的治疗，从而使痰菌持续或断续阳性，最终导致慢性难治性肺结核的形成。难治性肺结核患者已经成为重要传染源，因疾病临床治疗困难等问题已经成了社会的重大课题。因此，如何有效地治疗难治性肺结核成为结核病临床治疗的最棘手问题之一。

中医学认为结核病属于“肺痨”范畴，由于机体正气虚弱，感染痨虫，侵蚀肺脏所致，以咳嗽、咯血、潮热、盗汗及身体逐渐消瘦等为主要临床表现，具有传染性。病理性质以本虚为主，亦可见标实，标实为火热、痰浊和瘀血。《医学正传》中提出“一则杀其虫以绝其根本，一则补其虚以复其真元”，明确了杀虫、补虚两大治疗原则。针灸疗法可以调和阴阳、扶正祛邪，有效提高患者的免疫力，易于推广，为难治性结核病治疗提供了一条新的途径。

一、诊断要点

目前尚无完善统一的难治性肺结核的诊断标准。根据2017年制定的肺结核诊断标准(中华人民共和国卫生行业标准肺结核诊断WS 288—2017),肺结核的诊断是以病原学(包括细菌学、分子生物学)检查为主,结合流行病史、临床表现、胸部影像、相关的辅助检查及鉴别诊断等,进行综合分析做出诊断。以病原学、病理学结果作为确诊依据。儿童肺结核的诊断,除痰液病原学检查外,还要重视胃液病原学检查。

对已经诊断为肺结核的患者,具备以下特点者可诊断为难治性肺结核:

(1)完整的初治、复治化疗失败。

(2)持续或反复排菌至少1年以上。

(3)对异烟肼、利福平等2种以上主要抗结核药产生耐药。

(4)X射线显示肺部病损明确或恶化进展趋势。

(5)发热、咳痰、咯血等临床表现反复迁延且治疗效果不明显。

此外,除了肺结核的CT影像学检查特点外,难治性肺结核病变常侵犯多个肺叶或肺段,病变也呈多样化并存的特性,并伴随空洞和胸膜炎、胸腔积液的CT影像表现,可有肺大疱或肺不张。难治性肺结核往往有明显的活动性,因而较容易在肺内播散形成新的炎性渗出性病灶,在CT影像上表现为大量渗出性炎症改变,或者表现为肺内多发播散灶、多发结节病灶。

二、针灸疗法

(一)隔蒜灸法

取穴:①颈百劳、肺俞、膏肓。②中府、膻中、关元、足三里。

操作方法:上述两组穴位交替应用,采用隔蒜灸进行灸治,每穴灸7壮,每周灸3次。

疗程:3个月为1个疗程。艾灸期间可继续使用抗痨药,一般症状对症处理。

(二)针刺疗法

取穴:肺俞、膏肓、大椎、身柱、陶道、气海、太渊、列缺、合谷、足三里。配穴,咳血者加尺泽、孔最;咳嗽甚者加天突、云门、尺泽;胃纳差者加中脘、上脘、胃俞;盗汗者加复溜、阴郄;失眠者加神门、三阴交。

操作方法:嘱患者采取适当体位,用0.30 mm×40 mm的毫针针刺上述穴位,采用平补平泻手法,以得气为度。留针30 min。

疗程:每周治疗2~3次,15次为1个疗程,连续治疗3个疗程。

(三)耳穴疗法

取穴:肺、肝、神门、气管、平喘。

操作方法:取以上主穴并随症取配穴。在选定穴上探得敏感点后,将粘有磁珠的耳穴胶布贴敷其上,每次取一侧耳穴。嘱患者每日按压3~4次,双耳交替贴压。

疗程:每周贴2~3次,15次为1个疗程,连续治疗3个疗程。

三、名老中医经验

肺结核是呼吸系统常见的传染性疾病之一,该病可对患者的生活质量及生命安全产生不良影响。在发病早期会出现发热、咳嗽、咯痰等较为明显的临床症状,随着病程的延长,也会出现咯血、胸痛、呼吸困难等症状,不仅会影响患者的正常生活和工作,对患者及家庭带来不良影响,同时还给社会医疗带来负担。难治性肺结核患者主要是因为年老体弱、肺部病变广泛且伴有严重的并发症等基础疾病,极少数感染了原发性耐药菌,肺组织广泛纤维化结核空洞形成,外周淋巴细胞凋亡现象明显,导致免疫功能低下,易合并难治性的肺部感染,增加了治愈难度。大多数患者存在不规则用药、自动停药等现象,医源性次之。由于患者本身对合理化疗的重要性认识不足而出现不规则用药、擅自停药等情况,形成复发隐患,最终导致难治性肺结核的发生。

难治性肺结核的临床治疗效果同医疗条件存在密切关联,但是目前我国仍然存在较为严重的抗生素药物不合理使用及滥用的现象,导致疾病临床疗效受到影响。难治性肺结核尤其是耐多药肺结核长期危害人类身体健康,给国家治疗和控制结核病带来很大的困扰。WHO在2013年曾统计,全球约48万例耐多药肺结核病患者被首诊,而我国自古以来就是肺结核大国,近年来肺结核更有死灰复燃的趋势。由于肺结核用药需严格遵循早期、联合、足量、足疗程,临床往往由于用药方案选择不合理和长程用药导致耐药,难治性肺结核的发生率也越来越高。异烟肼和利福平是临床中使用时间最长的抗结核化疗药,其耐药率也最高。因此,寻找这两种药物的替代方案也成了临床研究的热点。

艾灸治疗难治性肺结核的临床疗效,针对部分肺结核患者的细胞免疫功能做了观察,结果发现患者的淋巴细胞转化率、淋巴细胞百分率和细胞介导的细胞毒活性均低于健康人。这说明免疫系统功能失调或免疫功能低下在肺结核的病理过程中起重要作用,因而调整机体免疫功能、增强机体对病原体的抵抗对于肺结核的治疗具有重要意义。团队临床收集32例难治性肺结核患者,均为长期用抗痨药物治疗而痰菌持续或断续反复阳性,并对大部分抗痨药物耐药者。采用隔蒜灸每周灸治3次,结果32例难治性肺结核患者经艾灸治疗后显效5例,好转12例,无效15例,总有效率为58.13%。灸治前大部分患者均有咳痰、气急、神疲、畏寒,灸后普遍反映有温暖舒适感,咳痰畅,神疲乏力改善,食量也明显增加。治疗前后痰菌检查结果有显著差异,红细胞沉降率下降。并且艾灸后NK细胞活性明显上升,IL-2活性也显著提高。

难治性肺结核患者一方面由于结核分枝杆菌对抗痨药产生了耐药性;另一方面由于反复发作使机体免疫功能下降,患者表现为一系列的虚象。所以中医治疗应当从"补虚"入手。由于多次发病,肺部出现大量坏死和纤维组织增生,病变局部淋巴管和血管受阻,使药物不能达到病变处。在这种情况下单纯依靠抗痨药物极难奏效,而通过增强机体自身的免疫功能则可能取得较好的效果。艾灸具有调节机体免疫功能的作用,肺俞与中府分别为肺的俞穴、募穴,它们与百劳一起能益肺止咳;膻中为气会,主理气化痰;膏肓与关元主治诸虚百损,壮一身之气,并且膏肓穴在《百症赋》中举为治疗痨瘵传尸,诸虚百损的要穴;足三里有理脾胃、调气血、补虚弱之功效。采用艾灸以上诸穴来调整机体的阴阳气血,可达扶正祛邪的目的。临床研究结果可以证实患者经3个月的艾灸治疗后不仅各项症状、体征都有明显改善,而且痰中细菌的排出量也显著减少。与此同时患者体重增加,红细胞沉降率减慢,血红蛋白含量和红细胞计数升高。说明了艾灸在治疗难治性肺结核的同时,使患者的整体情况得到了改善。该病患者由于长期受到疾病的影响,免疫功能处于低下状态,艾灸能够促使患者的免疫功能趋向正常,使机体对致病菌的抵抗力增强,从而达到治疗的目的。而艾灸的这一作用与其促进T淋巴细胞释放淋巴因子和IL-2,激活各种杀伤细胞的效应有密切关系。

《医宗金鉴》中提到"凡灸治病,必火足气到,始能求愈",强调了艾灸起效必须达到一定的刺激量才能发挥作用。而这个有效刺激量不仅取决于艾灸壮数的多少、大小,还取决于艾炷的紧密度。《千金方》中提出:"凡点灸法,皆须平直,四肢毋使倾侧,灸时孔穴不正,无益于事,涂破皮肉身。"告诫我们一定要找准艾灸的刺激点,不只是穴位的定位准确,也应该注意施灸时的体位。因此,在难治性肺结核患者的艾灸治疗中,首先要考虑患者的体位是否合适。灸足三里,要仰卧平睡,小腿外侧加以衬垫,避免患者二足外倾。再如灸膏肓,患者可俯坐,额头部伏于台上,令患者松弛肩肘,以开两肩,使肩背部平坦,这样能正确取穴。其次,为了能达艾灸时所需温热度,团队利用特殊的艾绒压制模具制作艾炷,要求制成紧密并具一定体积、重量的艾炷。同时在燃灸时要保持艾火的持续燃烧。只有重视灸治的操作,才能保持有一定的温热刺激量,才能达皮肤红晕为度的灸治要求。

难治性肺结核患者因其病程长,病情相对复杂,思想负担比较重,常伴有孤独、寂寞、疑虑、恐惧、悲伤,甚至绝望等心理。要帮助患者正确认识疾病、对待疾病,解除悲观绝望的心理,同时家庭、社会的态度也会影响患者的心理,因此医治过程中要重视家庭、社会的支持,让家属、朋友不要嫌弃他们,要从各方面去关心照顾患者,使其精神愉悦,配合治疗。同时,应该嘱咐患者增加营养的摄入,纠正营养不良,提高机体免疫力,增加免疫功能;合理安排休息时间,适量运动;有效控制并发症。由于该患者反复排菌,多数为耐药菌,一旦传染健康人,即是原发性耐药患者,难以治愈再次成为传染源,形成恶性循环。

因此,要嘱咐患者不能随地吐痰,切断传染源,有效治疗与控制患者的咳嗽,防止飞沫传播。

(王 建)

第十六节 代谢综合征

代谢综合征(MS)是指人体的蛋白质、脂肪、碳水化合物、微量元素等物质发生代谢紊乱的病理状态,是一组复杂的代谢紊乱证候群,是机体衰老的关键节点。从中医的角度,MS是脾、肺、肾、三焦、肝的功能亏虚导致痰瘀停滞,机体运行失常的证候群。

一、基本病机

机体早期的损伤可以无从发现,它随人体衰老而来。代谢综合征是很多疾病的发端,目前认为与遗传、内分泌、感染、免疫及生活方式、环境因素等均有密切关系。先天性免疫系统的慢性活化是代谢综合征的潜在原因,衰老、生活习惯(吸烟、饮酒、缺乏运动量)、情志、高脂、高碳水化合物的膳食结构(脂肪因子本身就是炎症因子)都和MS高度相关,"炎症前状态"、高血液流变学血症、血栓形成前状态可以直接导致代谢综合征的发生。

邹一超等根据MS的病变程度,将其分为3个阶段。

(1)早期气滞湿阻,临床患者可见肥胖,食多,不耐疲劳,晨醒后困顿,可以出现高血脂症、脂肪肝病等。

(2)中期气阴两虚,脾肾气虚。与血的代谢功能障碍相关。"痰由津血所生",所以部分病患表现为情志不稳定所致的注意力下降、焦虑、睡眠障碍、疲倦乏力、气短自汗、心悸、易汗出、口干多饮等症。临床患者往往伴随着糖尿病初期,出现胰岛素抵抗及(或)葡萄糖耐量异常、高血压、动脉粥样硬化、脂肪肝炎等。"痰之标在脾,而痰之本在肾"。出现脾肾气虚的患者,这个阶段可见气短乏力、睡眠不安、小便清长、腰膝酸痛、血尿酸升高、夜尿频多,或下肢水肿、阳痿、头昏耳鸣。

(3)后期肝肾阴阳虚损,痰瘀互结。这一阶段代谢障碍由糖脂代谢异常发展为明显的铁钙代谢的障碍,机体发生更多器质性的可见病变。肝肾阴阳虚损的患者,骨髓空虚,髓不养骨,导致骨质疏松。

各期中发生痰瘀互结的患者,日久瘀血停滞,则易生癌。

代谢障碍到后期多发展为严重的糖尿病、高血压病、冠状动脉粥样硬化性心脏病(简称“冠心病”)、脑卒中,甚至某些癌症,它们不是一个个孤立的病,可以看作代谢综合征的部分转归。

二、治疗方法

针灸中药结合是具有特色、行之有效的治疗方法,是传统治疗方案的有效补充,能够起到普通治疗所不能达到的主动改善代谢障碍的作用。

(一)针灸治疗

在疾病发展的各期,均采用腹针和体针结合的治疗方案加减,每周治疗3次,3周为1个疗程。

(1)腹针:中脘、天枢、大巨、腹结、府舍、关元(针用补法)、滑肉门、期门、章门、京门、带脉(针用泻法),不锈钢毫针顺经斜刺、深刺或沿皮透刺。

(2)体针:足三里、地机、血海、三阴交、内关、合谷,粗针深刺,细针表皮刺。平补平泻。

(3)在上述针刺治疗的基础上,选用腹部相关穴位推拿按摩,尽量使力量渗透到肠系膜组织,结合神阙、关元等穴中药热敷、隔药物灸等治疗。

(4)注意事项:进行针刺治疗时,以患者针下得气为效,如患者有疼痛感觉时要退针,调整针刺的方向,避免皮下血肿的发生。腹部针刺要注意针下脏器组织的保护,避免刺伤。

(二)中药治疗

在上述针刺治疗的同时,予理血降脂中药方协同治疗。

另外,腹型肥胖者应注意饮食调节,适当运动,控制体重。必要时选用降脂降糖药物减轻胰岛素抵抗、改善血脂紊乱。

三、临证体会

代谢综合征归属为“脾系病、脾瘅”等范畴。《素问·奇病论篇》:“岐伯曰,病口甘者,此五气之溢也,名曰脾瘅……此肥美之所发也……治之以兰,除陈气也。”治疗多从“气滞、湿停、痰瘀”论治。陈汉平认为痰、湿、瘀虽然是导致肥胖的病机,但其发病的内在根本在于肝、脾、肾三脏亏虚,痰、湿、瘀本身也是肝、脾、肾亏虚的病理产物。

代谢综合征多表现为血中能量物质的代谢障碍,和人体的内分泌激素所调控神经免疫内分泌系统高度相关。陈汉平致力于针灸对神经-免疫-内分泌调节的研究,长期观察相关疾病的治疗。针灸通过调动人体自身“天然药库”的潜力,调节机体重归阴平阳秘,在亚健康、代谢综合征、纠正身心失调方面有临床优势。

针灸处方中选用腹针、芒针的方法来调动气机。腹部选用中脘、天枢、大巨、腹结、府舍、关元，选用肝胆经穴位（章门、京门、期门），远端经络取穴，选用足三里、三阴交。运用长针直接刺激腹壁经络穴位、脂肪组织、胃肠局部组织、肠系膜组织，可以直接改善调节胃肠代谢功能，调节能量物质代谢、胆红素代谢、钙铁代谢。通过针刺手法（提插、旋转、快慢、深浅）、不同规格毫针的针刺，产生组织微创，刺激穴位所在内脏组织器官，诱发对应的神经-血液免疫-脏腑内分泌的生理应答机制，起到调节代谢障碍、延缓机体衰老的综合治疗作用。

邹一超等强调针药结合。在中药处方的选用上，选择理血降脂的治疗理念处方用药，多药合用在临床和实验中能很好地改善能量代谢异常的各项指标。针药并举的治疗方法，改变了针灸治疗窗口，使针灸治疗变得更有效。

四、典型病案

杨某，女，49岁。

初诊2017年9月16日。

主诉：进行性肥胖2年余。

现病史：患者进行性肥胖2年余，自述平素注重饮食调控，但仍感觉“喝水也会胖”。体重76 kg，$BMI=28\ kg/m^2$，体脂率33%。经常伴体倦乏力，眼睛干涩，颈腰膝酸痛，偶觉头晕、气短；胃纳可，喜热饮；日行大便数次，便稀不成形，小便调；易汗出，夜间尤甚；夜寐欠安。舌质淡、舌尖红，舌体胖边有齿印，苔薄白腻，脉细数。绝经后数年，有高血脂病史。

实验室检查：

（1）血液检测：总胆固醇（TC）6.36 mmol/L↑，三酰甘油（TG）1.60 mmol/L，高密度脂蛋白胆固醇（HDL-C）1.48 mmol/L，低密度脂蛋白胆固醇（LDL-C）4.48 mmol/L↑，糖化血红蛋白5.89%，降钙素原0.020 ng/mL，骨代谢检测：β胶原降解产物0.532 ng/mL，骨钙素N端中分子片段12.32 ng/mL，25-羟基总维生素D 12.36 ng/mL↓，甲状旁腺素5.62 pmol/L。

（2）颈部血管B超：双侧颈总动脉内膜毛糙，左侧可见一个大小约0.77 cm×0.18 cm稍强回声光斑，左侧颈内动脉稍见狭窄。

（3）X射线摄片见颈腰椎局部少量骨质增生。

诊断：中医诊断为肥胖（脾系病）。西医诊断为代谢障碍综合征（能量、骨钙代谢异常）。

辨证：脾肾两虚，湿阻经络。

治则：健脾温肾，益气化湿，疏经通络。

处方：

（1）腹针：中脘、天枢、腹结、关元、章门、京门、期门［针刺泻法，0.3×（75～100）mm

毫针顺经斜刺、深刺、透刺]。

(2)体针(粗针深刺、细针表皮刺,平补平泻):足三里、地机、血海、三阴交、手三里、内关、合谷。

(3)中药理血降脂方:黄芪20克,三七9克,当归15克,黄连3克,大黄6克,六神曲15克,云茯苓20克,淫羊藿15克,枳实15克,甘草6克。上述治疗同时配合适当的腹部按摩、热敷或艾灸。

医嘱:控制晚餐,视体力在环境适宜的地点慢跑,或太极导引30 min,或瑜伽40 min等。

该患者依上法综合治疗2个月后,自觉身轻,体重下降9 kg,各实验室指标均有改善,体倦乏力,头晕烦渴,颈腰膝酸痛等诸症也有明显改善,大便成形、规则,夜寐安。

【按】 本案辨证属肥胖(代谢障碍综合征)范畴,根据对应症状,可归属为“脾系病、积聚、脾瘅”等范畴。《素问·奇病论篇》:“有病口甘者,病名为何?何以得之?”“此五气之溢也,名曰脾瘅……此肥美之所发也……治之以兰,除陈气也。”清晰表达了脾瘅属糖脂能量代谢障碍类病症,治疗多从“血瘀、气滞、湿停”论治。陈汉平认为痰、湿、瘀虽然是导致肥胖的病机,但其发病的内在根本在于肝、脾、肾三脏亏虚,痰、湿、瘀本身也是肝、脾、肾亏虚的病理产物。该患者正值绝经后,内分泌紊乱的调整期,《内经》中描述:“女子……五七阳明脉衰,面始焦,发始堕……七七任脉虚,太冲脉衰少,天癸竭,地道不通,故形坏而无子也。”这种形坏就体现在体型肥胖、骨质增生等体征中。绝经后,肾脏气血痹阻,水精不能正常疏布,聚而成痰湿,导致肝脾的运化代谢功能障碍,表现为脂质能量代谢障碍,出现肥胖、乏力气短、心功能受限等症。另肾主骨,表现骨钙代谢异常,出现局部过早骨质增生的表征。

肥胖是代谢障碍综合征的表现之一,在不同的年龄段均可发生。该患者糖脂、骨钙代谢均异常,通过针灸、中药及行为矫正,对症调理其代谢障碍,可整体上调节其相关的经络脏腑系统,改善钙铁代谢、维护糖脂代谢平衡。

我们选用对脾胃、心、肾功能调节作用显著的穴位,采用腹针、体针的方法来调动气机。腹部选用长针直接刺激腹壁经络穴位、脂肪组织、胃肠局部组织、肠系膜组织,可以直接调节改善胃肠代谢功能。现代研究认为肠系膜应该被纳为独立器官,它维系胃肠道行使正常的功能。所以,对腹壁经络穴位、脂肪组织、肠系膜组织的针刺刺激能很好地调节能量物质代谢、胆红素代谢、钙铁代谢。选用肝胆经穴位疏肝健脾,理气散结,调补肝血,有利于改善糖脂代谢,改善因肝血不畅所致的睡眠障碍及更年期症状。远端取穴,选用足阳明胃经的足三里、足三阴经的交会穴三阴交等,能有效调动胃肠功能。这些穴位对肠胃的调养功能在呃逆病、手术后的胃肠瘫患者的治疗中均得到有效验证。中药理血降脂，起到标本兼治的作用，改善患者的体质，达到短期抑制病症发展的目的。

（王 建）

第十七节 单纯性肥胖症

肥胖症是体内脂肪堆积过多和（或）分布异常，体重增加，是一种多因素的慢性代谢性疾病。又分为单纯性和继发性肥胖症，前者不伴有明显神经或内分泌系统功能变化，临床上最为常见。目前，全世界肥胖症患者日益增多，不仅在发达国家，在一些发展中国家，肥胖症的患病率也在迅速增加。中国有庞大的超重和肥胖群体，2016 年《柳叶刀》周刊报道中国的男性肥胖人数为 4 320 万人，女性肥胖人数为 4 640 万人，高居全球第一。

中西医对肥胖症的病因病机的认识基本相同，引起肥胖的原因包括先天（遗传）因素、饮食因素、运动因素、情志（精神）、年龄因素等。肥胖症会引起心脑血管病变、呼吸系统疾病、内分泌疾病、骨骼问题、心理问题等，是一种严重威胁健康的世界性问题。

单纯性肥胖症的西医学诊断标准以体重指数（BMI）的大小来判断，体重指数＝体重（kg）/身高（m^2）。中国成年人的体重指数于 18.5～23.9 kg/m^2 为正常范围，于 24～27.9 kg/m^2 为超重，≥28 kg/m^2 为肥胖。

中医学有很多关于肥胖的论述，如李东垣《脾胃论》云“脾胃俱旺，则能食而肥”“脾胃俱虚，则不能食而瘦或少食而肥，虽肥而四肢不举”等。其病位在脾胃。

对于全身肥胖的患者，认为主要从痰、湿、热、阳虚四方面辨证，临床上根据患者舌苔、脉象及症状进行辨别。多食，消谷善饥，形体肥胖，脘腹胀满，面色红润，口干苦，心烦头昏，胃脘灼痛嘈杂，得食则缓，舌红苔黄腻，脉弦滑，辨为湿热型；肥胖臃肿，神疲乏力，身体困重，胸闷脘胀，四肢轻度浮肿，晨轻暮重，劳累后明显，饮食如常或偏少，既往多有暴饮暴食史，小便不利，便溏或便秘，舌淡胖边有齿印，苔薄白或白腻，脉濡细，辨为脾虚型；形盛体胖，身体重着，肢体困倦，胸膈痞满，痰涎壅盛，头晕目眩，呕不欲食，口干而不欲饮，嗜食肥甘醇酒，神疲嗜卧，苔白腻或白滑，脉滑，辨为痰湿型；形体肥胖，颜面虚浮，神疲嗜卧，气短乏力，腹胀便溏，自汗气喘，动则更甚，畏寒肢冷，下肢浮肿，尿昼少夜频，舌淡胖苔薄白，脉沉细，辨为脾肾阳虚型。

对于局部肥胖的患者，如单纯的面肥颈臃，或项厚背宽，或腹大腰粗，或臀丰腿圆，以局部选穴为主。选穴治疗原则是消脂降浊、健脾化痰。以手足阳明、足太阴经穴为主，其次为任脉和膀胱经背俞穴，主穴选取中脘、天枢、曲池、足三里、阴陵泉、丰隆、带脉。中脘在任脉上，为胃之募穴、八会穴之腑会，天枢为足阳明胃经穴，大肠之募穴，两者合用以消脂降浊；曲池、足三里、阴陵泉分别是手阳明大肠经、足阳明胃经、足太阴脾经合穴，三者合用以健脾和胃化痰。丰隆为祛湿要穴；带脉为减肥经验穴。若湿热型配上巨虚、内庭以祛湿热；脾虚型配脾俞以健脾；脾肾阳虚型配肾俞、关元以温脾肾；心悸配神门、内关以止悸；胸闷配膻中、内关以宽胸理气；嗜睡配照海、申脉以调整阴阳；腹部肥胖配大横、归来、下脘、中极以利局部气血运行；便秘配上巨虚、支沟以通便；性功能减退配关元、肾俞以补肾壮阳；下肢水肿配三阴交、水分以利水。

一、无痛穴位埋线治疗单纯性肥胖症技术简介

穴位埋线是指用微创器械将可吸收性医用可降解材料（线体）置入穴位处，利用线体对穴位产生的持续刺激作用代替针刺刺激来达到防病治病的一种治疗方法。无痛穴位埋线即是用各种方法消除或明显减轻埋线进针时患者疼痛感的方法，患者接受度提高，有较高的临床意义。

20世纪60年代，江西九江市人民医院唐天禄相继发表两篇穴位埋线的文章。他根据截根法、组织疗法和皮内针法3种疗法，运用经络学说的理论，最早提到"穴位埋线"，是在传统针具和针法基础上发展起来的，是针灸治疗模式的重大改进和重要创新，是中西医的一次结合，是中华人民共和国成立后针灸医学的重要进展之一。穴位埋线疗法在中医古籍中并未记载，但《素问·离合真邪论》有"静以久留"等论述，《灵枢·终始》亦有"久病者邪气入深，刺此病者，深内而久留之"之说。这是《内经》中的留针理论，也是穴位埋线的理论依据。留针是针灸治疗疾病的重要环节之一，穴位埋线是一种长留针技术。

早期的穴位埋线是从小手术开始的，线体通过切埋法、扎埋法、割埋法和穿线法等方式植入穴位产生治疗效应。因创口比较大，存在感染等风险，故推广困难。后来很多临床医生用穿刺针改制成埋线针进行应用，虽然技术有所进步，但推广多有不便。一次性专用埋线针（有针管、衬芯、针座、衬芯座、保护套组成，针体有刻度，针尖锋利，斜面刃口好）的发明，使穴位埋线进入微创时代，便于在临床使用及推广。穴位埋线的疗效是通过埋植材料在穴位内的持续吸收而产生作用的，埋置材料由最初的羊肠线、动物脾、脑垂体等发展到医用高分子生物降解材料，如聚乳酸-羟基乙酸（PGLA）、聚对二氧环己酮（PPDO）等。埋置材料的安全性越来越高，但线体与组织的相互作用、起效时间和效果持续时间均需要深入研究。

穴位埋线一开始用于治疗强直性脊柱炎、顽固性腰痛、神经衰弱等慢性疾病。随着微创一次性埋线针的应用，其适应证越来越广，疾病谱涉及内科、外科、妇科及儿科，最近在美容、减肥、亚健康的调理等领域也多有应用。

2008年6月，中华人民共和国国家标准《针灸技术操作规范第10部分：穴位埋线》出

版，标准规范的埋线技术操作是临床安全的基本保证。在临床上熟练掌握埋线技术、严格进行无菌操作、熟悉施术部位的基本解剖、及时处理术后不良反应，基本能避免临床风险。

穴位埋线疗法是适应证广、临床疗效好的一项针灸治疗技术，但因为其是微创技术，有一定的创伤性，进针时会使患者产生疼痛感。在临床上发现埋线进针时产生的疼痛感，会直接影响患者的接受度，有些患者体验一次埋线因疼痛不接受下次治疗，严重影响埋线疗效。临床上怎样减少患者的针刺痛苦是我们面临的一个重要课题。

对无痛穴位埋线进行深入研究，经查阅资料、咨询麻醉专家和检索文献，结合临床经验，从以下几个方面考虑及应用。一是有些进针手法可以减轻进针时的疼痛感，如指切进针法，即用押手拇指或示指指端切按在腧穴皮肤上，刺手持针，紧靠押手切按腧穴的手指指甲面将针刺入腧穴，切按腧穴可以减轻进针时的疼痛感。二是进针时快速透皮，在某些穴位也可达到减轻进针时疼痛感的目的。三是考虑埋线针具的粗细，较细的埋线针也能减轻疼痛，但若针具太细，针芯太软，在推针芯埋线时针芯易弯曲，会致埋线失败。四是用复方利多卡因乳膏作为皮肤麻醉药物，该药由利多卡因和丙胺卡因组成，把复方利多卡因乳膏用于无损的皮肤表面并覆盖密封的敷膜，通过释放利多卡因和丙胺卡因到皮下层和皮层，通过在皮层痛觉感受器和神经末梢处积聚利多卡因和丙胺卡因而达到皮层的麻醉作用。该药皮肤吸收快、不刺激皮肤、不良反应小、应用方便，临床应用取得良好的麻醉效果。

临床观察发现该法能达到针刺进针透皮时无痛的效果，埋线针刺入皮下或肌层时，不影响针感的产生，是一种无痛的、有效的、安全的技术操作规范。

二、无痛穴位埋线治疗单纯性肥胖症技术的操作

（一）器材准备

一次性使用埋线针、羊肠线、治疗包（包括镊子、手术剪刀、托盘、洞巾）、皮肤消毒用品、无痛药膏、一次性使用医用橡胶手套、无菌纱布、薄膜及敷料等。

（二）操作步骤

1. 体位　患者取仰卧位或俯卧位。

2. 消毒　医者选取腧穴，用甲紫溶液对穴位进行点状标记，用碘伏消毒 3 遍。针刺操作前医者洗手，并用免洗速干手清毒液进行双手消毒。

3. 选取穴位

（1）中脘：位于人体上腹部，前正中线上，脐中上 4 寸。

（2）天枢：位于腹部，横平脐中，前正中线旁开 2 寸。

（3）曲池：在肘横纹外侧端，屈肘，尺泽与肱骨外上髁连线中点。

(4)足三里:在小腿前外侧,犊鼻下3寸,距胫骨前缘一横指。

(5)阴陵泉:位于小腿内侧,胫骨内侧下缘与胫骨内侧缘之间的凹陷中。

(6)丰隆:在小腿前外侧,外踝尖上8寸,条口外,距胫骨前缘二横指(中指)。

(7)带脉:在侧腹部,章门下1.8寸,第11肋骨游离端下方垂线与脐水平线的交点上。

4.操作

(1)局麻:将无痛药膏涂抹于标记点上,长宽高均约2 mm,然后给予薄膜覆盖30~60 min后,揭开薄膜,用无菌棉签清洁皮肤表面。

(2)埋线:打开治疗包;戴一次性橡胶手套,把羊肠线剪成1~2 cm长的线段,用镊子把羊肠线放入针管内,后接针芯,左手拇、示指固定穴位,右手持针对准穴位,迅速刺入皮下,然后刺入所需的深度,出现针感后,边推针芯,边退针管,将羊肠线埋植在穴位的皮下或肌肉组织内。当针退至皮下后迅速出针,用纱布按压针孔片刻,以防出血,然后用创可贴覆盖创口。

每2~4周埋线1次,3~5次为1个疗程。

三、无痛穴位埋线治疗单纯性肥胖症技术的关键技术环节

(1)无痛药膏涂抹的时间要足够。

(2)进针手法要熟练。

(3)埋线的深度一般在皮下或肌肉层,埋线时同一处做多次治疗时,应偏离上次埋线部位。

四、注意事项及意外情况处理

(一)注意事项

(1)操作过程中应保持无菌操作,必须一人一针,避免医源性交叉感染,保证安全卫生。埋线后线头不可暴露在皮肤外面。

(2)埋线后不影响正常的活动,但6~8 h内局部禁沾水,以防创口感染。

(3)局部出现微肿、胀痛或青紫现象是个体差异的正常反应,一般7~10日即能缓解,不影响任何疗效。

(4)熟悉穴位解剖,避免伤及内脏、大血管和神经干,不应埋入关节腔内。

(5)埋线后应定期随访,注意术后反应,有异常现象时应及时处理。

(二)意外情况处理

(1)在术后1~5 d内,由于损伤及线的刺激,埋线局部出现红、肿、热、痛等无菌性炎症反应,少数患者反应较重,伤口处有少量渗出液,此为正常现象,一般不需要处理。若

渗液较多,可按疖肿化脓处理,进行局部的排脓、消毒、换药,直至愈合。

(2)局部出现血肿一般先予以冷敷止血,再行热敷消瘀。

(3)少数患者可有全身反应,表现为埋线后4~24 h内体温上升,一般在38 ℃左右,局部无感染现象,持续2~4 d后体温可恢复正常。如出现高热不退,应酌情给予消炎、退热药物治疗。

(4)穴位埋线后线头暴露在体外,如果采用的是套管针埋线,可将线头抽出重新操作;如果采用的是缝合针埋线,有一端线头暴露,可用持针器将暴露的线头适度向外牵拉,用剪刀紧贴皮肤剪断暴露的部分,再用一手手指按住未暴露一端的线头部位,另一手提起剪断线头处的皮肤,可使线头置于皮下。如果两端线头均暴露在外,可先用持针器将一端暴露的线头适度向外牵拉,使另一端线头进入皮下后,再按照上述方法操作,使两端线头均进入皮下。

(5)如患者对线过敏,治疗后出现局部红肿、瘙痒、发热等反应较严重,甚至切口处脂肪液化、线体溢出,应适当行抗过敏处理,必要时切开取线。

五、无痛穴位埋线治疗单纯性肥胖症技术的临床应用

1.案1:某女,33岁,个体。2018年3月5日初诊。

主诉:肥胖2年。

病史:患者全身肥胖,伴神疲乏力,身体困重,劳累后明显,纳少,眠可,大便稀,不成形,小便可,脉细,舌淡边有齿痕,苔白厚。身高1.62 m,体重71 kg,BMI 27.1 kg/m^2(超重)。

辨证:脾虚型。患者喜饮凉食,时有暴饮暴食,致脾胃损伤,脾胃运化无力则食少而肥,结合舌脉。

治法:健脾祛湿。选用中脘、天枢、曲池、足三里、阴陵泉、丰隆、带脉、脾俞。予无痛穴位埋线,15~20 d治疗1次,第一次治疗后体重未下降,诉饮食可,身体困重感明显减轻,治疗5次后体重减轻13 kg,精神好,其他症状消失。

2.案2:某女,19岁,学生。2018年7月2日初诊。

主诉:下肢肥胖4年。

病史:患者双大腿肥胖,纳可,眠可,二便可,舌淡苔薄,脉平缓。测身高1.71 m,单大腿围为73 cm。

辨证:患者青年女性,双侧大腿肥胖,上半身正常,有家族史,没有明显阴阳属性,为局部肥胖。

治法:疏通经络。选用梁丘、血海、伏兔、风市、阿是穴等。胃经、脾经、胆经在大腿部腧穴较少,选穴原则为离穴不离经,多选取局部穴位。20 d埋线1次,一次治疗后大腿围

减少 5 cm，第二次治疗后又减少 7 cm，达到患者目标，停止治疗。

（王 建）

第十八节 周围血管疾病

一、针刺疗法在治疗周围血管疾病中的应用

周围血管疾病是一种慢性肢体缺血性疾病，临床上将心脑血管疾病以外的血管疾病统称为周围血管疾病。周围血管疾病包括动脉、静脉及淋巴 3 个系统的疾病。目前针刺疗法在治疗周围血管疾病中的运用较为广泛。常见动脉系统疾病包括粥样动脉硬化斑块及血栓造成的动脉狭窄闭塞，如动脉硬化闭塞症、动脉栓塞；动脉炎症，如多发性大动脉炎、血栓闭塞性脉管炎、结节性血管炎；动脉扩张性病变，如动脉瘤；末梢动脉功能紊乱，如雷诺综合征、红斑性肢痛症；外压性病变，如胸廓出口综合征、腘动脉挤压综合征；糖尿病性血管病、动脉-静脉炎等。静脉系统疾病分为浅静脉疾病和深静脉疾病，浅静脉疾病包括静脉曲张和血栓性浅静脉炎；深静脉疾病包括深静脉血栓形成、原发性深静脉瓣膜功能不全，深静脉血栓可引起肺栓塞、继发深静脉血栓形成后综合征；另外也包括布加综合征、克-特-韦（Klippel-Trenaunay-Welber）综合征等。淋巴系统疾病主要为炎症和回流受阻性疾病，如淋巴管炎、丹毒、淋巴水肿。

（一）电针夹脊穴治疗下肢缺血性疾病

针刺疗法治疗下肢缺血性疾病一般采用电针夹脊穴的方案来治疗。患者俯卧位，皮肤穴位消毒后，针刺第 1 腰椎至第 5 腰椎棘突下旁开 1 寸（3.33 cm），双侧穴位，使用 28 号毫针斜刺，得气后接 6805-A 型脉冲电疗仪，调至疏密波形（疏波 4 Hz，密波 60 Hz），以患者自身耐受为度留针 30 min，1 次/d，21 d 为一个疗程。可以改善患者的局部皮温，减轻患肢疼痛以及麻木症状。

（二）三棱针针刺配合放血疗法治疗下肢静脉曲张

三棱针采用不锈钢制成，针尖有三面棱，十分锋利，手法较重，适用于中重度下肢静脉曲张的患者，配合刺络放血可以排除脉管中瘀血，达活血化瘀、疏通经气之功效。每周 1 次，每次放血 20～50 mL，治疗后青筋显露消退、肿胀消失。由于气血瘀滞使下肢沉重、肿胀、麻木从而导致下肢血不循经而下注、瘀于络脉，引起气血瘀滞，而使血脉不畅通，逐渐形成下肢静脉曲张，在临床治疗中应用三棱针刺破静脉放血加挤压，可祛瘀生新，使经络畅通。

(三)毫针围刺治疗静脉斑块形成

系采用毫针对下肢静脉斑块进行治疗的一种针法。先在斑块中央一针,深度至斑块基底部,然后在斑块的边缘,针尖略朝向斑块中央根据斑块大小进四或八针,形成“十字围”或“九宫围”,每次 30 min,每天 1 次,直至斑块减小或消失。拔针时注意按压针眼,防止出现血肿。

二、灸法在治疗周围血管疾病中的应用

周围血管疾病是一类危害性较强的高发疾病,灸法在治疗周围血管疾病中的治疗对象主要为寒凝血瘀证下肢动脉硬化闭塞症的患者,主要临床表现为患肢发凉、局部皮肤温度低、喜暖畏寒、麻木疼痛,遇冷疼痛加重,夜间疼痛加剧,局部皮肤青紫、黯红。

(一)治疗方案

1. 基础治疗　艾条温和灸中脘、神阙,采用艾灸盒代替手工操作。

2. 穴位加减　病在上肢的加灸双侧手三里、尺泽、曲池、肩髃穴,病在下肢者加灸双侧足三里、腰阳关、肾俞。

3. 治疗时间　单次治疗时间一般为 30 min,一般患者入院期间每天都进行艾灸,14 d 为一个疗程,要根据患者的病情变化来调整艾灸方案。

(二)注意事项

艾灸应该考虑天时、地理、气候等因素的影响来定灸量,如冬季灸量宜大,才能祛寒通痹、助阳回厥;夏季宜少灸或轻灸,才不会造成上火伤阴。北方风寒凛冽,灸量宜大;南方气候温暖,灸量宜小。不同的年龄、体质和性别,其阴阳气血的盛衰及对灸法的耐受性也是不同的。老年或体弱者使用保健灸,灸量宜小,但需坚持日久。

至于灸的程度,施灸后应以自觉温热舒畅,直达深部,经久不消,停灸多时,尚有余温,才算到家。《医宗金鉴》认为:“凡灸诸病,必火足气到,始能求愈。然头与四肢皮肉浅薄,若并灸之,恐肌骨气血难堪,必分日灸之,或隔日灸之,其艾炷宜小,壮数宜少。有病必当灸巨阙、鸠尾二穴者,必不可过三五壮。背腰下皮肉深厚,艾炷宜大,壮数宜多,使火气到,始能去痼冷之疾也。”因此,不管灸治哪个穴位都要“足量”,热力要能够深入体内,直达病所。

为了防止施灸时出现的痛苦,可以隔日灸,还应视病情的深浅轻重、穴位的位置来决定艾炷的大小和壮数。

三、拔罐在治疗周围血管疾病的应用

拔罐疗法中的刺络拔罐是将刺络放血与拔罐疗法相结合的一种综合性的拔罐疗法,

又称为"双针一罐",其方法是先用梅花针或三棱针在局部皮肤点刺出血,然后扣上火罐,利用负压吸引从而达到治疗目的。对此治疗原则有诸多记载,如《灵枢·九针十二原》中有"满则泻之,菀陈则除之,邪盛则虚之",《素问·调经篇》中亦有"病在脉,调之血;病在血,调之络"的论述等。由此可见,一旦人体感受外邪、脏腑功能失调,就会导致经气运行不畅、经络滞而不行,则需调理气血、通经活络。刺络放血能够"泻恶血""除菀陈",从而达到通畅气血、调达脏腑的功效,而拔罐疗法与其配合使用,能提高其理气活血通络之效。刺络拔罐的特点是可以直接作用于皮肤经络,发挥其活血祛瘀、理气通络的功效,使气血运行正常,也是"菀陈则除之"这一重要治疗原则的具体表现。

从西医学角度来看,刺络拔罐的机制尚不明确,可能与血液循环、神经体液调节机制等有关。首先,刺络疗法能够刺激局部组织皮肤,通过神经体液调节机制,改善血液循环,加快局部组织内物质代谢速度。而拔罐借助负压吸引力和温热等作用,可以改变局部毛细血管通透性,甚至造成毛细血管破裂,产生瘀血,这将引起机体释放组胺、5-羟色胺等神经递质,刺激机体的功能、增强机体的抵抗力。其临床应用广泛,而且在辅助治疗周围血管疾病方面也取得了令人满意的疗效,主要应用于以下几个方面。

(一)刺络拔罐法辅助治疗闭塞性周围血管疾病

闭塞性周围血管疾病主要包括血管闭塞性脉管炎和肢体动脉硬化闭塞症,血管闭塞性脉管炎主要是由于血管壁炎症伴血栓形成,阻塞四肢中小动静脉的血管腔,引起肢体缺血而出现疼痛,多见于青壮年;而肢体动脉硬化闭塞症是指由于血液成分和血管壁功能的改变等多种因素影响而形成斑块,引起动脉管壁狭窄、闭塞,使肢体出现慢性或急性缺血症状,临床多见于下肢,多见于中老年人。二者虽有一定区别,但在中医学都归属于"脱疽"范畴,多是因外感寒邪、情志内伤、脏腑虚弱、膏粱厚味或外伤等,造成脏腑功能失调、气血运行不畅,闭阻脉道,四肢气血不充、失于濡养,则皮肉枯槁不荣,乃至产生黑斑硬结,致肢体疼痛、活动不利。

因此治疗本病的关键在于清除瘀血阻滞,当以活血化瘀为治疗本病的基本方法。具体操作方法:先用75%乙醇棉球或聚维酮碘液(碘伏)棉球对患肢黑斑硬结处皮肤进行常规消毒,然后用梅花针重力叩刺或用三棱针点刺至皮下出现密度均匀的出血点为宜,再加拔火罐(某些部位火罐难以吸附时,可改用抽气罐拔罐),留罐10 min,取罐后用干棉球擦净血水,再用碘酒或75%乙醇消毒,并施以适当按摩3~5 min,每隔2 d重复1次,1个月以后,间隔时间逐步延长,最长可达8 d。

此法通过刺破患处皮肤表皮后加以火罐内负压将瘀血热毒吸出,使深层富含营养的血液渗透到病变部位,以达活血化瘀、祛瘀出新、改善患处的营养状况的目的,再加之中药活血化瘀、清热解毒,内服外洗并用,如此反复治疗,可使其经脉疏通、血行通畅,硬块黑斑之肌肤才得以恢复生机,从而获得满意疗效。

(二)刺络拔罐法辅助治疗非急性期下肢深静脉血栓形成

下肢深静脉血栓形成是指因血流缓慢、静脉壁损伤、血液高凝状态等因素导致深静脉内血栓形成,出现患肢肿胀、疼痛、浅静脉曲张等一系列表现。此病若在急性阶段不能得到及时诊断和处理,可能会造成血栓脱落栓塞肺、脑等重要脏器而导致死亡。此外,下肢深静脉血栓形成急性期过后,常遗留静脉瓣膜功能不全造成静脉回流障碍。本病属中医学的“脉痹”“股肿”等范畴,中医学认为股肿病机为血液运行不畅,瘀阻脉络,脉络不通,营血回流受阻,水津外溢,聚而为湿,流注下肢所致,故治疗当以通络祛瘀、利湿消肿为主。刺络拔罐可行血祛瘀,泄邪气而通经络,配合中药共同应用加强消肿利水之效。

具体操作方法:取患肢的委中穴,在常规消毒后,用三棱针点刺出血,后加拔火罐,以出血量一般 2 ~ 3 mL 为宜,出血部位皮肤以 75% 乙醇棉球按压至血止。

委中穴别名血郄,位于腘横纹的中点、股二头肌肌腱与半腱肌肌腱的中间,为足太阳膀胱经下合穴,皮下有股静脉,深层内侧为腘静脉,股、腘静脉位置比较表浅,易于刺络放血,常用于治疗腰腿病变。正如《针灸大成》中云:“血滞于下,刺委中。”因本疗法操作简单、疗效显著、费用低廉、疗程短、不良反应少,值得临床推广运用,但操作时也需注意根据体质决定放血量多少。

(三)刺络拔罐法辅助治疗丹毒

丹毒,俗称“流火”,相当于西医学的“急性淋巴管炎”,是由 A 族乙型溶血性链球菌引起的皮肤及皮下组织的一种急性炎症,常表现为患部皮肤突然发红成片、色如涂丹、红肿热痛,好发于颜面及下肢,可伴有头痛、发热等全身症状。中医学认为本病多因火热之邪侵犯血分,郁于肌肤而发,或体内血分有热,又外感火热之毒,内外邪热相互搏结,阻滞经络而发病。

由于此病的发病部位表浅,故利用刺络拔罐辅助治疗可直达病所,其方法通常是在病变部位用三棱针快速点刺出血后,用闪火法拔罐,留罐 10 min,一次出血量 5 ~ 10 mL,7 d 为 1 个疗程。浅刺放血可使内蕴之火毒随血而泻,使邪有所出,然后利用拔罐负压拔毒泻热,可使细菌、毒素等随血而出,起到引流的治疗目的。

(四)刺络拔罐辅助治疗上肢淋巴水肿

上肢淋巴水肿是乳腺癌术后的常见并发症,主要是由于术中结扎腋窝处较大静脉及腋下淋巴管,致使术后静脉、淋巴液回流障碍而引起局限性软组织的非凹陷性水肿,主要表现为患肢肿胀、疼痛及肢体功能障碍。中医学认为,上肢淋巴水肿属中医学“痰瘀”范畴,因上肢局部经脉受阻,气血运行不畅,水液停滞肌表所致,与手三阴经和手三阳经关系密切。而刺络拔罐法可清除瘀积于皮下的淋巴组织,祛除有形之病理产物,具有活血化瘀、利水消肿、祛瘀生新的效果。

具体操作方法：通常选取患肢皮下结节处、最肿胀部位或者选取曲池、内关、外关、手三里、肩髃、肩井等手部经络，每次选取2～3个放血点，用梅花针或三棱针点刺出血后拔罐，其余穴位仅拔罐不刺血，留罐10 min，放血以15 mL为宜。一般每5～7 d一次，5～6次为1个疗程，同时还可配合艾灸以达到温通经络的作用，或配合口服中药效果更佳。

（五）刺络拔罐辅助治疗下肢静脉曲张

下肢静脉曲张多因静脉瓣膜关闭不全或静脉壁薄弱等因素导致浅静脉血液反流，增加下肢静脉压力而引起，多发生于长时间从事站立工作和体力劳动的人群。其发病早期表现为下肢酸胀不适及钝痛感，并伴有肢体沉重感、乏力，朝轻暮重，经静息或抬高患肢后可缓解；病变中后期因静脉壁受损，致静脉迂曲扩张呈蚯蚓样外观，以小腿内侧大隐静脉走行区明显。随着病程的延长，肢体皮肤出现营养性改变，如脱屑、瘙痒、色素沉着等，甚至形成湿疹及溃疡。中医学称之为"筋瘤"，多因久立负重而发，下肢气血不能畅达于上，血行缓慢，壅塞脉络所致，其病机多为气滞血瘀。若刺破迂曲扩张的静脉，则可直接使恶血尽出、祛瘀生新，则经络畅通、气血调和。

具体操作方法：在明显静脉曲张部位用三棱针或火针快速刺血外出后，拔火罐10～15 min，每周2次，4次为1个疗程，同时配合针刺血海、阳陵泉、三阴交、足三里、上巨虚、解溪、申脉、照海、内庭、委中、绝骨等穴位，治疗效果更佳。

（六）刺络拔罐辅助治疗糖尿病性周围神经病变

糖尿病性周围神经病变是糖尿病最常见的慢性并发症，是一组以感觉神经和自主神经症状为主要临床症状的周围血管病变，临床表现为对称性疼痛和感觉异常，下肢症状较上肢多见。其临床表现为痛温觉消失，肢体深部钝痛、刺痛或烧灼样痛，夜间尤甚，双下肢袜套样感觉减退或缺失，跟腱或膝腱反射消失等。血管病变是糖尿病周围神经病变的病理特征之一，主要表现为微血管的闭塞，从而引起神经组织的灌注不足，其异常程度与病情严重程度基本一致。

中医学认为糖尿病周围血管病变的病机多为瘀阻血络，消渴病日久肾脏虚损，虚热久而不退，灼津炼液，脉道不畅致瘀，表现出气机壅塞、经络不通的症状，而血瘀影响气机和气血生成输布，进一步加重病情。由此可见瘀阻脉络贯穿糖尿病性周围神经病变的始终，故活血通络之法亦须贯穿其中，而刺络拔罐疗法能够直接作用于体表，起到祛瘀通络、改善微循环的作用，且见效快、效果良好。

具体操作方法：选取患者两侧血海、膈俞、胃脘下俞及患肢暴露的络脉区域、足十宣穴，常规消毒后用梅花针叩刺出血，以微渗血为度，并在渗血较多的位置予以拔罐6 min，隔天1次。其中胰俞降糖效果显著，膈俞、血海活血化瘀，局部取穴祛瘀生新，中药补气祛瘀、滋阴泻热。梅花针联合活血化瘀法中药治疗糖尿病周围神经病变，能够舒经通络，改善临床症状。

(七)刺络拔罐辅助治疗血栓性浅静脉炎

血栓性浅静脉炎是常见的周围血管疾病,是位于人体体表静脉的急性非化脓性炎症,常伴有血栓形成,好发于四肢和胸腹壁,少数呈游走性发作。西医学认为本病与感染、外伤、静脉内长期置管、注射高渗溶液(如甘露醇)和硬化剂(如纳路特液体)、长期卧床等因素有关,临床表现为病变静脉区呈红肿条索状,急性期伴有明显疼痛和压痛、局部皮温升高,急性炎症消散后,皮肤留有色素沉着。

血栓性浅静脉炎属中医学"恶脉""脉痹""青蛇毒"等范畴,多因湿热之邪外侵或寒湿凝滞、蕴久化热,以致气血瘀滞、瘀阻脉络而发为本病。采用刺血拔罐辅助治疗,能够改善局部气血循环,减轻病变组织渗出、水肿,有效解除病变组织的炎症反应。且沿血管走向按顺序进行刺络拔罐可增强其活血通络、消肿镇痛之效,对急性期病变较局限者效果尤其显著,而对于较为粗大的静脉血管,临床操作时应尽量避开,避免因操作不慎导致出血量过多。

具体操作方法:嘱患者取卧位,充分暴露患处皮肤,根据病变部位大小,在受累静脉旁及邻近部位红肿疼痛处选 2 ~ 4 处,皮肤常规消毒后,术者用三棱针在所选处快速点刺 3 ~ 4 下,继之选取大小合适的玻璃火罐,用闪火法拔于所刺部位,每罐出血 2 ~ 3 mL,留罐 5 ~ 10 min,每天治疗 1 次,5 次为 1 个疗程,其中点刺和拔罐均需沿血管走向按顺序进行操作。

(八)针刺加指端拔罐辅助治疗雷诺综合征

雷诺综合征是一种遇寒冷刺激或情绪激动、精神紧张后,以阵发性肢端小动脉强烈收缩引起肢端缺血改变为特征的疾病,又称肢端动脉痉挛症,女性多见。临床患者常在受冷或情绪激动后,手指皮色突然变为苍白,继而发紫,一般常从指尖开始,后扩展至整个手指,甚至掌部,并伴有局部皮肤发凉、麻木、针刺感和感觉减退,持续数分钟后逐渐转为潮红,经热饮、喝酒、肢体保暖后可缓解。本病属中医学的"血痹""寒痹"等范畴,寒邪内侵,阳气不足以推动气血行于脉中,致使气血瘀滞,四末(四肢末梢)为人体阴阳经交接、气血交汇贯通之所,且远离心脏,血液循环较弱,寒冷之邪易于侵袭,首当受累。

采用针刺后加指端拔罐治疗本病,意在疏通经络、活血通滞,通过针刺使寒邪外出、湿浊外泄、阳气渐复,加之火罐可散寒除湿、温经回阳,增强舒经通络之功效。

针刺疗法:选取八邪、外关、曲池、手三里、血海、足三里、阴陵泉、太白等穴位,嘱患者取坐位或仰卧位,用聚维酮碘液(碘伏)棉球或酒精棉球对穴位皮肤常规消毒,其中八邪每次双侧选取 4 个穴位,其余每次选取 3 ~ 5 个穴位,针刺得气后,持住针柄不放松,同时拇指向前、示指向后,顺经捻转 180°,并同时紧按针柄,将针由天部刺至地部,稍待片刻松手,留针 40 min,其间每隔 10 min 施术 1 次。

刺络加指端拔罐法:由于十指的粗细不同,故选取直径为 1 ~ 2 cm 的洁净玻璃瓶或者是对应的玻璃器物,并嘱患者每次治疗前自备约250 g用清水揉成的软硬合适的面团,将其搓成拇指粗细的长条,依次紧绕于十指远端指关节部位皮肤上。皮肤常规消毒,用毫针点刺十指上的井穴,随后用闪火法将合适的罐留于十指上,使罐口紧吸于面团上,如此留罐1 min,其间可观察到每个手指皮色变红,伴有数滴血液流出,1 min后起罐,常规处理穴位处皮肤,术毕。每天1次,7 d为1个疗程,一般治疗1~2个疗程。

四、刮痧在治疗周围血管疾病的应用

(一)调节免疫,健康皮肤

患有周围血管疾病的患者大多会伴有下肢皮肤状态不佳,或是因供血不好导致皮肤营养状态差,或是因为皮肤细胞长期存在于高糖环境,导致皮肤状态不佳,或是因为静脉回流差导致代谢废物堆积在双下肢的皮肤上,而双下肢的足靴部则是"重灾区"。

中医《素问·皮部论》中提到"凡十二经络脉者,皮之部也",即十二经脉的十二皮支在体表,而刮痧是对体表的十二皮支的刺激,来平衡阴阳、舒经通络、化瘀活血。《素问·痹论》说:"卫者,水谷之悍气也。其气慓疾滑利,不能入于脉也。故循皮肤之中,分肉之间,熏于肓膜,散于胸腹。"《医旨绪余·宗气营气卫气》:"卫气着,为言护卫周身……不使外邪侵犯也。"即卫气在身体表面,皮肤之间,内通胸腹,保护机体周身不受外邪侵犯。在刮痧刺激经络的同时,当刺激到特定的穴位时也会刺激到存在于肌肤腠理间的卫气,从而激发卫气的卫外功能——保护皮肤。

西医学认为通过刮痧使局部的浅层组织发生被动充血,局部血管扩张,血流量增加,血液循环加速改善皮肤的血液供应。刮痧可以增强皮肤的微循环,加强其免疫响应的能力,增强和调节先天性免疫及适应性免疫功能,是其产生治疗效果的部分原因。

研究发现,刮痧能够增强和调节细胞和体液免疫应答,刮痧对免疫功能的影响很可能是通过以下因素的协同作用。首先,机械压力增强了皮肤组织的表面微循环并引起血管和淋巴管的扩张,导致血液、组织液和淋巴液之间的物质和细胞交换更加迅速;其次,血液及其成分,即红细胞和血小板渗入皮下组织产生的创伤信号可诱导产生多重免疫和应激效应,导致细胞因子水平的变动。此外,刮痧会对皮肤组织造成暂时性的温热效应,这种效应类似于发热或热敷,也可能有助于刺激细胞和体液免疫。

在对周围血管疾病患者双下肢进行刮痧治疗时,应注意力度要轻、出痧要少。可应用一些自制的活血化瘀解毒的中药药油来作为刮痧的介质,在进行刮痧疗法的同时局部给药,促进药物的局部吸收,使药物直达病灶达到治疗目的。肺主皮、脾主肉,在刮痧治疗时可以配合刮痧二经以加强疗效。

(二)促进循环,祛邪外出

刮痧在刺激机体时可以使肌肉收缩,而收缩的肌肉可挤压动静脉和毛细血管网以及淋巴管，从而促进静脉和淋巴回流、动脉血液供应，起到促进血液循环的作用。

刮痧是直接刺激十二皮支，而十二皮支是十二经脉在体表的分支，所以刮痧可以间接刺激十二经脉。当十二经脉受到刺激后，即可加快人体之气的运行，加强一身之气，从而起到驱邪外出的作用。

周围血管疾病大多是由于寒邪刺激发病，无论是下肢动脉硬化闭塞症、血栓闭塞性血管炎或是糖尿病足，都与寒邪有直接关系，其辨证大多为寒凝气滞或是寒凝血瘀。经过多年的临床研究发现，下肢静脉曲张等下肢静脉疾病的病因，除了先天静脉瓣膜功能欠佳，也可能是年轻时患者受寒而致，而刮痧可促进肌肉收缩从而帮助动脉血液供应、静脉或是淋巴回流时，还可以起到祛除寒邪的作用。《素问·缪刺论篇》曰："邪客于皮毛，入舍于孙络，留而不去，闭塞不通，不得入于经，流溢于大络，而生奇病也。"《灵枢·百病始生》曰："虚邪之中人也，始于皮肤。皮肤缓则腠理开，开则邪从毛发入……留而不去，则传舍于络脉……"指出了浅表的络脉感受外来病邪的过程。当寒邪在浅表络脉，正当用经络刮痧法，直接将病邪从皮肤络脉驱除体外；寒邪入里闭塞瘀阻经脉，仍然是络脉受邪，同样可以用经络刮痧法刺激相应的浅表络脉，以引导病邪外出。可配合含有生姜、红花的刮痧油，或是配合使用活血化瘀、温通经络的自制中药药油进行刮痧。抓住络脉受邪、闭塞瘀阻的病机状态正是使用刮痧的病理基础，也是使用经络刮痧法的主要依据。抓住络脉受邪、闭塞瘀阻的病机状态，辨证选经刮痧就能很快地把病邪通过皮肤络脉排出体外，从而对其进行有效的治疗。

在刮痧时可以选取双下肢的 3 条阴经和 3 条阳经进行，可以按照十二经脉的起始顺序的方向进行刮痧，也可以按照阳经向足方向去、阴经从足方向来的方法进行刮痧，但是要求手法要适宜，出痧也不宜过多，以免出现治疗性损伤。同时可以辨证选取适宜的穴位进行重点刺激，如对于下肢动脉硬化闭塞症、糖尿病足等动脉性、血供欠佳的疾病可以选择承山、足三里、阳陵泉、三阴交、腰夹脊等穴。由于患有此病的患者大多为老年人，可以配合肝经、肾经的躯干部经脉所在区域进行刮痧。而经脉性疾病则可以配合膀胱经、肾经等进行刮痧。

五、穴位注射在治疗周围血管疾病中的应用

周围血管疾病是一类慢性缺血性疾病，穴位注射在治疗周围血管疾病中的适用对象主要为下肢动脉硬化闭塞症和 2 型糖尿病足的寒凝血瘀证的患者，主要临床表现为肢体肿胀、疼痛、麻木、间歇性跛行等。

（一）穴位选取

双侧足三里穴、双侧承山穴。

(二)选穴目的

足三里穴位于小腿外侧,犊鼻下3寸,犊鼻与解溪的连线上,浅层布有腓肠外侧皮神经。足三里穴出自《灵枢·本输》,《针灸甲乙经》指出:“三里,土也。在膝下三寸外廉,足阳明脉气所入也,为合。”《针灸大成》云:“膝下三寸,胻骨外廉大筋内宛宛中,两筋肉分间,举足取之。”现代解剖学表明,足三里穴位于胫骨前肌与趾长伸肌之间,腓肠外侧皮神经走行于浅层;腓深神经肌支和胫前动脉走行于深层,胫神经和胫后动脉亦从中经过。足三里可治疗下肢麻痹、膝胫酸痛等,也为常用的保健穴。

承山穴位于人体的小腿后面正中,委中与昆仑之间,当伸直小腿或足跟上提时腓肠肌肌腹下出现的尖角凹陷处即是。承山穴多与他穴合用以治疗“脚挛”“足下热,不能久立”“转筋霍乱”(此病名见《景岳全书·杂证谟》,即霍乱转筋,症状:上吐下泻,失水过多,以致两小腹腓肠肌痉击,不能伸直。)“头热鼻衄”“小腹痛”等症。宋代《铜人腧穴针灸图经》记载承山穴治症为“腰背痛,脚踹重,战栗不能立,脚气膝下肿,霍乱转筋,大便难,久痔肿痛”。明代《针灸大成》所载承山穴治症也未出上述范畴之外,为治疗腰腿痛的常用效穴。

(三)药物选取

选用复方丹参注射液。

(四)选药目的

复方丹参注射液是一种临床应用较广泛的纯中药制剂,其主要成分提取自丹参和降香,其中丹参活血化瘀、通脉养心,丹参中的主要活性成分为丹参酮和丹参素,其中复方丹参注射液中的主要成分为丹参素。相关临床研究认为,丹参素有助于清除体内自由基,改善血液循环,并可扩张外周血管,增加血流量,抑制血栓形成。降香具有理气开窍和通经活血的功效,降香中的主要成分为黄酮,进入体内后可起到活血散瘀的作用,动物研究证实降香进入体内后可改善体内的血脂指标,有助于改善血液高黏滞状态,且对单纯红细胞聚集并无明显影响。现代药理学研究认为复方丹参注射液的作用机制主要表现在以下两方面。

(1)复方丹参注射液进入体内后,可起到舒张和扩张血管的功效,有助于加速局部血流、改善足部的微循环。

(2)复方丹参注射液有助于抑制血小板黏附,可延长凝血酶的活化时间,发挥抗凝和改善循环的功效,可降低血液黏度,增加局部血流量。

(五)操作

将双侧足三里穴、双侧承山穴局部用聚维酮碘液棉球消毒,采用1 mL的一次性注射器,抽取药物后,垂直穿刺足三里穴和皮下承山穴,出现酸胀感或者轻微疼痛,回抽无回血,缓慢推注药物,每天1次,注射完毕后嘱患者轻揉穴位附近肌肉,促进药物吸收。

六、刺络放血疗法在治疗周围血管疾病中的应用

(一)下肢静脉溃疡

梅花针叩刺溃疡表面:下肢静脉溃疡不易愈合,愈合过程中创面肉芽易老化,而致创面生长缓慢。具体操作如下:充分暴露患处创面,常规聚维酮碘液(碘伏)消毒创口后,采用梅花针轻叩刺创面老化肉芽,血出即可,任血流出,待血流停止后,消毒针孔。

(二)下肢静脉曲张

点刺放血治疗下肢静脉曲张:充分暴露患病下肢,在瘀络上方约10 cm处扎止血带,使瘀络更为突起,然后用75%乙醇棉球消毒皮肤后,采用点刺针对准瘀络快速点刺,任血流出。可根据患病情况每次选取多个针刺点,脉络闭阻严重者血液呈喷射状,颜色紫暗,待血色变红后自然止血,松开止血带后,消毒针孔。

火针放血治疗下肢静脉曲张:患者站立位或坐位,充分暴露患处。曲张静脉局部及周围皮肤常规消毒,左手持止血钳夹住点燃的乙醇棉球移近腧穴或部位,将针尖至针体1~2 cm处加热至通红,迅速将针准确垂直地刺入静脉曲张部位,并迅速将针拔出,深度2~4 mm,每条曲张静脉点刺最多不超过15次,每隔1 cm点刺放血1次,总出血量控制在约50 mL以内。血流自止后,消毒针孔。

(三)淤积性皮炎

嘱患者患肢抬高平放在椅子上,或者自然着地。对淤积性皮炎色素沉着部位皮肤或湿疹样皮肤及其周围进行消毒,选择在淤积性皮炎色素沉着部位皮肤或湿疹样皮肤,定下5~10个分散的针刺点;取直径0.3~0.5 mm、长40~50 mm火针先在酒精灯上1~2 cm处加热至通红,从下到上对针刺点进行点刺,垂直进针,然后随即拔出,每次点刺的深度2~4 mm,平均放血量范围是50 mL以下,放血后使用棉签按压止血,消毒针孔。

(四)血栓性浅静脉炎

围刺放血治疗:选取1~1.5寸毫针,在浅静脉血栓皮下红斑硬结区域,取28~30号0.5~1.5寸毫针,在病灶或穴位区边缘皮区以及病灶中心刺入,针尖可呈15°~45°斜向中心,每针距离宜依据症情相隔0.5~3 cm,进针深度在0.3~1寸,以得气为佳。留针15~30 min拔针后,任血流出,待其自然凝结,无须按压,血流停止后消毒针孔。

(五)糖尿病性周围神经病变

多以局部点刺放血或循经叩刺为主,也可配合采用温灸、穴位贴敷、口服药物等手段。

局部区域多选择十宣穴、局部血管充盈处和患肢远端穴位,选取的经络以督脉、足太

阳膀胱经、手足阳明经为多，督脉为阳脉之海，足太阳经为多气多血之经以温经补阳，循四肢阳经叩刺以调气血。点刺放血一般根据病情选择是否使"恶血尽出"；梅花针叩刺根据患者的病情采取轻重刺激，以皮肤潮红或微出血为度，多选取曲池、委中、三阴交、十二井等穴位，静脉刺血、孔穴刺血和局部放血，每次选用 2 ~ 3 穴，穴位局部皮肤常规消毒后，用右手拇指、示指和中指持针，中指在前以控制进针的深度，进针时针尖向上，针尾向下，这样既不易刺穿血管壁发生血肿，又可使血液顺势自然流出。拔罐是待针刺出血自然停止后再拔罐，一般用闪火法，目的一是控制出血量，二是可以拔出针刺局部瘀血，减轻疼痛。出血量根据患者体质及病情，每次出血量在 15 ~ 30 mL，但总量不超过 50 mL，每周治疗 1 次，8 周为 1 个疗程。

（六）丹毒

三棱火针刺络放血：刺血前，先于病灶部皮肤周围寻找阳性血络，即红丝线处或紫暗色充盈的小静脉。随之以三棱火针烧针以消毒针具，采用缓刺法刺阳性血络。每次选取两三处，当刺中该瘀滞日久且充盈的静脉（阳性血络）时，出血常呈抛物线形向外喷射，至出血颜色变浅后血可自止，每周治疗 2 次，一般治疗 3 次左右，阳性血络就可恢复正常。

粗火针密刺放血：三棱火针刺络放血后，需再用聚维酮碘液常规消毒局部皮肤，复取粗火针于酒精灯外焰上烧针，针身烧针长度与刺入的深度相等。待针身烧至通红后，对准病灶部位快速刺入，大多采用密刺法，即根据病灶皮肤面积，每隔 2 cm^2 刺一针，深度 0.5 ~ 1.0 cm。针后常见黄色组织液和深色血液流出，出血时勿压迫止血，待血自止。多数患者可在治疗后 1 ~ 3 d 内仍有少量组织液渗出，此为正常现象，不必停止治疗，嘱其自行用聚维酮碘液消毒患处即可，该现象随病情好转会逐渐消失。每周治疗 2 次，后可根据病情好转情况改为每周 1 次，针后 2 d 内勿洗患处，同时忌烟酒及辛辣、鱼腥食品。

（秦秀荣）

第二章 针灸治疗眼病

第一节 眼病常用穴位及刺灸方法

一、眼病常用穴位

眼病针灸选取应用的穴位，包括经穴和经外奇穴两大部分。经穴主要包括与眼部发生直接联系的经脉所属穴位；经外奇穴主要包括眼部周围的奇穴等。本节简单列举常用经穴和经外奇穴的定位、解剖结构和操作手法等内容。

（一）经穴

1. 足阳明胃经

（1）承泣（足阳明经、阳跷脉、任脉交会穴）

定位：眼球与眶下缘之间，瞳孔直下。

解剖结构：在眶下缘上方，眼轮匝肌中；深层眶内有眼球下直肌、下斜肌；有眶下动、静脉分支，眼动、静脉的分支；分布有眶下神经分支及动眼神经下支的肌支，面神经分支。

操作：直刺，嘱患者眼向上看，轻轻固定眼球，沿眶下壁缓缓刺入 0.5～1 寸，不宜过深。勿大幅度捻转提插，出针后局部压迫 1～2 min，以防出血。

（2）四白

定位：眶下孔处。

解剖结构：在眶下孔处，眼轮匝肌和上唇方肌之间；有面动、静脉分支，眶下动、静脉有面神经分支；当眶下神经处。

操作：直刺或斜刺 0.3～0.5 寸。

（3）巨髎（足阳明经、阳跷脉交会穴）

定位：横平鼻翼下缘，瞳孔直下。

解剖结构：浅层为上唇方肌，深层为犬齿肌；有面动、静脉及眶下动、静脉；布有面神经及眶下神经的分支。

操作:斜刺或平刺0.3~0.5寸。

(4)头维(足阳明经、足少阳经、阳维脉交会穴)

定位:额角发际直上0.5寸,头正中线旁开4.5寸。

解剖结构:下方有颞肌上缘的帽状腱膜、腱膜下疏松结缔组织及颅骨外膜;布有耳颞神经的分支,面神经的颞支,颞浅动、静脉的额支。

操作:向后平刺0.5~0.8寸,或横刺透率谷。

2. 手阳明大肠经

(1)二间(荥穴)

定位:第2掌指关节桡侧远端赤白肉际处。

解剖结构:有指浅、深屈肌腱;有来自桡动脉的指背及掌侧动、静脉;布有桡神经的指背侧固有神经,正中神经的指掌侧固有神经。

操作:直刺0.2~0.3寸。

(2)三间(输穴)

定位:第2掌指关节近端凹陷中。

解剖结构:此腧穴处有第1骨间背侧肌,深层为拇内收肌横头;有手背静脉网(头静脉起始部)、指掌侧固有动脉;布有桡神经浅支。

操作:直刺0.3~0.5寸,局部麻胀,或向手背放射;若手指屈伸不利或瘫痪可透刺后溪1.5~2寸;透刺后溪时,不可大幅度提插捻转,以免损伤血管。

(3)合谷(原穴)

定位:第2掌骨桡侧中点处。

解剖结构:在第1、第2掌骨之间,第1骨间背侧肌中,深层有拇收肌横头;有手背静脉网,为头静脉的起部,腧穴近侧正当桡动脉从手背穿向手掌之处;布有桡神经浅支的掌背侧神经,深部有正中神经的指掌侧固有神经。

操作:直刺0.5~1寸。孕妇禁用。

(4)阳溪(经穴)

定位:腕背侧远端横纹桡侧,桡骨茎突远端,解剖学“鼻烟窝”凹陷中。

解剖结构:位于拇短伸肌腱、拇长伸肌腱之间;有头静脉,桡动脉本干及其腕背支;布有桡神经浅支。

操作:直刺或斜刺0.5~0.8寸。

(5)曲池(合穴)

定位:屈肘,当尺泽与肱骨外上髁连线中点。

解剖结构:当桡侧腕长伸肌起始部,肱桡肌的桡侧;有桡返动脉的分支;布有前臂背侧皮神经,内侧深层为桡神经本干。

操作:直刺1.0~2.5寸,深刺可透少海穴,局部酸胀或向上放散至肩部或向下放散至手指,或三棱针点刺放血。

3. 手太阳小肠经

(1)颧髎(手少阳经、手太阳经交会穴)

定位:目外眦直下,颧骨下缘凹陷处。

解剖结构:在颧骨下颌突的后下缘稍后,咬肌的起始部,颧肌中;有面横动、静脉分支;布有面神经及眶下神经。

操作:直刺0.3~0.5寸,斜刺或平刺0.5~1寸。

(2)少泽(井穴)

定位:小指尺侧指甲角旁0.1寸。

解剖结构:有指掌侧固有动、静脉,指背动脉形成的动、静脉网;布有尺神经手背支。

操作:浅刺0.1寸或点刺出血。孕妇慎用。

(3)前谷(荥穴)

定位:第5指掌关节前尺侧,掌指横纹头赤白肉际。

解剖结构:有指背动、静脉;布有尺神经手背支。

操作:直刺0.3~0.5寸。

(4)后溪(输穴、八脉交会穴,通督脉)

定位:第5指掌关节后尺侧的远侧,掌横纹头赤白肉际处。

解剖结构:在小指尺侧,第5掌骨小头后方,当小指展肌起点外缘;有指背动、静脉,手背静脉网;布有尺神经手背支。

操作:直刺0.5~1寸。

(5)腕骨(原穴)

定位:第5掌骨基底与三角骨之间的凹陷处,赤白肉际。

解剖结构:在手小指展肌起点外下缘;有腕背侧动脉及手背静脉网通过;布有尺神经手背支。

操作:直刺0.3~0.5寸。

(6)养老(郄穴)

定位:以手掌面向胸,当尺骨茎突桡侧骨缝凹陷中。

解剖结构:在尺骨背面,尺骨茎突上方,尺侧腕伸肌腱和小指固有伸肌腱之间;布有前臂骨间背侧动、静脉的末支,腕静脉网;有前臂背侧皮神经和尺神经。

操作:直刺或斜刺0.5~0.8寸。

4. 足太阳膀胱经

(1)睛明(手太阳经、足太阳经、足阳明经、阴跷脉、阳跷脉交会穴)

定位:目内眦内上方眶内侧壁凹陷处。

解剖结构:在眶内缘睑内侧韧带中,深部为眼内直肌;有内眦动、静脉和滑车上下动、静脉,深层上方有眼动、静脉本干;布有滑车上、下神经,深层为眼神经,上方为鼻睫神经。

操作:嘱患者闭目,医者左手轻推眼球想外侧固定,右手缓慢进针,紧靠眶缘直刺0.5~1寸,不捻转,不提插,出针后压针孔片刻,以防出血。禁灸。

(2)攒竹

定位:眉头凹陷中,额切际处。

解剖结构:有额肌及皱眉肌;当额动、静脉处;布有额神经内侧支。

操作:可向眉中平刺或斜刺0.5~0.8寸或直刺0.2~0.3寸。禁灸。

(3)曲差

定位:前发际正中直上0.5寸,旁开1.5寸。即神庭与头维连线的内1/3与中1/3交点处。

解剖结构:有额肌;位于额动、静脉处;布有额神经内侧支。

操作:平刺0.5~0.8寸。

(4)玉枕

定位:后发际正中直上2.5寸,旁开1.3寸平枕外隆凸上缘的凹陷处。

解剖结构:有枕肌;有枕动、静脉;布有枕大神经分支。

操作:平刺0.3~0.5寸。

(5)天柱

定位:后发际正中旁开1.3寸处,横平第2颈椎棘突上际,斜方肌外缘凹陷中。

解剖结构:肌群有斜方肌、头夹肌内侧头、半棘肌;浅层有第3颈神经后支的内侧支和皮下神经,深层有枕大神经。

操作:直刺或斜刺0.5~0.8寸,不可向内上方深刺。

(6)肝俞(肝之背腧穴)

定位:第9胸椎棘突下,旁开1.5寸。

解剖结构:位于背阔肌、最长肌和髂肋肌之间;有第9肋间动、静脉的分支;布有第9、第10胸神经后支的皮支,深层为第9、第10胸神经后支的肌支。

操作:斜刺0.5~0.8寸,不宜直刺深刺。

(7)昆仑(经穴)

定位:外踝尖与跟腱之间的凹陷处。

解剖结构:有腓骨短肌;布有小隐静脉及外踝后动、静脉;有腓肠神经经过。

操作:直刺0.5~0.8寸。孕妇禁用,经期慎用。

(8)至阴(井穴)

定位:足小趾外侧趾甲角旁0.1寸。

解剖结构:有趾背动脉及跖趾侧固有动脉形成的动脉网;布有跖趾侧固有神经及足背外侧皮神经。

操作:浅刺0.1寸,或点刺出血。

5. 足少阴肾经

(1)水泉(郄穴)

定位:内踝后下方,太溪直下1寸,跟骨结节内侧凹陷处。

解剖结构:跟骨上方;有胫后动、静脉分布;布有小腿内侧皮神经、胫神经。

操作:直刺0.3~0.5寸。

(2)照海(八脉交会穴,通阴跷脉)

定位:足内侧,内踝尖下方凹陷处。

解剖结构:在胫骨后肌腱处;有胫后动、静脉分布;布有小腿内侧皮神经、胫神经。

操作:直刺0.5~0.8寸。

6. 手少阳三焦经

(1)丝竹空

定位:在眉梢凹陷处。

解剖结构:在眼轮匝肌处;布有颞浅动、静脉的颞支;有眶上神经、颞面神经、面神经颞支和颧支分布。

操作:平刺0.5~1寸。

(2)角孙(手足少阳手太阳之会)

定位:耳尖正对发际处。

解剖结构:穴下为皮肤、皮下组织、耳上肌、颞筋膜、颞肌。皮肤层有下颌神经的耳颞神经分布,皮下筋膜内除上述神经外,还有颞浅动、静脉,无深筋膜。毫针由皮肤、皮下筋膜穿过颞神经支支配的耳上肌(皮肌),继经颞筋膜入颞肌,直抵骨膜。颞肌属咀嚼肌,由颞深前、后神经支配。

操作:平刺0.3~0.5寸,局部酸胀,可扩散至耳周。

(3)天牖

定位:在颈部,横平下颌角,胸锁乳突肌的后缘凹陷中。

解剖结构:在胸锁乳突肌止部后缘;有枕动脉肌支,耳后动、静脉及颈后浅静脉;布有枕小神经本干,深层为副神经、颈神经。

操作:直刺0.5~1寸。

(4)中渚

定位:在手背部,第4掌指关节的后方,第4、第5掌骨间凹陷处。

解剖结构:下为第4骨间背侧肌;有手背静脉网、掌背动脉分布;分布有尺神经皮支和尺神经肌支。

操作:直刺0.3~0.5寸。

(5)液门(荥穴)

定位:在手背部,第4、第5指间,指蹼缘后方赤白肉际处。

解剖结构:有来自尺动脉的指背动脉;布有来自尺神经的手背支。

操作:直刺0.3~0.5寸。

(6)关冲(井穴)

定位:第4指末节尺侧,指甲根角侧上方0.1寸。

解剖结构:有尺神经指掌侧固有神经的指背支分布。皮下筋膜薄而疏松,并有纤维束连于皮肤和骨膜。手指的静脉多位于背侧。浅淋巴管与指腱鞘、指骨骨膜的淋巴管相通。

操作:浅刺0.1寸或用三棱针点刺出血。

7. 足少阳胆经

(1)瞳子髎

定位:在面部,目外眦外侧0.5寸凹陷中。

解剖结构:有眼轮匝肌,深层为颞肌;当颧眶动、静脉分布处;布有颧面神经与颧颞神经,及面神经的颞额支。

操作:平刺0.3~0.5寸或用三棱针点刺出血。

(2)悬颅

定位:头维穴与曲鬓穴弧形连线的中点处。

解剖结构:在颞肌中;有颞浅动、静脉额支;布有耳颞神经颞支。

操作:向后平刺0.5~0.8寸。可灸。

(3)悬厘

定位:头维穴与曲鬓穴弧形连线的上3/4与下1/4交点处。

解剖结构:在颞肌中;有颞浅动、静脉顶支;布有耳颞神经颞支。

操作:向后平刺0.5~0.8寸。

(4)浮白(足少阳经、足太阳经交会穴)

定位:在头部,耳后乳突的后上方,天冲与完骨的弧形连线的中1/3与上1/3交点处。

解剖结构:有耳后动、静脉分支;布有耳大神经之分支。

操作:平刺0.5~0.8寸。可灸。

(5)阳白(足少阳经、阳维脉交会穴)

定位:目正视,瞳孔直上,眉上1寸。

解剖结构:在额肌中;有额动、静脉;分布有额神经外侧支。

操作:平刺0.3~0.5寸。

(6)头临泣(足少阳经、足太阳经、阳维脉交会穴)

定位:目正视,瞳孔直上,入前发际0.5寸,神庭穴与头维穴连线的中点处。

解剖结构:在额肌中;分布有眶上神经和眶上动、静脉。

操作:平刺0.3~0.5寸。

(7)目窗(足少阳经、阳维脉交会穴)

定位:前发际上1.5寸,瞳孔直上。

解剖结构:在帽状腱膜中;分布有眶上神经和颞浅动、静脉的额支。

操作:平刺0.3~0.5寸。

(8)风池(足少阳经、阳维脉交会穴)

定位:枕骨之下,胸锁乳突肌与斜方肌上端之间的凹陷中。

解剖结构:在斜方肌和胸锁乳突肌之间;浅层分布有枕小神经和枕动、静脉的分支或属支;深层有枕大神经。

操作:针尖微下,向鼻尖方向斜刺0.8~1.2寸。严禁针尖朝上、刺入过长,以免误入枕骨大孔,伤及脑干。

(9)光明(络穴)

定位:外踝尖上5寸,腓骨前缘。

解剖结构:在趾长伸肌和腓骨短肌之间;有胫前动、静脉分支;分布有腓浅神经。

操作:直刺0.5~0.8寸。可灸。

(10)丘墟(原穴)

定位:外踝的前下方,趾长伸肌腱的外侧凹陷处。

解剖结构:在趾短伸肌起点;有外踝前动、静脉分支;分布有足背中间皮神经分支及腓浅神经分支。

操作:直刺0.5~0.8寸。可灸。

(11)地五会

定位:在足背外侧,第4、第5趾骨之间,第4跖趾关节近端凹陷中。

解剖结构:下为趾长伸肌腱、趾短伸肌腱外侧、第4骨间背侧肌、第2骨间足底肌;浅层分布有足背中间皮神经,足背静脉网和跖背动、静脉,深层有趾足底总神经和趾底总动、静脉。

操作:直刺或斜刺0.5~0.8寸。

(12)侠溪(荥穴)

定位:在足背部,第4、第5趾缝间,趾蹼缘后方白肉际处。

解剖结构:分布有趾背侧神经和趾背动、静脉。

操作:直刺或斜刺0.3~0.5寸。可灸。

(13)足窍阴(井穴)

定位:第4趾末节外侧,趾甲跟角侧后方0.1寸。

解剖结构:有趾背侧动、静脉和趾跖动脉形成的动脉网;分布有趾背侧神经。

操作:直刺0.1~0.2寸。可灸。

8. 足厥阴肝经

(1)行间(荥穴)

定位:第1、第2趾间,趾蹼缘的后方赤白肉际处。

解剖结构:有趾背动、静脉;分布有腓深神经的趾背神经。

操作:略向上斜刺该穴0.5~1寸深,使局部酸胀向足背放射。

(2)太冲(输穴、原穴)

定位:足背,第1、第2跖骨间,跖骨结合部前方凹陷中或触及动脉波动处。

解剖结构:有足背静脉网,第1跖背动脉;分布有腓深神经的背侧神经,深层为胫神经的最低内侧神经。

操作:直刺0.5~0.8寸;艾炷灸5~8壮,或艾条灸5~10 min。

9. 督脉

(1)百会(督脉、足太阳经交会穴)

定位:前发际线正中直上5寸。

解剖结构:在帽状腱膜中;有左右颞浅动、静脉及左右枕动、静脉吻合网;分布有枕大神经及额神经分支。

操作:平刺0.5~0.8寸。可灸。

(2)上星

定位:当前发际正中直上1寸。

解剖结构:分布有额神经分支,额动、静脉分支及颞浅动、静脉分支。

操作:沿皮刺0.5~0.8寸。艾条灸5~10 min。禁频繁灸。

(二)经外奇穴

1. 鱼腰

定位:瞳孔直上,眉毛中。

解剖结构:穴下有皮肤、皮下组织、眼轮匝肌和枕额肌额腹;分布有眶上神经外侧支,面神经的分支和眶上动、静脉的外侧支。

操作:平刺0.3~0.5寸。禁灸。

2.太阳

定位:在颞部,眉梢与目外眦之间,向后约一横指的凹陷处。

解剖结构:太阳穴的位置是颅顶骨、额骨、蝶骨及颞骨的交汇之处,称为"翼点"或"翼缝"。布有颧神经分支颧面神经,面神经的颞支和颧支,下颌神经的颞神经和颞浅动、静脉的分支。

操作:直刺或斜刺0.3~0.5寸,或用三棱针点刺出血。

3.耳尖

定位:折耳向前,耳郭上方的尖端处。

解剖结构:穴下有皮肤、皮下组织和耳郭软骨;分布有颞浅动、静脉的耳前支,耳后动静脉的耳后支,耳颞神经耳前支、枕小神经耳后支和面神经耳支等。

操作:直刺0.1~0.2寸,或用三棱针点刺出血(一般以此方法治疗麦粒肿)。可灸。

4.球后

定位:眶下缘的外1/4与内3/4交界处。

解剖结构:穴下有皮肤、皮下组织、眼轮匝肌、眶脂体、下斜肌与眶下壁之间;分布有颞浅动、静脉的耳前支,耳后动、静脉的耳后支,耳颞神经耳前支、枕小神经耳后支和面神经耳支等。

操作:轻压眼球向上,向眶缘缓慢直刺0.5~1.5寸,不提插,不捻转,不灸。出针后轻轻压迫局部1~2 min,以防出血。

5.上迎香

定位:鼻翼软骨与鼻甲交界处,近鼻唇沟上端处。

解剖结构:穴下为皮肤、皮下筋膜、上唇提肌、上唇鼻翼提肌。皮肤层,有上颌神经的眶下神经分布;皮下筋膜内,面动、静脉由口角外侧至鼻翼两侧,迂曲行向内上方,直抵眼内眦;上唇提肌,起自眶下孔上方,受面神经的颊支支配,至骨面止于口轮匝肌的皮肤,并与之交织;上唇鼻翼提肌,起自眶腔内侧壁的内侧,止于鼻翼和上唇。以上两肌均受面神经的颊支支配。

操作:斜刺0.3~0.5寸。艾条灸5~10 min。

6.内迎香

定位:位于鼻孔内上部,鼻翼软骨与鼻甲交界的黏膜处,左右针2穴。

解剖结构:在软骨膜及大翼软骨上;有鼻外侧动、静脉,鼻背动、静脉,眶下动、静脉的分支;布有鼻睫神经分支,筛前神经和上颌神经的鼻内支分布。

操作:三棱针点刺出血。有出血倾向或高血压病患者忌用;禁灸。

7. 翳明

定位：在翳风穴后1寸处。

解剖结构：皮肤、皮下组织、胸锁乳突肌、头夹肌；穴区内有耳大神经、枕小神经，深层有副神经、颈神经后支和耳后动脉分布，再深层有迷走神经干、副神经干和颈内动脉、颈内静脉经过。

操作：直刺0.5~1寸。可灸。

8. 大骨空

定位：患者手掌向心，于拇指背侧指间关节横纹中点取穴。

解剖结构：穴下有皮肤、皮下组织和拇长伸肌腱；分布有桡神经浅支的指背神经。

操作：艾炷灸3~5壮或艾条灸5~10 min。

9. 小骨空

定位：在小指背侧，当近侧指间关节的中点处。

解剖结构：穴下有皮肤、皮下组织、指背腱膜和小指伸肌腱；分布有尺神经的指背神经。

操作：艾炷灸1~3壮或艾条灸5~10 min。

二、眼病刺灸方法

我国历代医家积累了大量的眼病针灸方法，如针刺、艾灸、刺血、敷贴等疗法。随着现代科学技术的发展，又进一步丰富了眼病针灸的治疗技术和方法，如电针疗法、穴位注射法等。

（一）针刺法

针刺法治疗眼病，选穴以经穴为主，包括近端头面部穴位和远端躯干部与四肢部穴位。由于眼部神经、血管分布十分丰富，眼部解剖生理的特殊性，眼区周围穴位的针刺技术要求较高。

1. 针前准备　进针前，要求医者宁神静气，聚精会神，专心致志，注意力专注于患者的状态和手上的毫针上。患者需宁静心神，放松心情，情绪稳定，全身肌肉松弛，配合医者操作。诊室要求安静、空气清新，最好让患者静卧片刻后再开始针刺疗法。

针刺前，严格注意针具的消毒灭菌，除一次性使用的毫针无需高温消毒外，其他针具器械如针盘、镊子，先经高温蒸气或75%乙醇消毒。医者的手，在针刺前要用消毒液或肥皂洗刷干净，再用消毒棉球涂擦后，才能持针操作。按照腧穴的定位方法定取穴位后，用拇指指腹适度按揉，以探求患者的感觉及反应，出现酸胀麻等感觉，说明腧穴定位较为准确。定穴准确后，需在施针部位皮肤上用消毒棉球从中心点往外绕圈擦拭消毒后才能进针。

2. 眼区位针法　眼区周围穴位分布有丰富的神经血管，眼眶为四面棱锥形的深眶，眼球位于眼眶中，眼区周围穴位大多位于眼眶周围，故眼区周围穴位针刺要非常谨慎小心，避免伤及神经血管及眼球。一般选取(0.22～0.25)mm×(25～30)mm 规格的一次性不锈钢毫针，快速刺入皮下再缓缓进针，进针方向保持与眶壁平行，避免刺伤眼球。在针刺过程中，一般不宜作提插捻转法，以免伤及血管导致出血。直刺得气后，即可留针，一般留针 20～30 min。出针时，亦不作提插捻转。出针后，用消毒棉球按压针刺穴位 2～3 min，以免针后出血。

3. 电针法　电针法是在毫针针刺法的基础上，再结合脉冲电流的一种针刺疗法。即毫针针刺得气后，在留针过程中接入持续或间断的脉冲电流，加强机械刺激和电刺激的双重效应，以加强针刺的疗效。电针法必须成对取穴，因为单取一穴不能使电流形成回路。通电一段时间后，患者会出现电适应，感觉到电刺激逐渐下降时，可根据患者的适应强度进行调整。电针刺激量，一般以患者的耐受性而定，儿童或初次接受电针治疗者，宜用较弱的刺激量，耐受以后再慢慢增强。在调节电针仪的输出强度时，要细心缓慢，慢慢调节，以免突然增强，引起患者肌肉突然收缩，导致弯针、折针等意外事故。眼病电针治疗时间一般为 20～30 min，隔日治疗 1 次，或每周 2～3 次。

(二)艾灸法

艾灸法是用艾绒或其他药物放置在体表穴位部位进行温熨、烧灼，借艾火的温和热力及药物的作用，通过经络的传导，起到温通气血、扶正祛邪作用，达到治病和保健目的的一种外治疗法。艾灸法具有温散寒邪、温通经络、消瘀散结等功效，可用于寒邪为患、偏于阳虚导致的眼病。施灸材料主要是以艾绒制成的艾炷或艾条。施灸方法包括艾炷灸、艾条灸、直接灸、间接灸等。眼病艾灸施灸部位主要以躯干或四肢穴位为多。

艾炷即以艾绒为材料制成的圆锥形或圆柱形的小体。每烧尽一个艾炷，称为一壮。艾炷大小、壮数多少，需根据病情需要、施灸部位和患者的体质情况灵活掌握。凡初病、体质壮实者，艾炷宜大，壮数宜多；久病、体质虚弱者，艾炷宜小，壮数宜少。在头面、胸部施灸，艾炷宜小，壮数不宜多；在腰背部、腹部施灸，艾炷宜大，壮数宜多；眼面周围避免灼伤，不宜多灸；四肢末端皮薄而多筋骨处，不可多灸；肩背、腹背或四肢皮厚肉多处，可多灸。

艾条灸分为温和灸和雀啄灸两种。温和灸，即将艾条的一端点燃后，对准施灸部位，距0.5～1 寸进行熏灸，使患者局部有温热感而无灼痛，一般每穴灸 3～5 min，至皮肤稍红晕灼热为度。雀啄灸和回旋灸，即艾条燃着一端与施灸部位并不固定在一定的距离，而是像鸟雀啄食一样，一上一下地移动，或均匀地向左右方向或旋转移动施灸。

直接灸分为化脓灸或非化脓灸两种。化脓灸，指用黄豆大或枣核大艾炷直接放在穴位上施灸，局部组织烫伤后产生无菌性化脓现象。非化脓灸，是将小艾炷放在穴位上，点火后，不等艾炷烧到皮肤，当患者感觉到烫时即用镊子夹去。连续灸 3~7 壮，以局部皮肤发生红晕为止。

间接灸，即在皮肤与艾炷之间放置一些衬隔物品，包括有隔姜灸、隔蒜灸、隔盐灸、附子灸、胡椒灸、黄土灸等。

此外，现代还发明了不少温灸器用于艾灸疗法，即将艾绒或艾炷及药末等放入温灸器具内，点燃艾绒或艾炷，放置于腧穴部位进行温熨，直至局部皮肤发红发热。

（三）刺血法

刺血疗法治疗眼病，具有祛风、清热、泄毒的作用，多用于风热上扰或热毒蕴结所致眼病，古代医家较现代医家应用更多。刺血疗法，主要选择眼周部、头面部及四肢部的穴位，如内迎香、百会、前顶、上星、神庭等穴。所用针具包括三棱针、铍针、毫针等。常用刺法包括弹刺法、挑刺法或散刺法，弹刺法即快速点刺出血，挑刺法即选取血管较细部位的穴位挑刺出血，散刺法即在一定范围内选取多个穴位点刺出血。

（四）穴位敷贴法

穴位敷贴法治疗眼病，即根据眼病的不同病因病机、症状等，选取单味药物或多味药物配伍后，将药物研末以水、姜汁、蜂蜜或膏脂等调配为膏糊状，敷于太阳穴、足底心涌泉穴等腧穴部位。

（五）穴位注射法

穴位注射法，即水针法，是选用中西药物注入相关穴位以治疗疾病的一种方法。常用的注射器为 1 mL、2 mL、5 mL 等，眼区穴位多选用 1 mL 的注射器，选用药物包括中药制剂如丹参、鱼腥草等注射液，西药制剂如 B 族维生素注射液、葡萄糖注射液、生理盐水、盐酸普鲁卡因注射液等。根据眼病病因病机及处方原则辨证选穴后，予局部皮肤常规消毒，用无痛快速进针法将针刺入皮下组织，缓慢推进药液。一般头面部常用药量较小，每个穴位一次注入药量为 0.1~0.5 mL，四肢及腰背肌肉丰厚处用药量稍大，每个穴位一次注入药量为 5~15 mL。刺激性较大的药物及特异性药物一般用量较小，每次药量为常规用量的 1/10~1/3 不等。

（秦秀荣）

第二节　眼睑痉挛

眼肌痉挛是指眼睑不自主地跳动，由眼轮匝肌抽搐样收缩而产生，无确切病因，病情严重时表现为强直性，可出现口角抽搐并向同侧歪斜，眼睑闭合，振跳频繁；甚者眼睑紧闭不开，整侧面肌痉挛、抽动。眼肌痉挛属中医“胞轮振跳”“筋惕肉瞤”范畴，可由感受风寒邪气，以致经脉挛急所致；也可由于久病过劳、思虑过度而劳伤心脾导致心脾血虚，阴血不足所致筋急振搐；或因肝脾血虚，日久生风，虚风内动牵拽胞睑，筋惕肉瞤；或因情志不遂，肝郁气滞，经气逆乱引动肝风，上扰头面所致，故胞睑肌肤振跳，甚者牵动眉面。无论是外风还是内风，本病不仅有风邪为患，尚兼有阴血亏虚。眼肌痉挛多为经脉外周病证。

一、临床表现

胞睑或下睑眼周肌肉跳动、抽搐，牵及眉际或面颊，时疏时频，不能自控，过劳、久视及睡眠不足时跳动更甚，休息后症状可缓解或消失；严重者口角抽搐跳动并向同侧歪斜，面肌痉挛，眼睑紧闭不能睁开，昼夜不安。

二、诊断与鉴别诊断

(一)诊断

诊断要点：具有胞睑跳动等临床症状，不能自制，无神经系统阳性体征。

1. 外感风寒　胞睑阵跳时疏时频，恶寒头重，舌淡苔白，脉浮紧。

2. 心脾血虚　胞睑肌肤蠕跳不能自制，劳累后易发，面色不华，食少倦怠，夜寐不安，舌淡苔少，脉细弱。

3. 肝脾血虚　胞睑蠕动时发时止，情绪紧张时加重，眩晕耳鸣，两目干涩，视物不清，纳呆乏力，舌淡苔白，脉细。

4. 肝郁风动　胞睑阵跳牵拽面颊或口角，头目胀痛，两胁胀满，急躁易怒，舌红苔薄，脉弦。

(二)鉴别诊断

面瘫：重症眼肌痉挛者和面瘫倒错患者均有口角向患侧歪斜，但面瘫患者无眼睑跳动，并且不是时发时止，具有持续性。

三、处方取穴

(一)眼周穴位

攒竹、四白透承泣、阳白、瞳子髎。

(二)体穴

百会、头维、合谷、后溪、绝骨、风池、照海、申脉。

1. 外感风寒　配风门、外关。

2. 心脾血虚　配内关、血海、心俞、脾俞。

3. 肝脾血虚　配血海、太冲、肝俞、脾俞。

4. 肝郁风动　配膻中、期门、气海、阳陵泉。

（三）耳穴

神门、交感、肾、肝、脾、眼、目1、目2。

四、操作方法

（一）眼周穴位

选用0.25 mm×25 mm毫针刺入0.3～1寸，针刺得气后，用平补平泻手法运针1 min，留针即可。

（二）体穴

选用0.25 mm×40 mm毫针，百会、头维予平刺；风池，针尖朝鼻尖方向；余穴予直刺，刺入0.5～1.5寸。针刺得气后，补阴跷泻阳跷，虚证用补法，实证用泻法，迎随补泻运针1 min。

电针接于攒竹和瞳子髎一组、后溪和风池一组、照海和申脉一组，调至疏密波，脉冲频率2/15出，留针20 min。起针时干棉球按压防止出血。每周治疗3次，共治疗4周为1个疗程，可连续治疗2个疗程后休息1周。

（三）耳穴

王不留行籽贴压。嘱患者每日按摩各穴3～5次，以灼热酸痛为度。单耳取穴，隔日换贴1次。

五、典型病案

患者女，67岁。就诊日期：2019年9月20日。

主诉：右侧眼周抽动4年余。

病史：患者4年前因劳累后出现右侧眼周肌肉轻微跳动，不能自制，时作时止，查眼睑无任何异样，西医诊断为“眼肌痉挛”，予以内服卡马西平、谷维素、维生素B_1等西药疗效不显，近半年明显加重。刻下症：眼睑肌肉振跳，牵拽面颊及口角抽动，发作频繁，自觉眼干涩，久视易疲劳，面色不华，食少倦怠，失眠多梦，舌淡苔少，脉细弱。

诊断：西医诊断示眼肌痉挛。中医诊断示胞轮振跳。证属心脾血虚，血虚生风。

治疗：养心健脾，养血息风。患者取仰卧位，针刺选穴为百会、头维、风池、攒竹、四白、承泣、阳白、瞳子髎、内关、神门、合谷、后溪、血海、足三里、三阴交、绝骨、照海、申脉、太冲、心俞、脾俞。电针接于攒竹和瞳子髎一组、后溪和风池一组、照海和申脉一组。每周治疗3次。耳穴取神门、交感、肾、脾、眼，用王不留行籽贴压。每日按压各穴3～5次，以灼热酸痛为度。单耳取穴，隔日换贴1次。

共治疗8周后痉愈，随访无复发。

【按】　根据“经脉所过，主治所及”的理论，选用眼周穴位如攒竹、四白透承泣、阳白、瞳子髎，通经活络，舒调眼周气血。后溪为手太阳小肠经的输穴，五行属木，具有散风舒筋之效。后溪又为八脉交会，通于督脉，督脉总督一身之阳，功可抑阳化风、息风止痉。申脉、照海为八脉交会穴，分别交于阳跷脉和阴跷脉，司眼睑开合，交通一身阴阳之气，照海穴乃阴中之阳穴，照海和申脉合用以养阴息风、舒筋止痉。

（秦秀荣）

第三节　麦粒肿

麦粒肿又称睑腺炎，即睑腺组织的化脓性炎症，是化脓性菌（如金黄色葡萄球菌等）入侵眼睑腺体，从而引起的急性化脓性炎症，是眼科常见病、多发病。其主要症状为眼睑部出现硬结，形如麦粒，伴有瘙痒疼痛，易反复发作。麦粒肿中医学称之为眼疥、针眼、眼丹等。其病机为外感风热邪毒，邪犯太阳，上攻于目，壅而发病；或脾胃积热，营卫失调，气血壅滞，阻于胞睑皮肉经络之间所致。

一、临床表现

患处有红、肿、热、痛等急性炎症的表现。外睑腺炎的主要炎症反应位于睫毛根部的睑缘处，开始时眼睑红肿范围较弥散，可有同侧耳前淋巴结肿大和压痛。内睑腺炎局限于睑板腺内，部位较深。炎症初期病变处有硬结，触之压痛，睑结膜局限性充血和肿胀，可见黄色脓点；炎症进展期肿块变软有波动感，表面向结膜囊内破溃，少数患者可向皮肤面破溃；破溃后期炎症明显减轻，症状逐渐消退。

二、诊断与鉴别诊断

（一）诊断

诊断要点：眼睑局部肿块，发病较急，肿块局部有明显红肿痛表现，可根据肿块的部位确定内、外睑腺炎。

1. 风热眼睑　初起胞睑局限性肿胀，痒甚，可扪及硬结，疼痛拒按，舌苔薄黄，脉浮数。

2. 热毒壅盛　胞睑局部红肿热痛，硬结大，拒按，白睛红赤肿胀，突出于睑裂，口渴喜饮，便秘溲赤，舌红苔黄，脉数。

3. 脾虚夹邪　针眼屡发，针眼红肿不甚，经久难消，或面色无华，神疲乏力，纳呆便溏，舌淡，苔薄白，脉细数。

（二）鉴别诊断

睑板腺囊肿继发感染：腺体无菌性慢性肉芽肿性炎症，病情进展缓慢，一般无疼痛。继发局部感染后可以有局部红和痛，但不如睑腺炎局部反应明显。

三、处方取穴

（一）眼周穴位

太阳、攒竹、睛明、丝竹空、瞳子髎、阳白、鱼腰。

（二）体穴

合谷、曲池、足三里、膏肓。

1. 风热眼睑　配风池、肺俞。
2. 热毒壅盛　配内庭、少商。
3. 脾虚夹邪　配三阴交、丰隆。

（三）耳穴

耳尖、耳神门、心、肝、脾、眼、目1、目2。

四、操作方法

（一）眼周穴位

常规消毒后，用0.25 mm×25 mm不锈钢毫针刺入0.3～0.5寸，进针得气后行泻法。

（二）体穴

选用0.25 mm×40 mm毫针直刺，刺入0.5～1.5寸，针刺得气后行泻法。

电针接于太阳和攒竹一组，调至疏波，脉冲频率120次/min，留针20 min。每日1次，3次为1个疗程。起针时干棉球按压2 min，防止出血。

（三）耳穴

耳尖穴取三棱针点刺放血。耳神门、心、肝、脾、眼、目1、目2等穴用王不留行籽贴压。嘱患者每日按摩各穴3～5次，以灼热酸痛为度。单耳取穴，隔日换贴1次。

五、典型病案

患者女,53 岁。就诊日期:2019 年 3 月 22 日。

主诉:左眼上睑内缘红肿疼痛 5 d。

病史:患者自述平素喜食辛辣,于 5 d 前出现左眼上睑内缘红肿伴疼痛表现,在当地医院给予抗感染(自述为头孢类药物静脉点注,每日 1 次)治疗 5 d 无效,遂来我院针灸科就诊。刻下症:左眼上睑内缘疼痛,睫毛毛囊皮脂腺红肿明显、发痒,伴有摩擦感,舌红苔黄,脉数。

查体:神清,言语清晰流利,双侧额纹对称,双侧瞳孔等大等圆,直径约 2.5 mm,双侧瞳孔对光反射灵敏,左、右眼球各方向运动可,左眼上睑红肿有硬结,触之压痛,睑结膜面局限性充血肿胀,并可见黄色脓点,体温 38.2 ℃,白细胞 12.8×10^{9}/L。

诊断:西医诊断示睑腺炎。中医诊断示眼疖。证属热毒壅盛。

治疗:清热解毒,凉血消肿。患者取仰卧位,针刺选穴为太阳、攒竹、睛明、灵骨、曲池、内庭、足三里、灵骨。电针接于太阳和攒竹一组。每日 1 次。耳尖穴取三棱针点放血。

治疗 2 d 后右上眼睑红肿基本消退,体温恢复正常。第 3 日诸症悉除,眼睑硬结全部消失,血常规检查正常。

经回访获悉,该病久未复发。

按语:本病多因风热邪客于胞睑,火灼津液,变生疖肿;或心肝之火循经上炎,热毒结聚于胞睑而发为疖肿;或脾虚湿热,上攻于目,热毒壅阻于胞睑而发肿痛;或过食辛辣炙烤之物,脾胃积热所致。本案选取眼周太阳、攒竹、睛明以清眼部郁热,止痛散结;曲池、内庭善清阳明经热;足三里作为常用保健穴,具有健脾和胃的功用;灵骨为经外奇穴,具有较强的清热止痛、调理胃肠道功能。诸穴合用,可起到清胃泻火、理气止痛、化结散痈的效果。

(秦秀荣)

第四节　结膜炎

结膜与外界环境的多种理化因素和微生物相接触,眼表的特异性和非特异性防护机制使其具有一定的预防感染和使感染局限的能力,当这些防御能力减弱或外界致病因素增强时,将引起结膜组织的炎症发生,其特征是血管扩张,渗出和细胞浸润,这种炎症统称为结膜炎。临床上将病程少于 3 周者称为急性结膜炎。急性结膜炎属中医学“目痒”

“目痒极难忍外障”“时复症”“痒若虫行证”“暴风客热”等范畴。病因病机多因肝胆虚热或心脾积热，复感风邪，或触其禁戒，或因血虚风动，导致目痒难忍，或因风热外袭，内侵于肺，肺内蕴热不解，上犯白睛。

一、临床表现

1. 细菌性结膜炎　最初单眼发病，通过手接触传播后波及双眼。患者自感眼部刺激感和充血，眼睑有分泌物，起初为浆液性，随病情进展为脓性。偶有眼睑水肿，视力一般不受影响。

2. 病毒性结膜炎　以咽炎和发热为特点，起病快，传染性强，前驱症状为全身乏力，体温 38 ℃以上，自觉流泪、眼红和眼痛。有一过性浅层点状角膜炎及上皮下混浊，耳前淋巴结肿大。

3. 衣原体性结膜炎　多为双眼发病，临床表现同其他类型结膜炎相似，前期难以诊断。

4. 免疫性结膜炎　通常发病呈速发型，是结膜对外界过敏原的超敏性免疫反应。常发病于春季，多有花粉接触史。主要症状是过敏原刺激后眼部奇痒，可在夜间加重。

二、诊断与鉴别诊断

（一）诊断

诊断要点：双眼骤然发病，双眼奇痒难忍，周期性反复发作；睑内面有扁平颗粒，状如铺路卵石样排列，或见黑睛边缘出现黄白色胶样隆起结节；结膜刮片可见嗜酸性粒细胞或嗜酸性颗粒。

1. 外感风热　眼痒难忍，灼热微痛，有白色黏丝样眼眵，胞睑内面遍生颗粒，白睛污红，舌淡红，苔薄白，脉浮数。

2. 湿热夹风　奇痒难忍，风吹后加重，泪多眵稠呈黏丝状，睑内面遍生颗粒，状如小卵石排列，黑白睛交界处呈胶样结节隆起，舌质红，苔黄腻，脉数。

3. 血虚生风　眼痒症状较轻，时作时止，白睛微显污红，面色少华，舌淡脉细。

（二）鉴别诊断

结膜结石：在睑结膜表面出现黄白色凝结物，一般无自觉症状，结石突出可引起异物感，导致角膜擦伤。

三、处方取穴

（一）眼周穴位

睛明、太阳、四白、攒竹、丝竹空、瞳子髎。

（二）体穴风池、合合。

1. 外感风热 配曲池、外关。

2. 湿热夹风 配丰隆、光明。

3. 血虚生风 配血海、三阴交。

（三）耳穴

眼、目1、目2。

四、操作方法

（一）眼周穴位

选用0.25 mm×25 mm毫针刺入0.3～1寸，针刺得气后，不提插捻转。

（二）体穴

选用0.25 mm×40 mm毫针，风池，针尖朝鼻尖方向刺入0.8～1.2寸；余穴予直刺，刺入0.5～1.5寸，针刺得气后，轻微提插捻转使针感放射至眼部，留针20 min。起针时干棉球按压2 min，防止出血。太阳穴出针后挤去几滴血。每日1次，直至痊愈。

（三）耳穴

王不留行籽贴压。嘱患者每日按摩各穴3～5次，以灼热酸痛为度。单耳取穴，隔日换贴1次。

五、典型病案

患者男，32岁。就诊日期：2018年11月15日。

主诉：双眼红肿、疼痛、畏光、流泪4 d。

病史：该患者于4 d前两眼先后出现发红，同时伴有鼻塞，继而肿胀、流泪、畏光、有异物感。检查显示双眼结膜鲜红充血，有明显水肿，并且有黏液性分泌物，舌红，苔薄黄，脉数。

诊断：西医诊断示急性结膜炎。中医诊断示暴发火眼。证属湿热挟风。

治疗：祛风清热，表里双解。患者取坐位，针刺选穴为太阳、风池、睛明、攒竹、丝竹空、瞳子髎、光明。其中风池穴是易发事故的穴位，施术者应当熟悉局部解剖，在运用手法时要特别注意不可乱刺乱捣，须轻提慢插反复施行。起针时干棉球按压2 min，防止出血，太阳穴出针后挤去几滴血，每日1次。耳穴取眼、目1、目2，用王不留行籽贴压，隔日换1次。

治疗3次后患者症状和体征完全消失，获得痊愈。

【按】 本案患者属风热上犯于目，故痒痛交作；风热壅于胞睑，则胞睑肿胀；壅于白睛,故见红赤。风为阳邪,上先受之,故有鼻塞。据《针灸逢源》卷五载,目赤肿痛可取睛明、攒竹、风池、太阳、丝竹空等,以祛风解热。

（秦秀荣）

第五节　角膜炎

角膜病是我国的主要致盲疾病之一,由炎症、外伤、营养不良、先天畸形等引起,其中感染性角膜炎最为常见。当角膜局部防御机制被破坏或机体免疫力下降时,外界或内源性致病因素侵袭角膜组织可引起炎症,导致角膜炎。中医学将角膜归为黑睛,根据症候的不同分别命名为“赤眼生翳”“凝脂翳”“聚开障”“混睛障”等。黑睛在五轮中属风轮,内应于肝,肝胆相表里,故黑睛疾病与肝胆功能失常关系密切,辨证也常从肝胆病机着手。病之初起,翳障浮嫩,病位表浅,多为肝胆风热;病之中期,溃陷深大,翳障色黄,多为肝胆实火;病之后期,或反复发作,热毒伤阴,多为肝阴不足。当然,黑睛生翳也与其他脏腑病机有关,如有黄液上冲者,多兼阳明胃热,若翳障溃陷,久不愈复,多属气血不足。因而必须全面认识,不能专责之于肝胆。

一、临床表现

患者通常以眼痛、畏光、流泪、眼睑痉挛等(眼部刺激症状)为主要症状,同时可伴有不同程度的视力下降。体征以睫状充血、角膜浸润、溃疡形成为主,病变性质不同,角膜浸润及溃疡的形态、大小和部位也不同。

二、诊断与鉴别诊断

(一)诊断

诊断要点:具有眼痛、畏光、流泪、眼睑痉挛等(眼部刺激症状)。典型表现;睫状充血、角膜浸润、溃疡形成等典型体征;多存在反复发作史。

1. 风热壅盛　病初起时头目疼痛,羞明流泪,视力减退,胞轮红赤,黑睛生翳如星,色灰白,边缘不清,舌红,苔薄黄,脉浮数。

2. 里热炽盛　头目疼痛剧烈,热泪如汤,眵多黏稠,视力障碍,胞睑红,黑睛生翳,眵泪、凝脂多呈黄色或黄绿色,伴有发热口渴,溲赤便秘,舌红,苔黄厚,脉弦数或脉数有力。

3. 气阴两虚　眼痛不明显,眼干,胞轮微红,黑睛溃陷,凝脂减薄,但日久不敛,常伴有口燥咽干,舌红,脉细数,或舌淡脉弱。

(二)鉴别诊断

角膜实质炎:是指角膜实质内的弥漫性炎症。主观症状有疼痛、羞明,流泪和视力模糊,严重时甚至仅有光感。本病多为慢性病程,在病变的最早期可在裂隙灯下发现角膜内皮水肿和少量细小沉着物。它多半是一种抗原抗体反应的表现,如先天性梅毒性角膜实质炎,但也可见于结核、病毒和某些霉菌的感染。

三、处方取穴

(一)眼周穴位

睛明、攒竹、四白、承泣、丝竹空、太阳。

(二)体穴

百会、曲池、合谷、足三里、光明。

1. 风热壅盛　配三阴交、手三里。
2. 里热炽盛　配肝俞、太冲。
3. 气阴两虚　配关元、三阴交。

(三)耳穴

眼、目1、目2、肝、胆、肾。

四、操作方法

(一)眼周穴位

选用0.25 mm×25 mm毫针刺入0.3~1寸。睛明穴,左手轻推眼球向外侧固定,右手将毫针缓慢进针,紧靠眼眶边缘直刺0.5寸,稍做手法,手法宜轻。攒竹、丝竹空、四白、太阳,分别将毫针朝睛明方向斜刺0.5寸,针刺得气后,留针20 min。

(二)体穴

选用0.25 mm×40 mm毫针,百穴予平刺,余穴予直刺,刺入0.5~1.5寸,针刺得气后,用平补平得手法运针1 min,留针20 min。

电针接于攒竹和丝竹空一组,调至连续波,脉冲频率120次/min,留针20 min。起针时干棉球按压2 min,防止出血。每周治疗3次,治疗4周为1个疗程,疗程间期可停针3 d。

(三)耳穴

王不留行籽贴压。嘱患者每日按摩各穴3~5次,以灼热酸痛为度。单耳取穴,隔日换贴1次。

五、典型病案

患者女,25岁。就诊日期:2018年10月22日。

主诉:双眼红痛不适1年,近期加重并伴视力下降。

病史:自2017年末起,由于佩戴隐形眼镜时间过长,出现双眼红痒痛不适,自行滴眼液治疗,不日缓解。反复1年,近期发作频繁,最近一次于1周前,双眼有干涩、异物感,自行滴眼液后无效,反而加重,出现疼痛、流泪、眼红、视物模糊。遂到医院就诊,经检查:角膜见多处点状浸润影,睫状充血,眼底和结膜无异常。矫正后左眼视力0.5(原1.0),右眼视力0.6(原1.0)。失眠多梦,舌红苔少,脉弦数。

诊断:西医诊断为细菌性角膜炎。中医诊断为聚星障。证属风热壅盛证。

治疗:祛风清热,退翳明目。患者取仰卧位,针刺选穴为睛明、攒竹、四白、承泣、丝竹空、太阳、百会、曲池、合谷、足三里、三阴交。电针接攒竹和丝竹空一对。每周治疗3次。

治疗4周后,眼部不适和局部症状消失,视力恢复正常。

【按】 本案患者肝经有伏热,复感外邪,内外相搏,肝火炽盛,黑睛受灼,故病变联缀溃陷,红赤疼痛,流泪羞明等症状加深。口苦咽干,舌红苔黄,脉象弦数,皆肝胆火旺之征。睛明为手足太阳经、足阳明经、阳跷脉、阴跷脉五脉之会穴,攒竹为手太阳经之穴,承泣为足阳明经之穴,太阳为经外奇穴,以上四穴均位于眼的四周,可以调节眼部气血,疏通局部经络,具有祛风、清热、通络、定痛的作用。合谷、足三里等各穴共奏疏风清热之功。

(秦秀荣)

第六节 白内障

白内障是晶状体透明度降低或颜色改变所导致的光学质量下降的退行性改变,是机体内外各因素对晶状体长期综合作用的结果。临床常见于老化、遗传、代谢异常、外伤、辐射、中毒以及某些全身代谢性或免疫性疾病。中医称白内障为"云雾移睛""圆翳内障""如银内障",指晶珠混浊,视力缓降,渐至失明的慢性眼病。其病机为年老体衰,肝肾亏虚、精血不足;或脾虚失运,水谷精微不能上荣于目所致。

一、临床表现

白内障最直观的表现是晶状体出现混浊样改变。常双眼患病,但发病有先后,严重程度也不一致。视力下降是白内障最明显也是最重要的症状。并常伴随眼前阴影和渐进性、无痛性视力减退，对光敏感度下降，屈光改变，单眼复视或多视，眩光，色觉改变及视野缺损等表现。

二、诊断与鉴别诊断

(一)诊断

诊断要点：①年龄在50岁以下，视力渐进性下降；双眼先后或同时发病，发展缓慢。②晶珠不同位置、不同形态及不同程度的混浊，甚至晶珠全混浊。③排除引起晶珠混浊的其他眼病和全身性疾病。

1. 肝肾亏虚　视物模糊，视力缓降，晶珠混浊，头晕耳鸣，腰酸腿软，舌红苔少，脉细。

2. 脾气虚弱　视物模糊，视力缓降，晶珠混浊，伴面色无华，少气懒言，肢体倦怠，舌淡苔白，脉细弱。

3. 肝热上扰　视物不清，视力缓降，目涩痛，时有头昏痛，口苦咽干，便结，舌红苔薄黄，脉弦数。

(二)鉴别诊断

晶体生理性老化：晶体随年龄增长所含水分渐渐减少，其中央核心部渐趋硬化，加上晶体蛋白的代谢产物增加，致使晶状体看上去呈淡黄色，似乎不透明，这是老年人的生理现象，并不影响视力。

三、处方取穴

(一)眼周穴位

睛明、鱼腰、瞳子髎、横竹、太阳、阳白、四白、球后、承泣。

(二)体穴

翳明、合谷、养老、悬钟、三阴交、脾俞。

1. 肝肾亏虚　配肝俞、肾俞。

2. 脾气虚弱　配足三里、丰隆、三阴交。

3. 肝热上扰　配肝俞、太冲、行间。

(三)耳穴

眼、目1、目2、肝、肾、内分泌。

四、操作方法

(一)眼周穴位

常规消毒后,选用0.25 mm×25 mm 毫针操作。睛明穴,垂直缓慢刺入0.3 ~0.5 寸,不做提插捻转,以防刺破血管引起血肿。余穴使用毫针刺入0.5 ~1 寸,针刺得气后,施以平补平泻手法,泻实不伤正,补虚不敛邪。

(二)体穴

选用0.25 mm×40 mm 毫针直刺,刺入0.5 ~1.5 寸,提插得气。

电针接于太阳和攒竹一组、足三里和三阴交一组,调至疏波,脉冲频率 120 次/min,留针 20 min。隔日 1 次,10 次为 1 个疗程。眼周穴位起针时干棉球按压 2 min,防止出血。针灸治疗白内障疗程宜长,故在治疗观察结束后,仍需坚持每周治疗 2 次,以巩固疗效。

(三)耳穴

王不留行籽贴压。嘱患者每日按摩各穴 3 ~5 次,以灼热酸痛为度。单耳取穴,隔日换贴 1 次。

五、典型病案

患者男,67 岁。就诊日期:2019 年 7 月 9 日。

主诉:右眼渐进性视物模糊半年。

病史:患者自述于半年前无明显诱因出现右眼渐进性视力下降、视物模糊,伴眼前固定不动暗影,发病后无右眼红、肿、胀、痛、头痛、恶心、呕吐等症状。患者未予重视,亦未予治疗。近来右眼视物模糊加重,遂来我院针灸科就诊。刻下症:右眼晶状体轻度淡黄色混浊,视物模糊,视力下降,并伴随腰膝酸软、食欲不振等表现,舌苔淡白,脉沉细。

诊断:西医诊断为右眼白内障。中医诊断为圆翳内障。证属肝肾亏虚。

治疗:补益肝肾,清热明目。针刺选穴为攒竹、瞳子髎、四白、翳明、养老、足三里、三阴交、悬钟、光明。电针接于攒竹和四白一组、足三里和光明一组。隔日治疗 1 次,10 次为 1 个疗程。

患者治疗 1 个疗程后右眼晶状体混浊有减轻,远视力有一定提高。

【按】 肝、脾、肾亏虚是本病的病机关键,故在治疗上应予以补肾、健脾、调肝。上述案例的治疗首先选用眼周穴位攒竹、瞳子髎、四白改善局部血液运行,通畅眼周经脉,降低眼压,达到缓解症状的效果;翳明、光明是治疗眼病的要穴;养老善治目不明;三阴交为足三阴经所会,悬钟为髓会,合用共奏益肝养肾、营养晶珠之效;常用保健穴足三里为胃经之合穴，可培补后天，改善脾胃功能，起到“治未病”的作用。以上诸穴合用，可使精血得复，目有所养，从而改善晶体代谢，使病情得到一定缓解。

（秦秀荣）

第七节 青光眼

青光眼是一组以特征性视神经萎缩和视野缺损为共同特征的疾病，其损害视神经及视觉通路，最终导致视觉功能受损，与病理性眼压升高密切相关。青光眼对视神经的损害是一个缓慢的渐进的发展过程，其病理基础是视网膜神经节细胞及视神经纤维的变性、坏死、脱髓鞘，最终导致视功能丧失而失明，该病是全球第2位致盲的眼病。本病有急性和慢性之分，依据房角是否关闭又分为开角型青光眼和闭角型青光眼。中医将其归属为“五风内障”范畴，具体包括绿风内障、青风内障、黑风内障、乌风内障、黄风内障，分别对应西医的急性闭角型青光眼急性发作期、原发性开角型青光眼和急性闭角型青光眼临床前期、慢性闭角型青光眼、继发性青光眼、绝对期青光眼。多因悲郁忧思或暴悖忿怒，肝郁气滞，阻滞目络，或郁久化火，火盛生风，风火上扰，致目中玄府郁闭，神水瘀滞；或因久病或劳倦太过，真阴亏耗，水不涵木，阴不制阳，阳亢化风，上扰头目；或因劳神过度或劳瞻竭视，暗耗阴血，肝肾阴虚，目失所养，神水枯涩；或因肝胃虚寒，清阳不升，浊阴不降，饮邪上逆，阻遏清窍，致玄府闭塞，神水积滞；或因肝脾不调，肝木克伐脾土，脾失健运，痰湿内生，阻滞经络，闭塞玄府，目中神水瘀滞；或因先天禀赋不足，命门火衰，不能温煦脾阳、化生水谷精微，致痰湿内生，上泛于目，阻滞经脉，闭塞玄府，神水运行不畅滞留于目；或因肝胆实热，循经上扰，侵袭目窍。

一、临床表现

（一）绿风内障（急性闭角型青光眼急性发作期）

头目剧烈胀痛，畏光流泪，视物不清或视力骤降，虹视，常伴有恶心、呕吐等全身症状；眼部检查见视力锐降，常为数指或手动，严重者仅有光感，胞睑肿胀，白睛混赤，甚者白睛赤肿，黑睛雾状混浊，黑睛后壁可有棕色色素附着，前房浅，可有神水混浊，黄仁晦暗，纹理模糊，瞳神中等度散大，展缩失灵，房角关闭甚或粘连，目珠胀硬，眼压升高，多在50 mmHg以上。房角镜检查示存在粘连。

(二)青风内障(原发性开角型青光眼和急性闭角型青光眼临床前期)

早期自觉症状不明显,用眼过度或失眠后出现头痛眼胀,视物模糊。随病情进展头痛眼胀逐渐明显加重,瞳神稍大,气色稍混,如青山笼淡烟状,晚期出现视野缩小,视力衰退甚至失明。眼部检查见早期视力无明显改变,日久视力有所下降,白睛正常,或轻度胞轮红赤,黑睛透明,前房深浅多正常,前房角开放,瞳神大小正常或稍大。眼压早期波动较大,24 h 眼压差≥8 mmHg,眼压描记房水流畅系数降低,激发试验阳性。视野早期有旁中心暗点、弓形暗点及与生理盲点相连的阶梯状暗点;进展期可出现环状暗点、扇形暗点、旁中心暗点等;晚期呈管状视野,若中心视力丧失,尚可保存颞侧视岛。视盘早期生理凹陷加深增大,杯盘比>0.6,或两眼杯盘比之差>0.2;病情进展期生理凹陷不断加深扩大,边缘呈穿凿状,盘沿几乎消失,视盘血管偏向鼻侧,由凹陷边缘呈屈膝状爬出,视盘色苍白。房角检查示无粘连,为宽角;视觉电生理检查图形 VEP 峰潜时延迟,波幅下降,图形 ERG 振幅下降;共焦激光扫描检眼镜检查可以分析和计算视盘生理凹陷扩大加深的量。

(三)黑风内障(慢性闭角型青光眼)

眼胀,头痛连及眼眶、眉棱骨、鼻根,其症时轻时重,虹视,视力日渐下降,或眼前有黑花。眼部检查:缓解期,白睛、黑睛如常,周边前房浅,房角狭窄;发作期,白睛胞轮红赤,黑睛雾状混浊,瞳神稍散大,展缩失灵,瞳色略呈昏黑,眼压升高。眼底早期基本正常,病情发展到一定阶段见视盘凹陷扩大,杯盘比在 0.6 以上,视野缺损,视野多呈向心性缩窄;晚期呈管状视野。眼压描记示早期房水流畅系数(C 值)无明显改变,晚期 C 值下降,前房角为窄角。

(四)乌风内障(继发性青光眼)

头痛目眩,眼珠胀痛,泪热畏光,视物模糊。眼部检查见白睛不红或胞轮红赤,瞳神或大或正常或紧小或干缺,但展缩失灵,瞳内气色浊晕而带乌昏,目珠胀硬,或可窥见眼内积血。眼压早期正常,病情进展后可见虹膜及房角与小梁均有新生血管,眼底多有原发性眼病的表现,眼压明显增高,房角检查小梁新生血管膜形成,虹膜周边前粘连,甚至房角完全闭塞。

(五)黄风内障(绝对期青光眼)

眼胀头痛或无不适,视力全无,不睹三光。眼部检查见白睛赤脉稀疏粗大,黑睛雾浊不清,失去光泽,瞳神散大不收,甚至黄仁全周缩窄如线,变薄泛白,瞳内晶珠呈淡黄色萎缩,指测眼珠较硬,眼压持续性增高。眼底多不能窥见,如偶能窥见者,可见视盘凹陷如杯,色苍白。

二、诊断与鉴别诊断

(一)诊断

诊断要点:具体可参考"临床表现"。

1. 肝胆火炽　眼部症状伴见面赤眩晕,烦躁易怒,恶心呕吐,口苦口干,尿黄便结,舌红苔黄,脉弦数。

2. 肝气郁结　眼部症状伴有胸闷不舒,胁肋胀满,纳呆食少,舌红苔薄白,脉弦。

3. 痰火上扰　眼部症状伴有头额闷胀或眩晕,恶心泛涎,胸胁痞满,口苦,舌红苔黄腻,脉滑数。

4. 瘀血积滞　眼部症状伴有头目胀痛,面色暗沉,唇舌紫暗,舌上有瘀点、瘀斑,舌下络脉粗胀青紫,脉细涩。

5. 肝胃虚寒　眼部症状伴见干呕吐涎,或泛吐清水,食少神疲,四肢不温,舌淡苔白,脉弦。

6. 阴虚火旺　眼部症状伴见心烦失眠,咽干口燥,舌质红,苔少,脉细数。

(二)鉴别诊断

天行赤眼俗称红眼病。绿风内障与天行赤眼均有白睛红赤,但天行赤眼患眼黑睛透明,或黑睛表层生星翳,前房、黄仁、瞳神及眼珠硬度基本正常,患眼灼热疼痛,或痛痒交作,碜涩不适,视力正常,眵泪多时偶尔出现虹视,眵多胶结,热泪频流或血泪,有感冒史,有流行病史或接触史;绿风内障黑睛呈雾状混浊,前房变浅,黄仁纹理不清,瞳神散大,展缩失灵,瞳色呈淡绿,眼珠硬度变硬如石,常伴恶心、呕吐,每因情志刺激或劳累而发,同时眼珠剧烈胀痛,头痛如劈,痛连目眶,视力骤降,视灯有虹晕,无眵无泪。

三、处方取穴

(一)眼周穴位

睛明、攒竹、阳白、球后、四白、丝竹空、太阳、印堂。

(二)体穴

百会、风池、翳明、还睛、合谷、光明。

1. 肝胆火炽　配阳陵泉、太冲、肝俞、胆俞。

2. 肝气郁结　配膻中、期门、太冲、肝俞。

3. 痰火上扰　配曲池、丰隆、阴陵泉、侠溪。

4. 瘀血积滞　配气海、血海、膈俞、肝俞。

5. 肝胃虚寒　配内关、足三里、脾俞、胃俞。

6. 阴虚火旺　配神门、阴谷、太溪、行间。

若眼压过高，可选以下穴位：睛明、球后、四白、丝竹空、瞳子髎、上关、风池、足三里、交信、照海、申脉、太溪、至阴声。

（三）耳穴

耳尖穴、神门、交感、肾、肝、内分泌、皮质下、太阳、眼、目1、目2。

四、操作方法

（一）眼周穴位

选用0.25 mm×25 mm毫针刺入0.3～1寸，针刺得气后，用平补平泻手法运针1 min，留针即可。

（二）体穴

选用0.25 mm×40 mm毫针，百会予平刺；风池，针尖朝鼻尖方向刺入0.8～1.2寸；余穴予直刺，刺入0.5～1.5寸。针刺得气后，虚证用补法，实证用泻法，予迎随补泻运针1 min。

电针接于攒竹和丝竹空一组，调至连续波，脉冲频率240次/min，留针20 min。起针时干棉球按压防止出血。每周治疗3次，共治疗4周为1个疗程，可连续治疗2个疗程后休息1周。

（三）耳穴

急性闭角型青光眼可予耳尖放血。王不留行好贴压耳穴，嘱患者每日按摩各穴3～5次，以灼热酸痛为度。单耳取穴，隔日换贴1次。

五、典型病案

患者男，57岁。就诊日期：2019年3月15日。

主诉：双眼视力渐降半年。

病史：患者曾在眼科就诊，诊断为“双眼青光眼”，给予胞磷胆碱钠片、银杏叶片和甲钴胺口服治疗，病情改善不显。刻下症：双眼视力下降，眼前黑影遮挡，视物模糊，视野缩小，伴有心情焦虑郁闷，胸胁胀满不舒，寐差，纳少，二便调，舌红苔薄白，脉弦。

查体：VOD 0.4，VOS 0.3，双眼启闭自如，结膜无充血水肿，角膜透明，KP（-），双眼前房较浅，虹膜纹理清晰，无前后粘连，双侧瞳孔等大等圆，约3.5 mm×3.5 mm，对光反射存在，双眼晶状体密度增力口，玻璃体混浊，双眼底视盘边清色淡白，C/D约0.7，A/V约1∶2，黄斑中心反光可见。眼压：右眼20 mmHg，左眼21 mmHg。视野检查示仅有中心管状视野。

诊断：西医诊断为青光眼。中医诊断为青风内障。证属肝气郁结。

治疗：疏肝解郁，通络开窍。取睛明、攒竹、阳白、球后、四白、丝竹空、太阳、印堂、期门、曲泉、阳陵泉、太冲。电针接于攒竹和丝竹空一组。每周治疗3次。耳穴取神门、交感、肾、肝、目1，王不留行籽贴压，隔日换贴1次。

治疗6个疗程后，患者不适症状基本消失，复查VOD 0.8，VOS 0.6，右眼压14 mmHg，左眼压15 mmHg，视野检查仅有周边缺损。

按语：目能视物不仅与肝有关，与五脏六腑都有着密切的关系。本病病位在肝，与脾、胃、胆、肾等多个脏腑密切相关，多虚实夹杂。治疗以清肝泻火、疏肝解郁、通窍明目、滋补肝肾、调和气血为要。针刺眼周穴位如睛明、攒竹、阳白、球后、四白、丝竹空、太阳、印堂等可疏通经络，调和气血，改善局部血液循环，减少房水产生，降低眼压。配合远端取穴期门、太冲、阳陵泉可清肝明目、祛瘀通络、滋阴养血、健脾益肾。

（秦秀荣）

第八节 近 视

眼在调节松弛状态下，平行光线经眼的屈光系统的折射后焦点落在视网膜之前，称为近视。古代医籍对本病早有认识，称为“目不能远视”“能近怯远症”等，至《目经大成》称“近视”。古医家认为本病多因脏腑精气不足所致，如《诸病源候论·目病诸候》指出：“劳伤肝腑，肝气不足，兼受风邪，使精华之气衰弱，故不能远视。”《审视瑶函·内障》认为“肝经不足肾经病，光华咫尺视模糊”“阳不足，病于少火者也”。近视的发生与遗传、发育、环境等诸多因素有关。

一、临床表现

根据度数分类可分为：轻度近视，≤-3.00D；中度近视，-3.25D ~ -6.00D；高度近视，>-6.00D。依据其临床表现可以分为单纯性近视和病理性近视，单纯性近视是远距视物模糊，近距视力好，近视初期常有远距视力波动，注视远处物体时眯眼。由于视近时不用或少用调节，所以集合功能相应减弱，易引起外隐斜或外斜视。近视度数一般在-6.00D以内，大部分患者的眼底无病理变化，用适当的镜片即可将视力矫正至正常。病理性近视的近视患者近视度数通常超过-6.00D，除远视力差外，常伴有夜间视力差、飞蚊症、漂浮物、闪光感等症状，常由于眼轴延长，眼球后极部扩张，形成后巩膜葡萄肿。眼部组织还会发生一系列病理变化，如豹纹状眼底、漆裂纹、Fuchs斑和视网膜周边格子样变性、视网膜下新生血管等。与正常人相比,病理性近视患者在年龄较轻时就可能出现玻璃体液化、混浊和玻璃体后脱离,发生视网膜脱离、裂孔、黄斑出血的风险也大大升高。

二、诊断与鉴别诊断

(一)诊断

诊断要点:远视力差,近视力正常。验光检查为近视。

1. 气血不足　视远模糊,眼底或可见视网膜呈豹纹状改变,或兼见面色不华,神疲乏力,舌质淡,苔薄白,脉细弱。

2. 心阳不足　视近清楚,视远模糊,视物眯目,或兼见面色㿠白,畏寒,神疲心悸,活动尤甚,健忘,舌淡苔白,脉细缓。

3. 肝肾两虚　能近怯远,可有眼前黑花飘动,眼底可见玻璃体液化混浊,视网膜呈豹纹状改变,或有头晕耳鸣,腰膝酸软,寐差多梦,舌质淡,脉细弱或弦细。

(二)鉴别诊断

白内障:白内障和近视眼都有视力下降的临床表现,但两者是有区别的。近视眼主要是屈光不正,通常可以通过配戴近视眼镜进行矫正;白内障是由于某些因素引起的晶状体混浊的现象,导致晶状体密度升高,透光性下降,引起视力下降,往往是无法通过眼镜进行矫正的。需要注意的是,近视眼达到一定年龄也会发展为白内障。

三、处方取穴

(一)眼周穴位

睛明、攒竹、阳白、鱼腰、四白、球后、上明穴、上健明、丝竹空、太阳。

(二)体穴

百会、头维、风池、完骨、还睛、养老、合谷、血海、足三里、光明、三阴交、太冲。

1. 气血不足　配气海、太白、心俞、膈俞、脾俞、胃俞。

2. 心阳不足　配神门、内关、心俞、膈俞、脾俞。

3. 肝肾两虚　配太溪、绝骨、照海、肝俞、肾俞。

(三)耳穴

神门、肾、肝、心、皮质下、近视、眼、目1、目2。

四、操作方法

(一)眼周穴位

选用0.25 mm×25 mm毫针刺入0,3～1寸,针刺得气后,用平补平泻手法运针1 min,

留针即可。

(二)体穴

选用0.25 mm×40 mm毫针,百会、头维予平刺;风池,针尖朝向鼻尖方向直刺0.8~1.2寸;余穴予直刺,刺入0.5~1.5寸。针刺得气后,用迎随补泻补法运针1 min。

电针接于攒竹和丝竹空一组、四白和风池一组,调至连续波,脉冲频率240次/min,留针20 min。起针时干棉球按压防止出血。每周治疗3次,共治疗4周为1个疗程,可连续治疗2个疗程后休息1周。

(三)耳穴

王不留行籽贴压。嘱患者每日按摩各穴3~5次,以灼热酸痛为度。单耳取穴,隔日换贴1次。

五、典型病案

患者男,10岁。就诊日期:2019年9月13日。

主诉:因双眼近视1年,加重2个月。

病史:近2个月因熬夜长时间用手机打游戏出现视力明显下降,左眼视力0.7,右眼视力0.6,眼部专科检查眼底未见异常。兼见面色不华,神疲乏力,舌质淡,苔薄白,脉细。

诊断:西医诊断为近视。中医诊断为能近怯远症。证属心气不足。

治疗:益气养心,活血明目。取睛明、攒竹、阳白、鱼腰、四白、球后、上明穴、上健明、丝竹空、太阳,电针接于攒竹和太阳一组、四白和风池一组。电针治疗结束后拔火罐治疗,背部选取大椎、心俞、膈俞、脾俞,火罐留置10 min。然后常规单耳耳郭消毒,耳穴贴敷磁珠,取耳穴神门、肾、肝、心、皮质下、近视、眼、目1、目2。每周治疗3次,4周为1个疗程。

治疗2个疗程后,患者面色红润,视力VOD 0.8,VOS 0.9。

按语:《灵枢·大惑论》载:"五脏六腑之精气,皆上注于目而为之精,精之窠为眼,骨之精为瞳子,筋之精为黑眼,血之精为络,其窠气之精为白眼,肌肉之精为约束,裹撷筋骨血气之精而与脉并为系,上属于脑,后出于项中。"眼周选取睛明、攒竹、阳白、鱼腰、四白、球后、上明穴、上健明、丝竹空、太阳等穴位以缓解睫状肌紧张及痉挛,改善眼部血液循环。

(秦秀荣)

第九节 斜 视

斜视是指双眼眼外肌力量不平衡,双眼不能同时注视同一目标,视轴出现明显偏斜的一种眼病,可分为共同性斜视和麻痹性斜视两大类。其病因复杂,涉及眼的调节功能、双眼反射、家族遗传等多学说。目前中医对斜视的治疗主要集中在麻痹性斜视(后天性)这类,其特征是眼球突然偏斜,转动受限,视一为二,视物成双,属中医学“风牵偏视”“视歧”“偏视”范畴其病机多为肝肾亏虚、脾气不足、外感邪气、外伤等致脉络受损,经络瘀阻,经筋失养,肌肉松滞迟缓所致。

一、临床表现

(一)症状

猝然发病,视一为二,视物模糊,眩晕,恶心,步态不稳等。

(二)体征

眼珠斜向麻痹肌作用的相反方向,运动受限。一般头向麻痹肌作用方向偏斜,部分可伴有上胞下垂,瞳孔散大,视力下降等。

二、诊断与鉴别诊断

(一)诊断

诊断要点:眼位偏斜,患眼向麻痹肌作用的相反方向偏斜;眼球活动障碍,患眼向麻痹肌作用方向活动受限;第二斜视角大于第一斜视角;代偿头位,头向麻痹肌方向偏斜;双眼视一为二;头晕目眩,或有恶心呕吐。

1. 风邪中络　突然发病,目珠偏斜,转动失灵,视物昏花,视一为二,兼见头晕目眩,步态不稳,舌淡,脉浮数。

2. 风痰阻络　突然发病,目珠偏斜,转动失灵,视物昏花,视一为二,兼见胸闷呕吐,食欲不振,舌苔白腻,脉弦滑。

3. 脉络瘀阻　多为头部外伤、眼部外伤或者中风后出现目珠偏位,视一为二,舌淡有瘀斑,脉涩。

(二)鉴别诊断

1. 共同性斜视　多起于幼儿时期,为逐渐发生,眼球运动正常,无复视及代偿性头位,第二斜视角与第一斜视角相等,常有屈光不正。

2. 先天性胸锁乳突肌纤维化　无眼球运动障碍，在头位偏向的一侧胸锁乳突肌强硬。

三、处方取穴

(一)眼周穴位

上睑提肌麻痹取攒竹、阳白、鱼腰、丝竹空、太阳；外直肌麻痹取球后、丝竹空、太阳、瞳子髎；内直肌麻痹取睛明、攒竹、鱼腰、阳白、承泣；全眼肌麻痹取睛明、球后、攒竹、阳白、丝竹空、瞳子髎；伴瞳孔散大复视者，可取睛明、攒竹、阳白、承泣。

(二)体穴

头维、眉冲、百会星、神门、中脘、肝俞、肾俞、足三里、三阴交。

1. 风邪中络　配风池、完骨、天柱。

2. 风痰阻络　配合谷、外关、丰隆。

3. 脉络瘀阻　配申脉、太溪、太冲、内庭、照海。

(三)耳穴

眼、神门、肝、脾、肾、胃。

四、操作方法

(一)眼周穴位

常规消毒后，选用0.25 mm×25 mm 毫针操作。睛明、球后，直刺0.3～0.5寸，禁提插捻转，防止刺伤眼球；太阳，向丝竹空方向透刺；阳白，向鱼腰方向透刺；余穴使用毫针刺入0.5～1寸，针刺得气。

(二)体穴

头维、眉冲、百会、上星，选用0.25 mm×25 mm 不锈钢毫针平刺0.5～1寸。风池，选用0.25 mm×25 mm 毫针，针尖朝向鼻尖方向直刺0.8～1.2寸。余穴选用0.25 mm×40 mm 毫针直刺，刺入0.5～1.5寸，手法采用平补平泻法。

电针接于太阳和阳白一组、足三里和三阴交一组，调至疏波，脉冲频率120次/min，留针20 min。隔日1次，10次为1个疗程，疗程间隔1周。眼周穴位起针时干棉球按压2 min，防止出血。

(三)耳穴

王不留行籽贴压。嘱患者每日按摩各穴3～5次，以灼热酸痛为度。单耳取穴，隔日换贴1次。

五、典型病案

患者,男,72 岁。就诊日期:2019 年 8 月 13 日。

主诉:突然感觉视物成双 1 周。

病史:患者于 1 周前因吹空调出现视物成双,左眼眼珠偏斜,左眼睑下垂表现,于我院眼科就诊。查头颅 MRI 示未见新生梗死灶。经查体后诊断为麻痹性斜视(左眼),遂推荐前往我院针灸科就诊。刻下症:左眼酸痛,左眼球下斜视 30°,左眼睑下垂,左眼球向上方向运动不能,伴头晕,舌淡红苔白,脉浮紧。

查体:神清,言语清晰流利,双侧额纹对称,双侧瞳孔等大等圆,直径约 2.5 mm,掌颌反射(+),四肢肌力正常。

诊断:西医诊断为麻痹性斜视(左眼)。中医诊断为风牵偏视。证属风邪中络证。

治疗:祛风通络,扶正祛邪。患者取仰卧位,针刺选穴为百会、上星、攒竹、太阳、四白、球后、风池、合谷、外关、阳陵泉、足三里、照海。电针接于攒竹和太阳一组、阳陵泉和申脉一组。耳穴选取眼、神门、肝、脾、肾、胃,王不留行籽按压。隔日 1 次,2 周为 1 个疗程。

患者针刺 1 周后,双眼复视较前减轻,左眼球下斜视 20°,左眼球可向上轻微活动,左眼睑下垂减轻。2 个疗程后,复视基本消失,左眼球下斜视 10°,左眼球可向上活动,左眼睑下垂好转,眼痛消失。4 个疗程后,无复视,视物清晰,左眼球眼位恢复正常。

【按】 本病主要是由于正气亏虚,风邪中络;或脏腑功能失调,痰湿内生,复感风邪,痰瘀阻络所致。上述病案中患者为老年男性,受机体自然衰老影响,身体功能下降,正气不足,因此易受外邪侵袭。气血生化之功下降,则眼部脉络失养,从而引发此病。故在治疗上,应予以滋肾健脾、补养正气以抵御外邪。攒竹、四白以疏通眼部经络治标;阳陵泉祛风解痉;胃经下合穴足三里调和脾胃,培补后天。诸穴合用,可使阴阳共调,滋肾补脾,扶正祛邪,以此达到治疗效果。

(秦秀荣)

第十节 干眼症

干眼症,是指由于泪液的质或量的异常引起的泪膜不稳定和眼表面损害而导致眼部不适的一类疾病,中医称之为“白涩病”。随着电脑、手机、平板电脑等视频终端产品的广泛应用、空调的普及,以及长时间驾驶、长期佩戴角膜接触镜等因素,干眼症的发病率呈逐年增高并呈现低龄化的趋势。

一、基本病机

中医学将干眼症归于“燥证”范畴，症状严重则称为“神水将枯”，甚则“神水枯瘁”。《证治准绳》云：“视珠外神水干涩而不莹润，最不好识，虽形于言不能妙其状……故精液不清，而珠不莹润，汁将内竭，虽有淫泪盈珠，亦不润泽……”而《诸病源候论》中又写道：“目，肝之外候也……其液竭者，则目涩。”清代傅仁宇在《审视瑶函》一书中有“不肿不痛，爽快不得，沙涩昏朦，名曰白涩”的记载。

《灵枢·大惑论》：“五脏六腑之精气，皆上注于目而为之精。”《素问·上古天真论篇》云：“肾者主水，受五脏六腑之精而藏之。”《素问·逆调论篇》又补充道：“肾者水脏，主津液……”《素问·宣明五气篇》曰：“五脏化五液，肝为泪。”

肝藏血，肾藏精，肝肾同源，精血同生，肝肾之阴相互滋养。外感六淫、内伤七情、饮食失衡、素体劳倦、外伤等诸多因素，可使肝肾等脏腑功能失调。肝血不足，肝失调和，则泪液生化之源不足；肾阴亏虚，肾失所主，则津液不能上润于目；肝肾阴虚，则阴不制阳，虚火上蒸于目，津液枯竭，发为白涩。

西医关于干眼症的发病原因与机制，尚未完全被阐明，有学者认为和局部炎症、细胞凋亡、免疫、神经调节异常及性激素失调等有关。

二、治疗方法

针刺疗法已经被证实具有保护患者的视功能、抑制眼表的炎症反应、恢复其正常结构和功能、促进泪液的分泌、有效提高泪膜稳定性的作用。倪卫民在陈汉平名老中医工作室跟师学习期间，受到陈汉平治学和学术思想的启发，结合自己在天津学习石学敏醒脑开窍针刺法的收获，尝试在普通针刺的基础上，加用针刺手法干预对干眼症（白涩病）进行临床治疗，取得了更好的疗效。

（一）取穴

睛明、球后、三阴交、太溪、水沟。

（二）方法

采用 0.25 mm×25 mm 的针灸针，每周治疗 3 次，3 周为 1 个疗程。

（1）睛明：将患者眼球推向外侧固定，针沿眼眶边缘缓缓直刺 20 mm，不做手法，留针 20 min。

（2）球后：沿眶下缘从外下向内上斜刺 20 mm，不做手法，留针 20 min。

（3）三阴交：直刺 20 mm，行提插捻转平补平泻手法，得气后留针 20 min。

（4）太溪：直刺 10 mm，行提插捻转平补平泻手法，得气后留针 20 min。

(5)水沟:在上述四穴起针前,取水沟穴,向鼻中隔方向斜刺 7.5～10 mm,行雀啄刺法,至眼球湿润或流泪为度。

三、临证体会

肾为先天之本,五脏之源,万物有水始生,水充乃荣,失水而枯。肝属木,为肾之子,按照“虚则补其母”的原则,肝肾不足,以肝之母脏——肾为重点补益对象,母壮则子强,肾水充盈,肝木才能得到滋润。所以选用眼周局部睛明、球后,配三阴交、太溪作为治疗用穴。睛明穴位于目内眦外上方,为手太阳、足太阳和足阳明三经之会,又有“泪孔”之称,顾名思义,是产生泪液的孔穴;球后穴位于眼眶下缘外侧,可疏通局部气血,两穴上下配合、内外呼应,可调理眼部周围气血运行,促进泪液的分泌。三阴交为足太阴、足厥阴、足少阴三经之会,可统脾之血,滋肾养肝,肝血充,肾水盈,则目窍得养,目涩自去;太溪为足少阴肾经之原穴,可补益肾阴之不足,与三阴交配合,滋肾水以涵肝木,壮水以制阳光。另外,太溪穴是陈作霖治疗咽部干涩不适的经验穴,而倪卫民在临床治疗中发现,加用三阴交穴可以增强太溪穴的远道滋润作用。以上四穴共用,津液始生,涩可除也。水沟穴又称人中,为督脉经与手阳明大肠经及足阳明胃经之交会穴。《会元针灸学》曾有记载:“水沟者,鼻下长沟中,有手足阳明经相挟,土镶金邦,经水交合,故名水沟。”可见,刺水沟穴可使天地合一,阴阳协调,脏腑、经络之气血通畅,神府得养。

水沟穴位于三叉神经和面神经的分布区域,而支配泪腺的感觉神经纤维、副交感神经纤维,并入三叉神经的眼支和上颌支组成的泪腺神经,然后分布于泪腺与眼睑,当针刺的强度和持续时间达到足够刺激量时,疼痛的感觉会通过神经传导,刺激泪核的兴奋,产生反射性的泪液。因此,针刺水沟穴引起流泪是一种神经反射。另一方面,倪卫民发现针刺水沟穴产生的痛感,可以使人体出现应急反应,从而提高机体对自身不适的耐受阈,降低眼球对干涩的敏感度。同时实验也证实,针刺水沟穴可以使得血液中肿瘤坏死因子(TNF)-α、IL-6、IL-8 等炎症细胞因子的含量降低,而炎症细胞因子恰恰是干眼症的主要发病机制。

治疗发现,针刺手法不仅可以明显改善干眼症患者的主观症状,随着治疗时间的延长,临床疗效也愈加明显,而且对刺激泪液的分泌、修复泪膜都有一定的作用。

四、典型病案

患者王某,女,56 岁,退休。

初诊:2015 年 8 月 17 日。

主诉:自觉眼睛干涩、烧灼感 1 个月。

现病史:患者诉 1 个月前出现眼睛干涩,伴烧灼感,有时刺痒难忍,眼科诊断为干眼症，曾予以人工泪液治疗，症有所缓。患者眼干，有眼屎，伴有腰酸，自觉烦热。刻下症：眼球充血，舌红，苔光，脉弦。

诊断：中医诊断为白涩病。西医诊断为干眼症。

辨证：肝肾阴虚。

治则：补益肝肾。

处方：睛明、球后、三阴交、太溪、水沟，留针 20 min。

二诊：患者诉针刺治疗后眼睛湿润舒服，但维持时间较短，仍然需要人工泪液。刻下：眼球略有充血，舌红，苔光，脉弦。

再拟上法针治。

三诊：患者诉眼球舒适时间较针刺治疗前有延长，对人工泪液依赖性逐渐减少。刻下：眼球充血情况明显好转，舌红，苔光，脉弦。

再拟上法针治。

四诊：患者诉眼球舒适度较针刺治疗前有明显好转，对人工泪液使用率减少。刻下：眼球已无明显充血，舌红，苔光，脉弦。

再拟上法巩固治疗。

【按】 人体五脏中，肾为先天之本，五脏之源，万物有水始生，水充乃荣，失水而枯。肝属木，为肾之子，按照“虚则补其母”的原则，肝肾不足，以肝之母脏——肾为重点补益对象，母壮则子强，肾水充盈，肝木才能得到滋润。

因此，选用眼周局部睛明、球后，远道三阴交、太溪作为治疗用穴。睛明穴位于目内眦外上方，为手太阳、足太阳和足阳明三经之会，又有“泪孔”之称，顾名思义，是产生泪液的孔穴，球后穴位于眼眶下缘外侧，两穴上下配合、内外呼应，可调理眼部周围气血运行，促进泪液的分泌。三阴交为足太阴、足厥阴、足少阴三经之会，可统脾之血，滋肾养肝，肝血充，肾水盈，则目窍得养，目涩自去。太溪为足少阴肾经之原穴，《难经》曰：“脐下肾间动气者，人之生命也。十二经之根本也，故名曰原（气）。”太溪穴可补肾阴之不足，与三阴交配合，滋肾水以涵肝木，壮水以制阳光。以上四穴共用，津液始生，涩可除也。

水沟穴又称人中，位于面部人中沟上 1/3 与中 1/3 交点处，为督脉、手阳明和足阳明三经之交会穴，有清热开窍、镇痛宁神、回阳救逆、祛风止痛之功。刺水沟穴可使天地合一，阴阳协调，脏腑、经络之气血通畅，神府得养。

（秦秀荣）

第十一节　眼肌型重症肌无力

重症肌无力是累及存在抗乙酰胆碱受体的自身抗体引起的神经肌肉连接终板损伤，引起冲动传导异常所致的神经、骨骼肌的慢性病变。70% ~80% 的患者伴有胸腺异常，如胸腺滤泡增生、胸腺炎及胸腺瘤等。眼肌型重症肌无力是指重症肌无力症状局限于眼外肌。本病在中医学属于"上胞下垂""睢目""侵风""眼睑垂缓""胞垂"等范畴。在《诸病源候论·目病诸候》中曾描述其症状，"其皮缓纵，垂覆于目，则不能开，世呼为睢目，亦名侵风"。其病机多因气血不足，荣卫不和，致肌腠开疏，感受风邪，客于上胞而低垂；或脾气虚弱，阳气不升，睑肤约束无力而发为本病。

一、临床表现

重症肌无力患者主要表现为肌肉无力，眼外肌受累的发病率较高，占 50% ~90%。上睑下垂、复视为常见的初发症状。晨起较好，下午逐渐加重。眼球运动障碍与复视以上转障碍为多，其次为内直肌运动障碍，也可全眼肌麻痹，可单侧或双侧发生；也可出现集合不足、调节减弱以及瞳孔运动障碍等。

二、诊断与鉴别诊断

(一) 诊断

诊断要点：受累肌肉的无力表现为具有晨清、下午或傍晚重，休息后可以恢复，劳动后加重的特点；做受累肌肉的反复运动，如闭眼、睁眼，可出现暂时性瘫痪；对可疑病例可肌注新斯的明 0.5 ~1.0 mg，15 ~30 min 后症状明显缓解；做胸透或拍摄胸片了解胸腺情况。

1. 命门火衰　自幼双眼上胞下垂，无力抬举，视物时抬头张口，伴有耳鸣，腰膝酸软，畏寒肢冷，舌淡，脉沉细。

2. 脾气虚弱　上胞提举乏力，晨起或休息后减轻，午后或劳累后加重，常伴有神疲乏力，食欲不振，舌淡，苔薄，脉弱。

3. 风痰阻络　上胞下垂骤然发生，眼珠转动不灵，目偏视，视一为二，伴有头晕，恶心呕吐，舌苔厚腻，脉弦滑。

(二) 鉴别诊断

1. 线粒体脑肌病　患者可有眼睑下垂、复视、眼球运动受限等临床表现，但患者血乳酸浓度增高，肌肉活检电镜发现线粒体形态异常，数目增多。组织染色可见明显的破碎红纤维。新斯的明试验阴性。

2. 先天性上睑下垂　多为双眼发病，有遗传性。主要由于动眼神经核发育不全或提上睑肌发育不全所致。无朝轻夕重现象，新斯的明试验阴性。

三、处方取穴

（一）眼周穴位

攒竹、阳白、鱼腰、太阳、丝竹空、夹阳白。

（二）体穴

气海、百会、中渚、足三里、光明、申脉、照海。

1. 命门火衰　配关元、太溪、肾俞。

2. 脾气虚弱　配三阴交、血海、脾俞。

3. 风痰阻络　配曲池、丰隆、风池。

（三）耳穴

眼、皮质下、脾、肝、内分泌等。

四、操作方法

（一）眼周穴位

穴位常规消毒，选用 0.25 mm×25 mm 毫针，阳白、攒竹、丝竹空穴取针后配合温和灸，每穴 5 min。透穴为阳白透鱼腰，太阳、夹阳白分别透攒竹与丝竹空中，任取两对，轮流应用。进针得气后，眼周穴接电针治疗仪，用疏密波（频率 80～200 次/min），电针 20 min，强度以局部肌群随电针频率明显跳动而患者自觉轻度舒适感为度。以上操作均每日 1 次，12 次为 1 个疗程，疗程间停治 3 d，一般需治疗 3 个疗程以上。

（二）体穴

照海、足三里用补法；气海施以温和灸，时间 30 min 左右，要求施灸部位出现明显潮红且温热感在下腹扩散；余穴予毫针常规刺法。

（三）耳穴

王不留行籽贴压。嘱患者每日按摩各穴 3～5 次，以灼热酸痛为度。单耳取穴，隔日换贴 1 次。

五、典型病案

患者男，13 岁。就诊日期：2017 年 4 月 9 日。

主诉:左侧上眼睑下垂1个月。

病史:患者于1个月前不明原因出现左侧上眼睑下垂,左侧眼肌无力睁开,妨碍视物,晨轻暮重,劳累后加重。用西药治疗后暂时有效,过后发作如常。刻下:左上眼睑抬举困难,双目平视时,左上眼睑遮盖黑睛上缘约0.3 cm,影响视觉。疲劳试验(+),新斯的明试验(+)。舌淡苔薄白,脉细弱。

诊断:西医诊断为眼肌型重症肌无力。中医诊断为上胞下垂。证属脾气虚弱。

治疗:补中健脾,升阳益气。透穴为阳白透鱼腰,太阳、夹阳白分别透攒竹与丝竹空,任取两对,轮流应用。体穴取气海、百会、中渚、足三里、申脉、照海等。进针得气后,眼周穴接电针治疗仪,用疏密波(频率80~200次/min),治疗20 min,强度以局部肌群随电针频率明显跳动而患者自觉轻度舒适感为度。气海穴施以温和灸。以上操作均每日1次,12次为1个疗程,疗程间停治3 d。

首次针后患者上眼睑下垂明显好转,可睁眼视物,但效不长久。连续治疗1个月痊愈。

按语:重症肌无力辨证与脾、肾两脏关系最为密切。多因先天禀赋不足,由外感、内伤、劳倦或情志失调诱发。脾虚则水谷精微不达四末,肌肉失其濡养,故而四肢乏力。肾亏则精血不足,精血不能上注于目则睑废视歧。在此病例中,取眼周穴位以透刺之法疏导眼区经气,调畅血脉;气海穴施以温和灸有培补元气、益肾固精、补益回阳之效。

(秦秀荣)

第十二节　视神经萎缩

视神经萎缩指因各种疾病引起视网膜神经节细胞及其轴突发生的病变,一般为发于视网膜至外侧膝状体之间的神经节细胞轴突变性,是眼科常见的难治眼底病之一。视神经萎缩属于中医学"青盲"范畴,病名首见于《神农本草经》。《诸病源候论》记载:"青盲者,眼本无异,瞳子黑白分明,直不见物耳。"《证治准绳·杂病·七窍门》认为,青盲若伤于精血则损于胆。《银海精微》记载:"此症肝血衰,胆肾二经虚也。"《审视瑶函》曰:"最怕老年神气弱,又嫌疲病血精亏。"其病因病机可归纳为玄府闭塞,脉络不通,多与肝、肾密切相关。今人认为本病多虚多瘀,虚证多见于肝肾不足、脾肾阳虚,治疗以补益肝肾、健脾温阳为主;实者,多责之于肝郁、气滞、六淫、七情等因素,治疗多采用疏肝、理气、祛邪等法。

一、临床表现

临床多以视力减退、视盘颜色的改变和视野缩小为主要表现。可分为原发性和继发性视神经萎缩两大类。原发性视神经萎缩为筛板后的视神经、视交叉、视束以及外侧膝状体的视路损害所致,其萎缩过程是下行的。视盘色淡或苍白,边界清楚,视杯可见筛孔,视网膜血管一般正常。近年研究显示,外侧膝状体后视路病变甚至枕叶皮质病变也可导致视网膜神经纤维层及神经节细胞缺损,即逆行性神经病变。继发性视神经萎缩,原发病变在视盘、视网膜、脉络膜,其萎缩过程是上行的。视盘色灰白,晦暗,边界模糊不清,生理凹陷消失。视网膜动脉变细,血管伴有白鞘;后极部视网膜可残留硬性渗出或未吸收的出血。

二、诊断与鉴别诊断

(一)诊断

诊断要点:视力逐渐下降。视盘色泽变淡或苍白,正常视盘颞侧较鼻侧颜色淡(注意:婴儿视盘颜色较淡,因此不能单凭视盘色调诊断视神经萎缩,必须结合视野及OCT等综合分析),视野逐渐向心性缩小,也可见其他类型视野缺损。观察视网膜神经纤维层的情况,有助于早期发现视神经萎缩。根据眼底表现进行视神经萎缩诊断不难,但原发性视神经萎缩的病因诊断常需多种辅助检查,如视野、视觉电生理、CT、MRI、OCT等,必要时行神经科检查,以寻找病因。

1. 肝郁气滞　视物模糊,渐至失明,眼胀,视盘色淡或苍白,或有病理性凹陷如杯,视野中央区或某象限可有大片暗影遮挡,兼心烦郁闷,头晕胁肋胀痛,食少太息,口苦,舌红苔薄白,脉弦。

2. 气滞血瘀　视力下降日久,或因头目外伤,视力下降不复,眼底见视盘苍白,或兼血管变细;兼头眼疼痛,健忘失眠,或无明显不适,舌黯有瘀斑,脉涩或细。

3. 肝肾亏损　视力渐降,甚者失明,眼外观无异;眼底见视盘色淡,边缘清或不清;口眼干涩,头晕耳鸣,腰酸肢软,烦热盗汗,男子遗精,大便干结;舌红苔薄白,脉细。

4. 气血两虚　视力渐降,日久失明,视盘色淡或苍白,面色无华,唇甲色淡,神疲乏力,懒言少语,心悸气短,舌淡苔薄白,脉细无力。

(二)鉴别诊断

青光眼:患者通常有眼压增高,青光眼视神经损害的特异性改变为盘沿变窄,盘沿区保留正常颜色。虽然两者均有视力下降,但视神经萎缩无眼压增高。

三、处方取穴

(一)眼周穴位

(1)上睛明、攒竹、阳白、鱼腰。

(2)四白、承泣、上明穴、瞳子髎。

(二)体穴

风池、合谷、足三里、光明、三阴交、太冲。

1. 肝郁气滞　配膻中、期门、气海、支沟、阳陵泉、心俞、肝俞。

2. 气滞血瘀　配内关、神门、气海、太溪、命门、心俞、膈俞、肾俞。

3. 肝肾亏损　配后溪、关元、阴谷、太溪、绝骨、照海、肝俞、肾俞。

4. 气血两虚　配气海、气穴、太白、心俞、膈俞、脾俞。

(三)头皮针

额旁二线、视区。

(四)耳穴

神门、肾、肝、脾、心、皮质下、内分泌、眼、目1、目2。

四、操作方法

(一)眼周穴位

选用0.25 mm×25 mm毫针直刺,刺入0.3～1寸,针刺得气后,用平补平泻手法运针1 min,留针即可。两组穴交替使用。

(二)体穴

选用0.25 mm×40 mm毫针直刺,刺入0.5～1.5寸,针刺得气后,虚证用补法,实证用泻法,迎随补泻刺运针1 min。

电针接于攒竹和瞳子髎一组、四白和风池一组,调至连续波,脉冲频率240次/min,留针20 min。起针时干棉球按压防止出血。每周治疗3次,共治疗4周为1个疗程,可连续治疗2个疗程后休息1周。

(三)头皮针

选用0.25 mm×25 mm毫针平刺,刺入0.5～1寸。

(四)耳穴

王不留行籽贴压。嘱患者每日按摩各穴3～5次,以灼热酸痛为度。单耳取穴,隔日换贴1次。

五、典型病案

患者男，44岁。就诊日期：2019年6月7日。

主诉：左眼视力下降20 d。

病史：左眼视力0.2，右眼视力0.8，左眼瞳孔圆，直径约5 mm，对光反应迟钝。眼底视盘界清色淡，视网膜未见明显渗出、出血。右眼检查大致正常。20 d前因车祸致头部四肢骨折伤，左侧额骨、眼眶内外壁骨折，累及右侧视神经管。眼电生理检查示：右眼P100波潜时、峰值基本正常，左眼P100波较右眼潜时延迟，峰值明显降低。舌紫暗，苔薄白，脉弦。

诊断：西医诊断为视神经萎缩。中医诊断为青盲。证属气滞血瘀。

治疗：行气活血，化瘀通络。针刺选穴为：

(1)上睛明、攒竹、阳白、鱼腰。

(2)四白、承泣、上明穴、瞳子髎，两组眼周穴交替使用。体穴取风池、合谷、足三里、光明、三阴交、太溪、太冲、气海。电针接于攒竹和瞳子髎一组、四白和风池一组。电针治疗结束后拔火罐治疗，背部选取大椎、心俞、膈俞、命门、肾俞，火罐留置10 min。然后常规单耳耳郭消毒，耳穴贴敷磁珠，取耳穴神门、肾、肝、脾、心、皮质下、内分泌、眼、目1、目2。每周治疗3次，4周为1个疗程。

治疗3个疗程后，患者神疲乏力明显改善，视力VOD 0.8，VOS 0.5，还需继续治疗。

【按】 中医学认为视神经萎缩多与肝肾密切相关，治疗中常以疏肝理气、活血化瘀、补益气血、滋补肝肾、开窍明目、通经活络为法。本案患者为外伤性视神经萎缩，选取眼周穴位上睛明、攒竹、阳白、鱼腰、四白、承泣、上明穴、瞳子髎活血通络，开窍明目。《灵枢·逆顺肥瘦》载“手之三阳，从手走头；足之三阳，从头走足”，十二经脉中手足三阳经均循行经过或达到眼部，因此体针选用风池、合谷、足三里、光明、三阴交、太冲、气海补益气血，活血明目。中医学主张辨证论治、审证求因，因此配穴多依据患者气血、阴阳、脏腑在体内的状态，配以不同穴位发挥或补或泻之功效，使气机通畅，气血调和，目窍通利，气血充沛，目睛得养。总之，刺激上述穴位以增加视神经的血液供应，保护残余的神经纤维功能，改善视功能。

（秦秀荣）

第十三节 视神经炎

视神经炎泛指视神经炎性脱髓鞘、感染、非特异性炎症等疾病。因病变损害的部位不同而分为球内段的视盘炎及球后段的球后视神经炎。视神经炎的病因复杂,以特发性脱髓鞘性视神经炎最常见。本病起病急,视力骤降甚至失明,属于中医学“暴盲”范畴。《审视瑶函》在论述“暴盲”中曰:“谓目平素别无他症,外不伤于轮廓,内不损乎瞳神,倏然盲而不见也。”瞳神属肾,足厥阴肝经连目系,故本病的发生多与肝肾功能失调关系密切。“病于阳伤者,缘忿怒暴悖,恣酒嗜辣,好燥腻,及久患热病痰火人得之,则烦躁秘渴。病于阴伤者,多色欲悲伤,思竭哭泣太频之故,患则类中风、中寒之起。伤于神者,因思虑太过,用心罔极,忧伤至甚,惊恐无措者得之,患则其人如痴病发之状,屡有因头风痰火,元虚水少之人,眩晕发而醒则不见。能保养者,亦有不治自愈。病复不能保养,乃成痼疾”,因此其病机可用火(热)、郁、瘀、虚概之。

一、临床表现

脱髓鞘性视神经炎患者表现为视力亚急性下降,可在1~2 d内视力严重障碍,甚至无光感;通常在发病1~2周时视力损害严重,其后视力逐渐恢复,多数患者在1~3个月视力恢复正常。除视力下降外,还有色觉异常或仅有视野损害;可伴有闪光感、眼眶痛,特别是眼球转动时疼痛。部分患者病史中可有一过性麻木、无力、膀胱和直肠括约肌功能障碍以及平衡障碍等,提示存在多发性硬化的可能。有的患者感觉运动或热水浴后视力下降,此称为Uthoff征,可能是体温升高会影响视神经纤维轴浆流运输。

患眼相对性传入性瞳孔障碍(RAPD)检查,是指当手电交替双眼照射时,光线照到正常眼时瞳孔缩小,照到患眼时瞳孔散大,这与直接对光反应或间接对光反应不同。眼底检查可发现视盘充血、水肿,有小出血点。

二、诊断与鉴别诊断

(一)诊断

诊断要点:①根据上述视力下降、眼球转动时疼痛的症状、瞳孔及眼底的体征检查来诊断。瞳孔RAPD检查是视神经炎必须有的且最客观的检查。②视野检查典型者出现中心暗点或视野向心性缩小。③图形视觉诱发电位异常。④做磁共振(MRI)了解脑白质有无脱髓鞘斑,对于早期诊断和鉴别诊断有参考意义。

1.肝经湿热　视力急降,甚至失明,伴有眼球胀痛,或转动时疼痛,视盘水肿,边界不清，盘周出血、渗出，视网膜静脉扩张迂曲，伴头胀耳鸣，口苦咽干，舌红苔黄，脉弦数。

2. 肝郁气滞　自觉视力下降，眼球后隐痛或眼球胀痛，眼部表现同前，患者平素情志抑郁，喜叹息，胁肋疼痛，头晕目眩，口苦咽干，舌暗红，苔薄白，脉弦细。

3. 气滞血瘀　视力骤降，头晕头痛，视盘充血水肿，盘周出血，动脉变细，心烦郁闷，情志不舒，舌紫暗，苔白，脉弦或涩。

4. 阴虚火旺　视力骤降，头晕头痛，视盘充血水肿，伴有五心烦热，口干，舌红少苔，脉细数。

5. 气血两虚　病久或失血过多，或产后哺乳期发病。视物模糊，伴有面白无华或萎黄，少气懒言，舌淡苔白，脉细弱。

（二）鉴别诊断

1. 假性视盘水肿　视盘虽较红并稍隆起，但多不超过 1 ~ 2D，且终身不变，无视盘周围视网膜出血及渗出。裸眼或矫正视力正常，视野可有轻微改变，主要特点是视盘没有血管遮蔽。

2. 视乳头水肿　早期视力基本正常，视野生理盲点扩大，向中心性收缩；有颅内压或眶内压高的其他体征。常伴有头痛、恶心、呕吐等，眼底常表现为视乳头水肿充血，隆起多>3D，视乳头附近视网膜水肿、出血。头部 MRI 可见导致视乳头水肿的原发病灶。脑脊液检查有助于诊断。

三、处方取穴

（一）眼周穴位

睛明、攒竹、球后、承泣、丝竹空、太阳、鱼腰、瞳子髎。

（二）体穴

合谷、内关、足三里、三阴交、光明、肾俞。

1. 肝经湿热　配蠡沟、肝俞、膈俞。

2. 肝郁气滞　配太冲、行间、血海。

3. 气滞血瘀　配风池、膈俞、血海。

4. 气血两虚　配关元、气海。

（三）耳穴

肝、眼、肾上腺、脾、内分泌。

四、操作方法

(一)眼周穴位

单眼患病取患侧穴,双眼患病取双侧穴。眼周穴位选用0.25 mm×25 mm毫针刺入0.3~1寸。睛明穴,左手轻推眼球向外侧固定,右手将毫针缓慢进针,紧靠眼眶边缘直刺0.5寸,稍做手法,手法宜轻。球后穴,针刺时轻压眼球向下,向眶缘慢直刺0.8寸,轻微捻转,不宜提插。其他穴位用强刺激,留针20 min。起针时干棉球按压2 min,防止出血。每日治疗1次,15 d为1个疗程。第1个疗程结束后停针3~5 d,第2个疗程结束后停针5~7 d。

(二)体穴

选用0.25 mm×40 mm毫针直刺,刺入0.5~1.5寸,针刺得气后,平补平得法行针1 min。

(三)耳穴

王不留行籽贴压。嘱患者每日按摩各穴3~5次,以灼热酸痛为度。单耳取穴,隔日换贴1次。

五、典型病案

患者,女,27岁。就诊日期:2018年8月5日。

主诉:双眼视力下降伴眼眶痛1周。

病史:患者1周前曾有发热、四肢无力、酸痛等感冒症状,2 d后视力明显下降,并伴有眼眶痛,无眼球转动痛。经检查:左眼视力0.2,右眼视力0.5;左眼眼压14 mmHg,右眼眼压13 mmHg。左眼视盘边界清晰,色稍淡,C/D=0.3,中心凹反光存在,黄斑区有色素紊乱;右眼视盘边界稍模糊,色稍淡,C/D=0.3,中心凹反光存在,黄斑色素紊乱。头颅MRI检查未见异常。少气懒言,面色无华,舌淡苔薄,脉细弱。

诊断:西医诊断为视神经乳头炎。中医诊断为暴盲。证属气血两虚证。

治疗:补益气血。选取穴位承泣、上明、瞳子髎、新明1、球后、太阳,电针在新明1和瞳子髎各接一组。取针后配以耳穴,取一侧眼、目1、目2、耳中、肝、肾、神门穴,嘱患者自行按压。每日3次,每次1 min。

3周后,患者视力恢复至1.0,眼周症状、体征消失。

【按】 本病的论治,应抓住热、郁、瘀、虚这一根本病因机制,着重调整肝肾功能的失调,注意气血的补养。本案患者因病体弱,倦怠神疲,舌淡少苔,脉细弱,导致气血两虚。选取以上穴位,以眼区穴、眼周穴和耳后穴组成,体现近取和中取相结合的原则,达到通经接气、益气明目的目的。针刺后配以耳穴辅助治疗,加强效果。

(秦秀荣)

第十四节 眶上神经痛

眶上神经痛是指眶上神经分布范围内(前额部)持续性或阵发性疼痛,为间断性一侧或双侧眼周、眶周不明原因灼痛或隐痛,且眶上切迹处有明显压痛。因眶上神经是三叉神经第1支的末梢支,较表浅,故易受累。其病因复杂,常认为与上呼吸道感染、副鼻窦炎、神经衰弱、屈光不正或视疲劳等有关。眶上神经痛属中医学"眉棱骨痛""攒竹痛""眉头痛"范畴,其病因系外感风寒、风热之邪,或情志内伤所致;其病机为气滞血瘀,脉络受阻。

一、临床表现

一侧或两侧前额部持续性或阵发性针刺样痛或灼痛,疼痛时轻时重,可伴有阵发性加剧。伴眼球胀痛,不耐久视,畏光,阅读后和夜间加重等。

二、诊断与鉴别诊断

(一)诊断

诊断要点:①疼痛局限于病灶侧或两侧前额部。②病灶侧眶上切迹处压痛明显,疼痛呈持续性或阵发性针刺样痛或灼痛,伴阵发性加剧。③封闭试验阳性。

1. 风热上扰　眉棱骨痛,骤然发病,疼痛走窜,压之痛甚,可兼发热恶风,鼻塞流涕,舌红,苔黄,脉浮数。

2. 风痰上扰　眼珠胀痛,目不能睁,伴有头晕目眩,胸闷恶呕,纳食欠佳,舌苔白,脉弦滑。

3. 肝火上炎　痛连眼眶及前额部,目珠胀痛,目赤眩晕,伴有口苦咽干,烦躁不宁,胁肋胀痛,舌红苔黄,脉弦数。

4. 肝血不足　痛不甚,眼球酸胀,不能久视,隐涩羞明,神疲乏力,少寐心烦,舌红苔白,脉细。

(二)鉴别诊断

1. 急性额窦炎　疼痛部位也为眼眶内上角前额部,但疼痛常呈周期性发作。多于晨起后两小时左右开始疼痛和逐渐加重,系因体位引流出额窦内脓液后,导致额窦的低压或真空性痛；午后减轻，晚间消失，系因空气逐渐进入额窦所致。副鼻窦 X 射线摄片可见患侧额窦混浊、黏膜增厚。

2. 三叉神经痛　疼痛剧烈，呈发作性，压迫眶上切迹（扳机点）时可引起发作，查体无前额部感觉障碍。

三、处方取穴

（一）眼周穴位

攒竹、鱼腰、阳白、四白、太阳、丝竹空。

（二）体穴

头维、头临泣、神庭、印堂、合谷、中渚、足三里、飞扬、三阴交。

1. 风热上扰　配外关、大椎。

2. 风痰上扰　配丰隆、曲池。

3. 肝火上炎　配内庭、太冲。

4. 肝血不足　配肝俞、血海。

（三）耳穴

神门、肾、肝、脾、心、内分泌、皮下、额、颞。

四、操作方法

（一）眼周穴位

常规消毒后，选用 0.25 mm×25 mm 毫针操作。攒竹、阳白，进针后向鱼腰透刺，余眼周穴位刺入 0.3 ~1 寸，针刺得气后，采用捻转补气法，使气至病所。

（二）体穴

头维、头临泣、神庭、印堂，选用 0.25 mm×25 mm 毫针平刺，刺入 1 寸左右。余穴选用 0.25 mm×40 mm 毫针操作。内庭、合谷，直刺 0.8 寸左右，用提插泻法；余穴直刺 1 ~1.5 寸，针刺得气后，采用平补平泻手法。

电针接于攒竹和阳白一组、三阴交和内庭一组。调至疏波，脉冲频率 120 次/min，留针 20 min。每日 1 次，10 次为 1 个疗程。眼周穴位起针时，用干棉球按压 2 min，防止出血。

（三）耳穴

王不留行籽贴压。嘱患者每日按摩各穴 3 ~5 次，以灼热酸痛为度。单耳取穴，隔日换贴 1 次。

五、典型病案

患者，女，32岁。就诊日期：2019年9月15日。

主诉：左侧眼眶上缘疼痛10 d。

病史：患者自述10 d前因情绪激动，出现左侧眼眶上缘疼痛，疼痛呈针刺样，不能抬头，视物不清，目赤流泪，影响睡眠。患者平素性情急躁，容易动怒。上述症状出现后遂前往我院眼科就诊，经查体后诊断为原发性眶上神经痛，用药后疗效不佳，遂被推荐前往我院针灸诊治。刻下症：左侧眼眶上缘疼痛牵扯至左侧头颈部，疼痛呈持续性，伴目赤流泪、畏光、视物不清等，舌红苔黄，脉弦滑。

查体：神清，言语清晰流利，双侧额纹对称，双侧瞳孔等大等圆，直径约2.5 mm。检查视力、眼底、眼压均正常。左眼畏光，双侧结膜轻度充血，左侧眶上孔投影处存在压痛点，疼痛放射至头顶部。

诊断：西医诊断为原发性眶上神经痛。中医诊断为眉棱骨痛。证属肝火上炎。

治疗：疏肝解郁，泻火止痛。患者取仰卧位，针刺选穴为阳白、鱼腰、攒竹、太阳、印堂、头维、合谷、太冲，电针接于攒竹和阳白一组、太阳和头维一组。每日1次，10次为1个疗程。

患者治疗2次后，疼痛缓解，1个疗程后症状及体征基本消失，为巩固疗效，继续治疗1周。半年后随访，未有复发。

【按】 眉棱骨痛，按经络辨证属太阳、阳明、少阳三阳经合病，在治疗上可通过循经取穴来缓解病症。上述病案中患者素来情志不遂，易伤肝化火，阻碍气机，致气滞血瘀而发为本病。故在治疗上，根据局部取穴原则，通过刺激眼周穴位以活血祛瘀，行气止痛。患者同时伴有头颈部疼痛，故选用印堂、头维来改善症状。

患者睡眠不佳、舌红苔黄，可见体内已出现肝郁化火的征象，合谷、太冲合为“四关穴”，分别为手阳明大肠经和足厥阴肝经的原穴，具有疏肝泻热、行气活血的作用，以上诸穴合用，可共奏疏肝解郁、活血化瘀、行气止痛之功。

（秦秀荣）

第十五节 青 盲

青盲是指眼外观正常，视盘色淡，视力渐降，甚至盲无所见的内障眼病。《诸病源候论·目病诸候》曰：“青盲者，谓眼本无异，瞳子黑白分明，直不见物耳。”后世文献多宗此说。青盲相当于西医的眼底退行性病变或发于多种眼病的视神经萎缩、黄斑变性，是眼科较为常见的难治之疾，与年龄、性别无关，可由高风内障、络阻暴盲、目系暴盲等失治或演变而成，亦可由其他全身性疾病或头眼部外伤引起。可单眼或双眼发病。

一、辨证分型

1. 肝郁气滞　双眼先后或同时发病，视物模糊，中央有大片暗影遮挡，日渐加重而盲无所见，曾有目珠转动时牵拉痛和压痛，伴心烦，郁闷，口苦胁痛，舌红，苔薄，脉弦。

2. 气血瘀滞　视力渐降，日久失明，皮肤甲错，舌紫暗，舌络脉曲张，脉结代。

3. 肝肾阴虚　双眼昏蒙，眼前有黑影遮挡，渐至失明，双眼干涩，伴头晕耳鸣，遗精腰酸，舌红，苔薄，脉细。

4. 气血两虚　视力渐降，日久失明，伴面乏华泽，神疲乏力，懒言少语，心悸气短，舌淡，苔薄，脉细。

5. 脾肾阳虚　久病虚羸，目无所见，伴畏寒肢冷，面色发白，腰膝酸软，大便硬，舌淡，苔薄，脉沉细。

二、"飞针"治疗青盲技术简介

自幼爱读医典，深钻细研，对针刺手法很有研究，在古代医家针刺手法的基础上，结合多年的临床针刺经验，加上他深厚的书法功底，于20世纪80年代初逐渐摸索出了一种易学、易教、患者痛苦小的毫针刺法。由于这种方法快速旋转进针、准确、无痛，手法轻巧，得气明显，疗效卓著，被国内外业内人士誉为"飞针"。

"飞针"具体操作方法：治疗时医者以右手拇、示、中三指指腹持针柄，左手将穴位处的皮肤消毒，进针时，右手的拇指内收，示、中二指指腹同时相应外展，做鸟儿展翅高飞状，此时针体便迅速转动，像从枪膛射出的子弹，当针处于快速旋转接近穴位时，通过肘、腕、指力将旋转的毫针弹射入穴位，患者基本感觉不到疼痛，此时即可快速捻转针体，引气至病所。此法将针如枪弹般急速射入穴内，再进行缓慢捻进，几乎没有疼痛，即金代医家何若愚所说的"针入贵速，既入徐进，出针贵缓，急则多伤"。医者腕、指力必须配合协调默契，推进与刺入时机必须适当，水平旋转与垂直刺入两个方向的力必须平衡，才能达到穿刺力强、落点准确的效果。由于毫针是快速旋转刺入穴内的，穿透力强，加之刺入急速，故患者痛感极微。若熟练掌握，则有刺入迅速、针刺无痛的效果。

强调针刺操作时要聚精会神、手如握虎，胸有真识，腕有真劲，手有真气，投之所向，无不如意。既灵活自如，轻妙绝伦，又蕴涵着一种实实在在、巧发奇中的力量，使针入肌肤时，轻而不浮，实而不拙。"飞针"不仅疗效显著，而且可消除患者"怯针"的心理障碍。

中医学认为，青盲病在水轮，与肝、脾、肾三脏相关，治疗多从疏肝解郁、活血祛瘀、益气养血、补肝益肾、补益脾肾着手。采用复明、太阳、球后、风池为主穴治疗,复明穴为经验效用穴,太阳为治疗头目疾患的常用经外奇穴,两穴相配在局部透刺眼区,使针感直达患处,改善局部微循环,激活和兴奋视神经纤维,恢复和发挥其正常传导功能,加速好转。球后属经外奇穴,对各种眼疾均有良效。风池是足少阳胆经穴,位于脑后,具有清头明目、通利关窍之功效,对各种眼疾均有一定效果,尤其能明显提高视力。诸穴相配,随证加减其他穴位治疗青盲,取穴精少,操作简便,效果良好,值得推广应用。

三、"飞针"治疗青盲技术的操作

(一)器材准备

一次性无菌针灸针,直径 0.35 mm,长度 1 寸(25 mm),1.5 寸(40 mm)和 3 寸(75 mm)3 种规格;棉签、75% 乙醇或碘伏、治疗盘、镊子、锐器盒等。

(二)操作步骤

1. 体位　患者取仰卧位或坐位。

2. 选取穴位

(1)复明:翳风前 0.3 寸,耳垂后皮肤皱裂处。

(2)太阳:在颞部,眉梢与目外眦之间,向后约一横指的凹陷处。

(3)球后:在面部,眶下缘外 1/4 与内 3/4 交界处。

(4)风池:胸锁乳突肌与斜方肌上端之间的凹陷中,平风府穴。

3. 消毒　选好腧穴后,用 75% 乙醇或碘伏消毒。针刺操作前医者洗手,并用免洗速干手消毒液进行双手消毒。

4. 操作　复明,选用 3 寸毫针,将耳垂向前上方提拉,斜向上呈 15°,刺入 2 ~ 3 寸;太阳,选用 1.5 寸毫针,向内下方呈 15°,刺入 1.2 ~ 1.5 寸;球后,选用 1 寸毫针,左手轻压眼球向上,针尖沿眶下缘飞针直刺 0.6 ~ 1 寸,不提插捻转,产生针感即出针,并轻轻按压针孔 1 min,以防出血;风池,选用 1 寸毫针,向对侧眼球方向飞针刺入 0.6 ~ 0.8 寸,小幅度捻转,使针感传至眼区即可。复明采用捻转结合小提插,球后不提插、不捻转,其他诸穴均采用提插与捻转相结合的手法。球后不留针,其他诸穴均留针 20 ~ 30 min,每隔 10 min 行针 1 次。眼周及耳周穴位宜适当延长按压时间,以不出血为度。

5. 配穴　肝郁气滞配太冲、光明;气血瘀滞配膈俞、委中;肝肾阴虚配肝俞、太溪;气血两虚配心俞、神门、气海;脾肾阳虚配足三里、脾俞、肾俞、关元。

每日治疗 1 次,10 d 为 1 个疗程,每疗程间隔 2 ~ 3 d。

四、"飞针"治疗青盲技术的关键技术环节

取复明穴时将耳垂向前上方提拉,刺入针尖达下颌骨髁突后侧面,出现针感后,捻转

并小幅度提插，使针感传至眼区，以眼区出现热胀感为宜。针太阳穴时，以使眼发胀为度。针球后穴时，产生针感后即出针，不提插，不捻转，出针后用无菌干棉签轻压针孔 1 min，以防出血。刺风池穴时，局部产生针感即可。单眼患病只取患侧，双眼患病取两侧。

五、注意事项及意外情况处理

(1)明确诊断，积极针对原发性视神经萎缩、继发性视神经萎缩、颅内病变不同病因进行治疗，去除视神经损害因素。

(2)调畅情志，保持精神愉悦。

(3)饮食宜清淡，富含营养，忌食生冷、辛辣、油腻之品。

(4)初次治疗选穴宜少，手法要轻，治疗前要消除患者对针的顾虑，同时选择舒适持久的体位，避免由于过度紧张而造成晕针。

(5)针刺手法应严格按照要求进行操作，避免由于手法过重或时间过长，造成局部疼痛或轻度肿胀，甚或青紫瘀斑、疲乏无力等。

(6)针前应认真仔细地检查针具，对不符合质量要求的针具及时剔除。

(7)针刺头部穴位时，因头发遮挡，出血不易发现。因此，出针时立即用消毒干棉签按压针孔，避免出血，引起血肿。

(8)在针刺过程中，嘱患者不要随意变动体位，避免受到挤压造成弯针。

六、"飞针"治疗青盲技术的临床应用

案：赵某，女，11 岁，学生。2017 年 1 月 10 日就诊。

主诉：右眼视力下降 2 个月余。

病史：2 个月前因高热不退住院医治，给予激素治疗后体温降至正常，唯见右眼视力下降伴见重影，不能读书看报。经北京儿童医院眼底检查示视乳头呈苍白色，境界清楚，视网膜血管细少，诊为视神经萎缩，经治疗效不佳。现症见：右眼视力 0.03，时伴重影，不能看书，满月脸，多毛，下肢轻度水肿，不思饮食，口微苦，舌红苔微黄，脉弦。诊为青盲。

辨证：肝气郁结型。

治法：疏肝解郁。选用复明、太阳、球后、风池穴为主，加刺太冲、光明。共治疗 70 次，右眼视力恢复至 0.5 左右，重影消失，可读书看报，能自主步行，遂返校继续学习，4 个月后随访未复发。

（秦秀荣）

第三章 针灸治疗疼痛疾病

第一节 面神经炎

面神经炎，又称特发性面神经麻痹或 Bell 麻痹，是临床常见病、多发病。面神经炎是因茎乳孔内面神经非特异性炎症所致，其病理改变主要是神经水肿、髓鞘脱失及轴突不同程度变性，使得神经管相对狭窄，导致面神经受压，表现为面部表情瘫痪。

面神经炎属中医“口僻”“面瘫”等范畴。中医理论认为该病多因正气不足，脉络空虚，失于濡养，外邪乘虚侵袭阳明、少阳经络，导致气血闭阻，经筋失养，筋肉纵缓不收而发病，正所谓“有诸内必形诸外”。该病以口眼歪斜为主要特点，任何季节均可发病，以春秋两季发病较高。轻者 1～2 个月内可基本恢复或痊愈，重者则恢复时间长，甚至遗留后遗症，往往给患者带来极大的心理负担，严重者影响生活和工作。

一、诊断要点

（一）临床表现

1. 症状　一般急性起病，病前多有面部受凉、吹风、外感史。多于晨起洗漱时发现口角歪斜、流涎、讲话漏风，吹口哨或发笑时尤为明显，或进食时食物积于齿龈之间，或因说话不便、闭目不全被他人发现患病。部分患者可在起病前于同侧耳后、耳内、乳突区域、面部轻度疼痛，或伴麻木感及汗出减少。

2. 体征　病侧面部表情肌瘫痪，表现为额纹消失，眼裂扩大，眼睑闭合不全；皱眉、皱额均不能或不全；鼻唇沟平坦，口角下垂或张口时被牵向健侧；示齿、鼓腮、噘嘴、吹口哨任意一项不能或不全。

（二）检查及评估

1. 瞬目反射（BR）

（1）各均值超过正常参考值 2.5 s。

(2)各波绝对值正常,双侧差大于参照值2.5 s。

(3)R1、R2 和 R2'(对侧 R2)波缺如或一侧波幅低于对侧 50%。

以上 3 项如果存在其中 1 项即为异常。潜伏期延长 1 ~2 ms 或波幅低于对侧 50%,提示轻度损害;潜伏期延长 3 ~5 ms 提示中度损害;瞬目反射各波缺如,提示重度损害。

2. 面神经电图

(1)双侧面神经在同等距离下比较,M 波潜伏期差>0.5 ms。

(2)M 波波幅差>50%。

(3)M 波缺如或患侧潜伏期>3.8 ms。

以上 3 项存在其中 1 项即为异常。

3. 红外热像图检查　利用红外热像仪采集人体体表发射的红外辐射热,正常人体面部双侧对应部位红外热像图的温度基本对称,但面神经炎可以引起患部的皮温异常。

4. House-Brackmann(HB)面神经功能分级　HBⅠ级:静息和面部运动时面部功能完全正常。HBⅡ级:静息状态下面部完全对称,皱额正常,稍用力能完成闭眼,最大努力能完成吹哨、鼓腮、示齿动作,但是轻度不对称。HBⅢ级:静息状态下面部完全对称,皱额不能或额纹较对侧浅,最大努力能完成闭眼、吹哨、鼓腮、示齿动作,但是明显不对称。HBⅣ级:静息状态下面部不对称,皱额不能,不能完成闭眼,最大努力能完成吹哨、鼓腮、示齿动作,但明显不对称。HBⅤ级:静息状态下面部不对称,皱额不能,闭眼不完全,口角仅轻微运动。HBⅥ级:完全麻痹,面部无运动。

二、辨证分型

1. 风寒型　多有面部受凉病史,如迎风睡眠,电风扇对着一侧面部吹风过久等。一般无外感表证。起病突然,每在睡眠醒来时,发现一侧面部板滞、麻木,食物常常停滞于病侧齿颊之间;病侧额纹、鼻唇沟消失,眼睑闭合不全,迎风流泪。病程延久,部分患者口角歪向病侧,名为“倒错”现象。

2. 风热型　往往继发于感冒发热、中耳炎、牙龈肿痛并伴有耳内、乳突轻微作痛。起病突然,每在睡眠醒来时,发现一侧面部板滞、麻木、瘫痪,不能作蹙额、皱眉、露齿、鼓颊等动作;口角歪斜,漱口漏水,进餐时食物常常停滞于病侧齿颊之间;病侧额纹、鼻唇沟消失,眼睑闭合不全,迎风流泪。病程延久,部分患者口角歪向病侧,名为“倒错”现象。

三、针灸治疗

(一)针刺疗法

取穴:主穴为头维、下关、翳风、迎香、地仓、颊车、合谷、阳白、四白。配穴不能抬眉加攒竹;鼻唇沟平坦加迎香;人中歪斜加水沟;颏唇沟歪斜加承浆;舌麻、味觉消失加廉泉。

风热袭络加风池、曲池;风寒阻络加外关、足三里;风痰阻络加风池、丰隆。

操作方法:患者取仰卧位。选择直径 0.30 mm、长 40 mm 的不锈钢毫针,穴位皮肤常规消毒后进行针刺。留针 30 min,留针期间可轻捻针 1~2 次。急性期头面部局部穴位浅刺,轻刺激,不行手法。恢复期面部相邻穴位取透穴刺法,如颊车透地仓,阳白透鱼腰,四白透迎香,余穴取平补平泻手法,可配合电针加强刺激。后遗症期用补法,并加用温针灸。

疗程:每周治疗 3 次,12 次为 1 个疗程。

(二)艾灸疗法

取穴:阳白、颊车、地仓、四白、翳风、合谷、足三里。

操作方法:患者取坐位或仰卧位,点燃艾条,艾条距离皮肤 3 cm 左右(注意随时清除艾灰,防止烫伤),将艾条沿阳白向上至前发际,移动施灸;然后沿地仓、颊车、四白施灸。以患者舒适为度,共灸 10 min。然后对翳风穴行雀啄灸 5 min。最后对准合谷、足三里采用雀啄灸,每穴灸 5 min。

疗程:每周灸 3~5 次,5 次为 1 个疗程,休息 2 d 开始下一个疗程。

(三)耳穴疗法

取穴:口、面颊、眼、内分泌、肾上腺、脾、神门。

操作方法:患者取坐位,上述穴位附近探得敏感点后进行皮肤常规消毒。然后将粘有磁珠或王不留行籽的耳穴胶布贴敷其上。嘱患者每日按压 3~4 次。隔日贴敷 1 次,每次取一侧耳穴,双耳交替治疗。

疗程:10 次为 1 个疗程。疗程间隔 3~5 d,开始下一疗程治疗。

(四)按摩疗法

取穴:下关、颊车、迎香、地仓、阳白、四白、太阳、翳风、风池。

操作方法:患者取坐位或仰卧位。以示指按揉迎香、四白、阳白、太阳、下关、颊车、地仓,每穴 1~3 min。然后示指点揉翳风、风池,每穴 1~3 min。然后手掌紧贴瘫肌做环形按摩,也可顺瘫肌收缩的正常方向做按摩。按摩时用力应深沉柔和,不可过大,以免擦破皮肤。

疗程:每日 1~2 次,10 次为 1 个疗程。疗程间隔 3~5 d,开始下一疗程治疗。

(五)梅花针疗法

取穴:阳白、太阳、四白、地仓、颊车、合谷。

操作方法:患者仰卧,治疗前用 75% 乙醇棉球对治疗部位进行消毒。手持一次性无菌梅花针针柄,腕部用力,均匀叩刺所选穴位,叩刺频率为每秒 2~4 次,以皮肤微微发红或轻度出血为度。结束后用清洁棉球轻轻擦拭叩刺部位。此法宜用于恢复期及后遗症期。

（六）拔罐疗法

取穴：地仓、颊车、阳白。

操作方法：患者取仰卧位，在面部皮肤及罐口涂一层医用凡士林，再以闪火法将小号玻璃罐吸拔于所选部位的皮肤上，使肌肤吸附于罐体内5～8 mm，至拔罐部位的皮肤潮红、充血，留罐3～5 min后将罐取下，用干棉球将皮肤上凡士林擦拭干净。

疗程：每周2次，10次为1个疗程。

注意事项：留罐时间不可过长，以免产生瘀斑，影响面容。对于恢复期及后遗症期的患者，可在梅花针叩刺后拔罐，以吸出少量瘀血，促进局部血液循环。

四、沿皮透刺法治疗面瘫技术

（一）沿皮透刺治疗面瘫技术简介

治疗面瘫技术以面部阳明经穴为主，配以少阳、太阳经穴，采用局部沿皮透刺法。该法是在中医经络理论指导下，根据本病发病特点，病位所在，选取阳白、攒竹、丝竹空、四白、下关、地仓、颊车、翳风、合谷穴为主穴，采用沿皮透刺法，以疏通局部经气，促进面部气血运行，达到“通经络，调气血，荣经筋”的目的。大量的临床实践证明本法是一种安全、有效的操作技术。

（二）沿皮透刺法治疗面瘫技术的操作

1. 器材准备　一次性无菌针灸针，直径0.35 mm，长度1寸(25 mm)、1.5寸(40 mm)两种规格；棉签、碘伏、治疗盘、镊子、锐器盒等。

2. 操作步骤

(1)体位：患者取仰卧位，或坐位。

(2)选取穴位：穴位如下。①阳白：目正视，瞳孔直上，眉上1寸。②攒竹：眉头凹陷中，额切迹处。③丝竹空：眉梢凹陷中。④四白：眶下孔处。⑤下关：颧弓下缘中央与下颌切迹之间凹陷中，合口有孔，张口即闭。⑥地仓：目正视，瞳孔直下，与口角水平的交界点，约口旁0.4寸(指寸)。⑦颊车：下颌角前上方二横指(中指)凹陷中，咀嚼时咬肌隆起处。⑧翳风：耳垂后方，乳突下端前方凹陷中。⑨合谷：第1、第2掌骨之间，第2掌骨桡侧的中点处。

(3)消毒：选好腧穴后，用碘伏消毒。针刺操作前医者洗手，并用免洗速干手消毒液进行双手消毒。

(4)操作：阳白、攒竹、丝竹空均选用1寸毫针，沿皮透刺鱼腰，进针0.5～0.8寸，行针以捻转手法为主，辅以提插手法；四白、地仓、颊车均选用1.5寸毫针，四白、颊车沿皮刺向地仓，地仓沿皮刺向颊车，进针1.2～1.3寸，行针以捻转手法为主，辅以提插手法；

下关、翳风、合谷均选用1寸毫针，进针0.5～0.8寸，行针采用提插捻转相结合手法，使面部产生温热感觉。每次留针3.0 min，每隔10 min行针1次。

(5)配穴：耳后乳突部疼痛配完骨；枕后疼痛配风池；耳郭热痛配耳尖放血；头晕耳鸣配中渚、太冲；头痛配太阳；面颊板滞不适配颧髎；病久体弱配足三里。

每日针刺1次，10次为1个疗程。每疗程间隔3～5 d，连续治疗直至病愈。

(三)沿皮透刺法治疗面瘫技术的关键技术环节

急性期宜轻刺激；面部腧穴行针以捻转为主，辅以提插手法，并结合运气，使面部产生温热感为佳；面部血络丰富，起针谨防形成血肿。可根据病情配合艾灸、走罐。

(四)注意事项及意外情况处理

(1)本病治疗越早则效果越好，但疗程不宜过长。切忌杂方乱投。

(2)对初次接受针灸治疗，或精神紧张者，尽量选取卧位，同时应做好解释工作，消除疑虑，防止晕针。

(3)嘱患者治疗期间，应注意面部保暖，勿用冷水刷牙、洗脸；要避免风寒，外出时，特别是冬季要戴口罩。

(4)注意休息，防止劳累；忌食寒凉、辛辣食物。

(5)头面部血管丰富，出针时无论出血与否，均应用消毒干棉球按压针孔片刻，避免出血，防止血肿。

(6)嘱患者双手掌搓热后在患侧反复自行按摩，使面部肌肤有温热感，有助于面部血液循环，以提高治疗效果。

(7)若采取坐位治疗，在进针或留针期间患者出现头晕目眩、面色苍白、心慌气短、出冷汗、恶心欲吐、精神疲倦等，应立刻停止治疗，将针全部起出，令患者平卧，头部放低，松解衣带，注意保暖。轻者静卧片刻，即可恢复正常；或给予温开水饮之，即可恢复。重者在行上述处理后，可针刺水沟、内关等穴，即可恢复。

(五)沿皮透刺法治疗面瘫技术的临床应用

案：患者，男，退休工人。2011年6月19日初诊。

主诉：口角歪斜1周。

病史：1周前之夜，烟酒嗜后，深夜腹部不舒，薄衣外出，晨起即觉左侧面部麻木不适，口眼歪斜，曾经某医院电针治疗3次未效，故来我院门诊医治。视其左眼不能闭合，鼻唇沟消失，嘴角向右侧歪斜，鼓腮漏气，口水外流。

辨证：风寒外袭面部，致经脉瘀滞，气血失调，肌肉纵缓不收。

治法：祛风通络，调理气血。取阳白、攒竹、丝竹空、四白、下关、地仓、颊车、翳风、合谷。留针30 min，中间行针2次，用提插捻转运气手法，患者即感整个左侧面部温热。次日复诊,明显好转。如法共针10次,面部诸症消失,恢复正常。

五、微刺法治疗面瘫技术

面瘫,《内经》称“口喎”“卒口僻”;陈言《三因极一病证方论》称“吊线风”。中医学认为,面瘫的发生与机体正气不足,卫外不固,风寒或风热乘虚而入中面部经络,致气血痹阻,筋脉功能失调,筋肉失于约束,出现喎僻。治疗以祛风散寒、调和营卫、补益气血为。

面瘫临床主要见眼部和口颊部筋肉松弛症状。由于足太阳经筋为“目上冈”,足阳明经筋为“目下冈”,故眼睑不能闭合为足太阳和足阳明经筋功能失调所致;口颊部主要为手太阳和手、足阳明经筋所主,因此,口歪主要系该3条经筋功能失调所致。

微刺法治疗面瘫是在中医基础理论的指导下,选穴以面部阳经为主,如攒竹、鱼腰、阳白、太阳、四白、迎香、上迎香、地仓、承浆、水沟、下关、颊车、翳风穴(均取患侧),以疏调局部筋脉气血,活血通络。水沟为任脉、手足阳明经之交会穴,承浆为督脉、手足阳明经之交会穴。督脉起于胞中,上行入脑达巅,故泻水沟可调督脉、开窍启闭、安神定志,且有疏通阳明气血之力。面部腧穴均采用轻刺、浅刺、不行针或微行针的手法。远端配以合谷(对侧),合谷属手阳明大肠经原穴,依经络循行上行于面部,左之右,右之左,刺之亦有鼓动阳明经气血的作用,同时取其“面口合谷收”之意,急性发作用轻泻法祛除阳明筋脉的邪气。配以足三里穴(双),用补法,可补益气血、濡养经筋。足三里属足阳明胃经合穴、胃下合穴,足阳明胃经为多气多血之经,胃有水谷之海之称;且胃经与脾经相表里,脾主运化,主肌肉,乃后天之源,取足三里有调理脾胃、补益气血、强壮身体、通经络之用,故将针刺足三里贯穿于面瘫治疗的全过程,在祛邪的同时不忘调补正气。

(一)微刺法治疗面瘫技术的操作

1. 器材准备　一次性无菌针灸针,直径0.35 mm,长度1寸(25 mm)、1.5寸(40 mm)两种规格;棉签、碘伏、治疗盘、镊子、锐器盒等。

2. 操作步骤

(1)体位:患者取仰卧位。

(2)选取穴位

攒竹:眉头凹陷处。

鱼腰:额部,瞳孔直上,眉毛中点取穴。

阳白:目正视,瞳孔直上,眉上1寸处。

太阳:眉梢与目外眦之间向后约一横指凹陷处。

四白:瞳孔直下,眶下孔凹陷处。

迎香:鼻唇沟中,平鼻翼处。

上迎香：面部，鼻翼软骨与鼻甲交界处，近鼻唇沟上端处。

地仓：瞳孔直下，口角外0.4寸处。

承浆：面部，颏唇沟正中凹陷处。

水沟：人中沟上1/3与下2/3交点处。

下关：颧弓与下颌切迹之间凹陷处。

颊车：下颌角前上方约一横指，咬肌隆起处。

翳风：耳垂后方，乳突下端前方凹陷中。

合谷：手背第1、第2掌骨间，当第2掌骨桡侧中点处。

足三里：犊鼻下3寸，胫骨前嵴外一横指。

(3)消毒：选好腧穴后，用碘伏消毒。针刺操作前医者洗手，并用免洗速干手消毒液进行双手消毒。

(4)操作：用右手拇、示、中指持1寸毫针，面部腧穴直刺或斜刺进针0.3～0.5寸，轻捻转针使局部产生轻微的酸胀感；合谷、足三里直刺进针0.5～1寸，行针使局部产生轻微的酸胀感。留针20～30 min，其间不针或微行针1次。

(5)配穴：外感风寒加风池；肝气郁滞加太冲。

每日1次，10次为1个疗程，每疗程间隔2～3 d。

3. 微刺法治疗面瘫技术的关键技术环节

(1)微者，轻微、精微、轻巧也。进针时采用轻巧而无痛的进针方法，要求无痛感进针，透皮要快，进针要缓，使不伤卫。

(2)刺入宜表浅，面部进针深度仅在皮下浅筋膜层，刺在表而不伤营，多采用透皮刺法或平刺的手法，尤适于面瘫发病早期。

(3)行针过程中注重虚实之要，补泻之机。补泻手法均要求缓补缓泻，重中用缓，不可贸然行之。

(4)起针手法要求轻而巧，左手持消毒干棉签轻压针孔，右手迅速将针拔出，双手配合一气合成。

4. 注意事项及意外情况处理

(1)明确告知患者本病在发展期针灸有时未必会阻止病情发展，宣教患者持正确的态度对待疾病，使其认识到及早预治疗对面瘫的早日康复具有重要的作用。

(2)面瘫初期刺激量不宜过大，留针时间不宜长，1个疗程结束后隔2～3 d后再继续下个疗程。

(3)针刺头面部穴位，出针时应立即用消毒干棉球按压针孔，避免出血引起血肿。

(4)嘱患者调畅情志，面部应避风寒，并戴口罩、围巾和温水洗脸刷牙。

(5)周围性面瘫的预后与面神经的损伤程度密切相关，一般而言无菌性炎症导致的面瘫预后较好，而由病毒导致的面瘫（如亨特面瘫），预后较差，应当配合药物治疗。

5. 微刺法治疗面瘫技术的临床应用

案1：患者，女，23岁，文员。2017年8月8日初诊。

主诉：口角歪斜2 d。

病史：患者2 d前因乘公交车坐窗户边受风，回家后感觉头面部不适，自以为感冒未予重视。2 d来渐觉面部不适症状加重遂来就诊，口角歪斜，偶有汗出，恶风寒，鼻流清涕。查体见额纹部分消失，眼裂Ⅰ度增宽，鼻唇沟变浅，嘴角向左侧轻度倾斜，耳后无疼痛。舌淡，苔薄白，脉浮。平素体健，无明显遗传家族史。

辨证：患者年轻女性，气血尚足，现因外感风寒之邪出现面部不适症状，发病轻浅，病情尚轻，外受风寒，寒凝则气血阻滞不通，经筋不得濡养，故见面部弛缓不收，汗出乃营卫不和之症。故辨证为外感风寒，营卫失和。

治法：祛风散寒，调和营卫，舒筋通络。选用攒竹、阳白、太阳、四白、迎香、地仓、下关、颊车、合谷、足三里等穴。留针20 min，每日1次，治疗5次痊愈，半年后随访无复发。

案2：患者，男，68岁，退休干部。2018年12月7日初诊。

主诉：口角歪斜6 d。

病史：患者7 d前因在公园晨练后，汗出当风，第二天出现口眼歪斜症状，遂到附近医院就诊，曾口服甲钴胺、维生素 B_{12} 及抗病毒口服液，症状未见缓解并有加重趋势。现症见：右侧额纹消失；眼裂变大，露白睛；鼻唇沟变浅；口角向对侧歪斜，过瞳孔垂直线；耳后疼痛。鼓气漏气，吃饭时口角颊部塞饭，需用手才可将饭弄出。舌淡胖，苔薄，脉细。既往高血压病史20年，最高血压180/110 mmHg，口服降压药血压维持稳定；高脂血症20年；冠心病史15年。

辨证：老年患者、肝肾不足、气血不足，加之平素忧思过度，劳逸失调，耗伤心脾，导致气血更亏，心神失养而致不寐。故辨证为气血亏虚，营卫不和。

治法：补益气血，调和营卫。选用攒竹、鱼腰、阳白、太阳、四白、迎香、上迎香、地仓、承浆、水沟、下关、颊车、翳风、合谷、足三里、肝俞、脾俞、肾俞等穴。留针30 min，每日1次，10次为1个疗程，治疗2个疗程痊愈，疗程间隔3半年后随访无复发。

六、刺血治疗

（一）处方1：患侧局部循经叩刺

辨证分型：风寒型加风池、风热型加大椎。

操作：常规消毒，用梅花针从患侧翳风穴徐徐向前移动叩至颊车，往上叩至下关，再从颊车叩至地仓，往下至承浆，往上至水沟；从迎香至四白，从太阳至眉中，经过丝竹空、鱼腰、攒竹至印堂；最后叩头维。发病初期（1周内）一般手法稍轻，发病后期（1周后）略重，后遗症期(3 个月以上)则取稍轻，但总以皮肤潮红，略有出血为度。每日 1 次，10 次为 1 个疗程。

(二)处方 2：患侧循经叩刺

辨证分型：风寒型加风池、风热型加大椎。

操作：选取 3 条线：承泣→地仓为一线；下关→颊车→承浆为一线；印堂→阳白→太阳为一线。常规消毒后，用梅花针循线叩刺至局部皮肤潮红为止。每天 1 次，7 d 为 1 个疗程。

(三)处方 3：完骨

辨证分型：风寒型加风池、风热型加大椎。

操作：常规消毒，用梅花针在完骨穴叩刺至局部微微渗血，并加拔罐 5～10 min，拔出血 5～10 mL。每日 1 次，共放血治疗 5 次。适用于面瘫急性期。

(四)处方 4：患侧牵正、阳白、太阳、颧髎、四白、颊车、地仓

辨证分型：风寒型加风池、风热型加大椎。

操作：每次选 1～2 个穴。常规消毒后，用三棱针点刺 2～3 下，再用小玻璃罐闪罐 3～5 次后，留罐 5 min。每日 1 次，10 次为 1 疗程。

七、中医经验

面神经炎，属于中医学“面瘫”“口僻”“吊线风”等范畴。多因正气不足，风邪入于络脉，气血痹阻所致，不同年龄均可罹患。该病虽有自限性，但早期针灸干预，可加快疾病的恢复。临证之时，需辨别中枢性面瘫和周围性面瘫。同时，因其根据病程及病理特征不同分为急性期、恢复期、后遗症期，根据不同分期，需辨证分期论治，针对性更强，能进一步增强临床治疗效果，促进疾病康复。

中枢性面瘫和周围性面瘫，均属于面肌运动障碍，然而两者病变部位不同，其病因也有差异。中枢型面瘫为核上组织(包括皮质、皮质脑干纤维、内囊、脑桥等)受损引起，出现病灶对侧颜面下部肌肉麻痹。从上到下表现为鼻唇沟变浅，露齿时口角下垂(或称口角歪向病灶侧，即瘫痪面肌对侧)，不能吹口哨和鼓腮等。多见于脑血管病变、脑肿瘤和脑炎等。周围型面瘫为面神经核或面神经受损时引起，出现病灶同侧全部面肌瘫痪，从上到下表现为不能皱额、皱眉、闭目，角膜反射消失，鼻唇沟变浅，不能露齿、鼓腮、吹口哨，口角下垂(或称口角歪向病灶对侧，即瘫痪面肌对侧)。多见于受寒、耳部或脑膜感染、神经纤维瘤引起的周围型面神经麻痹。此外还可出现舌前 2/3 味觉障碍等。

针灸疗法在治疗面神经炎方面有其独特优势。根据中医经络理论，面部为阳明、少阳经循行之处。目前针灸治疗面神经炎主要采用针刺、电针、梅花针、艾灸等方法，以针刺方法应用较多。取穴方法主要包括局部取穴、远端取穴、辨证取穴等。在治疗面神经炎方面，已经建立了针刺配合电针、耳穴、放血、拔罐等综合治疗面神经炎较为成熟的治疗方案。处方取穴时注重远近配穴，局部疏通与整体调节相结合。

针刺处方中迎香、四白、阳白、地仓、颊车、翳风等均为局部取穴，以疏通面部经络气血。透刺可刺激面部肌肉神经产生神经反射活动，促使其恢复局部协同肌与拮抗肌的相互调节，恢复面部神经肌肉正常的运动功能。远道取合谷、足三里，其中合谷能调节面部气血，治疗头面部疾病，所谓“面口合谷收”；足三里能补气血，为人体最常用的补益穴位，必要时可在足三里采用温针灸以温补气血，扶正祛邪。耳穴刺激可加强协同作用。诸法配合共达通经活络的作用。现代医学认为，通过针刺的刺激可使患侧面神经产生兴奋，加速面神经炎症局部的淋巴和血液循环，解除血管痉挛，改善受损面神经和面肌血供状况，减轻水肿，促进神经因子的释放，减轻神经缺血缺氧状态或提高神经自主功能的恢复。

除了上述方法，必要时可以结合脏腑辨证，配合中成药治疗。我国古代文献中有大量关于面瘫的描述，对现代医疗实践仍具有重大的指导意义。《灵枢·经筋》：“足阳明之筋……其病……卒口僻，急者目不合，热则筋纵，目不开。颊筋有寒，则急引颊移口；有热则筋弛纵缓不胜收，故僻。”《诸病源候论》：“风邪入于足阳明、手太阳之经，遇寒则筋急引颊，故使口㖞僻，言语不正，而目不能平视。”《类证治裁》：“口眼㖞斜，血液衰涸，不能荣润筋脉。”这说明面神经炎的发病为风、寒、热等外邪入侵与内在的气血不足相合而产生的结果。因此，在临床治疗中，我们一方面要注重祛邪；另一方面还要注意固本。临床上面神经炎患者以风寒阻络为主，其次为风热袭络、风痰阻络。在针灸治疗的同时要注重辨证，可根据主症加用相应的中成药口服，如牵正散等，以提高疗效。

另外，通过临床实践总结，我们发现在对面神经炎进行针灸治疗时要注意根据病情进展分期治疗，才能达到更好的疗效。面瘫大致分为3期。急性进展期：是指发病1周以内，此期为面神经炎症水肿进展期，患者的病情一般会逐渐发展加重。恢复期：是指发病1周至3个月以内，此期治疗以患侧局部穴位为主，以促进面神经及面部瘫痪肌肉的恢复，也是治疗面瘫的关键时期。后遗症期：是指发病3个月至半年以上（发病1～3个月的患者，可根据具体情况或划为恢复期，或划为后遗症期，两期不可绝对划分）。急性期主要临床表现为面部疼痛、紧绷不适。此期应给予局部腧穴轻柔刺激，调节经气，配合远部取穴通络散寒；一般不使用电针治疗，避免加重神经水肿；可取完骨穴刺络拔罐以祛风散寒通络；可配合温和灸翳风穴、牵正穴以温经通络，每穴20～30 min，每日1次；同时结合西药基础治疗，促进面神经炎症水肿的修复。恢复期周围性面瘫症状趋于稳定，治疗上当疏通经脉，调和气血，可运用透刺、电针等加强治疗。还可配合梅花针叩刺治疗，用梅花针叩刺患侧脸部，轻度刺激，叩刺至患侧面部微红。眼睛闭合不全为主者，攒竹、鱼腰、阳白、丝竹空、瞳子髎、太阳，轻度叩刺，促进眼轮匝肌的恢复，改善闭眼功能；口角歪斜及下垂为主者，叩刺承浆、地仓、人中，沿着口轮匝肌及提上唇肌叩刺。后遗症期因日久营阴受损，筋脉失养，从而出现肌肉萎缩松弛、面肌抽动等症状。此时应当调营扶正，治疗中加强补法的应用，可配合隔姜灸或温针灸，以及面部闪罐、走罐治疗。

周围性面瘫患者多平素体虚，卫外不固。治疗期间，患者应注意局部避免受寒吹风，必要时可戴口罩、眼罩防护。另外，要防止精神过度紧张，忌辛辣饮食。眼睑闭合不全的患者，必要时可嘱患者每日点眼药水 2 ~ 3 次，以防感染；出门可戴墨镜，以防异物吹入眼中。

（王来勇）

第二节 膝骨关节炎

膝骨性关节炎是由于风、寒、湿邪乘虚侵袭膝关节，阻滞经络气血，引起以膝关节疼痛、肿胀、僵硬及活动受限等为主要特征的骨关节退行性病变，轻者可在活动时出现偶发性关节僵硬和间断性疼痛，重者表现为持续的严重膝痛和膝关节活动受限，更严重者则会出现跛行和膝关节不稳，最终可导致膝关节功能丧失，严重影响中老年患者的工作和生活。

本病多由肝肾亏虚，气血不足，风寒湿邪流注关节、闭阻经络所致。肾虚髓亏表现为膝关节疼痛隐隐、腰膝酸软、四肢乏力，俯仰转侧不利，伴头晕，耳鸣，舌质淡红苔薄白，脉细弱。风寒湿侵表现为膝关节疼痛、重着，遇寒则重，得热痛减，昼轻夜重，关节屈伸不利，呈游走性疼痛，舌淡苔白，脉浮或濡细。瘀血阻络表现为患者膝关节畸形，病程日久，活动不利，局部肿胀，疼痛拒按，痛点固定，舌质紫暗，脉涩。

膝骨性关节炎的发病与年龄、性别、肥胖、职业、遗传及关节负荷过度关系密切，是多因素共同作用的结果，以软骨退变、骨质增生、滑膜炎症水肿肥厚为主要病理改变。好发于中老年人群，女性患病率高于男性；农村患病率高于城市；体力劳动者发病率大于脑力劳动者，随着我国人口老龄化的到来，膝骨性关节炎的发病率也呈增长趋势。通过温针透灸可促使病情缓解。

一、温针透灸法治疗膝骨性关节炎技术简介

在《肘后备急方》隔瓦甑灸的基础上，采用艾灸箱对针刺的穴位同时施灸，治疗部位的温度控制在 43 ℃左右可提高疗效。该方法安全性高，同时节省了人力。

本法灸穴多、施灸面积大、火力充足，可充分发挥针、灸的互补效应。对消肿止痛有

良效,特点是安全性高,也可用于治疗膝关节积液、关节扭伤、关节疼痛等,疗效明显。

二、温针透灸法治疗膝骨性关节炎技术的操作

(一)器材准备

一次性无菌针灸针,直径0.30 mm、长度1.5寸(40 mm),艾条、膝关节艾灸箱;打火机、棉签、碘伏、治疗盘等。

(二)操作步骤

1.体位　患者取仰卧位。

2.选取穴位

梁丘:在膝部,在髂前上棘与髌底外侧端的连线上,髌底外上缘上2寸。

血海:在膝部,大腿内侧,髌底内侧端上2寸当股四头肌内侧头的隆起处。

犊鼻:在膝部,髌韧带外侧凹陷中。

内膝眼:在膝部,髌韧带内侧凹陷处。

阳陵泉:在腓骨头前下方凹陷处。

阴陵泉:在小腿内侧,胫骨内侧踝后下方凹陷处。

3.消毒　医者选取腧穴,用碘伏消毒。针刺操作前医者洗手,并用免洗速干手消毒液进行双手消毒。

4.操作

(1)毫针:梁丘、血海直刺1~1.5寸,犊鼻从前外向后内斜刺1寸,内膝眼从前内向后外斜刺1寸,阳陵泉直刺1~1.5寸,阴陵泉直刺1~1.5寸,使局部有酸胀感,得气为度。

(2)透灸:①点燃艾条,将6段长约3 cm艾条点燃后,分上下两排各放3段,均匀摆放于灸箱内,固定在灸箱网上,防止艾条滚动造成的热力不均。②放置灸箱:灸箱平稳放置于施灸部位,将灸箱盖打开约1 cm的缝隙,使少量空气进入箱内助艾条燃烧。③烟雾滤布遮挡:用滤布覆盖灸箱顶部及箱体四周,防止烟雾溢出。以患者出现机体反应、温热感向病变部透达和传导,施灸部位皮肤出现潮红、花斑或汗出为度。④透灸时间:艾条燃烧完至患者无热感时取下灸箱,并取出针灸针,时间约40 min。

每日治疗1次,5 d为1个疗程,每疗程间隔2 d,连续治疗4个疗程。

三、温针透灸法治疗膝骨性关节炎技术的关键技术环节

(1)灸量要充足。

(2)注意询问患者灸时反应,如患者是否出现舒适感、胀感、痒感或温热感的透达。

(3)注意观察患者灸后反应,如施灸部位是否出现汗出、潮红或花斑。

(4)如患者未出现以上机体反应,应考虑加大灸量或者医者是否熟练地掌握了温针

透灸操作技术。

四、注意事项及意外情况处理

(1)注意晕针、晕灸的发生。若发生此现象,应立即停止针灸,使患者头低位平卧,注意保暖,轻者一般休息片刻或饮温开水后即可恢复,重者可掐按水沟、内关、足三里即可恢复。

(2)患者在精神紧张、大汗后、劳累后或饥饿时不适宜应用本法。

(3)注意防止艾灰脱落烫伤皮肤或烧坏衣被。如有绒灰脱落在床上,应清扫干净,以免复燃而烧坏被褥等物品。

(4)治疗后,施灸部位的皮肤多有红白相间的花斑,无须处理,待治疗疗程结束后,可自行减退或消失。

(5)注意膝关节保暖,减轻膝关节的过度负荷。

五、温针透灸法治疗膝骨性关节炎技术的临床应用

1. 案 1:患者,女,62 岁。2015 年 3 月 23 日初诊。

主诉:双膝关节疼痛 2 年,加重 15 d。

病史:2 年前因劳累、受寒出现双侧膝关节疼痛、怕冷,休息后缓解,1 个月前因抱孩子劳累后双侧膝关节出现持续性酸胀疼痛,触之发凉,遇热痛减,走路及上下楼梯时症状加重,经休息不能缓解,舌红苔白,两侧有红色的瘀斑,脉弦细。

辨证:患者因劳累、感受寒邪,导致气血运行不畅,寒凝血瘀。

治法:散寒止痛,温经活络。针刺梁丘、血海、犊鼻、内膝眼、阳陵泉、阴陵泉,使局部有酸胀感,得气为度,然后运用灸箱,透灸治疗 1 个疗程后,膝关节未再疼痛,嘱其继续治疗 1 个疗程,巩固疗效。6 个月后随访,该病未再复发。

2. 案 2:患者,女,86 岁。2014 年 12 月 15 日初诊。

主诉:双膝关节疼痛伴发热 1 个月。

病史:患者 1 个月前出现午后发热,并伴有心悸烦躁、口干咽燥、大便干结等症状,发热期间患者自觉双膝关节疼痛明显、肿胀,不能下地行走,屈伸困难,舌红少津,脉细数。

辨证:患者素体阴虚,又因低热导致膝关节产生性积液,出现肿胀、疼痛感。

治法:补益阴津,活血通络。针刺内膝眼、犊鼻、血海、梁丘、阴陵泉、三阴交、内庭、阿是穴,灸箱透灸法治疗,治疗 4 个疗程后,双膝关节疼痛感消失,无肿胀现象,可自行下地行走,其间未出现发热现象。2 个月后随访,未复发。

(王来勇)

第三节　肩周炎

肩周炎是指肩周围软组织病变所引起的肩关节疼痛和功能活动障碍的病变，以肩部疼痛、活动受限为主要临床表现，中医学称为肩痹、肩凝症。人至50岁时，肝肾始亏，气血不足，筋骨失养，易受外邪侵袭，多数患者有肩部受寒史，寒邪入侵、阻滞经络可导致肩凝症。

肩周炎患者的气血失调，有在卫、在血、在经的不同，辨经三刺技术可以做到精确定位，提高疗效。《素问·痹论篇》指出“痹，在于骨则重，在于脉则血凝而不流，在于筋则屈不伸，在于肉则不仁，在于皮则寒”，较全面地描述了“痹”在不同病位的临床表现。寒邪入侵人体后，随着邪气和人体正气的消长，病邪入侵的病位不同，故针刺的深浅也应不同。《素问·刺要论篇》言“病有浮沉，刺有深浅，各至其理，无过其道”，治疗肩周病应辨别病情轻重、病位深浅，根据辨证指导施针用灸。

一、三刺法治疗肩周炎技术简介

辨证论治是在中医学理论基础上形成的认识和诊治疾病的一种基本思想、原则，也是中医“治病必求于本”思想的体现。在治病时当注重辨证，应先辨病因、病位、病性，确定疾病的性质，再选择合适的治法有效地治疗疾病。《灵枢·寿夭刚柔》记载：“有刺营者，有刺卫者，有刺寒痹之留经者。”“三刺法”是在《内经》理论的指导下，提出的依病位在卫、在营和留经的不同，而选择3种不同治疗措施的治法。《灵枢·寿夭刚柔》提到“刺营者出血，刺卫者出气，刺寒痹者内热”，说明在明确疾病的性质之后，有针对性地采用针刺、放血、温熨等手段来治疗疾病。外邪初犯卫表，病位较浅，可施针浅刺，配合火罐以宣泄卫表之邪；邪侵日久，由卫入营，应刺营祛瘀，使邪去正安；感邪日久，痹阻经络，应针刺合透灸法，使热力深透，温经逐痹。

本法根据病情轻重、病位深浅的不同，分别选用刺卫、刺营或温经逐痹等方法治疗，辨别病邪在卫分或营分，依病位的深浅和病变的属性辨经辨证施治，从而准确地指导针灸辨证施治的各个环节。

二、三刺法治疗肩周炎技术的操作

（一）器材准备

一次性无菌针灸针，直径0.35 mm，长度1寸（25 mm）、1.5寸（40 mm）两种规格；棉签、碘伏、治疗盘、采血针、镊子、锐器盒等。

(二)操作步骤

1. 刺卫调气

(1)体位:患者取坐位。

(2)选取穴位:①肩贞,肩关节后下方,腋后纹头直上1寸。②肩髃,肩峰外侧缘前端与肱骨大结节两骨间凹陷中。③肩髎,肩峰角与肱骨大结节两骨间凹陷中。④阿是穴。

(3)消毒:医者选取腧穴,用碘伏消毒。针刺操作前医者洗手,并用免洗速干手消毒液进行双手消毒。

(4)操作:上述穴位平刺1~1.5寸,平补平泻,留针时嘱患者适当活动肩部,活动过程中若发现患处阿是穴的位置变化,则继续定位阿是穴针刺并留针30 min。起针后拔罐治疗:用闪火法。

2. 刺营通络

(1)体位:患者取坐位。

(2)选取穴位:如下。①肩前:肩前部,腋前纹头直上1.5寸。②肩中:当后臂肱骨的外侧,去肩骨缝2.5寸。③肩髃:肩峰外侧缘前端与肱骨大结节两骨间凹陷中。④肩髎:肩峰角与肱骨大结节两骨间凹陷中。⑤肩贞:肩关节后下方,腋后纹头直上1寸。⑥阿是穴。

(3)消毒:医者选取腧穴,用碘伏消毒。针刺操作前医者洗手,并用免洗速干手消毒液进行双手消毒。

(4)操作:上述穴位平刺1寸,留针30 min。起针后用刺络拔罐法放血治疗,局部皮肤消毒后,以采血针点刺在肩部阿是穴,并将气罐迅速吸拔在放血的部位。起罐后,用消毒干棉球擦净血迹。放血治疗隔日1次。

3. 透灸温经

(1)体位:患者取俯卧位。

(2)选取穴位:如下。①肩髃:肩峰外侧缘前端与肱骨大结节两骨间凹陷中。②肩髎:肩峰角与肱骨大结节两骨间凹陷中。③天宗:肩胛冈中点与肩胛骨下角连线上1/3与下2/3交点凹陷中。④肩贞:肩关节后下方,腋后纹头直上1寸。⑤阿是穴。

(3)消毒:医者选取腧穴,用碘伏消毒。针刺操作前医者洗手,并用免洗速干手消毒液进行双手消毒。

(4)操作:肩贞平刺,其余穴位直刺进针1寸,平补平泻,留针40 min。留针的同时将6段长约30 mm点燃的艾条,置于肩关节艾灸箱内,并将艾灸箱放于患者左肩部,温度控制在43 ℃左右,灸40 min,灸后皮肤潮红汗出,且有热感向深处透达至肩关节内部。

每日针刺治疗1次,5 d为1个疗程,每疗程间隔2 d,连续治疗3个疗程。

三、三刺法治疗肩周炎技术的关键技术环节

(1)针刺前应仔细辨证,辨别病位深浅,根据证型选择刺法。

(2)得气程度要合理掌握,以持续而和缓的得气为宜,针感不宜太强,也不能太弱。

四、注意事项及意外情况处理

(1)放血针具必须严格消毒,防止感染。刺络放血时应注意进针不宜过深,创口不宜过大,以免损伤其他组织。

(2)因施灸时要暴露部分体表部位,在冬季要注意保暖,在夏天高温时要预防中暑,注意室内及时换气。

(3)极度疲劳和过饥、过饱、酒醉、大汗淋漓、情绪不稳,或妇女经期忌灸。

(4)刺络放血后可能出现局部皮下出血,不必处理,1 周左右可自行消散。

(5)如果灸后出现水疱,灸疱小则任其自然吸收为宜,若大则需用针挑破,使疱里面的液体流出,一般不需要做消炎处理,可继续施灸,以提高疗效。灸疱一般在 1 ~ 3 d 会结痂。

(6)灸后如果出现口干、咽干等症状,可服用适量温开水。

五、三刺法治疗肩周炎技术的临床应用

1. 案 1:患者,女,73 岁。2016 年 5 月 17 日初诊。

病史:1 周前无明显诱因出现右肩部疼痛,尤其以肩后侧较甚,不能抬举,肩部时有窜痛、遇风寒加重、得温则减、畏风恶寒,近 3 d 加重遂来就诊,舌淡、舌苔薄白,脉浮弦滑。右肩部功能检查:前屈活动度 30°、后伸 15°、外展 30°、外展旋外 30°、内旋 30°。

辨证:患者以肩痛遇寒加重、得温痛减、疼痛部位不固定、恶风寒为主要症状,又见舌淡苔白,脉浮,说明此为初感外邪,病位在卫、在表。

治法:通调经气,滑利关节。选用肩贞、肩髃、肩井、肩髎、天宗、阿是穴等。上述穴位平刺、平补平泻,留针时嘱患者自主做肩部活动,活动过程中患者诉肩部疼痛位置也在变化,在肩部继续找阿是穴针刺并留针 30 min。起针后用闪火法拔罐。首次治疗后疼痛减轻,治疗 2 次后,右肩活动度为前屈 45°、后伸 30°、外展 60°、外展旋外 60°、内旋 45°,继续治疗 5 次后肩关节活动功能恢复正常。

2. 案 2:患者,女,48 岁。2016 年 10 月 10 日初诊。

病史:2 个月前因受凉出现左肩部疼痛、不能抬举,怕冷,遇寒加重,近 1 周疼痛加重,舌暗红、苔薄黄,脉涩。左肩部活动受限,前屈活动度 15°、后伸度 10°、外展 30°、外旋 15°、内旋 30°,上举 90°。

辨证：寒邪侵袭日久，使气血受阻、经络不通，痛处固定拒按，舌紫暗，脉涩。可见寒邪已侵入营病邪由卫入营，致血液凝滞。

治法：舒筋活血，滑利关节。选用肩前、肩中、肩髃、肩髎、肩贞、阿是穴。平刺25 mm，留针30 min后起针。局部常规消毒后，以采血针点刺肩部阿是穴，将火罐迅速吸拔在放血部位。起罐后用消毒干棉球擦净血迹，放血治疗隔日1次。治疗3次后诉肩部疼痛减轻，活动受限改善。左肩活动度：前屈60°、后伸30°、外展60°、外旋30°、内旋80°、上举150°。治疗7次后患肩疼痛基本消失，肩关节活动度基本恢复正常。继治5次以巩固疗效，关节活动度恢复。1周后回访未反复。

3. 案3：患者，男，53岁。2016年6月6日初诊。

病史：10个月前因贪凉，久坐空调房间，致肩部畏寒喜暖、疼痛。近2个月肩部活动明显受限，遂来就诊。舌质暗、苔白，脉弦。查：左肩部前屈30°、后伸15°、外展30°、外旋15°、内旋45°、上举120°。

辨证：患者肩部受寒导致肩凝症，迁延不愈，局部气血运行不畅，发为寒痹。

治法：温经逐痹，活血止痛。选用肩前、肩髃、肩髎、肩贞、阿是穴。肩贞平刺，其余穴位直刺进针25 mm，平补平泻，留针40 min；将6段长约30 mm的艾条点燃，置于肩关节艾灸箱内，留针时将艾灸箱置于左肩部，温度控制在约43 ℃，灸40 min，灸后皮肤潮红汗出，有热感向深处透至肩关节内部。针刺、透灸治疗5次后，畏寒减轻。治疗10次后左肩活动度：前屈90°、后伸30°、外展80°、外旋30°、内旋80°、上举180°，患肩的症状、功能活动改善。

（王来勇）

第四节　带状疱疹后神经痛

带状疱疹是由水痘–带状疱疹病毒引起，中医学称为“腰缠火龙”“蛇串疮”“蜘蛛疮”等，以皮肤丘疱疹和神经痛为特征，带状疱疹后受累区皮肤持续疼痛超过1个月即为带状疱疹后神经痛。其典型表现为烧灼样、电击样、刀割样、针刺样痛，带状疱疹后神经痛严重影响患者的精神状态及饮食睡眠，由于对剧烈疼痛的恐惧，患者情绪低落、抑郁、烦躁、焦虑，心理负担沉重，甚至对生活失去信心或有自杀倾向。

带状疱疹急性期多由于肝胆火旺、湿热蕴蒸所致，或年老体弱，复感火热之邪致使邪毒搏于肌肤而形成。治疗以化湿泄热、通络止痛、阻截其扩散为目的。而“正虚邪恋”是中医学对于带状疱疹后神经痛的一个较为广泛的认识，患者疱疹愈后，因年老体弱，正气无力将余毒排尽，加上患者本身脾湿肝火较盛，导致湿热毒邪留滞于经络，以致气机不畅、瘀血内停、气滞血瘀而使局部脉络阻塞，致“不通则痛”；或气血虚衰不养脉络，形成“不荣则痛”。通过多年来的临床探索，总结出带状疱疹后神经痛患者不仅瘀毒阻滞，而且正气不足，治疗上应注重对气血的整体治疗，既要活血化瘀、通络止痛，还要扶助患者的正气，使瘀毒得清，正气得复，主张驱邪与扶正并重。

一、扶正通络针法治疗带状疱疹后神经痛技术的简介

带状疱疹急性期运用围刺法，具有调和气血、解毒通络、散瘀止痛之效。点刺龙眼穴能清热利湿，活血化瘀。《素问·针解》曰：“菀陈则除之，出恶血也。”本病湿、热、火毒之邪郁于肌表，经脉气血瘀滞，而致不通则痛，刺络放血以泄热排毒、活血化瘀、祛邪通络，能使邪毒随针孔而外泄，加拔火罐，将瘀毒、渗液、湿气吸出，能够祛除湿邪、疏通血脉，排出其血分中的火热邪毒，故能快速控制病情病势的发展，消除病变部位瘀血，改善局部血液循环，促进疱疹干涸愈合、消除神经疼痛。

带状疱疹后神经痛病因病机的关键是“不通则痛”或“不荣则痛”。治疗上应从瘀论治，除遵循“菀陈则除之”外，更应采取扶正化瘀的治疗原则。首先在患处病灶处（痛处）围刺，局部施以艾灸，使病变局部皮肤潮红为度，借助艾灸火力，温通经络，调和气血，扶助正气，达到加快局部血液循环、促进炎症的消散吸收、减轻局部水肿对神经末梢压迫的目的；再在疼痛部位刺络出血，直接排除经脉瘀滞病邪，使经脉畅通而疼痛减轻，既消除局部瘀血，又有“逐瘀生新”的效果。由于患者多年老体弱，根据治病必求于本的原则，选取具有培固正气、增强体质的腧穴，针刺加艾灸中脘、关元、三阴交、足三里穴。中脘、关元分布于任脉经脉上，任脉属阴脉之海，与督脉相通，中脘又为胃之募穴，八会穴之腑会，气血生化之地；关元为足三阴、任脉之会，藏精之所，两穴相合达培元固本、益气和血之效；足三里乃足阳明胃经之合穴，具有健脾和胃、强壮后天的功效；三阴交为足三阴之会穴，具有滋阴养血、补益脾肾的作用；两穴相配一以振阳，一以和阴，共奏扶正理痹、通络止痛之功。临床运用此法治疗带状疱疹后神经痛往往收效迅速，短期内即可痊愈。

二、扶正通络针法治疗带状疱疹后神经痛技术的操作

（一）器材准备

一次性无菌针灸针，直径0.30 mm、长度1.5寸（40 mm）；棉签、碘伏、一次性采血针、玻璃管、酒精灯、酒精棉球、治疗盘、镊子、纱布块、锐器盒等。

（二）操作步骤

1. 体位　患者根据患疱疹位置取俯卧、侧卧或仰卧位。

2.选取穴位

阿是穴:指既无固定名称,亦无固定位置,而是以压痛点或病变局部或其他反应点等作为针灸施术部位的一类腧穴,又称天应穴、不定穴、压痛点等。

龙头、龙尾穴:疱疹最先出现处为“龙尾”,疱疹延伸方向之端为“龙头”。

中脘:在上腹部,前正中线上,脐中上4寸。

关元:在下腹部,前正中线上,脐中下3寸。

三阴交:在小腿内侧,足内踝尖上3寸,胫骨内侧缘后方。

足三里:在小腿前外侧,犊鼻下3寸,距胫骨前嵴外一横指。

3.消毒　医者选取腧穴,用碘伏消毒。针刺操作前医者洗手,并用免洗速干消毒液进行双手消毒。

4.操作

(1)扶正法:嘱患者取适当的体位,充分暴露施术部位,常规消毒后用0.30 mm×40 mm毫针针刺中脘、关元、三阴交(双侧)、足三里(双侧),均采用捻转补法;在疱疹带的龙头、龙尾各刺1针,局部采用从四周向疼痛中心平刺或斜刺,刺入20~25 mm,间距约1.5 cm,针数视疼痛范围而定,得气后留针时间为30 min。留针期间,用艾条在患处疼痛局部做回旋灸,时间15~20 min,以局部皮肤潮红为宜。

(2)通络法:起针后,用一次性采血针在疼痛局部点刺数次,并加拔火罐,留罐约5 min,以出血3~5 mL为宜。视疱疹面积大小,决定火罐的型号和数量。

如患者诉畏寒肢冷、面色苍白、大便溏薄、小便清长、脉沉无力等阳虚证表现,可给予中脘、关元、足三里(双侧)、三阴交(双侧)施以艾条做温针灸,方法为取长度约2 cm艾条,套在针柄之上,与皮肤距离2~3 cm,点燃施灸,并在艾条下的皮肤表面垫上纸板防止灼伤,20 min后取出针。

隔日治疗1次,10次为1个疗程。

三、扶正通络针法治疗带状疱疹后神经痛技术的关键技术环节

(1)疱疹局部围刺、浅刺,先在疱疹带的头、尾各刺1针,两旁则根据疱疹带的大小选取数点,向疱疹带中央沿皮刺入。

(2)围刺采取平刺法,将疱疹部位围起来,从而达到清热、解毒、消炎、止痛和防治病毒扩散、促进疱疹吸收结痂的功效。

(3)局部放血时,在疱疹集中处、疱疹延伸发展处及痒痛较为严重部位取穴。用采血针放血时,必须严格消毒,针后不宜着水,以防感染。

(4)在疱疹局部用艾条做回旋灸,以患者感觉灼热但能耐受为度,艾灸时间以局部皮肤潮红为度。

四、注意事项及意外情况处理

(1)本病治疗越早效果越好,切忌杂方乱投。

(2)注意休息,治疗期间不宜食肥甘厚辛辣食品,饮食宜清淡,并忌食海鲜发物。

(3)疱疹局部保持干燥、清洁,忌用刺激性强的软膏涂抹患处,以防皮损范围扩大或加重病情。

(4)发病期间应保持心情舒畅,以免肝郁气滞化火而加重病情。

(5)忌用热水烫患处,内衣宜柔软宽松。

(6)对初次接受针灸治疗或精神紧张者,应做好解释工作,消除疑虑,防止晕针。

五、扶正通络针法治疗带状疱疹及其后神经痛技术的临床应用

1.案1:某女,55岁,职员。2018年10月3日初诊。

主诉:右腋下及右胸部灼痛5 d。

病史:患者5 d前自觉右腋下及右胸部灼热感,渐至背部,1 d前灼热部位起小水疱,且刺痛难忍,衣服稍一摩擦则疼痛剧烈,经人介绍,遂至我科诊疗。诊见:痛苦面容,微胖体态,右乳房下及腋下密集带状红色丘疱疹、食欲不佳、心烦易怒、小便赤、大便干、舌红苔黄腻、脉细数。

诊断:中医诊断为蛇串疮。西医诊断为带状疱疹。

辨证:肝经郁热,湿热内蕴。

治法:化湿清热,行气止痛。取阿是穴、龙头、龙尾,针刺手法行捻转泻法。龙眼穴点刺放血。疱疹局部按上述围刺合通络技术治疗,治疗3次后患者疼痛完全消失。

2.案2:某女,72岁,退休人员。2018年12月2日初诊。

主诉:腰背及右侧胁肋部疼痛2个月,加重伴瘙痒1周。

病史:患者2个月前无明显诱因出现腰背部疼痛,自行给予扶他林乳膏消炎止痛药物外用,疼痛减轻不明显,随后出现簇集性水疱,且逐渐向胁肋部延伸,至当地医院给予自制药物(药物名称不详)口服及外用,疱疹逐渐消退,疼痛较前减轻,易反复发生。1周前患者劳累后出现腰背及右侧胁肋部疼痛加重,伴有瘙痒,灼热感,局部留有暗红斑及色素沉着,拒按,入夜加重,夜寐不安,舌暗有瘀点,脉弦细或涩。

诊断:中医诊断为蛇串疮。西医诊断为带状疱疹后神经痛。

辨证:血瘀证。

治法:活血祛瘀,通络止痛。嘱患者取适当的体位,充分暴露施术部位,常规消毒后用0.35 mm×40 mm毫针针刺关元、三阴交(双侧)、足三里(双侧);在疱疹带的龙头、龙尾各刺1针,局部采用从四周向疼痛中心平刺,刺入20～25 mm,间距约1.5 cm,针数视疼

痛范围而定，得气后留针时间为 20 min。留针期间，艾条灸关元、足三里、三阴交穴做温针灸，取约 2 cm 长的艾条一段，套在针柄之上，均应距皮肤约 3 cm，再从其下端点燃施灸。如患者觉灼烫难忍，可在该穴区置一硬纸片，以稍减火力。并在疱疹局部做回旋灸，时间 15～20 min，以局部皮肤潮红为宜。出针后，在疼痛部位用一次性采血针点刺数次放血，拔罐 5 min，以出血 3～5 mL 为宜，视疱疹面积大小决定火罐的型号和数量。治疗隔日 1 次，10 次为 1 个疗程。1 个疗程后患者局部疼痛不明显，色素沉着部位色泽变淡，且范围变小。不影响夜间休息及日常生活能力提高。后期随访，未再复发。

（王来勇）

第五节　三叉神经痛

本病是指一种在面部三叉神经分布区内反复发作的阵发性剧烈神经痛。多数患者于 40 岁起病，多发生于中老年人，女性尤多，其发病右侧多于左侧，多累及第二支（分布在面颊，上唇及上齿槽）和第三支（分布在下额，下唇及下齿槽），第一支（分布在眼额部）少见。该病的特点是在头面部三叉神经分布区域内，骤发、骤停的闪电样、刀割样、烧灼样、顽固性、难以忍受的剧烈性疼痛。说话、刷牙或微风拂面时都会导致阵痛，三叉神经痛患者常因此不敢擦脸、进食，甚至连口水也不敢下咽，从而影响正常的生活和工作。属中医学“面痛”范畴。

一、诊断标准

（1）面部或额部的阵发性疼痛，持续几秒至 2 min。

（2）疼痛至少有下列特点中 4 项：①沿三叉神经的一支或几支散布。②特征为突发、剧烈、尖锐、浅表、刀刺样或烧灼样。③疼痛剧烈。④从板机点促发，或因某些日常活动诱发，如吃饭、谈话、洗脸或刷牙。⑤发作以后，患者完全无症状。

（3）无神经系统体征。

（4）每个患者有其规律的发作。

（5）病史、躯体检查及必要时所做的特殊检查可排除导致面痛的其他原因。

二、辨证分型

（一）风寒证

面侧呈短阵性刀割样剧痛，每因冷天或感风寒发作或加重，头面畏寒喜热，面肌抽掣，有紧缩感，四末厥冷或冷麻，舌苔薄白，脉浮紧或沉迟。

（二）肝火亢盛证

患侧呈频繁的阵发性电击样疼痛，疼时面红目赤，烦躁易怒，怒则发作或加重，胁肋胀痛，口苦口干，溲赤便秘，舌质红，苔黄，脉弦数。

（三）胃火上攻证

面颊呈短阵性剧痛，其痛如灼，昼轻夜重，遇热诱发，牙痛似脱，龈肿口臭，胃脘灼痛，口渴喜饮，便干溲黄，舌质红，苔黄，脉滑数。

（四）气滞血瘀证

病程较长，痛如锥刺刀割，痛处固定不移，疼痛反复发作，面色晦暗，舌质紫暗或见瘀斑瘀点，脉弦细或细涩。

三、刺血疗法治疗

（一）处方1：阿是穴（压痛点）

辨证分型：风寒证加风门、大椎、肺俞；肝火亢盛证加肝俞、太冲、合谷；胃火上攻证加胃俞、内庭；气滞血瘀证加膈俞。

操作：每次取1～2个压痛点，局部常规消毒，用三棱针点刺阿是穴出血，再用闪火法拔罐，至瘀血流尽起罐。隔日1次，5次为1个疗程。

（二）处方2

主穴：阿是穴。配穴：第一支痛者配阳白；第二支痛者配四白；第三支痛者配夹承浆。

辨证分型：风寒证加风门、大椎、肺俞；肝火亢盛证加肝俞、太冲、合谷；胃火上攻证加胃俞、内庭；气滞血瘀证加膈俞。

操作：患者取仰卧位，常规消毒后用三棱针点刺出血，起针后拔火罐3～5 min，令出血2～3 mL。体质强壮，面痛严重者宜深刺，放血宜多；反之浅刺，放血宜少。3～5 d 1次，5次为1个疗程。

（王来勇）

第六节　颈肩肌筋膜疼痛综合征

肌筋膜疼痛综合征是肌肉、肌腱及筋膜等软组织的慢性疼痛，可伴随有相应部位的牵涉性疼痛，肢体活动度出现异常，局部可出现1个或多个扳机点（又称激痛点），部分患者会因疼痛而影响睡眠。本病作为慢性软组织疼痛性疾病，发病率高，无论何种年龄段人群均有发病可能，影响生活质量，严重者甚至影响患者精神状态。

本节中所论的颈肩肌筋膜疼痛综合征是以颈肩部的疼痛不适、肌肉僵硬紧张、关节活动不利为主症，特征性症状是在疼痛累及的颈肩部相关肌肉处有一个或多个扳机点。常见的病因当属慢性劳损，如长期低头伏案工作的人员，相关肌肉长期处于持续牵拉状态，慢性劳损使无菌性炎症随之产生，因此该类人群为本病的易患人群；长期遭受潮寒湿冷侵袭也极易引发本病，寒风、阴冷潮湿的环境使肌肉挛缩，软组织缺血缺氧，机体循环发生障碍，产生无菌性炎症。此外，跌仆损伤、突如其来的外力暴击、超负荷的重力压迫，以及超过软组织生理范围的过度牵拉、扭转，均可造成损伤，受损软组织迁延不愈，导致本病的出现。由于该病机制较为复杂，慢性疼痛迁延不愈，药物的治疗虽然有一定的疗效，但其远期效果不佳，且副作用较大；物理疗法虽痛苦较小，但也存在一定的缺陷，如治疗周期一般较长，患者依从性较差。因此，如何安全且有效地治疗颈肩肌筋膜疼痛综合征成为目前疼痛学研究的重点内容。针灸具有疗效显著、操作安全、经济实用、适应证广泛等优点，逐步被人接纳、认可。

一、项三针合肩三穴治疗颈肩肌筋膜疼痛综合征技术的简介

本病多为劳逸不当，气血筋骨活动失调，寒湿侵袭痹阻络脉，久而不散，肌筋损伤，加之长期劳损，气血不运，寒湿并病，筋骨懈怠，引起经络不通、脉络不荣而为病。针对这些病因病理，根据本病的临床特点，在总结前人经验，继承古医书的理论基础上发挥和创新。治疗时强调着眼于整体，重视局部肌肉解剖，采用分段、分重点的针刺方案，摸索出一套实用而又行之有效的“项三针合肩三穴针法”。

项三针三个穴位均位于后颈部，治疗时平行于人体冠状面刺入，横向贯穿足太阳膀胱经、颈部夹脊穴和督脉，达到疏通背部经络气血的目的，又可直接作用于肌肉、韧带、筋膜之间，改善头颈部血液循环及供给，提高局部组织代谢能力，以起到消除局部水肿、缓解痉挛的肌肉、松解粘连的软组织、提高机体自身痛阈的目的。肩三穴即大椎、肩井、肩外俞三穴。大椎穴为“三阳督脉之会”，人体所有的阳经均交汇于此，阳气主运行，气能行血，气行可促进血行流畅，气血畅通则瘀去新生，针刺大椎穴既可调节人体阴阳，又具有活血祛瘀通络的作用，使颈部的血液循环得到改善；肩井乃胆经穴，其所在经脉巡行路线“循颈”“至肩上”，经络所过，主治所及。肩井穴为手足少阳、足阳明和阳维四脉交汇之所在，诸条阳经会于此穴，故其所治病证极为广泛，犹如疾病之市集，故此穴名曰“肩井”。针刺该穴可疏通经脉气血、行气散结、消肿止痛，配合恢刺这一特殊针刺手法，刺激强烈，使经气激荡，血行流畅，气血畅通无阻则颈肩酸痛重胀自消。肩外俞属小肠经，其经脉循行走向“出肩解，绕肩胛，交肩上”“从缺盆循颈”，经络所过，主治所及，其深部肌肉为斜

方肌和菱形肌，针刺可缓解肌肉痉挛拘急，缓急止痛。以诸穴为主，辅以邻近阿是穴，配合相应针刺方法，施以平补平泻手法，加局部火罐，旨在疏通经络、祛风散寒、调畅气血，达到通痹止痛的目的。

二、项三针合肩三穴治疗颈肩肌筋膜疼痛综合征技术的操作

1. 器材准备　一次性无菌针灸针，直径0.30 mm，长度1.5寸(40 mm)、3寸(75 mm)两种规格；棉签、碘伏、酒精灯、酒精棉球、治疗盘、镊子、锐器盒等。

2. 操作步骤

(1)体位：患者取坐位。

(2)选取穴位：项三针包括风池穴和两个经外奇穴；肩三穴即为大椎、肩外俞、肩井三穴。①项1针即风池穴：胸锁乳突肌与斜方肌之间凹陷中，平风府穴处。②项3针：风池穴正下方，斜方肌的外侧前缘凹陷处取第3穴，此穴约平第5、第6颈椎棘突间。③项2针：于风池穴和项3针中点部位取该穴，此穴约与第3、第4颈椎棘突间相平，被命名为新识穴(出自程莘农主编的《中国针灸学》)，又名新设穴(出自朱琏主编的《新针灸学》)。④大椎：第7颈椎棘突下。⑤肩外俞：第1胸椎棘突下旁开3寸。⑥肩井：大椎穴与肩峰连线的中点。

(3)消毒：医者选取腧穴，用碘伏消毒。针刺操作前医者洗手，并用免洗速干手消毒液进行双手消毒。

(4)操作：如下。①项三针：选取3寸毫针，采用横向透刺法，由穴位一侧直刺进针，透皮后，将针柄平行于人体冠状面进针，进针要缓慢，边进针边时刻观察进针方向，使针柄始终保持与冠状面平行刺入，由浅即深穿过筋膜、斜方肌、头夹肌、头半棘肌和项韧带等软组织，针尖刺达另一侧对称的穴位。操作过程中，押手应始终置于另一侧对应穴位处仔细感受针尖位置，保证针尖停于皮下而不透出皮外。②肩三针：选取1.5寸毫针，以肩三穴为取穴基本点，并仔细触诊探寻患者肩背部僵硬拘挛肌肉上的扳机点，将针从筋结条索旁刺入，行提插捻转手法，患者出现酸、麻、胀、沉、窜等任一针感后，再将针提至皮下，刺入筋结条索的另一旁。治疗肌肉附着部位的扳机点时，针刺深度须触及骨面，切记不可向下深刺。留针20 min，其间行针1次。③刺络拔罐法：出针后，在治疗区域施以火罐吸拔，停留10 min起罐。

每日针刺1次，10 d为1个疗程，每疗程间隔2 d。

三、项三针合肩三穴治疗颈肩肌筋膜疼痛综合征技术的关键技术环节

(1)横向透刺法是由位一侧沿水平方向平行进针，穿过软组织，针尖直达对侧相应穴位，而不透出对侧皮肤。

(2)在治疗时着重强调押手的作用,信其左甚于信其右。针刺前,先用押手"扪而循之,爪而下之",仔细循按拘挛的肌肉条索、结节,寻找扳机点。

(3)针刺得气程度要合理掌握,以持续而和缓的得气为宜,针感不宜太强,也不能太弱。

(4)针刺扳机点时,刺入深度须触及于骨面。

四、注意事项及意外情况处理

(1)患者若饥饿、过度紧张或行针手法过于强烈可能会出现晕针。

(2)若针刺治疗前未检查针具或受试者治疗时随意变换姿势,可能导致针体过度扭曲而断针。

(3)若进行肩背部针刺时,进针角度错误或行针幅度过大,可导致气胸。

当上述各种针刺不良反应出现时,应立即停止针刺或停止行针,退出全部已刺之针,并及时给予对症处理。

五、项三针合肩三穴治疗颈肩肌筋膜疼痛综合征技术的临床应用

1. 案1:某男,53岁,职员。2012年3月18日初诊。

主诉:颈肩部疼痛3年,加重伴右上肢麻痛1周。

病史:3年前患者劳累后出现颈肩部疼痛,经休息或口服药物(药物名称不详)治疗后好转,1周前患者劳累后再次出现上述症状加重,伴右上肢麻痛,劳累时或受凉后病情加重,经休息后症状未见好转,前来我科就诊。发病来,神志清,精神一般,睡眠欠佳,饮食一般,大小便正常,舌质紫暗,脉涩。

辨证:劳损血瘀证。

治法:舒筋通络,祛瘀止痛。给予创立的"项三针合肩三穴"为主穴治疗,留针20 min,其间行针1次。起针后,在治疗区域施以火罐吸拔,停留10 min起罐。1次治疗后患者诉症状减轻一半,连续1个疗程后患者症状明显改善。

2. 案2:某女,36岁,专业技术人员。2013年12月9日初诊。

主诉:颈肩部疼痛10 d,加重2 d。

病史:10 d前患者受凉后出现颈肩部疼痛,经休息保暖后症状较前好转,未经系统诊治。2 d前夜寐露肩后出现项强脊痛,肩臂酸痛,颈部活动受限,舌淡,苔白,脉弦紧。

辨证:风寒痹阻证。

治法:祛风散寒,化湿通络。主穴选"项三针合肩三穴",可配风门、外关,以疏风解表、通经活络。留针20 min,其间行针1次。起针后,在治疗区域施以火罐吸拔,停留10 min起罐。1次治疗后患者诉症状明显减轻,2次治疗后症状不明显,后再巩固1次治

疗，患者症状痊愈，半个月后随访未再出现类似症状。

（王来勇）

第七节　类风湿关节炎

类风湿关节炎是一种病因不明的自身免疫性疾病，主要以对称性、慢性、多滑膜关节炎和关节外病变为主要临床表现，基本病理改变为关节滑膜的慢性炎症、血管翳形成，并逐渐出现关节软骨和骨破坏，最终导致节畸形和功能丧失。发病率0.34%～0.36%，对劳动力影响很大，严重危害人们的身体健康和心理健康。在成人任何年龄都可发病，80%发病于35～50岁，然而60岁以上者的发病率明显高于30岁以下者，女性患者约3倍于男性。随着我国老龄化人群的增加、生活节奏的加快、心理压力的增大，类风湿关节炎的患者也越来越多。因此，风湿免疫病成为困扰人类身心健康的重大问题，已成为世界性的公关难题。现本病还不能被根治，医生的治疗只能是防止关节不被破坏，最大限度提高患者的生活质量。

目前类风湿关节炎的治疗多采用非甾体抗炎药、慢作用抗风湿药、糖皮质激素及生物制剂等药物，而这些药物虽然能够有一定的疗效，但长期服用容易产生毒副作用，造成肝、肾功能损害等不良反应。而中医药为主的综合治疗优势逐渐被人们所认可，尤其是针刺疗法在临床实践中对类风湿关节炎有较好的疗效，适合长期运用，安全且无毒副作用，并能保护关节不被破坏，控制病情发展。因其具有自然、安全、经济、疗效显著等优点，因此，对改善患者生活的质量有着重要意义。

一、三部针刺法治疗类风湿关节炎技术简介

中医古代文献中无类风湿关节炎的病名，结合患者关节疼痛、肿胀、僵硬等临床表现，可归属于“痹证”的范畴。《素问·痹论》曰：“风寒湿三气杂至，合而为痹。”《诸病源候论·风痹候》载：“痹者，风寒湿三气杂至。合而成痹，其状肌肉顽厚，或疼痛，由人体虚，腠理开，故受风邪也。”《灵枢·百病始生》曰：“邪之所凑，其气必虚。”指出痹证的发生，主要是由正气不足，感受风、寒、湿等邪气所致，痹阻经络、肌肉、筋骨、关因此痹证的治疗关键在于祛风散寒、除湿通痹，抗炎消肿，疏通经络、调和气血，改善关节功能活动。

三部针刺法治疗类风湿关节炎技术是张氏在中医整体观念和辨证治疗原则指导下，选择对于临床疗效至关重要的3个部位的腧穴进行针刺治疗。针刺背腰部腧穴可通调督脉，振奋阳气，运行气血，调补肾气，强壮腰脊，调节脏腑功能；针刺上肢腧穴可调节阳

经经气，进行透刺疗法，以祛邪外出、清热解毒、消肿止痛，脉道通利则肿痛自除；针刺下肢部腧穴可平衡阴阳，健脾和胃，补气活血，使气血通调，筋骨得养。三部诸合用，共奏鼓舞阳气、调和气血、化痰逐瘀、祛风除湿、消肿止痛的作用，直达病机，达到治愈或缓解患者的病情。

选择背部腧穴大椎、命门重在通调督脉，温督补阳。督脉为"诸阳之会"，总督一身之阳，具有鼓舞患者正气、调整机体阳气、推动气血运行之功。上肢和下肢部的对穴运用透刺的针刺方法，一针透多穴或多经，可使脏腑与经络、经络与经络、腧穴与腧穴得到沟通交融，营卫气血得以通畅，达到多经之间同时得气，扩大针刺效应范围，提高针刺疗效。

三部针刺法治疗类风湿关节炎技术能抗炎、消肿、止痛、改善关节功能活动，改善微循环，针后可直达病所、奏效快捷，有效控制类风湿关节炎的临床症状，提高患者的生活及生存质量，是一种有效的非药物自然的绿色疗法。

二、三部针刺法治疗类风湿关节炎技术的操作

1. 器材准备　一次性无菌针灸针，直径0.35 mm，长度1寸(25 mm)、1.5寸(40 mm)和2寸(50 mm)3种规格；棉签、碘伏、治疗盘、镊子、锐器盒等。

2. 操作步骤

(1)体位：患者取俯卧位或坐位。

(2)选取穴位

1)背腰部腧穴：①大椎：在第7颈椎棘突下凹陷处。②至阳：在第7胸椎棘突下凹陷处。③命门：在第2腰椎棘突下凹陷处。④腰阳关：在第4腰椎棘突下凹陷处。

2)上肢部腧穴：①肩髃：在肩峰端下缘，肩峰与肱骨大结节之间，上臂向外平举时，肩部前方的凹陷处。②肩髎：在肩峰端下缘，肩峰与肱骨大结节之间，上臂向外平举时，肩部后方的凹陷处。③曲池：在肘横纹中，尺泽与肱骨外上髁连线之中。④小海：在肘横纹内侧端，尺骨鹰嘴和肱骨内上髁之间凹陷中。⑤合谷：在第1、第2掌骨之间，约平第2掌骨中点的桡侧缘处。⑥后溪：在第5掌指关节后尺侧的远侧掌心纹头的赤白肉际处。⑦外关：在腕背横纹上2寸，尺骨与桡骨之间。

3)下肢部腧穴：①阳陵泉：在下肢，腓骨头前下方凹陷处。②阴陵泉：在胫骨内侧髁下方凹陷处。③悬钟：在外踝高点上3寸，腓骨前缘之凹陷处。④三阴交：在内踝高点上3寸，胫骨内侧面的后缘凹陷中。⑤昆仑：在外踝与跟腱之间凹陷处。⑥太溪：在内踝与跟腱之间凹陷处。⑦足三里：在犊鼻穴下3寸，胫骨前嵴外一横指处。

(3)消毒：医者选取腧穴，用碘伏消毒。针刺操作前医者洗手，并用免洗速干手消毒液进行双手消毒。

(4)操作

1)第一部:在背腰部的大椎、至阳向上斜刺进针 0.5~1 寸,命门、腰阳关直刺 1~1.5 寸,行针采用插捻转泻法,轻插重提深度为 0.5~1 寸,拇指向后捻转角度为 360°以内,局部产生酸胀感;留针 30 min,每隔 10 min 行针 1 次,出针后,用消毒干棉球按压针孔。

2)第二部:上肢部采用肩髃透肩髎、曲池透小海、合谷透后溪的治疗方法,从位于上肢外侧面前缘的腧穴向上肢外侧面后缘的腧穴方向进行透刺 1~1.5 寸,外关直刺 0.8~1 寸。

3)第三部:下肢部采用阳陵泉透阴陵泉、悬钟透三阴交、昆仑透太溪的治疗方法,从位于在下肢外侧的腧穴向下肢内侧的腧穴方向进行透刺 2~3 寸;足三里直刺 1~2 寸。

第二部和第三部的上肢、下肢的腧穴进行透刺时均采用提插捻转泻法,轻插重提幅度为 0.5~1.5 寸,拇指向后捻转角度为 360°以内;单穴外关用强刺激提插捻转泻法,足三里用平补平泻法。留针 30 min,每隔 10 min 行针 1 次,出针后,用消毒干棉球按压针孔。根据病变的关节部位,可适当选择其中一组或几组治疗,如患者只是肘关节和膝关节肿痛,上述方中只需针刺曲池透小海、阳陵泉透阴陵泉即可。

每日针刺 1 次,30 d 为 1 个疗程,每疗程间隔 2 d。

三、三部针刺法治疗类风湿关节炎技术的关键技术环节

(1)针刺治疗的时间宜选择在上午。

(2)针刺前患者要取合适的体位,腧穴定位要准确,针刺深度、方向要恰当。

(3)对针刺得气的程度要适合病情的需要,得气后针感不宜太强,要持续而和缓。

四、注意事项及意外情况处理

(1)针刺前医者应认真仔细检查针具,对不符合质量要求的针具及时剔除。

(2)患者初次接受治疗畏针者,要消除患者对针的顾虑,选择舒适持久的体位,选穴宜少,手法宜轻。避免手法过重或时间过长而造成疼痛。

(3)操作时,严格按照要求进行,尤其是背腰部督脉经腧穴,针刺时,一定要掌握针刺的方向和深度,以防刺伤脊髓。

(4)针刺过程中,嘱患者不要随意变动体位。

(5)针刺上、下肢腧穴时,要避开血管和神经;出针时用消毒干棉球按压针孔,避免出血,引起血肿。

五、三部针刺法治疗类风湿关节炎技术的临床应用

1.案 1:某女,63 岁,退休工人,2017 年 8 月 15 日初诊。

主诉:四肢关节间断性疼痛 2 年余。

病史：2年前患者四肢多关节间断性疼痛，但近日来无明显诱因病情加重，致使出现双手近端指关节肿胀疼痛，曾经给以口服药物（具体不详）进行治疗，效果不佳，患者关节仍然疼痛难忍，夜间相对减轻，但晨起时关节僵硬，活动后症状减轻。精神欠佳、面色少华、饮食尚可、口干口苦、入睡困难、舌质淡暗、苔黄厚腻、脉沉滑。

辨证：肝肾亏虚型。患者因正气不足，肝肾亏虚，感受风寒之邪，致使经脉不通，不通关节则痛。

治法：通经络，止疼痛。采用三部针刺法，选用背腰部、上肢部、下肢部3个部位的腧穴进行针刺，留针30 min，每日1次。治疗30 d后，患者自觉关节疼痛症状减轻。按照上方再行针刺治疗第二疗程，疼痛缓解，效果满意。

2. 案2：某男，55岁，自由职业。2013年12月8日初诊。

主诉：双手关节疼痛1个月。

病史：1个月前无名原因突然出现双手关节疼痛，近日来由于天气寒冷，双手多个指间、掌指关节疼痛，晨僵，早晨起床疼痛明显，活动后症状减轻，晨起时有头昏、头晕、心慌、精神欠佳，纳差，舌质淡红，苔薄白，脉沉细。

辨证：寒湿阻络型。患者因气候寒冷，感受风、寒、湿邪，导致气血运行不畅，经络闭阻不通，产生肌肉、筋骨、关节疼痛。

治法：疏通经络，调和气血。采用三部针刺法改善关节功能活动，选用背腰部、上肢部、下肢部3个部位的腧穴进行针刺。留针30 min，每日1次，30日为1个疗程。经治1个疗程后，患者自觉关节疼痛症状减轻。按照上方再行针刺治疗第2疗程，疼痛缓解，效果较好。

（王来勇）

第八节　神经根型颈椎病

随着现代社会工作生活方式的改变，神经根型颈椎病的发病率也逐渐上升，占颈椎病的60%～70%，且以中老年患者居多，严重影响患者的工作及生活。除年龄因素外，较长时间的颈部不正确姿势可为其主要诱因。该病多是由于颈椎间盘的退行性变和椎体骨质增生性病变压迫颈神经根而引起的。由于颈椎的生理解剖学特点，临床上神经根受到损伤最为常见，约占神经根型颈椎病的90%以上。其临床症状表现为颈、肩、背部疼痛以及上肢远端沿手三阳经中某一经或两经以上分布区域的疼痛或麻木。病情轻者，夜间休息后症状可缓解，白天工作后可加重。病情重者，夜间不能平卧，须半卧位来减轻疼痛。

西医学认为,神经根型颈椎病症状的出现与神经根受到损伤,出现充血、水肿等炎症反应有关。因此,陈氏认为本病治疗的关键在于消除神经根的水肿,恢复神经的生理功能。针灸能够明显改善神经根及病变组织的微循环,促进炎症吸收,缓解肌痉挛,恢复脊柱力学平衡,降低椎间盘内压力,减轻对神经根的压迫,促进神经损伤的修复。陈氏在临床上发现,按照传统的针刺选穴治疗,对患者颈肩乃至上肢的疼痛症状改善明显,但对麻木症状的改善效果欠佳。在采用针刺颈三针穴时,针感若出现上肢的窜麻感后,疗效可明显提高。

一、颈三针配合分经辨证治疗神经根型颈椎病技术简介

颈三针疗法是根据神经根型颈椎病患者表现为手三阳经中某一经或两经或三经分布区域的疼痛或麻木症状时,以取颈三针穴中的一穴、两穴或三穴为主要治疗方法的临床治疗技术。即当患者颈6神经根受压时可表现为手阳明经分布区域的疼痛或麻木,主取风池、大椎、颈5穴、颈5夹脊穴,配手阳明经上的手五里、手三里、合谷。当患者颈7神经根受压时可表现为手少阳经分布区域的疼痛或麻木,主穴取风池、大椎、颈6穴,配颈6夹脊穴、肩井、臑会、外关。当患者颈8神经根受压时可表现为手太阳经分布区域的疼痛或麻木,主穴取风池、大椎、颈7穴,配颈7夹脊穴、天宗、小海、后溪。

针刺颈三针穴时,针尖先刺到横突后结节,若无串麻感,可向前下再进针0.5寸左右,以出现上肢的串麻感为好。神经根的局部针刺可快速消除神经根的水肿,促进炎症吸收,恢复神经的生理功能;远端循经取穴可疏通局部气血,缓解肌痉挛,缓急止痛。

二、颈三针配合分经辨证治疗神经根型颈椎病技术的操作

1. 器材准备　一次性无菌针灸针,直径0.35 mm,长度1寸(25 mm)、1.5寸(40 mm)两种规格;棉签、碘伏、治疗盘、镊子、锐器盒等。

2. 操作步骤

(1)体位:患者取健侧卧位,调整枕头高度,使颈椎长轴保持水平位,颈部肌肉放松。

(2)选取穴位:如下。①颈7穴:约锁骨上窝上1寸处找到第7颈椎横突后结节尖部。②颈6穴:约锁骨上窝上2寸处找到第6颈椎横突后结节尖部。③颈5穴:约锁骨上窝上3寸处找到第5颈椎横突后结节尖部。医者根据患者病变神经根及经脉分布选取主穴和配穴。

(3)消毒:医者选取腧穴,用碘伏消毒。针刺操作前医者洗手,并用免洗速干手消毒液进行双手消毒。

(4)操作:针刺颈7穴,用1.5寸针直刺到达第7颈椎横突尖部,一般可出现沿小臂尺侧至小指的窜麻感,若无,可向横突前下沿调整针刺深度(但不可斜向下方深刺),以患

者出现手掌尺侧窜麻感为佳，针刺深度0.8～1.3寸。针刺颈6穴时用1.5寸毫针直刺到达横突尖部，若无上肢的窜麻感，可向横突前下沿调整针刺深度，以有向中间三指的窜麻感为佳。针刺深度1.2～1.5寸。针刺颈5穴时，找到第5颈椎横突后结节尖部。针感以有向拇、示指的窜麻感为佳，针刺深度1.2～1.5寸。远端肢体麻木较重时，针刺手五里、外关、小海穴时，在患者可以耐受的情况下调整针刺方向，以出现远端的窜麻感为佳。其余穴按一般穴位针刺方法操作；留针30 min，每隔10 min行针1次。留针期间TDP照射颈项部，防止烫伤。

每日1次，10次为1个疗程。每疗程间隔2～3 d，需1～2个疗程。

三、颈三针配合分经辨证治疗神经根型颈椎病技术的关键技术环节

(1)医者要熟练掌握颈椎解剖结构，准确找到颈椎横突后结节。若患者体态较胖，可在颈椎前后缘的中线与约锁骨上窝上1寸、2寸、3寸(同身寸)的交点处取穴。

(2)针刺颈三针穴时先直刺进针，针尖到达横突后结节尖部，若无上肢的窜麻感，可向横突前下沿调整针刺深度，缓慢进针，出现上肢远端的放射感即可，针感过强可退针少许。

(3)远端肢体麻木较重时，针刺手五里、外关、小海穴时要精准定穴，针感要放射至肢体远端。

四、注意事项及意外情况处理

(1)初次治疗选穴宜少，手法要轻，治疗前要消除患者对针的顾虑，同时选择舒适持久的体位，避免由于过度紧张而造成晕针。

(2)针刺手法应严格按照要求进行操作，注意无菌观念。针刺颈三针穴时上肢远端出现针感即可，行针时不易反复刺激。

(3)在针刺过程中，嘱患者不要随意变动体位，避免针体受到压迫而造成弯针。

(4)针刺颈7穴时，注意针刺方向，不可向肺尖方向针刺。

五、颈三针配合分经辨证治疗神经根型颈椎病技术的临床应用

1. 案1：某女，40岁，教师。2009年5月初诊。

主诉：颈肩疼1年多加重伴右上肢麻痛1周。

病史：1年前因劳累出现颈肩部酸痛不适，休息后可减轻，1周前又因长时间低头工作，症状加重并伴右上肢疼痛，拇、示指麻木。查：颈部活度降低，叩顶试验阳性，臂丛牵拉试验阳性，右侧颈肩部肌肉压痛，右拇、示指感觉减退。CT检查示：C_5、C_6椎间盘突出。

辨证：神经根型颈椎病(手阳明经证)。

治法：取风池、大椎、颈5穴、颈5夹脊穴、手五里、手三里、合谷。按以上方法操作，经10次治疗，临床症状基本消失。后经5次治疗后，症状痊愈，半年后随诊无复发。

2. 案2：某男，70岁，退休干部。2015年9月初诊。

主诉：间断性肩背疼10年，症状加重伴右上肢麻痛1个月。

病史：10年前不明原因出现肩背部酸痛不适，偶有上肢酸困感，休息后可减轻，经按摩治疗症状可消失。1个月前因劳累，症状加重并伴右上肢尺侧缘疼痛，小指麻木，久低头及夜间卧床休息后加重。查：颈部活度降低，叩顶试验阳性，颈后伸试验阳性，右侧肩背部肌肉压痛，右小指感觉减退。MRI检查示：C_7、T_1椎间盘右侧突出。VAS评分9分。

辨证：神经根型颈椎病（手太阳经证）。

治法：取风池、大椎、颈7穴、颈7夹脊穴、天宗、小海、后溪。按以上方法操作，治疗20次，临床症状基本消失，VAS评分2分。

（王来勇）

第四章 针灸治疗妇科疾病

月经病是以月经的周期、经期、经量、经色、经质发生异常，或伴随月经周期出现的症状为特征的一类疾病。常见的有月经先期、月经后期、月经先后无定期、痛经、闭经、崩漏及月经前后、绝经前后等诸证。

月经病是妇科最常见的疾病，月经的正常来潮是妇女健康的表现，而月经的异常往往是机体受病的反映。

中医学认为，月经病的主要原因是七情所伤或外感六淫，或先天肾气不足，多产房劳，劳倦过度等。七情所伤尤以忧、思、怒、恐影响较著，如郁怒伤肝，肝气怫郁，失于调畅，可致月经先期、月经后期、月经先后不定期、痛经、闭经、月经前后诸证等。若思虑过度，则劳伤心脾，脾气虚弱，化源不足，可致闭经；脾虚气陷又可致月经先期、崩漏等；惊恐伤肾，肾失闭藏，冲任不固导致崩漏。六淫中对月经影响较大的是寒、热之邪，寒邪入血，血被寒凝，瘀阻冲任，致月经后期、痛经等。热邪入血，热伏冲任，迫血妄行，又可导致月经先期、崩漏等。若素体虚弱，肾气不足，或多产房劳重伤于肾，或过度劳倦，损伤脾气，均可致脾肾功能失常，气血失调，冲任二脉损伤，发为月经疾病。

上述各种因素均是月经病的发病条件，但不是决定因素。“邪之所凑，其气必虚”，体质的强弱才是决定因素，即所谓“正气存内，邪不可干”“精神内守，病安从来”，所以加强锻炼增强体质，增强抗病能力，才是防御月经病发生的主要方法。

第一节 月经先期

月经周期提前 7 d 以上。即月经周期不足 21 d，连续 2 个周期以上者，称“月经先期”。古称“先期经行”“经早”“一月经再行”“不及期而经先行”等。相当于西医学月经失调中的月经过频。

中医早在《金匮要略·妇人杂病脉证并治》中即有“经一月再见”的记载，而“先期”之名，则首见于宋代陈自明撰著的《妇人大全良方》，书中率先提出“过于阳则先期而来”

的病机认识(《调经门·王子亨方论》)。《普济本事方》在此基础上进一步阐述"阳气乘阴则血流散溢……故令乍多而在月前"。后世医家亦多宗"先期属热"之说,如元代朱丹溪有"经水不及期而来者,血热也"的见解,赵养葵亦有"经水如不及期而来者有火也"之论。奠立了本病"血热"的病因病机观。

明代医籍《万氏女科》率先将"不及期而先行""经过期后行""一月而经再行""数月而经一行"等划分成不同病证逐一论治,突破了既往将月经先期、月经后期、月经先后无定期、经期延长、月经过少合称"月经不调"的惯例,有利于对各病证进行细微、深入的研讨。《景岳全书》不仅明确划分"血热有火者""微火阴虚而经早者"等血热虚实之异,同时提出了"矧亦有无火而先期者""若脉证无火而经早不及期者,乃其心脾气虚,不能固摄而然"的气虚不摄病机,从而形成了月经先期"血热""气虚"的主体病因病机说。

一、病因病机

中医认为,月经先期主要机理是冲任不固,经血失于制约,月经提前而至。常见的分型有气虚和血热。

(一)气虚

1. 脾气虚　素体虚弱,或劳倦思虑过度,饮食失节,损伤脾气,脾伤则中气虚弱,冲任不固,不能统摄经血,故月经提前而至。

2. 肾气虚　多产房劳,或久病伤肾,肾气虚弱,冲任不固,不能制约经血,遂致月经提前而至。

(二)血热

1. 阴虚血热　素体阴虚,或因久病阴亏或失血伤阴,或多产房劳,耗损精血,或思虑过度,营阴暗耗,阴血虚少,虚热内生,热扰冲任,冲任不固,不能制约经血,以致月经提前而至。

2. 阳盛血热　素体阳盛,或过食辛燥助阳之品,或感受热邪,热扰冲任,迫血下行,以致月经提前而至。

3. 肝郁化热　素体抑郁,或情志内伤,肝气郁结,郁久化热,热扰冲任,迫血下行,以致月经提前而至。

二、诊断与鉴别诊断

(一)诊断

1. 病史　既往月经正常,有情志内伤史或盆腔炎病史。

2. 症状　月经提早 7 d 以上,周期不足 21 d,经期基本正常者。可伴有月经过多。

3. 检查

(1)妇科检查:盆腔无明显器质性病变者,多属排卵型黄体不健之功能失调性子宫出血病;有盆腔炎症体征者,应属盆腔炎症引起的月经先期。

(2)卵巢功能检查:因黄体功能不健而月经先期者,基础体温(BBT)呈双相型,但黄体期少于12 d,或 BBT 上升缓慢;月经来潮6 h内诊刮子宫内膜活组织检查呈分泌不良象。

(二)鉴别诊断

与经间期出血的鉴别,经间期出血常发生在月经周期的第12~16日,出血量较少,或表现为透明黏稠的白带中夹有血丝,出血常持续数小时以至2~7 d自行停止。经间期出血与月经期出血形成出血量一次少、一次多相间的现象,结合 BBT 测定,若出血发生在排卵期,即可确诊;月经先期则每次出血量大致相同,且出血时间不在排卵期内。

三、辨证论治

常见的辨证分型有脾气虚弱、肾气不固、肝经郁热、阴虚血热、阳盛血热、血瘀6种。宜结合量、色、质及全身证候进行辨证。患者形盛体壮,面红口渴,下血量多,深红或紫而有块,气秽者,属实热;颧红口干,下血量少,质稠,色紫为虚热;下血色淡,质清稀为气虚;经行不爽,经血有凝块,为瘀血内停;经血紫红,质稠,胸腹胀满,脉弦数,为郁热。治疗原则:治疗月经先期,补虚、清热是其常法,而补虚又有健脾益气、补肾固冲之异;清热则首当"察其阴气之虚实",或清热凉血或滋阴清热;少数因血瘀而致者,当活血化瘀。为调整月经周期使之复常,又须重视经间期调治。基于黄体不健所致月经先期临床并非鲜见的实际情况,诊治月经先期,特别是病史资料中有早期流产、习惯性流产、不孕史的患者,尤须借助相关检查,了解黄体功能,注意辨病与辨证相结合,方为不误。

(一)脾气虚弱证

证候:月经提前,或兼量多,色淡红,神疲肢倦,倦怠嗜卧,气短懒言,或脘腹胀闷,食少纳呆,小腹空坠,便溏。舌淡红,苔薄白,脉虚缓无力。

治法:补脾益气。

方药:补中益气汤。心悸失眠者,加炒枣仁、远志;下血量多者,加海螵蛸(乌贼骨)、茜草;腹痛者,加白芍。

(二)肾气不固证

证候:经期提前,量少,色淡黯,腰酸腿软,头晕耳鸣,小便频数,舌淡黯,苔薄白,脉沉细。

治法:补肾益气,固冲调经。

方药:归肾丸。血多者,加海螵蛸(乌贼骨);不眠者,加珍珠母。

(三)肝经郁热证

证候:经期超前,量多或少,经色紫红,质稠,头晕目眩,胸胁胀满,少腹胀痛,精神抑郁,心烦易怒,口苦咽干,喜叹息,舌黯红,苔黄,脉弦滑数。

治法:疏肝解郁,凉血调经。

方药:丹栀逍遥散。

(四)阴虚血热证

证候:经期提前,量少,色红质稠,形体消瘦,皮肤干燥,头晕目眩,心烦咽干,手足心热,或颧红潮热。舌体瘦小,色红,少苔或无苔,脉细数。

治法:养阴清热调经。

方药:两地汤。头晕目眩,潮热耳鸣者,加龟甲、鳖甲、沙蒺藜;经血量多者,加女贞子、墨旱莲(旱莲草);便秘者,加紫菀、知母。

(五)阳盛血热证

证候:经期提前,量多,色紫红,质稠有块,面赤口渴,心烦,喜冷饮,便秘尿赤,舌红,苔黄,脉滑数或洪滑。

治法:清热泻火,凉血调经。

方药:清经散。经血量多者,加地榆、马齿苋、槐花,去茯苓;心烦、尿黄者,加木通、黄连。

(六)血瘀证

证候:月经先期,量多有块,伴小腹疼痛,块下痛缓,面色黯。舌有瘀点、瘀斑,脉涩或沉弦。

治法:活血化瘀调经。

方药:桃红四物汤加益母草。血量多者,加三七粉、茜草、炒蒲黄;腹胀痛者,加乌药、香附;寒者,加肉桂;热者,加牡丹皮。

四、其他疗法

(一)针法

(1)曲池、中极、血海、水泉。以泻为主,不宜灸。

(2)足三里、三阴交、气海、关元、脾俞。针刺行补法,并施灸。适用于脾气虚弱证。

(3)肾俞、关元、中极、阴谷、太溪。针刺行补法,可灸。适用于肾气不固证。

(4)气海、三阴交、地机、气冲、冲门、隐白。针刺行泻法,可灸。适用于血瘀证。气滞血瘀者,加太冲、期门。因寒凝致瘀,重用灸法。

(5)耳针:卵巢、肾、内分泌、子宫。

(6)头针:双侧生殖区。适用于脾气虚弱及肾气不固证。

(二)灸法

1. 温针泻法　关元、血海、三阴交。三穴用2~2.5寸毫针行提插、捻转、呼吸3种手法的复式泻法后,于针柄上置艾条半寸许,点燃后急吹其火,令其速燃熄灭,待针体稍凉,即可加施开阖补泻之泻法,摇大其孔,不闭其穴。行间可同前法,复溜行迎随补法后,在针柄上置寸许艾条,点燃后自燃勿吹,待其自灭。

2. 隔物灸　切鲜姜一片约2毫米厚,将如绿豆大小艾炷置于姜片上,共同放在上述诸穴上,点着火后急吹之,令其快速燃烧,取其清热辛散之意。适用于血热证。

3. 艾条灸或艾炷灸　令患者先仰卧,灸气海、关元、足三里。艾炷以黄豆粒大小为宜,以穴位局部皮肤潮红为度,每穴可灸5~10壮。再换俯卧位,灸脾俞。此穴可灸10~15壮,艾炷同前大小或稍大些均可。

(三)推拿按摩

取穴:主穴取关元、血海、三阴交等穴。

方法:先按关元5 min,然后用拇指揉按血海、三阴交等穴各3 min;后辨证按摩,气虚者加揉气海、足三里等穴各5 min,血热者加按太溪、然谷等穴各3 min,血瘀者加揉按膈俞、脾俞、次髎等穴各10 min,肾虚者加按肾俞、命门、腰阳关等穴各5 min。从经前开始,每日1次,直至月经正常为止。

功效:益气健脾,清热凉血,调理冲任。适用于气虚、血热型月经先期。

(四)敷贴法

(1)当归30克,川芎15克,白芍9克,五灵脂9克,延胡索(元胡)9克,肉苁蓉9克,苍术9克,白术9克,乌药9克,小茴香9克,陈皮9克,半夏9克,白芷9克,柴胡6克,黄芩6克,地骨皮6克,黄连(同吴茱萸炒)各3克。

将以上各味烘干,研为细末,储瓶备用。每于月经临行前1周开始用药。用时取药粉2克,以黄酒或米醋调成稠膏,纱布包裹,敷脐部,每次30 min,每日换2次。清热凉血。适用于血热型月经先期。

(2)乳香15克,没药15克,白芍15克,牛膝15克,丹参15克,山楂15克,广木香15克,红花15克,冰片1克。

将以上前8味研为极细末,和匀,再加入冰片末和匀,装瓶备用。使用时,取药末20克,以生姜汁或黄酒适量,调成膏糊状,分别敷贴于脐部、子宫穴上,外用塑料薄膜、纱布、胶布封固。从经前数天开始,每2 d换贴1次,直至月经消失为止,可连用2~3个月经周期。活血化瘀,养血调经。适用于血瘀血虚型月经先期。

(3)党参12克,黄芪12克,白术12克,干姜6克,甘草6克。

将以上各味和匀研为细末敷脐,外用纱布覆盖,胶布固定。3 d换药1次,直至月经正常为止。益气健脾。适用于气虚型月经先期。

(五)刮痧法

取穴:气海、关元、子宫、血海、三阴交、肝俞、脾俞、次髎、曲池、水泉、太溪、肾俞、地机、太冲、足三里、隐白等穴。

方法:患者仰卧,刮拭气海、关元、子宫、血海、三阴交等穴。俯卧位,刮拭肝俞、次髎等穴。视病情的虚实,分别施以不同的补泻刮法。实热者加刮曲池、水泉等穴。虚热者加刮太溪、肾俞等穴。肝郁者加刮地机、太冲等穴。气虚者加刮足三里、隐白、脾俞等穴。

(六)验方

(1)生地黄30克,生白芍12克,太子参12克,地骨皮10克,白薇10克,牡丹皮9克,当归9克,黄芩9克,知母9克,麦冬9克,阿胶(烊冲)9克。将以上药物加清水早晚各煎1次,取汁。每日1剂。早晚各1次,温热口服。滋阴清热调经。适用于虚热型月经先期。

(2)生地黄15克,牡丹皮10克,白术10克,墨旱莲10克,生栀子9克,当归9克,白芍12克,炙甘草3克,柴胡9克,郁金9克。将以上药物加清水早晚各煎1次,取汁。每日1剂。早晚各1次,温热口服。清肝解郁调经。适用于肝热型月经先期。

(3)牡丹皮9克,青蒿9克,冰糖15克,绿茶3克。将牡丹皮与青蒿洗净后,与绿茶一同放入茶杯中,用开水浸泡15~20 min,再加入冰糖溶化。不拘时,代茶频饮。连服7 d。清热凉血止血。适用于血热型月经先期。

(4)新鲜牡丹皮15克,鲜藕140克。将新鲜牡丹皮洗净,加入适量水煎汁;鲜藕洗净,切碎绞汁,与牡丹皮汁相合,然后加入适量白糖,煨煮成羹。每日1剂,顿服,连服3~5 d。凉血止血。适用于血热型月经先期。

(5)白茅根10克,茶叶适量,红糖适量。煮取1碗白茅根、茶叶浓汁,去渣,放入红糖溶化后服饮,每日分2次服用。清热调经,凉血止血。适用于血热型月经先期。

(七)食疗验方

(1)黄芪30克,龙眼肉10克,吉林参6克,鸡肉150克,陈皮5克,大枣5枚。将鸡肉洗净,斩成小块;其余用料洗净。将全部用料放入锅内,加入适量清水,用小火煨煮1.5 h,加入精盐调味即成。饮汤吃肉,1 d之内服完。补气健脾,摄血调经。适用于脾虚之月经先期。

(2)干地黄20克,紫草15克,地骨皮15克,活鳖1只(重约200克),陈皮5克,大枣5枚。将活鳖宰杀,去其内脏,洗净,其余用料洗净。将全部用料放入锅内,加入适量清水，用小火煮1.5～2 h，加入精盐调味即成。饮汤吃肉，1 d之内服完。清热凉血调经。适用于月经先期属于阳盛血热，迫血妄行者。

(3)黑豆30克，党参9克，红糖30克。将黑豆、党参一同放入锅中，加入适量清水，炖汤至黑豆熟透，加入红糖溶化即成。吃豆饮汤，每日1剂，连服6～7 d。补气养血。适用于气虚型月经先期。

五、预防与保健

(1)日常生活中要保持心情舒畅，情绪稳定。

(2)注意经期卫生，经期要注意保暖。

(3)平时要防止房劳过度，经期绝对禁止性生活。

(4)经期要注意饮食调理，月经量多者，不宜食用辛辣香燥之物，以免热迫血行，出血更甚。新鲜水果和蔬菜，如茼蒿菜、黄瓜、芹菜、生藕、苦瓜、茄子、柿子、梨、柚子、绿豆、甲鱼等有清热凉血作用，实热证者可以适当选用；乌骨鸡、海参、淡菜、莲子、榛子等，有补气益肾固下作用，体弱者可以适当选用。

(5)月经前期和行经中不宜参加太繁重的劳动和太剧烈的运动。

（张光正）

第二节　月经后期

月经周期延后7 d以上，甚至40～50 d一至，已连续2个周期以上者，称“月经后期”。又称“月经错后”“经行后期”“经迟”“经水过期”。若偶尔延后1次，或每月仅延后3～5 d，且无不适者，属正常。在青春期初潮后1～2年或进入更年期者，月经时有延后，且无其他证候者，亦不作病论。

中医认为，月经后期的记载，最早见于汉代《金匮要略·妇人杂病脉症并治》。张仲景称本病为“至期不来”，采用温经汤治疗。以后历代医家对月经后期都有论述，如唐代《备急千金要方》有月经“隔月不来”的证治。宋代王子亨首先提出“过于阴则后时而至”（《校注妇人良方·调经门·王子亨方论》）的论点，这就为后世认识阴精亏虚、血虚不足导致月经后期奠定了理论基础。到了明代，如《普济本事方·妇人诸疾》谓“阴气乘阳则胞寒气冷，血不运行……故令乍少而在月后”，指出了外寒伤阳，胞寒气冷，血不运行则可致月经后期。张景岳亦认同“血寒者经必后期而至”，但同时指出所以血寒，“亦惟阳气不足，则寒从中生，而生化失期，是即所谓寒也”（《景岳全书·妇人规》），阐明了血寒既可由“阴寒由外而入”所致,亦可因“阳虚生内寒”。张景岳还认为血热不仅可以导致月经先期,亦可为月经后期的致病机制。《万病回春》则补充了“经水过期而来”的病机尚有“气郁血滞”。吴崑总结了这一时期对月经后期实证之因的认识,谓“为寒、为郁、为气、为痰,为月经后期实证之因”(《医方考》)。治疗方面,这一时期的治法方药也很丰富,如张景岳主张血少燥涩者治宜“清火滋阴”,无火之证治宜“温养血气”,寒则多滞,宜在温养血气方中“加姜、桂、吴茱萸、荜茇之类”。另外,薛己、万全等医家对月经后期尚有补脾养血、滋水涵木、开郁行气、导痰行气等治法。到了清代,如《医宗金鉴·妇科心法》《女科辑要》《妇科玉尺》等著作,对月经后期的理论和辨证论治进行了整理,有的医家结合自己的经验还有所发挥,使月经后期在病因病机、辨证论治方面渐臻完备。

一、病因病机

主要发病机制是精血不足或邪气阻滞,血海不能按时满溢,遂致月经后期。常见的分型有肾虚、血虚、血寒、气滞和痰湿。

(一)肾虚

先天肾气不足,或房劳多产,损伤肾气,肾虚精亏血少,冲任不足,血海不能按时满溢,遂致经行错后。

(二)血虚

数伤于血,或产多乳众,病后体虚,饮食减少,化源不足,营血亏虚,冲任不足,血海不能按时满溢,遂致经行错后。

(三)血寒

素体阳虚,或久病伤阳,阳虚内寒,脏腑失于温养,生化失期,气虚血少,冲任不足,血海不能按时满溢,遂致经行错后,为虚寒;经产之时,感受寒邪,或过服寒凉,寒邪搏于冲任,血为寒凝,胞脉不畅,血行迟滞,血海不能按时满溢,遂致经行错后,为实寒。

(四)气滞

素多抑郁,情志不遂,气机不宣,血为气滞,运行不畅,冲任阻滞,气血运行迟滞,血海不能按时满溢,遂致经行错后。

(五)痰湿

素体肥胖,痰湿内盛,或劳逸过度,饮食不节,损伤脾气,脾失健运,痰湿内生。痰湿下注冲任,壅滞胞脉,气血运行缓慢,血海不能按时满溢,遂致经行错后。

二、诊断与鉴别诊断

(一)诊断

月经周期延后,较正常月经周期迟至超过7 d,并已连续2个周期以上。

(二)鉴别诊断

1.“并月”与“居经” “并月”,是月经惯常2个月一行。“居经”,是月经周期基本为3个月。都属个别的特殊情况,经常如此,且无其他证候。若青春期月经初潮后1~2年,月经偶有2个月或3个月一行,无其他证候者,乃肾气未稳定之故,俟肾气充足后,月经便可准期来潮,不属本病范畴。

2.胎漏 早孕后40~50 d,突有阴道流血者,应通过各种检查方法诊断鉴别其是否早孕胎漏、胎动不安。

三、辨证论治

治法应分别以虚者补之,实者泻之,寒者温之,湿者运之,痰者化之,瘀者祛之,疏通经脉以调经。

(一)气血虚弱证

证候:月经延后,经血量少色淡,经行少腹绵绵而痛,面色㿠白或萎黄,体倦乏力,食少,头晕眼花,心悸少寐,舌淡红,苔白,脉细弱无力。

治法:补气养血调经。

方药:补中汤。

(二)阴虚证

证候:经行错后,血量少,色黯,质稠,潮热心烦,腰膝酸软,头晕耳鸣,咽干口燥,便秘,舌红,少苔或花剥苔,脉沉细数。

治法:滋阴清热,养血调经。

方药:二阴煎。心烦者,加龟甲胶;多汗不眠者,加酸枣仁、五味子;血少者,加当归、丹参;潮热者,加地骨皮、银柴胡;便秘者,加知母、玄参。

(三)血寒证

证候:月经延后,经血量少,色黯有块,经行腰腹冷痛,肢冷喜热,面色苍白,便溏,尿清长,舌淡黯,苔白,脉沉迟。

治法:扶阳散寒调经。

方药:当归四逆汤。

（四）痰湿证

证候：经期错后，色淡或赤白夹杂，经行前后带下清稀或有黏液，形体肥胖，眩晕心悸，脘闷呕恶，咳吐痰涎，舌胖，有齿痕，苔白腻，脉滑利。

治法：健脾化痰，利水调经。

方药：六君子汤加香附、当归。

（五）气滞血瘀证

证候：经行后期有块，色紫黯，腹胀痛，块下痛减，肌肤不润，舌紫黯，有瘀斑，脉弦或沉涩。

治法：活血化瘀，调经止痛。

方药：过期饮。

四、其他疗法

（一）针灸疗法

1. 针灸　取任脉、足三阴经穴为主，针灸并用。选气海、三阴交、血海为主穴。寒实加配穴归来、天枢；虚寒加配穴命门、太溪；血虚加配穴脾俞、膈俞、足三里；气滞加配穴蠡沟；小腹冷痛加灸关元、命门；肝郁明显加配穴太冲、期门；小腹胀痛加配穴中极。

2. 耳针　可取子宫、内分泌、卵巢、肾、皮质下等穴，取 2 ~ 3 穴，中强刺激，留针 15 ~ 20 min，隔日 1 次。也可耳穴埋针。

（二）推拿疗法

1. 基本手法

（1）患者俯卧，以双掌相叠按揉八髎穴部位 3 ~ 5 min，在患者能耐受情况下，加重按揉力度。

（2）以按法在脊柱两旁肌肉往返操作 3 ~ 5 min，重点在肝俞、脾俞、肾俞穴上。

（3）双手拇指点按命门各 1 min，使之有沉胀感，并向小腹传导。

（4）患者仰卧，医者以拇指置股上部外侧，其余四指置股内侧，自股内上方阴廉、足五里向下拿揉，经阴包、血海至阴陵泉止，操作 3 ~ 5 min。

（5）往返推擦大腿内侧，以热为度。

（6）点按、弹拨三阴交 1 min。

（7）以气海为圆心，做单掌环形摩法 3 ~ 5 min。

2. 随证加减

（1）量少寒凝型以基本手法加：①推擦小腹两侧及腹股沟处，以热为度。②双掌指捏、拿肩井处肌肉 5 ~ 10 次，力量稍重。③沿脐以掌分推腹、腰一周，以热为度。

(2)量少气滞型以基本手法加:①点按膻中1 min。②双掌从腋下向下推擦至腰髂部15～20次。③双掌前后交替推擦胸、腹部10～15次。

(三)拔罐法

(1)取关元、肾俞、腰阳关、命门等穴。患者仰卧,用适合口径的玻璃罐在关元闪火后留罐5 min;再令患者俯卧,同法在腰骶部闪罐,以罐热而不会灼伤皮肤为度;最后将热罐留在肾俞、腰阳关、命门穴处,留罐5 min。隔日1次。功效:补肾活血,适用于虚寒型月经后期。

(2)一组:关元、水道。二组:中极、归来。三组:神阙、天枢。四组:三阴交、气海。采用单纯拔罐法。每次任选用1组穴,留罐15～20 min;或随证用针刺后拔罐法、刺络拔罐法或罐后加温灸法。每日1次,于经前进行调养,连续4～5 d。化痰祛湿。适用于痰湿所致月经后期。

(四)敷贴法

(1)乳香15克,没药15克,血竭15克,沉香15克,丁香15克,青盐18克,五灵脂18克,二头尖18克,麝香1克。

除麝香外,以上各药研为细末和匀备用。取麝香0.2克,置于脐内,再取药末15克,放于麝香上,盖以预先穿有一小孔的槐皮,穴位周围再以适量面粉围住,艾绒捏成艾炷,放于槐皮小孔上,点燃灸之。每日1次,月经前可连用4～5次,直至月经来潮。活血化瘀止痛。适用于血瘀型月经后期。

(2)续断20克,牛膝20克,杜仲20克,香附20克,陈皮20克,牡丹皮20克,白术20克,当归24克,川芎30克,熟地黄12克,甘草12克。

将以上药物放入砂锅中炒热,装入厚布袋中备用。用时将药袋放于锅内蒸热后敷于脐上,待布袋内的药物冷却以后,再蒸热敷熨。每天敷熨30 min,直至月经正常为止。如果月经量多则经期停敷,经后继续敷熨。温补脾肾,养血调经。适用于血寒型月经后期。

(五)验方

(1)阿胶9克(烊化冲服),艾叶3克,川芎6克,鸡血藤12克,当归12克,熟地黄12克,白芍10克,淫羊藿10克,山茱萸9克。大便溏薄者去当归,加丹参12克。近月经期者加莪术12克,红花9克,香附12克。伴气虚者加黄芪15克,白术10克。腰酸者加菟丝子10克。

将以上药物加清水早晚各煎1次,取汁。每日1剂。早晚各1次,温热口服。补血调经。适用于血虚所致的月经后期。

(2)川续断10克,白芍10克,黄芪10克,熟地黄10克,制香附9克,川芎6克,艾叶6克,肉桂3克。头晕者加淫羊藿9克,菟丝子10克。近经期者加红花3克。

将以上药物加清水早晚各煎1次，取汁。每日1剂。早晚各1次，温热口服。温阳祛寒调经。适用于虚寒所致的月经后期。

（六）食疗验方

（1）黑豆100克，苏木10克，红糖适量。黑豆、苏木加水适量炖至黑豆熟透，去苏木，加红糖溶化后即成。1日分2次服，食豆饮汤。适用于肾虚血瘀证。

（2）山楂50克，红糖30克。将山楂煎水去渣，冲红糖温服，每日2次。适用于血寒瘀滞证。

（3）乌药12克，香附10克，当归10克，川芎6克，大枣6枚，猪肉150克，生姜10克。将猪肉洗净，切块；其余用料洗净；生姜拍烂。将全部用料放入锅内，加入适量清水，加入少许黄酒，用小火煮2 h，加入精盐调味即成。饮汤吃肉。理气调经。适用于月经后期属于气机郁滞者。

五、预防与保健

（1）根据气候环境变化，适当增减衣被，不要过冷过凉，以免招致外邪，损伤血气，引起月经疾病。

（2）注意饮食，应定时定量，不宜暴饮暴食或者过食肥甘油腻、生冷寒凉、辛辣香燥之品，以免损伤脾胃而致生化不足，或聚湿生痰或凉血引起月经不调。

（3）保持心情舒畅，避免忧思郁怒，损伤肝脾，或者七情过极，五志化火，扰及冲任而为月经疾病。

（4）积极从事体力劳动与脑力劳动，但不宜过度劳累和剧烈运动，过则易伤脾气，可导致统摄失职或生化不足而引起月经疾病。

（5）重视节制生育和节欲防病，避免生育或者人流过多过频及经期交合，否则损伤冲任、精血、肾气，导致月经疾病。

（6）经期要注意多食清淡而富有营养的食品，如果出现月经异常要及时调养。

（张光正）

第三节　月经先后无定期

月经周期时而提前，时而错后，达7 d以上者，称“月经先后无定期”。也称“月经愆期”“经行或前或后”“经乱”。

本病首见于唐代《备急千金要方·月经不调》，书中云：“妇人月经一月再来或隔月不来”。宋代《圣济总录·妇人血气门》则成为“经水不定”。明代《万氏女科》始提出“经行或前或后”的病名,张景岳《景岳全书·妇人规·经脉类》则将本病称为“经乱”,认为“凡女人血虚者,或迟或早,经多不调”“凡欲念不遂,沉思积郁,心脾气结,致伤冲任之源,而肾气日消,轻则或早或迟,重则渐成枯闭”,并提出了相应的治法和方药,告诫后人,对血虚之证不可妄行克削及寒凉等剂,再伤肾脾以伐生气,肾虚者宜兼治心脾,当慎于房事,不可纵欲,认为思郁不解致病者非得“情欲愿遂”,多难取效。清代《医宗金鉴》称本病为“愆期”,认为提前为有热,延后属血滞,血滞之中又有气虚血少、涩滞不足和气实血多、瘀滞有余之别,进一步阐明本病并非“悉然属虚”,尚有属实者。清代《傅青主女科·调经》将本病称为“经水先后无定期”,认为“经来或前或后无定期”为肝气郁结,由肝及肾所致。傅青主在景岳“心脾气积”“肾气不守”的基础上有了更进一步的发展,认为本病病因为肝肾之郁,重在肝郁,由肝郁而致肾郁,强调肝气郁结为经水先后无定期的重要病理,为后世认识本病病机重在肝失疏泄、气血失调提供了理论依据,至今在临床上具有十分重要的指导意义。

一、病因病机

主要病机是冲任气血不调,血海蓄溢失常。其病因多为肾虚、脾虚和肝郁。

1. 肾虚　少年肾气未充,更年期肾气渐衰,或素体肾气不足,多产房劳,久病大病,伤肾,肾气不充,开阖不利,冲任失调,血海蓄溢失常,遂致经行先后无定期。

2. 脾虚　素体脾虚,饮食失节,或思虑过度,损伤脾气,脾虚统摄无权及生化不足,冲任气血失调,血海蓄溢失常,以致经行先后无定期。

3. 肝郁　素性抑郁,或忿怒过度,以致肝气逆乱,气乱血乱,冲任失司,血海蓄溢失常,遂致月经先后无定期。

二、诊断与鉴别诊断

(一)诊断

是以月经周期的异常,或先或后 7 d 以上,更迭不定,即可诊断,但其月经持续时间一般正常。

(二)鉴别诊断

1. 月经先期　是月经周期缩短,其周期缩短时间不一,但无月经周期的延后。

2. 月经后期　是月经周期延后,超过正常周期 7 d 以上,后延时间可有长短之异,但不会短于正常周期。

三、辨证论治

治疗本病,当视其在肝、在肾、在脾的不同而分别施以疏肝理气、补肾固肾、健脾益气、调理冲任。傅青主认为肝气郁结是乱经的主要病因,疏肝理气,调畅情怀,恢复肝之正常疏泄功能,月经自可如期而至。但妇女经、孕、产、乳屡伤精血,血虚不能养肝、柔肝,又可加重肝气之郁,且疏泄,其性常偏温而燥,过用则克伐精血,反过来可加重肝气之郁,故对此型者,在运用疏肝理气药时,注意不要过于香燥,同时遵循肝肾同源、精血互生、益精以生血,养血以柔肝、标本兼治的治疗原则。

(一)脾虚证

证候:经行或先或后,色淡质稀,量多,神倦无力,气短懒言,心悸失眠,纳呆便溏。舌淡,苔白,脉缓弱无力。

治法:健脾强胃,补气调经。

方药:温胃饮。便溏者,去当归,加茯苓;心悸失眠者,加炒酸枣仁;血多者,加艾叶炭、海螵蛸(乌贼骨)、茜草。

(二)肾虚证

证候:经行或先或后,色淡黯,质清稀,兼腰膝酸冷,四末不温,小便清长,夜尿频多,或头晕耳鸣,腰骶酸痛。舌淡,苔白,脉沉细。

治法:补肾调经。

方药:固阴煎。腰冷痛者,加肉桂、巴戟天;腰酸痛者,加枸杞子、杜仲,重用熟地黄;经血量少者,加当归、鸡血藤;经血量多者,加海螵蛸(乌贼骨)、茜草。

(三)肝郁证

证候:经行时先时后,经量或多或少,色黯红有块,血行不畅,胸胁、乳房、少腹胀痛,情志不舒,心烦易怒,嗳气食少,喜叹息,脉沉弦。

治法:疏肝解郁,和血调经。

方药:逍遥散。心烦口苦者,加牡丹皮、栀子;血行有块,下行不畅者,加丹参、泽兰;少腹冷痛者,加小茴香、香附;头晕目眩者,加石决明、菊花、钩藤;腹胀食少者,加陈皮、厚朴。

四、转归与预后

月经先后无定期为月经周期紊乱,若疏于调护治疗,致病势加重,转化为闭经或经漏,可引起不孕。及时调治,可望治愈。

五、其他疗法

(一)针灸疗法

1. 针法

(1)气海、三阴交、肾俞、交信、脾俞、足三里。一般多在行经前 3~5 d 开始针刺,连针 3 ~ 5 d，至下次月经来潮前再针。针刺气海应先排空小便，针尖略斜向会阴部，直刺 1 ~ 1.5 寸，使针感放散至小腹和会阴部或大腿内侧。针刺肾俞、脾俞应向脊柱方向直刺 0.5 ~ 1 寸。脾俞针感可向肋间扩散；肾俞针感可放散至腰臀。于四肢穴位针尖略偏于上，针感可向上传导。有了针感后均留针，并间歇捻转，使针感持续。针感宜稍弱。针灸并用为好。针刺加灸用悬灸，使热感深透于内。

(2) 肝俞、期门、中极、太冲、三阴交。取俞募配穴法，更有肝之原太冲善疏理肝气；中极当任脉上，位置少腹正中，邻近胞宫；佐三阴交会穴，养肝之阴而顺肝之性，令其肝气条达，疏泄有权而月经自可定期而下。诸穴配合，有疏肝解郁、理气调经的功效。适用于月经先后无定期属肝郁气滞者。

(3) 温针泻法：毫针刺肝俞后复改仰卧位后再刺期门和中极，此二穴行呼吸补泻之泻法后，取艾条寸许置于针柄，急点吹火令其速燃，毕则摇大其孔，不闭其穴。三阴交用随迎随补法，令针感沿胫骨内缘向阴股方向放散。亦可用耳针、头针治疗，或体针、耳针、头针配合运用，疗效更佳。

2. 灸法

(1) 艾条雀啄灸：关元、肾俞、太溪、三阴交、水泉，每穴灸 10 min。诸穴配合，有滋水涵木、调养精血的功效。适用于月经先后无定期属肾气不足者。

(2) 艾条悬灸：关元、肾俞均可以艾条温灸，每穴 20 min 左右。太溪、三阴交、水泉各穴灸 10 ~ 15 min 即可。每日 2 次，连灸 3 ~ 5 d。

(3) 温针灸：肾俞以 2 寸毫针进针后行呼吸补法，再切 2 厘米左右艾条置于针柄上，慢慢烧灼，烧毕待针凉再紧闭其穴，勿令气泄，将针取出。其余诸穴亦可用此法。中极可以连灸 2 ~ 3 次，其余穴位 1 ~ 2 次，此法亦可连用数日。若在月经与预期该至之时前 3 d 施治效果更佳。

(二) 按摩法

取气海、关元、中极、三阴交等穴。先施拇指揉按法于双侧三阴交各 5 min，再施揉摩法于关元、气海、中极等穴，每穴各 10 min，肾虚或脾虚者，加推脊背膀胱经 20 ~ 30 min，以皮肤潮红为度；肝郁者，加按双侧肝俞、行间、太冲等穴各 2 min；血瘀者，加推按双侧膈俞。经前开始，每日 1 次，直至月经准时为止。具有疏肝补气，调理冲任气血之功效。适用于各型月经先后无定期。

(三) 刮痧法

取关元、子宫、血海、三阴交、公孙、中极、蠡沟、太冲、肝俞、次髎、气海、交信、太溪、命门、肾俞等穴。患者仰卧位，取关元、子宫、血海、三阴交、公孙等穴处进行刮拭。肝郁者，仰卧位，刮拭中极、蠡沟、太冲，俯卧位加刮肝俞、次髎。肾虚者，仰卧位，刮拭气海、交信、太溪，俯卧位加刮命门、肾俞。疏肝补肾。适用于各型月经先后无定期。

(四)验方

(1)白芍10克,炒白术10克,云茯苓10克,川楝子10克,柴胡9克,当归9克,淫羊藿9克,炙甘草3克,薄荷3克(后下),煨姜5克。肝郁化热而经量多、舌红干者去煨姜、淫羊藿,加枸杞子9克,黄芩9克,生栀子9克。将以上药物加清水早晚各煎1次,取汁。每日1剂。早晚各1次,温热口服。疏肝调经。适用于肝郁型月经先后无定期,症见月经周期或先或后,经行量少,经色淡黯,质稀薄,伴腰骶酸痛,头晕耳鸣。

(2)熟地黄10克,怀山药10克,山茱萸9克,枸杞子10克,菟丝子10克,党参12克,当归9克,炒白芍10克,怀牛膝10克。如见经前乳胀胁痛者,加柴胡9克,炒荆芥6克;少眠多梦者,加五味子6克,远志9克。将以上药物加清水早晚各煎1次,取汁。每日1剂。早晚各1次,温热口服。补肾调经。适用于肾虚型月经先后无定期,症见月经周期或先或后,经量有时多,有时少,色紫红,下行不畅。

(3)柴胡300克,香附250克,乌药200克,合欢花150克,川芎100克,木香50克。取以上药物烘干后,研为粗末,装入枕芯作枕头。解郁调经。适用于肝郁型月经先后无定期。

六、转归与预后

(1)患者应保持心情舒畅,尽量避免不良情绪的刺激,以防加重病情。

(2)注意节制房事与病后调养。注意节欲,做好计划生育。

(3)注意经期卫生保健,如避免淋雨、注意保暖等。

(4)患者应注意劳逸结合,生活要有规律,不要起早落晚。

(张光正)

第四节　月经过多

月经血量较常量明显增多,月经周期、持续时间基本正常者,称“月经过多”。又称“经多”“经水过多”。常与周期、经期异常同时发生,如先期量多、后期量多,经期延长合并月经过多。故治疗时,应参考有关合并症综合施治。本病可见于有排卵型功能失调性子宫出血病所致的月经过多及子宫肥大等。

月经过多,最早见于《金匮要略》,称“月水来过多”。《丹溪心法》将月经过多的病机分为血热、痰多、血虚,奠定了月经过多辨证论治的基础。明清医家对本病的论述较多,各有卓见,丰富和发展了月经过多的诊治理论与经验。《证治准绳·女科》认为“经水过多，为虚热，为气虚不能摄血”，可谓抓住两大纲领。《医宗金鉴·妇科心法要诀》根据经血的质、色、量、气味及带下特点，辨别月经过多的寒热虚实，则更为周详确当。

一、病因病机

主要病机是冲任不固，经血失于制约而致经血量多。常见的分型有气虚、血热和血瘀。

1. 气虚　素体虚弱，或饮食失节，劳倦过度，大病久病，损伤脾气，致使中气不足，冲任不固，血失统摄，以致经行量多。

2. 血热　素体阳盛，或过食辛燥动血之品，感受热邪，七情过极，郁而化热，热扰冲任，迫血妄行，以致经行量多。

3. 血瘀　素多抑郁，或忿怒过度，气滞而致血瘀；或经期产后余血未尽，感受外邪或不禁房事，瘀血内停。瘀阻冲任，血不归经，以致经行量多。

二、诊断与鉴别诊断

（一）诊断

主要症状是经期血量明显增多。月经周期基本正常，持续时间多在 3 ~ 7 d。月经过多作为症状还可见于月经先期、后期、痛经等疾病，应参考有关病证辨证施治。若人流、安放宫内节育器后最初几个月内，出现月经血量增多者，可按月经过多施治。

（二）鉴别诊断

1. 崩中　月经过多每为连续发生，每月血量都增多，持续 3 ~ 7 d 自止。血崩则多在非经期，往往不能自止，崩漏交替，月经周期紊乱。若既往月经血量正常，突然下血量多如注，不能自止者，则属崩中。

2. 流产　早期自然流产者，尤其是孕后不久而流产，称“暗产”。其下血量较以往增多，且伴有腹痛，经检查有胚胎组织流出。

三、辨证论治

月经过多的治疗，重在止血固经，因其病因病机不同而辨证论治。气虚者，治宜补气摄血固冲。血热者，凉血清热止血。血瘀者，宜活血化瘀止血。虚寒者，宜温经摄血。在此基础上，选加相应止血药，有助于减少出血。如有的医者主张，凡血热量多，在经期用药时加入马齿苋、益母草炭均能缩短经期，减少出血量。因为马齿苋和益母草均有较强的促使子宫收缩作用，服后由于子宫收缩增强，使子宫内膜迅速脱落，小血管闭塞，所以经期缩短、出血减少。

(一)气虚证

证候:经行量多,色淡红,质清稀,神疲肢倦,伴面色㿠白,气短乏力,小腹绵绵作痛。舌淡,苔薄白,脉细弱。

治法:补气摄血,养血调经。

方药:举元煎。血多如注者,加阿胶、海螵蛸(乌贼骨)、茜草;心悸者,加珍珠母、酸枣仁;小腹冷者,加艾叶、炮姜;腰痛者,加补骨脂、杜仲、赤石脂。

(二)血热证

证候:经行量多,色鲜红或深红,质黏稠,或有小血块,伴心烦口渴,身热面赤,大便干结,小便黄赤或有灼热感。舌红绛,苔黄,脉数。

治法:清热凉血,止血调经。

方药:保阴煎。大便秘结者,加知母;血多如注者,加地榆、墨旱莲;口燥咽干者,加沙参、麦冬。

(三)血瘀证

证候:经行量多,色紫黯有血块,经行腹痛,肌肤不泽,腰酸腹痛。舌紫黯,有瘀斑点,脉沉涩或沉弦。

治法:活血化瘀,调经止血。

方药:失笑散。

四、其他疗法

(一)针灸疗法

1. 针灸　选断红穴,先针后灸,留针 20 min,可减少血量。针神阙、隐白,艾灸 20 min,血量即可减少。艾灸大敦或隐白悬灸 20 min 可减少出血。

2. 耳针　选子宫、内分泌、皮质下,针刺留针 15 ~20 min 可减少出血。

(二)按摩法

取八髎、足三里、三阴交、隐白、通里等穴。先以按揉法按八髎 5 min,再用指按法按足三里、三阴交每穴各 5 min,最后用推法分别按隐白、通里,每穴各 2 min。气虚型月经过多者,加揉按脾俞、肾俞各 5 min;血虚型月经过多者,加按行间、太冲等穴各 5 min,加按曲池 3 min;血瘀型月经过多者,加按合谷、血海、膈俞等穴各 5 min;痰湿型月经过多者,加推丰隆 5 min。从经前 5 ~7 d 开始,每日 1 次,直到月经来潮为止。调理冲任,摄血止血。适用于各型月经过多。

(三)刮痧法

取曲池、行间、血海等穴。用泻法从下到上刮拭双侧行间、血海各 10 次,自上而下刮拭双侧曲池各10次。经前7 d开始调养,每日1次,月经来潮即停止。清热凉血。适用于血热型月经过多。

(四)中成药

宫血宁胶囊:每次2粒,每日3次;或益宫宁血口服液/经血宁胶囊/龙血竭胶囊/生三七胶囊任选一种,按照说明书用法用量单独口服,或配合中药汤剂使用。

(五)验方

(1)黄芪30克,煅牡蛎30克(先煎),当归身12克,炒白芍12克,党参12克,炒白术10克,茯苓10克,熟地黄12克,仙鹤草30克,黄精12克,墨旱莲15克,阿胶9克(烊冲)。出血不多者,加生蒲黄12克(包煎),大蓟草30克;大便溏薄者,加炮姜炭9克,艾叶炭6克;懒言少气者,加升麻3克,柴胡6克。将以上药物加清水早晚各煎1次,取汁。每日1剂。早晚各1次,温热口服。补气摄血,调经止血。适用于气虚之月经过多。

(2)黄芩12克,黄柏10克,生地黄20克,牡丹皮15克,白芍15克,地榆15克,茜根15克,沙参15克,败酱草30克,益母草30克,大黄9克,枳壳12克。经色暗红夹血块加蒲黄10克,五灵脂10克,以祛瘀止血;下腹痛甚加香附12克,延胡索12克,以理气止痛。每剂煎2次,滤去药渣,得药液约500 mL。分早晚2次服。7 d为1个疗程。清热凉血,安冲止血。适用于血热型月经量多。

(3)生地榆30克,侧柏叶15克,生地黄15克,炒白芍10克,牡丹皮10克,生栀子12克,制大黄9克,茜草12克,当归10克,生甘草5克。小便热甚者,加泽泻12克,木通9克;月经先期者,加白薇10克;量多者,加荆芥炭9克,墨旱莲15克。将以上药物加清水早晚各煎1次,取汁。每日1剂。早晚各1次,温热口服。清热凉血,调经止血。适用于实热之月经过多。

(六)食疗验方

(1)鲜益母草3克,鲜荠菜30克,菜油适量。将鲜益母草、鲜荠菜洗净切段。把铁锅放在旺火上,倒入菜油烧热,放入鲜益母草段和鲜荠菜段,炒熟即成。一日两次,用至血止。活血,破血,调经。适用于血瘀型月经过多。

(2)鲤鱼1尾,黑木耳、芹菜、生姜、蒜末、食盐、植物油各适量。将黑木耳水发,鲤鱼剖腹去鳞、鳃、肠,洗净;芹菜洗净,切细;生姜切末。将炒锅置火上加热,加入植物油,待发出爆声时倒入黑木耳、姜末、蒜末等调料,炒至黑木耳熟即盛起留以备用。再将植物油倒入炒锅烧热,放入鲤鱼煎炸至熟,加食盐、清水少许,焖至鱼熟透之后,再将炒熟的黑木耳等料加入拌炒即成。每日午、晚餐均可以做菜佐食。补气养心,凉血止血。适用于健忘失眠、月经过多、血痢等。

(3)玉米须30克,瘦猪肉120克,食盐适量,味精少许。将瘦猪肉切块,与玉米须一起放入陶罐内,加入水500 mL,上蒸笼加盖清蒸至肉熟,加食盐、味精。趁热佐餐食用。凉血止血,补血。适用于血热型月经过多。

五、预防与保健

(1)积极从事劳动(体力和脑力劳动),不宜过度劳累和剧烈运动。

(2)节欲防病,避免生育(含人流)过多及经期交合,否则损伤冲任、精血、肾气,导致月经疾病。

(3)根据气候环境变化,适当增减衣被,不要过冷,以免招致外邪,损伤血气,引起月经疾病。

(4)注意饮食应定时定量,不宜暴饮暴食或者过食肥甘油腻、生冷寒凉、辛辣香燥之品以免损伤脾胃而致生化不足。

(5)保持心情舒畅,避免忧思郁怒,损伤肝脾。

(张光正)

第五节　月经过少

经行血量明显减少,或点滴即净,经行持续时间不足3 d,称“月经过少”。又称“经水少”“经水涩少”“经行微少”“经量过少”等。临床可见于幼稚子宫、子宫发育过小、反复流产、子宫内膜结核、子宫内膜粘连等。月经过少,周期一般正常,但可与月经后期、先期、先后不定期并见。

西医学中子宫发育不良、性腺功能低下等疾病及计划生育手术后导致的月经过少可参照本病治疗。

月经过少早在晋代王叔和《脉经・平妊娠胎动血分水分吐下腹痛证》中有“经水少”的记载,认为其病机为“亡其津液”。金代《素问病机气宜保命集・妇人胎产论》以“四物四两,加熟地黄、当归各一两”,治疗“如经水少而血色和者”。明代万全《万氏妇人科・调经章》根据女性体质虚实,提出“瘦人经水来少者,责其血虚少也,四物加人参汤主之”“肥人经水来少者,责其痰凝经隧也,用二陈加芎归汤主之。”李梴《医学入门・妇人门》认为因寒因热均可导致月经过少,处理也有差别,如“来少色和者,四物汤;点滴欲闭,潮烦,脉数者,四物汤去芎、地,加泽兰叶三倍,甘草少许……内寒血涩来少……四物汤加桃仁、红花、牡丹皮、葵花。”《证治准绳・女科・调经门》指出:“经水涩少,为虚为涩,虚则补之,涩则濡之”。以上诸家论述,从病因病机、治法、方药方面,提出了不同的见解,丰富了月经过少的内容。

一、病因病机

主要机制是精亏血少，冲任气血不足，或寒凝瘀阻，冲任气血不畅，血海满溢不多而致。常见的分型有肾虚、血虚、血寒和血瘀。

1. 肾虚　禀赋素弱，或房劳久病伤肾，或屡次堕胎，伤精耗气，肾精亏损，肾气不足，冲任亏虚，血海满溢不多，遂致月经量少。

2. 血虚　数伤于血，大病久病伤血，或饮食劳倦，思虑过度，损伤脾气，脾虚化源不足，冲任气血亏虚，血海满溢不多，致经行量少。

3. 血寒　经期产后，感受寒邪，或过食生冷，寒邪伏于冲任，血行不畅，血海满溢不多，致经行量少。

4. 血瘀　经期产后，余血未净之际，七情内伤，气滞血瘀，或感受邪气，邪与血结，瘀滞冲任，血行不畅，血海满溢不多，致经行量少。

二、诊断与鉴别诊断

(一)诊断

以月经血量明显减少为主要特征，甚或点滴即净。持续时间长短不定。

(二)鉴别诊断

激经：指受孕早期，月经仍按月来潮，一般血量较未孕前明显减少，且多伴有早孕反应。尿妊娠试验或子宫 B 超检查有助于鉴别。

三、辨证论治

月经过少应从月经的色、质、有无腹痛，结合全身症状及舌脉以辨虚实。属虚者一般经色淡，质清稀，小腹无胀痛。肾虚者大多经量素少，伴腰膝酸软、头晕耳鸣等；血虚者大多经量渐少，伴头晕眼花、心悸怔忡等。属实者经色多紫黯、有块或质黏，小腹胀痛或满闷不适，且多突见经量减少。血瘀者伴见腹痛、舌质紫黯等；痰湿者多见形体肥胖、带下量多黏稠等。并应结合病史综合分析。

本病治疗，虚者重在补肾滋肾，或濡养精血以调经，不可妄行攻破，以免重伤精血；实者宜活血通利，佐以温经、行气、祛痰，中病即止，不可过量久用。虚实错杂者，攻补兼施。

(一)肾虚证

证候：经来量少，不日即净，质稀，腰骶酸冷，小腹冷，夜尿多，或外阴发育差，宫体小，月经初潮迟。舌体瘦薄，色淡红，苔薄白，脉沉细缓。

治法：补肾益精，养血调经。

方药：归肾丸或乌鸡白凤丸。

（二）血虚证

证候：经来量少，或由常量而逐渐减少，或点滴即止，经色淡红，质稀，经行小腹绵绵作痛，面色萎黄，头晕眼花，心悸怔忡，爪甲苍白无华。舌淡，苔白薄，脉细弱无力。

治法：补气养血调经。

方药：滋血汤。

（三）血寒证

证候：经来量少，色黯红，排出不畅，畏寒肢冷，小腹冷痛，得热痛减，小便清长。舌黯淡，苔白，脉沉紧。

治法：温经散寒，活血通经。

方药：艾附暖宫丸。

（四）血瘀证

证候：经血量少，下而不畅，色紫黯，夹有血块，胸胁满闷，小腹胀痛或阵痛。舌紫黯，有瘀斑、瘀点，脉沉弦涩。

治法：理气化瘀，活血调经。

方药：柴胡疏肝散加当归、桃仁、红花、柴胡、枳壳、香附、川芎、白芍、甘草、陈皮。

（五）痰湿证

证候：经行量少，色淡红，质稀或黏稠，形体肥胖，倦怠乏力，胸脘满闷，四肢肿胀。舌胖，边有齿痕，苔白滑或白腻，脉弦滑。

治法：健脾化痰，养血调经。

方药：二陈加芎归汤。

四、转归与预后

若月经过少合并月经后期、稀发者，调治失误或不及时，可转为闭经、不孕。服用避孕药期间血量过少者，停药后多可恢复正常。若因贫血等原因所致者，治愈原发病后，经量也可逐渐恢复正常。

（一）针灸疗法

1. 针灸　取任脉、背俞为主，针灸并用。选关元、肝俞、肾俞、膈俞、脾俞、足三里、三阴交。若纳少泄泻者，加天枢、中脘；见心悸者，加内关；对气滞血瘀者，取任脉、足太阴经穴为主，针刺用泻法并灸，选中极、地机、合谷、太冲、三阴交、丰隆；见胸胁胀满者，加期门、支沟；小腹胀满，加气海、四满。

2. 耳针　取子宫、内分泌、肝、肾、脾、神门、皮质下、卵巢，每次2～3穴，中等刺激，隔日1次，10次为一疗程，也可耳穴埋针法。

(二)按摩法

主穴取三阴交、血海、膈俞等穴。血虚型月经过少加足三里、脾俞、胃俞等穴；肾虚型月经过少加肾俞、命门、气海等穴；血寒型月经过少加关元、命门、八髎等穴；气滞型月经过少加行间、太冲、期门等穴；痰阻型月经过少加足三里、丰隆、阴陵泉等穴。

先按摩主穴，以指按法按三阴交5 min，再以拇指按法分别按血海、膈俞各3 min，接着行辨证按摩。血虚者，加按足三里5 min，以拇指揉按脾俞、胃俞各3 min；肾虚者，加按肾俞、命门、气海等穴各5 min；血寒者，加揉关元、命门、八髎等穴各3～5 min，以透热为度；气滞者，加推按行间、太冲、期门等穴各3 min；痰阻者，加揉按足三里、丰隆、阴陵泉等穴各3 min。在月经前，每日1次，可连用数天。补气活血，温经散寒，调理冲任。适用于各型月经过少。

(三)拔罐法

取肝俞、肾俞、关元、三阴交等穴。患者仰卧，用适宜口径的玻璃罐在关元闪火后留罐2 min，小口径抽气罐在三阴交留罐5 min；再令患者俯卧，腰骶部先闪火3 min，再以红花油或者香油作介质，沿督脉、华佗夹脊穴走罐3～5遍，最后在肾俞、肝俞处留罐3～5 min。养血和营，调经。适用于血虚型月经过少。

也可取太冲、血海、气海等穴。患者仰卧，以适宜口径的玻璃罐在血海、气海闪火后留罐2 min；以三棱针点刺双侧太冲后留小口径抽气罐2 min。活血化瘀，调经通络。适用于血瘀型月经过少。

(四)验方

(1)白茯苓12克，丹参12克，法半夏10克，胆南星10克，陈皮6克，炙甘草3克，苍术9克，香附9克，枳壳9克，六神曲9克。苔白腻，脘闷者，去炙甘草，加木香9克，砂仁3克(后下)；经期者，加没药9克，路路通10克，益母草15克，去炙甘草；肾虚者，加锁阳10克，熟附片9克或紫石英15克。将以上药物加清水早晚各煎1次，取汁。每日1剂。早晚各1次，温热口服。燥湿豁痰通络。适用于痰湿所致月经量少。

(2)黄芪25克。将黄芪400克清水煮沸5 min。代茶饮。月经前每日1剂，连用5剂。温补肾阳，活血调经。适用于肾虚型月经过少。

(3)茯苓粉10克，牛乳200克。将茯苓粉用少量凉开水化开，再将煮沸的牛奶冲入即成。早晨代茶饮。月经前每日1剂，连用5剂。补肾活血调经。适用于肾虚所致月经过少。

(4)当归60克，川芎10克，益母草45克。将以上3味加水煎汤，去渣取汁即成。代茶饮。月经前每日1剂,连用5剂。补血调经,活血和血,行气止痛。适用于血虚所致月经过少。

(5)菟丝子12克,枸杞子12克,杜仲10克,山茱萸9克,当归9克,熟地黄10克,怀山药12克,白茯苓10克,巴戟天10克,淫羊藿10克,补骨脂9克。畏寒肢冷者,加桂枝6克,熟附片9克,乌药9克;经期,加莪术12克,香附9克。将以上药物加清水早晚各煎1次,取汁。每日1剂。早晚各1次,温热口服。补肾养血调经。适用于肾虚所致的月经过少。

(五)食疗验方

(1)羊腿肉1 000克,枸杞子50克,清汤2000 mL,葱、姜等调料各适量。先把整块羊腿肉清洗干净,加入开水煮透后,放入冷水中洗净血沫,然后再将羊腿肉切块。锅中加入少许油,待油热时下羊肉块、姜片煸炒,烹入料酒炝锅,翻炒后倒入枸杞子、清汤、盐、葱、姜,烧开,去浮沫,文火炖约1.5 h。待羊肉熟烂,去葱、姜,出锅即成。食肉喝汤,补肾养血。适用于肾阳亏虚之月经过少。

(2)猪瘦肉250克,黄芪10克,油菜芯5棵,精盐2克,味精1克,黄酒5克,葱姜适量。先将猪瘦肉切成方块焯水洗净,黄芪用温水洗净,油菜芯洗净,用沸水烫至碧绿色过凉,葱、姜拍松备用。然后炒锅上火,注入鲜汤,放入猪瘦肉块、黄芪、葱、姜、黄酒、精盐,大火烧沸打去血沫后,移至小火炖至猪瘦肉熟烂后,去除葱、姜,将猪瘦肉块捞入锅中,摆上菜芯,原汤加入味精调味后,倒入汤盆中,上笼蒸10 min取出,再淋入麻油即成。佐餐当菜,在2 d内吃完。活血调经,温补肾阳。适用于肾阳虚之月经过少。

五、转归与预后

(1)要做好避孕工作,避免多次人流。

(2)适应环境变化。女性月经受复杂的神经内分泌系统调节,主要由中枢神经系统、垂体、卵巢及子宫共同完成,其中任何一个环节出问题都会使月经周期和月经量发生变化。因此,如果女性所处环境发生改变,应当及时调整情绪,如果服用了药物影响月经,可以在医生指导下通过饮食或者日常护理等方法调理身体,使月经恢复正常。

(3)月经来潮前1周左右,女性要忌食生冷、辛辣刺激性食物,要多饮水,摄取富含纤维素的食物,保持大便通畅。月经期间可以通过喝红糖水调理身体。

(4)如果身体过度劳累,身体器官的功能就会受到影响,新陈代谢也会受到不良影响。因此,月经期间女性要避免激烈和长时间运动,注意休息,保证睡眠,生活作息规律,避免熬夜。

(5)除了不要进食生冷食物外,月经量少的女性最好少接触冷水,尤其是在经期时不要洗冷水澡。平时在空调房内久坐的话最好能披一条薄毯,注意保暖,避免受凉。

(6)女性日常要注意外生殖器的清洁卫生,尤其是在经期更要注意及时清洁阴部,防止感染。要选择柔软、棉质、通风透气性能良好的内裤,勤洗勤换,换洗的内裤要放在阳光下晒干。

(张光正)

第六节　经期延长

月经周期基本正常,经行持续时间达 7 d 以上,甚至淋漓半月始净者,称“经期延长”。又称“月水不断”“月水不绝”“经事延长”。

本病始见于《诸病源候论》“卷之三十七”云:“妇人月水不断者……劳伤经脉,冲任之气虚损,故不能制其经血,故令月水不断也。”

本病月经周期多正常,若伴见量多则为经期延长伴月经过多;若正常行经超过半月仍淋漓不净者,则致经漏。

西医学排卵型功能失调性子宫出血的黄体萎缩延长者、盆腔炎症、子宫内膜炎等引起的经期延长,宫内节育器和输卵管结扎术后引起的经期延长,均可参照本病辨证治疗。

一、病因与病机

病机主要是冲任不固,经血失于制约而致。常见的病因有气虚、虚热和血瘀。

1. 气虚　素体虚弱,或饮食、劳倦思虑过度,伤脾,中气不足,冲任不固,不能制约经血,以致经期延长。

2. 虚热　素体阴虚,或病久伤阴,或多产房劳致阴血亏耗,阴虚内热,热扰冲任,冲任不固,不能制约经血以致经期延长。

3. 血瘀　素性抑郁,或大怒伤肝,肝气郁结,气滞血瘀;或经期交合阴阳,以致外邪客于胞内,邪与血相搏成瘀,瘀阻冲任,经血妄行。

二、诊断与鉴别诊断

(一)诊断

以经行时间超过 7 d,甚至淋漓达半个多月始净,周期基本正常,血量正常或增多。

(二)鉴别诊断

1. 漏下　周期紊乱,持续时间无规律,常与崩交替出现。经期延长则月经周期正常,持续时间延长而能自止,每月反复,有规律可循,或兼经行前后诸症。

2. 赤带　月经持续时间正常，经净后流出似血非血的赤色带下，自觉阴中灼热，检查可见阴道或宫颈充血、糜烂。

三、辨证论治

临床辨证须根据血量、色、质的不同，结合全身兼症及体征综合分析。若经血量多，色淡，质清稀，多属气虚或脾肾阳虚；血少质稠，鲜红或黯红，多属虚热。若色黯如败酱夹杂黏液，阴中灼热，多为湿热；血块多而色黑，多为瘀血。月经期的治疗重在止血，分别以清热、利湿、补气、化瘀等随证施治。

（一）气虚证

证候：经行逾期 7 d 不止，每月反复，量多，血色淡，质清稀，疲倦乏力，动则头晕眼花汗多，腹满食少。舌淡，苔薄白，脉细弱。

治法：补气固冲，止血调经。

方药：归脾汤加海螵蛸（乌贼骨）、茜草、棕榈炭。或举元煎加艾叶炭、炮姜炭、茜草、海螵蛸（乌贼骨）。

（二）脾肾阳虚证

证候：经行延长 7 d 以上，兼下腹冷痛，神疲体倦，气短，食少纳呆，腰膝酸冷，大便溏，小便频。舌淡胖，脉沉细，或沉缓。

治法：健脾补肾，温经止血。

方药：禹余粮丸。腰冷痛者，加杜仲、菟丝子；小便频者，加益智、桑螵蛸；气短者，加黄芪；浮肿便溏者，加泽泻。

（三）阴虚内热证

证候：经行持续时间延长，量不多，色鲜红或黯红，质稠，形体消瘦，颧红，潮热心烦，咽干口燥。舌红而干，少苔或无苔，脉细数。

治法：滋阴清热，调经止血。

方药：固经丸加生地黄、墨旱莲。潮热者，加地骨皮；口渴者，加麦冬；血多者，加地榆。

（四）湿热蕴结证

证候：经血淋漓，多日不净，色黯如酱，经血与黏液混杂，气味臭秽，身热起伏，腰腹胀痛，疲乏懒言，平时带下量多，色黄，臭秽。舌红胖，苔黄腻，脉濡数。

治法：清热利湿，止血调经。

方药：四妙散加败酱草、地榆、茵陈、金银花藤。

（五）气滞血瘀证

证候：经期延长十余日始净，色黯有块，伴小腹疼痛拒按，面色晦黯。唇舌紫黯，有瘀斑,脉沉弦或沉涩。

治法:活血化瘀,止血调经。

方药:桃红四物汤。腹痛不止,加失笑散;经血多,加茜草、海螵蛸(乌贼骨)、牡蛎;血少淋漓,佐以清补,加墨旱莲、蒲黄;经行初血少,侧重于温补调经,加艾叶、香附炭、益母草。

四、其他疗法

(一)验方

(1)荠菜花15克或蚕豆花15克,煎水服。

(2)小蓟30克,蒲公英30克,煎水服。治血热月经不断者效果较好。

(3)花蕊石10克,炒蒲黄10克,桃仁5克,当归5克,田七粉3克,花茶5克。将花蕊石加水约550 mL,煮沸15 min,再加入蒲黄、桃仁、当归共煮15 min,取沸汤冲泡花茶。分2次用温汤各冲服田七粉1.5克,每日1剂。活血,止血,调经。适用于瘀滞胞宫型经期延长、量少、色暗有块、小腹疼痛拒按、舌质紫暗等。

(4)仙鹤草30克,党参30克,大枣50克。水煎,代茶饮。健脾益气。适用于脾虚之经期延长。

(二)食疗验方

(1)兔肉150克,三七片10克,岗稔根30克,当归尾6克,生姜10克,大枣6枚。将兔肉洗净,切成小块,其余用料洗净,生姜拍烂。将全部用料放入锅内,加入适量清水,用小火煮2 h,加入精盐调味即成。饮汤吃肉。化瘀止血。适用于经期延长属血瘀者。

(2)乌龟肉100克,干地黄30克,玄参15克,白芍15克,陈皮3克,生姜5克,大枣3枚。将乌龟肉洗净,切成小块,其余用料洗净,生姜拍烂,陈皮浸泡去白。将全部用料放入锅内,加入适量清水,用小火煮2.5 h,加入精盐调味即成。饮汤吃肉。养阴清热止血。适用于经期延长属阴虚血热者。

五、预防与保健

(1)改善生活环境,调节精神生活,使精神舒畅愉快,心情平和,则经候如常。

(2)饮食有节,不可恣食生冷,行经期尤宜谨慎。血热经多者忌食辛辣、刺激之物。

(3)避免劳倦过度,损伤气血,避免房劳多产,耗损肾气。

(4)月经血量过多、腹痛较重者应卧床休息。形寒腹凉者给热水袋热敷。

(张光正)

第七节　经间期出血

两次月经中间，即氤氲时，出现周期性的少量阴道出血者，称为经间期出血。

古医籍中对本病无专篇记载，但可参考月经先期、经漏、赤白带下等有关文献。

西医学排卵期出血可参照本病治疗，若出血量增多、出血期延长、失治误治则常可发展为崩漏。

一、病因病机

月经中期又称氤氲期，是冲任阴精充实、阳气渐长、由阴盛向阳盛转化的生理阶段，若肾阴不足，脾气虚弱，湿热扰动或瘀血阻遏，使阴阳转化不协调，遂发生本病。常由肾阴虚、脾气虚、湿热和血瘀等因素所致。

1. 肾阴虚　肾阴素虚，房事不节，产多乳众，精血耗伤，阴虚内热，热伏冲任，于氤氲之时，阳气内动，阳气乘阴，迫血妄行，以致经间期出血；血出之后，阳气外泄，阴阳又趋平衡，故出血停止。

2. 脾气虚　素体脾虚，或劳倦过度，或饮食不节，损伤脾气，以致中气不足，冲任不固，于氤氲之时，阳气内动，阳气动血，血失统摄，以致经间期出血；阴随血泄，阴阳又趋平衡，故出血停止。

3. 湿热　外感湿热之邪，或情志所伤，肝郁犯脾，水湿内生，蕴久化热，湿热互结，蕴于冲任，于氤氲之时，阳气内动，引动湿热，迫血妄行，遂致经间期出血；湿热随血外泄，冲任复宁，出血停止。

4. 血瘀　经期产后，余血未尽之际，感受外邪，邪与血结；或情志所伤，气滞血瘀，瘀阻冲任，于氤氲之时，阳气内动，引动瘀血，血不循经，遂致经间期出血；瘀随血泄，冲任暂宁，出血停止。

二、诊断与鉴别诊断

（一）诊断

1. 病史　素禀不足，劳力过度，或有盆腔炎症病史。

2. 症状　子宫出血有规律地发生在氤氲期间，一般出血少于正常月经量，或于少量出血的同时伴有透明黏液样白带流出，常持续 2 ~7 d，出血自行停止。部分患者可伴有一侧少腹部轻微疼痛。

3. 检查　基础体温呈双相型，出血大多发生在高、低温相交替时，一般 BBT 升高后出血停止,也有 BBT 升高后继续出血者。

(二)鉴别诊断

1. 月经先期 经间期出血发生在 BBT 由低相转高相的交替时期,出血量较月经量少,与正常月经形成一次出血量少、一次出血量多相间隔的表现;而月经先期的出血时间不在 BBT 低高温相交替的时候,出血量与平时正常月经量相同。

2. 赤带 经间期出血有明显的规律性,在 1 个月经周期内只发生 1 次出血,多能自然停止;而赤带的排除无规律性,持续的时间较长,或反复发作,且其排泄物是夹血之黏液。可有接触性出血史,或检查见阴道、宫颈、宫腔有炎症性或器质性病变。

3. 月经过少 月经过少者月经周期基本正常,其出血发生在 BBT 高温相下降时,两次出血的间隔时间常在 23 ~35 d。

三、辨证论治

本病以发生在氤氲期有周期性的少量子宫出血为诊断要点,辨证时需结合量、色、质进行分析,明辨脏腑、气血、虚实寒热。治疗以调摄冲任阴阳平衡为大法,随证选用滋肾阴、补脾气、利湿热或消瘀血之方药治之。

(一)肾阴虚

证候:经间期出血,量少,色鲜红,质稠,头晕耳鸣,腰腿酸软,手足心热,夜寐不宁,舌红,苔少,脉细数。

治法:滋肾益阴,固冲止血。

方药:加减一阴煎。若头晕耳鸣者,酌加珍珠母、生牡蛎;夜寐不宁者,酌加远志、首乌藤(夜交藤);出血期,酌加墨旱莲、炒地榆、三七。

(二)脾气虚

证候:经间期出血,量少,色淡,质稀,神疲体倦,气短懒言,食少腹胀,舌淡,苔薄,脉缓弱。

治法:补肾健脾,固冲摄血。

方药:归脾汤。

(三)血瘀证

证候:经间期出血量少或多少不一,色紫黑或有血块,少腹两侧或一侧胀痛或刺痛;情志抑郁,胸闷烦躁;舌质紫或有紫斑;脉细弦。

治法:化瘀止血。

方药:逐瘀止血汤。若出血偏多时,宜去赤芍、当归,加失笑散;少腹痛甚则加延胡索、香附;夹湿热者,加薏苡仁、红藤、败酱草、延胡索;兼脾虚去生地黄、桃仁、大黄,加木香、陈皮、砂仁；兼肾虚加川续断、桑寄生、山药、菟丝子。

（四）湿热证

证候：两次月经中间，阴道出血量稍多，色深红，质黏腻，无血块。平时带下量多色黄，小腹时痛；神疲乏力，骨节酸楚，胸闷烦躁，口苦咽干，纳呆腹胀，小便短赤；舌质红，苔黄腻，脉细弦或滑数。

治法：清利湿热，固冲止血。

方药：清肝止淋汤去阿胶、红枣，加小蓟、茯苓。出血多时，宜去牛膝、当归，加侧柏叶、荆芥炭；带下多则加马齿苋、椿根皮；湿盛加薏苡仁、苍术等。

四、其他疗法

（一）针灸疗法

取关元、三阴交、血海、行间。用平补平泻手法，留针 20 min；留针期间可用 TDP 照射少腹部，感温热为度。宜于每次月经干净时针刺，隔日 1 次，10 次为一疗程。

（二）推拿疗法

取关元、三阴交、足三里、肾俞、肝俞。行穴位按摩疗法，每穴按摩 3 ~ 5 min，每日 1 次，10 次为一疗程。

（三）外治法

经间期出血腹痛，可用热水袋或热敷灵、寒痛宁熨疗袋等外敷下腹部，以缓解疼痛。

（四）食疗验方

（1）猪皮 1 000 克，黄白糖 250 克。将猪皮去毛、洗净、切碎，浓煎，加黄酒、白糖调匀，冷却备用。每次用 20 克，以开水冲化温服。适用于阴虚证。

（2）乌梅肉 15 克，红糖适量。将乌梅肉、红糖放入瓦罐内，加水 500 mL，煎至 300 mL，去渣分 2 次服，每日 2 次。适用于肝经郁火证。

五、预防与保健

（1）普及宣教相应的月经生理知识和卫生知识，解除顾虑，需要治疗者及时就医。

（2）彻底治愈湿热、瘀血等宿疾；体虚不足者，及时培补。

（3）患者出血期间应避免过度劳累，注意休息；保持外阴局部清洁，防止感染；腹痛重时，可给予热敷；保持情绪稳定。排卵期前后禁食辛辣香燥助热生火之品。

（张光正）

第八节　崩　漏

崩漏是指经血非时暴下不止或淋漓不尽，前者称崩中，后者称漏下。崩与漏虽不同，但两者常交替出现，互相转化，故概称崩漏。

西医所称的功能不良性子宫出血，简称功血，可分无排卵与有排卵两型。其中无排卵功血，其临床表现与崩漏相同者，归本病论治。

崩，始见于《内经》。《素问·阴阳别论》云："阴虚阳搏谓之崩。"漏，始见于《金匮要略》："妇人有漏下者，有半产后因续下血都不绝者，有妊娠下血者。"

一般突然出血，来势急，血量多的叫崩；淋漓下血，来势缓，血量少的叫漏。崩与漏的出血情况虽不相同，但其发病机制是一致的，而且在疾病发展过程中常相互转化，如血崩日久，气血耗伤，可变成漏；久漏不止，病势日进，也能成崩。所以临床上常常崩漏并称。正如《严氏济生方》说："崩漏之病，本乎一证。轻者谓之漏下，甚者谓之崩中。"本病属常见病，常因崩与漏交替，因果相干，致使病变缠绵难愈，成为妇科的疑难重症。

一、病因病机

崩漏的主要病因是虚（脾、肾）、热、瘀，三者可单独或复合成因为病，又互为因果；崩漏的病机主要是冲任损伤，不能制约经血。崩漏病本在肾，病位在冲任、胞宫，变化在气血，表现为子宫非时下血，藏泄无度。大量出血可危及生命，故崩漏为危急重症。

1. 肾虚　先天肾气不足，或少女肾气稚弱，更年期肾气渐衰，或早婚多产，房事不节，损伤肾气。若耗伤精血，则肾阴虚损，阴虚内热，热伏冲任，迫血妄行，以致经血非时而下；或命门火衰，肾阳虚损，封藏失职，冲任不固，不能制约经血，亦致经血非时而下，遂成崩漏。

2. 脾虚　素体脾虚，忧思过度，饮食不节，损伤脾气，中气下陷，冲任不固，血失统摄，非时而下，遂致崩漏。

3. 血热　素体阳盛，或情志不遂，肝郁化火，或感受热邪，或过食辛辣助阳之品，火热内盛，热伤冲任，迫血妄行，非时而下，发为崩漏。

4. 血瘀　七情内伤，气滞血瘀；或感受寒、热之邪，寒凝或热灼致瘀，瘀阻冲任，血不归经，非时而下，发为崩漏。

二、诊断与鉴别诊断

（一）临床表现

1. 病史　注意患者的月经史、精神创伤史、孕产史，尤须询问有无生殖器炎症和生殖器肿瘤病史,有无使用避孕药物、宫内节育器及输卵管结扎术史。

2. 症状　月经周期紊乱,出血时间长短不定,有时持续数日至数十日不等,血量时多时少,出血常发生在短期停经之后,或伴白带增多、不孕、癥瘕等。

3. 妇科检查　功能失调性子宫出血患者,无明显器质性病变发现;生殖器炎症者,可有炎症体征;妇科肿瘤者,可有子宫体增大、质硬或形态的改变,或附件有囊性或实性包块。

(二)实验室及其他检查

卵巢功能测定对功能失调性子宫出血的诊断有参考意义;甲胎蛋白、碱性磷酸酶、红细胞沉降率等测定对卵巢恶性病变的诊断有帮助。盆腔 B 超扫描对子宫及附件的器质性病变有诊断意义,子宫颈赘生物、宫颈刮片查癌细胞以及子宫内膜活组织检查有助于宫颈息肉、生殖道炎症或肿瘤的诊断。

(三)鉴别诊断

1. 月经先期、月经过多、经期延长　月经先期是周期缩短,月经过多是经量过多,经期延长是行经时间延长。这种周期、经期、经量的各自改变与崩漏的周期、经期、经量的同时严重失调易混淆,但上述各病各自有一定的周期、经期和经量可做鉴别。

2. 月经先后无定期　主要是周期或先或后,即提前或推后 7 d 以上 2 周以内,经期、经量基本正常。

3. 经间期出血　崩漏与经间期出血都是非时而下,但经间期出血发生在两次月经中间,颇有规律,且出血时间仅 2 ~ 3 d,不超过 7 d 左右自然停止。而崩漏是周期、经期、经量的严重失调,出血不能自止。

4. 赤带　赤带与漏下的鉴别要询问病史和进行检查,赤带以带中有血丝为特点,月经正常。

5. 胎漏　胎漏与漏下都有阴道少量出血,但胎漏者有早孕反应,妊娠试验阳性,B 超检查可见宫内孕囊、胎芽、胎心搏动;而漏下则无上述妊娠征象。

6. 异位妊娠　异位妊娠有早孕反应,妊娠试验阳性,或有停经后少腹部疼痛的病史;B 超检查可见孕囊在子宫腔以外部位,有盆腔内出血时,后穹隆穿刺呈阳性;崩漏则无上述阳性情况。

7. 堕胎、小产　堕胎、小产是妊娠类疾病,月经停闭一段时间后出现阴道出血,应与崩漏相鉴别。堕胎、小产有过早孕反应,妊娠试验阳性,出血伴有小腹部阵发性疼痛,有胚胎物的排出;崩漏则无上述改变。

8. 外阴、阴道外伤出血　外阴、阴道的损伤出血,应有外阴、阴道的创伤史或粗暴性交史,妇科检查可见外阴、阴道哆开的伤口,有活动性出血,宫颈口未见有血液自宫腔内流出,与崩漏的非时子宫出血不难鉴别。

9. 内科血证　心血管疾患、肝脏疾病和血液病等导致的不正常子宫出血,通过详细的病史询问、体格检查、妇科检查、血液分析、肝功能以及凝血因子的测定、骨髓细胞分析等,不难与崩漏相鉴别。

三、辨证论治

(一)暴崩致脱证

证候:血崩日久不止,量多,色淡质稀,头晕无力,肢冷汗多,气息微弱,面色、唇甲苍白,血压有下降趋势,舌淡胖,脉细微欲绝。

治法:益气摄血,回阳救脱。

方药:参附龙牡汤加味。舌红伤阴,阴阳俱虚者,加麦冬、五味子。

(二)气血虚弱证

证候:骤然暴崩下血,色淡质稀,形寒自汗,面色苍白,神怠气短,舌淡,脉细弱。

治法:补血益气,摄血止血。

方药:胶艾四物汤合补中益气汤加减。出血量多不止者,加云南白药2克,4~6 h 1次;心悸者,加远志。

(三)脾肾两虚证

证候:经血非时而下,量多如崩,色淡质稀,头晕耳鸣,心悸气短,四肢水肿,腰膝酸软,纳呆便溏,舌淡,苔薄,脉细弱而沉。

治法:健脾益肾,固冲止血。

方药:健固汤加减。

(四)肝肾阴虚证

证候:经血非时而下,量多或淋漓日久,血色红,潮热口干,手足心热,头晕腰酸,舌红,脉细数。

治法:育阴滋肾,固冲止血。

方药:六味地黄丸合二至丸加减。

(五)血热妄行证

证候:经血暴崩或淋漓,色深而稠,烦热口渴,下腹胀痛,面赤烦躁,便秘溲黄,舌红,苔黄糙,脉弦数或滑数。

治法:清热凉血,调冲止血。

方药:先期汤加减。伴腹痛,有血块者,加生蒲黄(包)、赤石脂;便秘者,加制大黄(后下)10克;烦躁者,加栀子、龙胆。

(六)气滞血瘀证

证候:崩漏日久,色暗有块,下腹胀痛拒按,血下痛减,或伴盆腔癥瘕,舌紫暗,边有瘀斑、瘀点,脉弦。

治法:疏肝理气,祛瘀止血。

方药:膈下逐瘀汤加减。

四、急救处理

(1)暴崩出现四肢厥冷,冷汗出,心悸气短,甚至昏厥者,急服:①独参汤,药用吉林参或红参或别直参3~5克,浓煎灌饮。②参附汤,药用吉林参15克,制附子12克,浓煎频服。③党参30克,黄芪30克,仙鹤草20克,浓煎服;加参三七末4克,分2次吞服。

(2)血崩不减者,立即给氧、输血、补液和综合治疗。

五、其他疗法

(一)中成药

1. 左归丸　用治肾阴虚之崩漏、腰痛、头晕等。每次9克,日2~3次。

2. 右归丸　用治肾阳不足,命门火衰之腰酸腿软、崩漏下血等。每次1丸,日2次。

3. 女宝　用治肾阳“亏虚”,崩漏带下、腰痛不孕等。每次3粒,日3次。

4. 云南白药(胶囊)　有人用治功血、月经过多、过频等。每次0.4~0.5克,日3~4次,连服3~4周。

5. 断血流片　具有凉血止血、固冲之功效。用治月经过多、崩漏等。每次2~3片,日3次。

6. 益母草流浸膏　用治血瘀之崩漏、经血淋漓不尽等。每次5~10 mL,日3次。

7. 血见愁片　用治功血、月经过多及一切失血症。每次6~8片,日2~3次。

8. 宫血宁胶囊　具有清热化瘀止血之功效。用治瘀热之崩漏下血等。每次1~2粒,日3次。

9. 妇宝片　用治虚寒之月经不调、崩漏、痛经等。每次4片,日2~3次。

10. 失笑散　与四物丸合用,治疗血瘀之崩漏、痛经等。每次5~9克,日2次。

11. 少腹逐瘀丸　用治寒凝血瘀之崩漏、痛经等。每次1丸,日1~2次。

12. 妇康宁片　用治气滞血瘀之痛经、闭经、崩漏、产后恶露不绝等。每日4次,日2~3次。

13. 益母草冲剂　用治血瘀之崩漏、月经不调等。每次1袋,日2~3次。

(二)验方

(1)鹿角片、龟甲、当归、白芍各10克。肾阳虚者,加仙茅、淫羊藿(仙灵脾)各10克;肾阴虚者,加知母、牡丹皮各10克。水煎服,日1剂。本方对无排卵性功血效佳。

(2)黄芪30克,白术15克,海螵蛸、牡蛎各20克,生地黄炭30克,汉三七5克,柴胡

10 克,菟丝子 20 克。每日 1 剂,水煎服。本方治疗更年期功血,一般服用 3 ~6 剂中药可治愈。

(3)贯仲炭、海螵蛸(乌贼骨)各 30 克。共为末,分 10 包。每日早晚各服 1 包,温开水下。可治崩漏。

(4)艾叶炭 3 ~10 克。研末,米汤冲服,日 2 次。可治血崩。

(三)食疗验方

(1)鸡蛋 6 枚,龙骨 10 克。将龙骨研末,分作 6 份,每个鸡蛋内放 1 份,面粉糊口蒸熟。每日早晨空腹服 1 枚。连服 6 枚。可治崩漏日久,淋漓不断之患者。

(2)豆浆 1 碗,韭菜 250 克。韭菜洗净,捣烂取汁,兑入豆浆。空腹时 1 次饮下。可治气虚型崩漏。

(3)乌梅 9 克,红糖适量。将乌梅、红糖加清水一大碗,煎至半碗,去渣饮用,每日 2 次,温热饮服。可治崩漏。

(四)针灸治疗

断红穴(2、3 掌骨远端下 3 cm),灸 2 壮,作用良好。灸神阙、隐白,根据报道止血效果颇佳。

(五)其他治疗

1. 手术治疗　对于生育期和更年期久治不愈的顽固性崩漏,或已经诊刮子宫内膜送病理检查,提示有恶变倾向者,宜手术治疗,手术方法分别选择诊刮术、宫内膜切除术或全子宫切除术。

2. 促绝经法　对于年龄超过 55 周岁仍未绝经,崩漏反复发作又无须手术者,可选用中药或西药促其绝经。

六、预防与保健

(1)崩漏是可以预防的,重视经期卫生,尽量避免或减少宫腔手术;早期治疗月经过多、经期延长、月经先期等出血倾向的月经病,以防发展成崩漏。崩漏一旦发生,必须及早治愈,并加强锻炼,以防复发。

(2)崩漏调摄首重个人卫生,防感染,次调饮食增加营养,再适劳逸畅情怀。

(3)平时要多吃含蛋白质丰富的食物以及蔬菜和水果以增加营养。在生活上要劳逸结合,不参加重体力劳动,尽量少做剧烈运动,保持充足的睡眠和精神的愉悦,不要在思想上产生不必要的压力。

(张光正)

第九节 闭 经

女子年逾16周岁,月经尚未来潮,或月经来潮后又中断6个月以上者,称为"闭经"。前者称原发性闭经,后者称继发性闭经,古称"女子不月""月事不来""经水不通""经闭"等。妊娠期、哺乳期或更年期的月经停闭属生理现象,不作闭经论,有的少女初潮2年内偶尔出现月经停闭现象,可不予治疗。

闭经一病的记载,首见于《素问·阴阳别论》之"女子不月"。该书所载第一首妇科处方"四乌鲗骨一藘茹丸"即为"血枯"经闭而设。闭经既为症,又为病,历代医家多从辨病角度出发,对本病的病因病机及治疗进行阐述,为后人辨治本病提供了依据和线索。纵观各家所述,本病不外虚实两端,如《金匮要略》概其原因为"因虚、积冷、结气",《医学入门》把闭经分为"血枯""血滞"两大类,《景岳全书》以"血枯""血隔"论治。因于虚者,古籍文献的记载有"醉以入房……劳伤过度""先经唾血及吐血、下血"(《诸病源候论》),"脾胃久虚"或"形羸气血俱衰"(《兰室秘藏》),"真阴之枯竭"(《景岳全书·妇人规》),"肾水既乏"(《傅青主女科》);实者,有因"血脉瘀滞"(《备急千金要方》),"躯脂满经闭"(《丹溪心法》),"痰湿与脂膜壅塞"(《女科切要》),"忧愁思虑、恼怒怨恨、气郁血滞而经不行"(《万氏女科》);另有虚实夹杂的"妇人经闭腹大……此必虫证"(《医学入门》)。关于治疗,本病虽有血滞之由,但不可妄行攻破,辨属虚者,当补而充之,即如《景岳全书·妇人规》所言:"欲其不枯,无如养营,欲以通之,无如充之,但使雪消则春水自来,血盈则经脉自至,源泉混混,有孰能阻之者?"以上认识,至今符合临床实际。

闭经以经血当潮而未潮为表征,以生殖内分泌功能失调或低下为本质。因此,本病常常与不孕、围绝经期综合征、带下量少、阴中干涩等病证并见。

一、病因病机

病因病机主要是冲任气血失调,可分虚、实两端。虚者多因冲任亏败,源断其流;实者常由邪气阻隔冲任,经血不通。导致闭经的病因复杂,有先天因素,也有后天获得;也可由月经不调发展而来,也有因他病致闭经者。常见的分型有肾虚、脾虚、血虚、气滞血瘀、寒凝血瘀和痰湿阻滞。

1. 肾虚　先天禀赋不足,肾气未充,精气未盛,或房劳多产,久病伤肾以致肾精亏损,冲任气血不足,血海不能满溢,遂致月经停闭。

2. 脾虚　饮食不节,忧虑或劳倦过度,损伤脾气,气血生化之源不足,冲任气血不充,血海不能满溢,遂致月经停闭。

3. 血虚　素体血虚，或数伤于血，或大病久病，营血亏虚，冲任血少，血海不能满溢，遂致月经停闭。

4. 气滞血瘀　七情所伤，素性抑郁，或忿怒过度，气滞血瘀，瘀阻冲任，血行受阻，血海不能满溢，遂致月经停闭。

5. 寒凝血瘀　经产之时，血室正开，过食生冷或涉水感寒，寒邪乘虚客于冲任，血为寒凝成瘀，滞于冲任，气血运行阻隔，血海不能满溢，遂致月经停闭。

6. 痰湿阻滞　素体肥胖，痰湿内盛，或脾虚运化失司，痰湿内生，痰湿、脂膜壅塞冲任，气血运行受阻，血海不能满溢，遂致月经停闭。

二、诊断与鉴别诊断

(一)诊断

(1)停经6个月以上，或年逾16周岁月经尚未初潮，可作为本病的诊断依据。

(2)诊断时应排除生理性停经，尤其是与早孕作鉴别。进行妇科检查或辅以尿妊娠试验，便可明确诊断。

(3)确诊闭经后，应详细了解病史，并作有关检查，尽量找出闭经的原因及病位。由于各自的医疗设备条件不同，有些检查可能是无法做到的。但除妇科检查外，还可先检查双乳头有无溢乳。如有自动溢乳或挤压后溢乳，则可诊断为闭经-溢乳综合征，为辨证提供了可靠的临床资料，并可简化检查手段。

(二)鉴别诊断

与胎死不下的鉴别：胎死腹中者，除月经停闭外，尚应有妊娠的征象，但子宫的增大可能小于停经月份，也有与停经月份相符者。B超检查，宫腔内可见孕囊、胚芽或胎体，但无胎心搏动。

三、辨证论治

本病辨证应根据发病原因、妇科证候、全身症状，并结合月经史及胎产史等以辨虚实。一般而论，年逾16周岁尚未行经，或已行经而月经逐渐稀发、量少，继而停闭，并伴腰膝酸软、头晕眼花、面色萎黄、五心烦热或畏寒肢冷、舌淡脉弱等虚象者，多属虚证；若以往月经尚正常，而骤然停闭，又伴形体肥胖、胸胁胀满、小腹疼痛或脘闷痰多、脉多有力等实象者，多属实证。

闭经的治疗原则，根据病证，虚证者补而通之，或补肾滋肾，或补脾益气，或补血益阴，以滋养经血之源；实证者泻而通之，或理气活血，或温经通脉，或祛邪行滞，以疏通冲任经脉；虚实夹杂者当补中有通，攻中有养。切不可不分虚实，滥用攻破之法，或一味峻补，误犯虚虚实实之戒。若因他病而致经闭者，又当先治他病，或治病调经并用。

（一）肾气不足证

证候：多为年逾16周岁尚未行经，或初潮偏晚而常有停闭，或已潮月经时而不调，时而又停闭3个月以上者。体质纤弱，第二性征发育不良，腰膝酸软，小便频数，苔薄白，脉沉弱。也有青年女子仅见月经不潮而无其他征象者。

治法：补肾益精，调理冲任。

方药：通脉大生片加减。连服20剂经不行而脉滑数者，可改服3～5剂养血活血通经方药，如四物汤加牛膝、王不留行、赤芍。症见口干，潮热，心烦，舌红，苔薄黄，脉细数者，上方去艾叶、鹿角霜、砂仁、车前子，加生地黄、牡丹皮、地骨皮；若体弱恶寒，加仙茅、淫羊藿（仙灵脾）。

（二）肝肾虚损证

证候：既往月经正常，由于堕胎、小产、分娩后，或大病久病后月经逐渐减少、延后以至停闭。或腰腿酸软，头晕耳鸣，或怔忡健忘，或心烦潮热，或畏寒怕冷，停闭日久，或阴道干涩，子宫渐萎。甚者形体瘦弱，面色无华，肌肤不润，阴毛、腋毛脱落，牙齿失泽，性欲淡漠，生殖器官萎缩。舌黯淡，苔薄白或黄，脉沉弱或细数无力。

治法：补肾养肝，调理冲任。

方药：育阴灵。重用熟地黄、白芍、山茱萸、龟甲以补肝肾益精血。本方具有诱发排卵的作用。若有产时大出血史，加紫河车、肉苁蓉、鹿角片。

（三）阴虚血燥证

证候：月经量少或后期或淋漓不断，经色紫黯质稠渐至停闭，潮热或五心烦热，颧红唇干，盗汗甚则骨蒸劳热，形体消瘦，咳嗽咯血。舌红，苔少，脉细数。

治法：滋阴益精，养血调冲。

方药：秦艽鳖甲汤。阴虚肺燥咳嗽，加川贝母、麦冬；咯血者，加阿胶、白茅根、百合、白及；若为痨瘵所致（确诊为结核性）则又须抗痨（抗结核）治疗；阴虚肝旺，症见头痛、失眠、易怒者，加首乌藤（夜交藤）、五味子、牡蛎、牛膝；阴中干涩灼热者，可配合外洗方，如大黄、青蒿、玄参、桃仁、甘草煎水坐浴。

（四）气血虚弱证

证候：月经周期后延、量少、经色淡而质薄，继而停闭不行，或有头晕眼花，气短心悸，食差，面色萎黄，神疲，毛发不泽或早见白发。舌淡，苔薄白，脉沉缓或虚数。

治法：养血益气，调补冲任。

方药：归脾汤。产后大失血所致的经闭，症见气血虚弱，终至肾气虚惫，可按肝肾虚损证处理。因虫疾致血虚闭经，应先治虫，继以扶脾胃，补气血。心悸怔忡者，加生脉散、石菖蒲。

（五）血瘀气滞证

证候：月经停闭数月不行，伴情志抑郁或易怒，胁痛或少腹胀痛拒按。舌黯或有瘀斑，苔正常或薄黄，脉弦或紧。

治法：活血化瘀，调理冲任。

方药：膈下逐瘀汤。郁而化热者，去五灵脂，加生地黄、栀子、黄芩；寒凝血瘀气滞者，去牡丹皮、赤芍，加艾叶、仙茅。

（六）痰湿、脂膜壅塞证

证候：形体肥胖，双臂腰臀尤甚，经量渐少，经期停闭，体重日增，则神疲倦怠少食，或痰多水肿，胸胁满闷，月经不行；或带下量多色白。舌淡质黏腻，苔白腻多津，脉沉滑。

治法：豁痰除湿，消脂减肥，温运活血，调理冲任。

方药：二陈汤。痰湿化热，舌苔黄腻者，加黄连、黄芩、麦芽；胸胁脘闷，呕恶者，加厚朴、竹茹、生姜。

四、其他疗法

（一）针灸疗法

1.针灸

（1）肾俞、志室、气海、三阴交、太溪。上穴分成两组交替使用，针用补法，三阴交或用泻法。留针20 min，隔日治疗一次。适用于肾气不足证。

（2）肾俞、命门、关元、气海、归来。上穴可分两组交替使用，归来针用补法或平补平泻法，余穴针用补法，并加艾灸。适用于肾气不足证。

（3）足三里、三阴交、气海、归来、脾俞、胃俞，三阴交、归来可用平补平泻法，余穴针用补法。适用于气血虚弱证。

（4）合谷、三阴交、地机、血海、气冲。合谷针用补法，余穴针用泻法，留针20 min，间歇行针。适用于血瘀气滞证。

（5）脾俞、三焦俞、次髎、中极、三阴交、丰隆。上穴可分两组，交替使用，针用平补平泻或泻法，或酌加艾灸。适用于痰湿阻滞证。

2.耳针　取子宫、内分泌、卵巢、皮质下、神门、交感等穴，交替使用。进针1～2分，留针15～30 min，留针时捻转2次。

（二）按摩法

取中脘、天枢、气海、关元等穴。患者仰卧，术者双手掌相叠，右手掌在上，在整个腹部由上至下摩擦约5 min。然后以拇指点揉中脘、天枢、气海、关元等穴，每穴2 min。最后，患者取坐位，施术者以手掌根部从上到下推背部督脉（脊柱正中）约5 min。理气活血,通经。适用于气滞血瘀型闭经。

(三)刮痧法

取关元、水道、中极、子宫、血海、三阴交、次髎、中都、交信、水泉、太冲、肝俞、肾俞、中脘、气海、足三里、太白、膏肓、心俞、脾俞、支沟、合谷、曲泉、地机、膈俞、水分、阴陵泉、丰隆、商丘等穴。患者取仰卧位,刮拭关元、水道、中极、子宫、血海、三阴交。然后俯卧位刮拭次髎、三焦俞,根据病情虚实,分别施以不同的补泻手法。肝肾不足者,仰卧位补法加刮中都、交信、水泉、太冲,俯卧位补法加刮肝俞、肾俞。气血虚弱者,仰卧位补法加刮中脘、气海、足三里、太白,俯卧位补法加刮膏肓、心俞、脾俞。气滞血瘀者,于仰卧位加刮支沟、合谷、曲泉、地机,俯卧位加刮膈俞、肝俞。痰湿阻滞者,仰卧位加刮水分、阴陵泉、丰隆、商丘,俯卧位加刮脾俞、三焦俞。益气补血,调理冲任,散结通经。适用于各型闭经。

(四)中成药

1. 女宝　每次 4 粒,每日 3 次,用治肾阳虚衰,冲任不足所致闭经。

2. 紫河车粉　用治精血不足所致的闭经。每次 1 袋,每日 2 次。

3. 当归红枣冲剂　由当归、红枣、蔗糖组成。每次 1 袋,每日 2 ~ 3 次,用治脾虚血亏所致闭经。

4. 补血宁神片　每次 5 片,每日 3 次,用治血虚所致闭经。

5. 活血调经丸　每次 1 丸,每日 3 次,用治气滞血瘀所致月经闭止。

6. 少腹逐瘀丸　每次 1 丸,每日 2 次,用治血瘀少腹所致月经闭止。

7. 天喜调经丸　每次 9 ~ 15 克,每日 3 次。用治肾阳不足、气血虚衰所致闭经。

8. 女青春　每次 5 ~ 6 片,每日 3 次,用治气血虚弱,肾气耗损兼血瘀所致闭经。

9. 妇科养坤丸　具有养血疏肝调经之功效。每次 1 丸,每日 2 次,用治气血不足型闭经。

10. 妇科通经丸　每次 5 ~ 10 粒,每日 2 次,用治气滞血瘀所致的闭经。

(五)验方

(1)薏米根 30 克,以水煎服,数次即通经。

(2)桑椹 15 克,红花 3 克,鸡血藤 12 克,加黄酒和水煎,每日 2 次温服有效。

(3)山芍药根 30 克(切片),白酒 500 克,浸 7 d,过滤,每服 10 ~ 15 mL,每日服 3 次。治闭经伴腹痛。

(4)枸杞子 30 克,女贞子 24 克,红花 10 克,水煎服,每日 2 次。用于肝肾不足者。

(5)益母草 30 克,红糖 60 克,酒 60 mL,加水适量共煎,每晚睡前服,可连续服用。

(6)胎盘 1 个,洗净后于瓦上焙干研末,每次 10 克,每日 2 次,用开水或酒送服。

(7)山楂、鸡内金各 9 克,共研细末,每日早、晚各服 9 克,用开水冲服。

(8)丹参20克,红糖15克,加水适量煎汤。每日2次,饭后服用,连服数日。

(9)制半夏12克,香附10克,苍术10克,陈皮6克,茯苓15克,川芎6克,丹参15克,红花6克,石菖蒲9克,皂角刺9克。基础体温单相者,加锁阳9克,肉桂3克(后下),蛇床子10克,淫羊藿9克;肥胖水肿者,加猪苓15克,泽泻12克,薏苡仁10克;夹瘀者,加莪术12克,三棱10克,炮穿山甲10克。将以上药物加清水早晚各煎1次,取汁。每日1剂。早晚1次,温热口服。豁痰除湿通经。适用于痰湿阻滞之闭经。

(10)乌药10克,当归9克,川芎9克,赤芍12克,桃仁9克,红花9克,枳壳12克,延胡索12克,牡丹皮9克,炙甘草5克,制香附9克。腹胀坠者,加木香9克,小茴香6克。将以上药物加清水早晚各煎1次,取汁。每日1剂。早晚各1次,温热口服。理气活血通经。适用于气滞血瘀之闭经。

(六)食疗验方

(1)鳖(甲鱼)1只,猪瘦肉500克,黄酒适量。先将活甲鱼宰杀,去头、足、血,洗净放入砂锅内,加入猪瘦肉、黄酒,再加入适量清水,先用武火煮沸,再用文火煨至烂熟即成。分多次吃完,须连吃数只鳖方有效。补气血,养冲任。适用于冲任不足(子宫发育不良)、气血不足所致闭经。

(2)老母鸡1只,黄芪30克,木耳30克,人参6克,当归20克,香附20克,葱、生姜、食盐及其他调味品各适量。将老母鸡宰杀,去毛及内脏后洗净;木耳泡发洗净待用;黄芪、当归、香附用纱布包好,和人参、木耳一起装入鸡腹内缝好,放入锅中加水炖熟,加入葱、生姜、食盐及其他调味品即成。食肉喝汤,2 d食完,连用5剂。补气养血。适用于气血虚弱所致的闭经。

(3)川牛膝15克,猪蹄2只。将猪蹄刮净去毛,剖开两边后切成数小块,与川牛膝一起放入大炖盅内,加500 mL清水,隔水炖至猪蹄熟烂即成。去川牛膝,余下猪蹄肉和汤食用。活血通经,养颜美肤。适用于妇女气滞血瘀型闭经。

(4)墨鱼1条(重200~300克),桃仁6克。将墨鱼洗净切块,同桃仁共煮汤服食。每日或隔日一次,每月连服5~6次。适用于气血虚弱证。

(5)鸡血藤30克,白砂糖20克,鸡蛋2枚。鸡血藤、鸡蛋二味同煮至蛋熟,去渣及蛋壳放入白砂糖溶化即成。每日1次,连服数日。适用于气血虚弱证。

(6)益母草50~100克,橙子30克,红糖50克,水煎服。每日1剂,每月连服5~7剂。适用于血瘀气滞证。

五、预防与保健

(1)积极治疗月经后期、月经量少等疾病,防止病情进一步发展,导致闭经的发生。

(2)保持心情舒畅,避免精神过度紧张,减少精神刺激。治疗中亦应注意精神调理,解除顾虑，促进痊愈。

(3) 调节饮食，避免过分节食。经行之际，忌食过于寒凉酸冷之物，以免阴寒内盛，凝滞气血。

(4) 积极治疗慢性消耗性疾病及寄生虫病，避免继发闭经。

（张光正）

第十节 痛 经

痛经是指伴随月经周期而出现的下腹部胀痛或疼的一系列症状，严重者伴呕吐、恶心、出冷汗、手足冰冷，甚至剧痛晕厥。本病有原发性痛经和继发性痛经之分，腹痛可发生在经前、经期和经后。

有关痛经的记载，首见于《金匮要略·妇人杂病脉证并治》："带下，经水不利，少腹满痛，经一月再见者，土瓜根散主之。"指出瘀血内阻而致经行不畅，少腹胀痛，经一个月后周期性再出现的痛经特点，并用活血化瘀的土瓜根散治之。《诸病源候论》首立"月水来腹痛候"，认为"妇人月水来腹痛者，由劳伤血气，以致体虚，受风冷之气客于胞内，伤冲脉、任脉。"为研究痛经的病因病机奠定了理论基础。宋代《妇人大全良方》认为痛经有因于寒者，有气郁者，有血结者。病因不同，治法各异。所创良方温经汤治实寒有瘀之痛经至今常用。明代《景岳全书·妇人规》所云："经行腹痛，证有虚实。实者或因寒滞，或因血滞，或因气滞，或因热滞；虚者有因血虚，有因气虚。然实痛者，多痛于未行之前，经通而痛自减；虚痛者，于既行之后，血去而痛未止，或血去而痛益甚。大都可按可揉者为虚，拒按拒揉者为实。"不仅较为详细地归纳了本病的常见病因，且提出了据疼痛时间、性质、程度辨虚实的见解，对后世临证多有启迪。其后《傅青主女科》《医宗金鉴·妇科心法要诀》又进一步补充了肝郁化火、寒湿、肝肾亏损为患的病因病机，以及宣郁通经汤、温脐化湿汤、调肝汤、当归建中汤等治疗方药。

一、病因病机

本病表现为痛证，变化在气血，病位胞宫、冲任，多由气血运行不畅，"不通则痛"或"不荣则痛"所致。实证多因经期或产后感受风寒，或经期冒寒涉水，或经期饮冷，遂致寒凝胞宫，血运不通而致。亦有因情志不畅，气滞血瘀致病。虚证因气血精亏，经脉失养而痛。

1. 气滞血瘀　素多抑郁，复伤情志，肝郁则气滞，气滞则血亦滞，血海气机不利，经血运行不畅，发为痛经。

2. 寒湿凝滞　经前经期间感寒饮冷或冒雨涉水，或久居湿地，以致寒湿或寒邪客于冲任、胞中，经血凝滞不畅，发为痛经。

3. 湿热瘀阻　经期、产后（包括堕胎、小产、人工流产）感受湿热之邪；或宿有湿热内蕴，流注冲任，蕴积胞中，于经行间阻碍经水运行，因而发为痛经。

4. 气血虚弱　脾胃素虚，化源不足或大病久病后气血俱虚或大失血后，冲任气血虚少，行经后血海气血愈虚，不能濡养冲任胞宫；兼之气虚无力流通血气，因而发为痛经。

5. 肝肾亏损　禀赋素弱，或多产房劳，损及肝肾，冲任精血不足，行经之后血海空虚，冲任胞宫失于濡养，发为痛经。

二、诊断与鉴别诊断

（一）诊断

（1）下腹痛随月经周期而发生，一般经前1 d或经行第一、第二日腹痛较剧烈。

（2）初潮即开始痛经者，称原发性痛经；由于盆腔疾病等引起的痛经，称继发性痛经。行经时内膜排出而引起剧烈腹痛者，称膜样痛经。

（3）妇科检查、B超及其他检查，可以了解生殖器官的情况。

（二）鉴别诊断

（1）鉴别是原发性痛经，还是继发性痛经。继发性痛经中又属哪一类。可通过病史、体征、妇科检查、B超等作鉴别。

（2）痛经伴月经后期者需与卵巢肿瘤扭转腹痛、宫外孕腹痛、慢性盆腔炎腹痛等鉴别。

三、辨证论治

痛经的辨证，须根据痛经发生的时间、部位、疼痛的性质及程度，结合月经的情况、全身证候与患者素体情况等，辨其虚实、寒热，在气、在血。一般而言，痛在小腹正中多为胞宫瘀滞；痛在少腹一侧或两侧，病多在肝；痛连腰骶，病多在肾。经前或经行之初疼痛者多属实，月经将净或经后疼痛者多属虚。掣痛、绞痛、灼痛、刺痛、拒按多属实；隐痛、坠痛、喜揉喜按多属虚。绞痛、冷痛，得热痛减多属寒；灼痛，得热痛剧多属热。胀甚于痛，时痛时止多属气滞；痛甚于胀，持续作痛多属血瘀。

痛经的治疗原则，以调理冲任气血为主，须根据不同的证候，或行气，或活血，或散寒，或清热，或补虚，或泻实。治法分两步：经期调血止痛以治标，迅速缓解，消除疼痛，须注意适时用药：若经前或正值行经时疼痛发作者，当于经前3～5 d开始服药，痛止停服；

若经净后疼痛发作者，可于痛前 3 ~5 d 开始服药。平时应辨证求因以治本。一般需治疗 2 ~5 个月经周期。本病实证居多，虚证较少，“夹虚者多，全实者少”，处方用药应以通调气血为主，兼顾标本虚实。

（一）气滞血瘀证

证候：经前或经期下腹胀痛拒按，经血量少，行而不畅或有血块，舌紫暗或有瘀斑，苔薄，脉弦。

治法：理气活血，调经止痛。

方药：少腹逐瘀汤加减。因经期剥脱的子宫内膜堵塞颈管或颈口而引起剧烈痛经。中医认为血块瘀滞胞宫或子门所致。治法为祛瘀化膜止痛。方药：蒲黄（包）、五灵脂（包）、三棱、青皮、延胡索、血竭末、莪术、川牛膝、炙甘草。

（二）血瘀挟热

证候：经前或经行少腹胀紧而痛，拒按，经量多或少，色紫黯，有块，身热口干，溲赤便秘，苔黄腻，脉弦数。

治法：活血化瘀，清热止痛。

方药：清热调血汤。瘀阻不下，腹痛拒按者，加失笑散；包热重者，加炒栀子、蒲公英；大便干结者，加生大黄（后下）。

（三）寒凝胞宫证

证候：经前或经期少腹冷痛拒按，喜暖，经血量少色暗黏腻，大便不实，舌黯，苔薄白，脉弦紧。

治法：温经散寒，调经止痛。

方药：温经散寒汤。腹痛喜暖喜按者，加紫石英、胡芦巴；大便溏薄者，加炮姜、山楂炭；经血不畅者，肉桂改用桂枝、吴茱萸。

（四）肝肾亏损证

证候：经后下腹绵绵作痛或空痛感，经血量少色淡，腰骶酸痛，头晕耳鸣，舌淡，苔薄，脉沉弱。

治法：温肾暖宫，调经止痛。

方药：温肾暖宫方。当归、熟地黄、炒白芍、山药、菟丝子、紫石英、胡芦巴、香附、泽兰叶、乌药。

兼气血虚弱者，加党参、黄芪、阿胶、肉苁蓉，去胡芦巴、紫石英；肝肾阴亏者，去紫石英、胡芦巴，加枸杞子、山茱萸、川楝子。

四、其他疗法

(一)针灸疗法

1. 体针　取穴关元、中极、次髎、地机、足三里(双)、三阴交(双)。实证用泻法,留针15 ~ 20 min。

2. 耳针　取子宫、内分泌、交感、肾,每次选 2 ~ 4 穴,用中、强刺激,留针 15 ~ 20 min,或用耳穴埋针。

3. 穴位敷贴痛经药　痛经膏中主药为丁香、白芷、生草乌、生川乌、川椒、川芎、麝香,加以皮肤渗透剂。有活血止痛、温经散寒、祛瘀开窍等作用。于月经来潮时或经前腹痛时,进行穴位(气海、子宫、三阴交)敷贴。

(二)按摩法

取鱼际、关元、气海、肾俞、命门、三阴交、足三里等穴。首先将两手搓热,然后在小腹部按顺时针方向抚摩 150 次。以手掌的小鱼际部位揉关元、气海,约 2 min。双手搓热,交替搓擦肾俞、命门。待发热后 1 min,移至低部搓擦 2 min。以示指点揉三阴交、足三里,各 1 min。仰卧,双脚蹬空,动作像骑自行车一样,约 2 min。仰卧,屈腿,挺腹抬臀,上提肛门,约 2 min。仰卧,伸直双腿并抬高,坚持数秒钟,然后放松,放下。反复做 10 次。调整、顺畅呼吸,结束。理气活血,补益肝肾,调经止痛。适用于各型痛经。

(三)刮痧法

取关元、中极、子宫、血海、三阴交、次髎、期门、归来、内关、地机、光明、阳辅、气海、水道、阴市、命门、中脘、足三里、心俞、肝俞、脾俞、肾俞、太冲、太溪等穴。患者取仰卧位,刮拭关元、中极、子宫、血海、三阴交。患者取俯卧位,刮拭肝俞、次髎,视病情虚实,分别施用不同的补泻刮法。气滞血瘀者,仰卧位加刮期门、归来、内关、地机、光明、阳辅。寒湿凝滞者,仰卧位加刮气海、水道、阴市,俯卧位加刮命门。气血虚弱者,仰卧位补法加刮中脘、气海、足三里,俯卧位补法加刮心俞、脾俞。肝肾不足者,仰卧位补法加刮太冲、太溪,俯卧位加刮肾俞。活血散瘀,温经和营,补血调经。适用于各型痛经。

(四)中成药

1. 元胡止痛片　具有行气活血止痛之功效。用治气滞或气滞血瘀之痛经。每次 4 ~ 6 片,每日 3 次。

2. 复方延胡止痛片　具有舒肝行气,活血止痛之功效。用治气滞血瘀之子宫内膜异位症、痛经等。每次 3 克,每日 2 ~ 3 次。

3. 血府逐瘀丸　具有活血逐瘀,行气止痛之功效。用治血瘀气滞之痛经。每次 1 ~ 2 丸,每日 2 次。

4. 妇女痛经丸　具有理气活血，化瘀止痛之功效。用治气滞血瘀之痛经。每次 30 粒，每日 2 次。

5. 调经活血片　具有舒肝解郁，利气行血，调经止痛之功效。用治肝郁气滞之痛经。每次 5 片，每日 3 次。

6. 痛经丸　具有行气活血，散寒止痛之功效。用治气滞寒凝之痛经。每次 6 ~9 克，每日 2 次。

7. 按摩乳　具有温通血脉，散寒止痛之功效。用治经脉瘀滞之痛经。适量外用。每日 1 ~2 次。

8. 乌鸡白凤丸　具有补气养血调经之功效。用治体弱血虚之痛经。每次 1 丸，每日 2 次。

9. 女宝　具有温宫散寒，调经止带之功效。用治肾阳亏虚之痛经。每次 3 粒，每日 3 次。

10. 当归调经丸　用治气血两虚、冲任虚寒之痛经，每次 1 丸，每日 2 次。

（五）验方

（1）益母草 30 克，艾叶 18 克，红糖适量。水煎服。

（2）当归、熟地黄、香附、延胡索（元胡）各 12 克，川芎 6 克，白芍、桃仁、红花、五灵脂各 10 克，肉桂 3 克。于行经前 4 d 起，每日服 1 剂。一般连服 4 d，经至药停。

（3）小茴香、干姜、肉桂、吴茱萸、细辛各 6 克，延胡索（元胡）、五灵脂、当归、蒲黄、赤芍、乌药各 12 克，乳香、没药、半夏各 9 克。水煎服。经前 7 d 开始服用，共 7 剂。连服 3 个月经周期为一疗程。

（4）丹参 30 克，乌药、枳壳、桃仁、红花各 10 克，香附 12 克。水煎服，每日 1 剂，每次月经前服。有热者方中丹参改为牡丹皮 10 克，效果甚验。

（5）炒茴香 7 粒，炒干姜 0.6 克，延胡索、肉桂各 3 克，赤芍、炒五灵脂各 6 克，蒲黄、当归各 10 克。水煎服，每日 1 剂。

（6）败酱草 30 克，当归 12 克，川楝子 12 克，桃仁 9 克，川芎 6 克，赤芍 10 克，五灵脂 10 克，红藤 15 克，牡丹皮 9 克。瘀血不下，腹痛拒按者，加入失笑散 15 克（包煎），莪术 9 克。大便干结者，加入生大黄 5 克（后下）。热重者，加入炒栀子 9 克，蒲公英 15 克。将以上药物加清水早晚各煎 1 次，取汁。每日 1 剂。早晚各 1 次，温热口服。清热除湿，化瘀止痛。适用于寒凝血瘀之痛经。

（7）制香附 15 克，延胡索 12 克，乌药 10 克，砂仁 3 克（后下），木香 10 克，郁金 10 克，失笑散 10 克（包煎），艾叶 3 克，枳壳 10 克。如果见呕吐黄水者，加入吴茱萸 5 克，川黄连 2.5 克，生姜 3 片；肝郁化热者，去艾叶，加栀子 10 克，夏枯草 9 克，益母草 15 克；夹瘀者，加入桃仁 9 克，红花 9 克，当归 9 克，赤芍 10 克。将以上药物加清水早晚各煎 1 次，取汁。每日1剂。早晚各1次，温热口服。疏肝理气，调经止痛。适用于气滞之痛经。

（六）食疗验方

（1）鲜姜3片（切碎），红糖适量，用滚开水沏，顿饮，或煮沸后饮之，热服。

（2）阿胶6克，黄酒50 mL。将阿胶用蛤粉炒，研细末，用黄酒兑温开水送服。

（3）当归10克，肝60克，同煮食。

（4）益母草30～60克，延胡索（玄胡）20克，鸡蛋2个，加水煮熟后去壳取蛋，再煮片刻，去药渣，吃蛋饮汤。月经前每日1次，连服5～7 d。

（5）韭菜150克，羊肝200克，炒食。适于肝肾亏损之痛经。

（6）茉莉花10克，玫瑰花15克，粳米100克，红糖适量。将茉莉花和玫瑰花分别除去枝梗，洗净焙干，共研成细末。将粳米淘净入锅，加1 000 mL清水，待大火烧开后，转用小火慢熬成粥，加入茉莉花、玫瑰花末及红糖，熬溶即成。每日1剂，连服3～4 d。理气解郁。适用于气滞型痛经。

（7）当归15克，大枣5枚，白糖20克，大米50克。将当归用温水浸泡片刻，加入200 mL清水，先煎取浓汁100 mL，去渣取汁，与淘洗干净的大米、大枣和白糖一同加入适量的水，煮成粥。每日早、晚温热服用，10 d为1个疗程。补血调经，活血止痛，润肠通便。适用于血瘀及气血虚弱型痛经。

（8）吴茱萸2克，生姜2片，葱白2茎，大米50克。将吴茱萸研为细末备用；将淘洗干净的大米入锅，加入500 mL清水，用大火烧开，再转用小火熬煮至米熟，加入吴茱萸末及生姜、葱白，共煮为粥即成。每日服1剂，3～5 d为1个疗程。温中散寒，补脾暖肾，止痛止吐。适用于虚寒性痛经等。

（9）红花5克，檀香5克，红糖25克，绿茶1克。将4味以开水冲泡或以水煎。代茶饮。活血通经，散瘀止痛。适用于血瘀型痛经。

（10）山楂50克，生姜15克，大枣15枚。将以上药物水煎。每日1剂，分2次服。活血化瘀，温经止痛，行气导滞。适用于血瘀型痛经。

五、预防与保健

（1）在平时要特别注意保暖。夏日坐在空调房的时候，要披一件长袖外套，保护身体不受凉。

（2）少吃生冷食物，多食用温性的食物。最为常用的方法就是在经期前后多喝红糖姜茶，喝下去之后不仅全身舒服，子宫也得到了温暖，这样有利于经血顺畅流出。

（3）在月经来潮前，多吃一些富含铁元素的食品，例如动物肝脏、樱桃、牡蛎。补充适量的铁，能促进血液生成，避免经期出现贫血症状。

（4）平时要多注意锻炼身体，月经来潮前后也不例外。经期适当活动，多走走路就行，强度适中，能够使血流畅通。

(5)除了身体上的调养之外，同样也要注意对心理的调节。精神过度紧张，情绪焦虑急躁，均容易诱发或加重痛经。

（张光正）

第十一节　经前期综合征

经前期综合征是指妇女反复发生在黄体期周期性出现，影响妇女日常生活和工作，涉及身体、精神和行为的综合征。90%有周期性月经的妇女有经前生理学改变，只对妇女日常生活的安宁有明显影响。

中医学无此专门病名，散在记载于“经行头痛”“经行乳房胀痛”“经行发热”“经行身痛”“经行泄泻”“经行浮肿”等范畴。《中医妇科学》将本病称为“月经前后诸证”。

一、病因病机

中医学认为，行经期间由于阴血下注冲任，血海充盈而全身阴血相对不足，气分相对有余，因此导致脏腑气血运行不平衡，而引起一系列症状。中医认为经前期紧张综合征源于肝肾，是由肝肾不足或肝郁化火或肝郁伤脾所致。

1. 肝郁气滞　郁怒忧思，情怀不舒，郁结伤肝，肝失条达。阴血下注冲任，冲任隶于阳明而附于肝，乳头属肝，乳房属胃，肝气失疏，乳络不畅，致经行乳房胀痛；肝郁化火，或肝阳上亢，上扰清窍，故有头晕、头痛、失眠；肝木克脾土故有腹胀、腹泻。

2. 肝肾阴虚　素体阴虚或久病失血伤津，房劳伤肾，经行阴血愈虚，肝肾精血益感不足，乳络失于濡养因而乳房胀痛；阴不济阳，肝阳偏亢，上扰清窍而有头晕头痛。

3. 脾肾阳虚　平素思虑劳倦过度，损及脾肾，经水将行，精血流注于胞宫，脾肾益虚，阳气不足，水湿不化，溢于肌肤，而成水肿；脾气亏损化湿无权，湿浊下陷于肠胃而泄泻。

二、诊断与鉴别诊断

(一)临床表现

多见于25～45岁妇女，伴随月经周期性发作，症状常出现在月经前7～14 d，经前2～3 d症状明显加重，月经来潮后症状明显减轻或消失。多因家庭不和睦或工作紧张诱发。

1. 精神症状　主要是情绪、意识及行为方面的改变。如经前乏力，易疲劳，困倦，嗜睡，情绪淡漠，孤独，抑郁不乐，焦虑，忧伤，注意力不集中，判断力差，甚至偏执妄想，个别产生自杀意念，有的则精神紧张，烦躁，遇事挑剔，易怒，乃至争吵、哭闹，不能自控。

2. 液体潴留症状　由于代谢紊乱导致水钠潴留，常见颜面、眼睑、手指、足背等体表水肿。若盆腔器官、腹壁、内脏水肿，可有盆腔坠胀、腰骶疼痛、腹胀腹泻、恶心呕吐、尿频等症；若颅内水肿，可见持续性头痛，常呈双侧性，个别为偏头痛；若发生在其他部位可致关节痛，或鼻塞，咳嗽，甚至哮喘。

3. 乳房胀痛　经前乳房、乳头胀硬痒痛，或有硬结，甚则疼痛可放射至腋窝及肩部，甚至不能触衣，经后痛减渐至消失。

4. 月经失调　表现经行不畅，经量或多或少，经期延长。

5. 其他

(1) 神经系统症状：如潮热、汗出、头昏、眩晕、心悸等。

(2) 黏膜、皮肤病变：如舌淡、颊部黏膜溃疡，或阴道黏膜溃疡；皮肤病变可见湿疹、荨麻疹、痤疮。

(3) 食欲改变：食欲增加或有特殊嗜好，或厌食等。

6. 体征　每随月经周期见颜面及下肢凹陷性水肿，体重增加，或乳房胀痛，且有触痛性结节，或口腔黏膜溃疡，或见荨麻疹、痤疮。程度轻重不一，或可多症并存，月经干净后诸症渐消失。

(二) 实验室及其他检查

1. 雌、孕激素测定　月经后半期孕酮水平低下或正常，雌二醇浓度偏高。雌二醇/孕酮比值增高。

2. 催乳素测定　水平较高。测定时宜在醒后 3 ~ 4 h 抽血。

3. 阴道细胞学检查　角化细胞异常持久，提示雌激素水平增高，孕激素不足。

4. 宫颈黏液检查　黄体期涂片仍见宫颈黏液稀薄透明，延展性强，并见羊齿状结晶者，提示雌激素水平高。

5. 基础体温测定　大多为双相，但排卵后体温曲线上升缓慢，且不规则，或上升日数短，说明黄体功能不全（亦有呈单相型）。

6. 其他　血常规、红细胞沉降率、B 超声均无异常。

(三) 鉴别诊断

本病既没有能供诊断的特定症状，也无明确的实验室指标。主要根据临床表现，诊断并不困难。需与轻度精神病及心、肝、肾等疾病引起的水肿作鉴别。

三、辨证论治

(一)肝郁气滞

证候:经前两胁、乳房、乳头胀痛或刺痛,烦躁易怒,失眠,口干苦。舌质暗红,苔薄白,脉弦或弦滑。

治法:疏肝理气,活血通络。

方药:柴胡疏肝散加当归、川楝子、郁金、路路通等。乳房胀痛有块者,加夏枯草、橘核、荔枝核、丹参、王不留行、穿山甲等,以加强活血通络散结之功效;肝郁化火出现头痛、发热、口干苦、烦躁者,可用柴胡疏肝散去川芎,加牡丹皮、栀子或黄芩、石决明、夏枯草等,也可选用丹栀逍遥散;如肝火盛可用龙胆泻肝汤;如肝旺侮脾可加入山药、白术等健脾药。

(二)肝肾阴虚

证候:经前头痛,眩晕,失眠健忘,手足心热,腰膝酸软,足后跟痛,口干渴,耳鸣,大便干,小便黄。舌质红,少苔,脉细弦。

治法:滋肾平肝。

方药:杞菊地黄丸加白芍、白蒺藜、石决明、夏枯草等,或用一贯煎加蒺藜、石决明、菊花。若阴虚阳亢,经前头痛、头晕明显者,可用龙胆泻肝汤或用天麻钩藤饮加白蒺藜、菊花。血虚肝旺之头痛、眼眶痛者宜加川芎、当归;若阴虚火旺,宜滋阴降火,用知柏地黄汤(见霉菌性阴道炎节)合玉女煎。

(三)脾肾阳虚

证候:经前颜面、四肢水肿,头晕,体倦,嗜睡,腹胀纳呆,腰膝酸软,肢冷便溏,小便短少。舌苔白润、边有齿痕,脉细软。

治法:健脾温肾利水。

方药:苓桂术甘汤加补骨脂、川芎、巴戟天;或用济生肾气丸;或用全生白术散加桂枝以温阳化气行水,经行泄泻者宜用香砂六君子汤合四神丸加减。

四、其他疗法

(一)中成药

(1)逍遥丸:口服,每次 8 粒,每日 3 次。适用于肝郁气滞型患者,经前 1 周开始服用。

(2)知柏地黄丸、杞菊地黄丸:知柏地黄丸,口服,每次 8 粒,每日 3 次。适用于肝肾阴虚型患者,经后 1 ~2 d 后开始服用,连服 20 d,连续服用 3 个月。杞菊地黄丸,服法同上,对肝肾阴虚、肝阳上亢之经行眩晕、经行头痛有持久疗效。

(3)济生肾气丸:口服,每次6粒,每日3次,适宜于脾肾阳虚型以水肿为主者。

(4)八珍丸、补中益气丸、归脾丸等:遵医嘱服用,适宜于气血虚弱型患者。

(二)验方

(1)治疗经前乳房胀痛方:陈皮15克,鹿角霜15克,水、黄酒各半煎服。

(2)橘叶15克,川芎9克,水1碗,煎半碗,1次服。

(3)杏仁、川贝母、鲜皂角根皮各15克,生麦芽12克,水煎服。

(张光正)

第十二节　围绝经期综合征

以前称为更年期综合征,是妇女在绝经前后由于雌激素水平波动下降所致的以自主神经系统功能紊乱为主,伴有神经心理症状的一组综合征。此阶段多发生于45~55岁,90%的妇女可出现轻重不等的症状,有人在绝经过渡期症状已开始出现。持续到绝经后2~3年,少数人可持续到绝经后5~10年症状才有所减轻或消失。人工绝经者往往在手术后2周即可出现绝经综合征,术后2个月达高峰,持续约2年之久。围绝经期综合征出现的迟早和严重程度有明显个体差异,受社会环境及个性特征等因素影响,绝大多数妇女能顺利度过,但也有10%~15%的妇女症状较严重,影响正常的生活和工作。

古代医籍对本病无专篇记载,多散见于"年老血崩""脏躁""百合病"等病证中。

一、病因病机

妇女进入围绝经期,肾气渐衰,天癸将竭,冲任二脉虚损,精血不足,气血失调,脏腑功能紊乱,肾阴阳失和而致。临床常见的为肾阴虚、肾阳虚或肾阴阳两虚,故肾虚为致病之本,可以涉及他脏而发病。

1.肾阴虚　素体阴虚或产乳过众,精血耗伤,天癸渐竭,肾阴亏虚。阴虚则阳失潜藏,或水不涵木可致肝阳上亢,水不济火则心肾不交,故肾阴虚临床多兼有肝肾阴虚,心肾不交。

2.肾阳虚　月经将绝,肾气渐衰,命门火衰,虚寒内盛,脏腑失于温煦,冲任失养,以致经断前后诸症。临床常伴脾肾阳虚。

3.肾阴阳两虚　肾为水火之宅,内藏元阴元阳。阴阳互根,故肾阳不足,日久阳损及阴;同样肾阴不足,日久也可阴损及阳,从而导致肾阴阳两虚之诸多症状。

二、诊断与鉴别诊断

(一)病史

对40~60岁妇女主诉以上症状时,必须详问病史,特别要了解围绝经期以前病史,除月经史、婚育史外,全身疾病如肝硬化、高血压、心血管疾病等亦应详细了解,这些病史对诊断和鉴别诊断有参考价值。

(二)症状

月经紊乱、面红潮热、烘热汗出、失眠易醒、头痛、眩晕、耳鸣、眼花、心悸怔忡、腰脊痛、足跟痛、关节不利、烦躁易怒、健忘、皮肤或会阴、肛周干燥发痒、易脱发、牙齿松动脱落、大便燥结或溏薄等。以上症状三三两两、参差出现,轻重不一。

(三)检查

1. 妇科检查　晚期可有阴道、子宫不同程度的萎缩,宫颈及阴道分泌减少。

2. 实验室检查　阴道脱落细胞涂片检查显示雌激素水平不同程度的低落,血清垂体卵泡刺激素(FSH)水平增高而雌二醇(E_2)水平下降,对本病的诊断有参考意义。

(四)鉴别诊断

1. 眩晕、心悸、水肿　本病症状表现可与某些内科病如眩晕、心悸、水肿等相类似,临证时应注意鉴别。

2. 癥瘕　经断前后的年龄为癥瘕好发之期,如出现月经过多或经断复来,或有下腹疼痛,水肿,或带下五色,气味臭秽,或身体骤然明显消瘦等症状者,应详加诊察,必要时结合西医学的辅助检查,明确诊断,以免贻误病情。

三、辨证论治

(一)肾阴虚

证候:月经推迟,稀发,量少,甚或闭经。平时带下少,阴道干涩。头晕耳鸣,失眠多梦,皮肤瘙痒或如虫行,烘热汗出,五心烦热,腰膝酸软,舌红少苔,脉细数。

治法:滋养肾阴。

方药:左归饮加制何首乌、龟甲。

加减:如皮肤瘙痒者,可酌加蝉蜕、防风、白鲜皮、玉竹,以润燥疏风止痒;头痛眩晕甚者,可酌加天麻、钩藤、石决明,以平肝息风,或再加牛膝、桑寄生,以引血下行;若肝肾阴虚,肝阳上亢,而兼烦躁易怒,胁痛口苦,失眠多梦者,宜滋肾柔肝,育阴潜阳,用主方加二至丸,加龟甲、郁金;若因肾阴虚肾水不能上济心火,致心肾不交,而见心悸怔忡,失眠多梦,健忘,甚或情志失常,宜滋肾宁心安神,可兼服补心丹。

（二）肾阳虚

证候：月经过多，崩漏或闭经，带下清稀。腰膝酸软，面目肢体水肿，形寒肢冷，纳呆腹胀，便溏，尿频失禁，舌淡或胖嫩边有齿印，苔薄白，脉沉细无力。

治法：温肾扶阳，佐以温中健脾。

方药：右归丸合理中丸。

加减：便溏者，去当归，加肉豆蔻，以温肾止泻；若肾阴阳两虚者，时而畏寒，时而烘热汗出，头晕耳鸣、腰酸乏力，舌苔薄，脉细。治宜补肾扶阳，滋养冲任，方用二仙汤合二至丸，加熟地黄。

（三）肾阴阳两虚

证候：经断前后，月经紊乱，量少或多，乍寒乍热，烘热汗出，头晕耳鸣，健忘，腰背冷痛，舌淡，苔薄，脉沉弱。

治法：阴阳双补。

方药：二仙汤合二至丸加菟丝子、何首乌、龙骨、牡蛎。

四、其他疗法

（一）针灸疗法

（1）对阴虚阳亢型，选穴太溪、三阴交、太冲、水沟、内关，以滋阴潜阳，健脑开窍。头痛加列缺，头晕加印堂，汗多加合谷、复溜，用补法；对兼有气滞血瘀者，选穴血海、天枢、章门，用泻法；对兼有痰湿内阻型，选穴丰隆、地机、足三里、蠡沟，平补平泻。

（2）耳针：取子宫、卵巢，加体穴肝俞、神明、肾俞、膏肓俞、百会、血海、三阴交等。每次选用3～4穴，每日或隔日1次，留针30～60 min，亦可用耳穴埋针法。

（二）中成药

1. 更年康片　每次4～6片，每日3次。有调补阴阳的作用。

2. 知柏地黄丸　每次8粒，每日3次。有滋阴补肾、清虚热的作用，用于更年期阴虚火旺者。

3. 金匮肾气丸　每次8粒，每日3次。有滋阴补肾、温阳的作用。用于更年期肾阳虚者。

4. 天王补心丹　每次6克，每日3次。有补心阴、定心志的作用，用于更年期心虚胆怯者。

（三）验方

（1）当归、白芍、菟丝子、黄柏、淫羊藿（仙灵脾）各80克，生地黄、熟地黄、知母各60克，红枣50克，川芎、炙甘草各40克，淮小麦20克。上药浓煎至500 mL，酌加防腐剂。

每次 50 mL,每日 2 次服,15 d 为 1 个疗程,连服 2 ~3 个疗程。

(2)百合 60 ~90 克,拌蜜蒸熟,每日服 2 次,或睡前服。适用于自主神经失调者。

(3)淫羊藿(仙灵脾)60 克,白酒 500 mL。将淫羊藿(仙灵脾)洗净沥干,装入纱布袋中,扎紧口,放入酒罐中,将白酒倒入,盖好盖,浸泡 7 d 即成,每次 5 ~20 mL,每日 1 次。

(4)鲜枸杞子 250 克,洗净,用干净纱布包好,榨取汁液。每次 10 ~20 mL,每日 2 次。

(四)饮食疗法

(1)将鲜韭菜洗净,用干净纱布包好,后取汁,临服时加白糖。每日 2 次,每次 5 ~10 mL。具有温阳暖下之功。

(2)大虾米 10 个,小米 10 克,盐、味精、麻油、葱末各适量。将大虾米洗净切小丁,小米淘净。大虾米丁与小米共煮粥,粥成加调料即成。每日 1 次,具有滋补脾肾阳气之功。

(3)酸枣仁、生地黄各 30 克,大米 100 克。将酸枣仁加水研碎,取汁 100 mL,生地黄煎汁 100 mL。大米煮粥,粥成加酸枣仁汁、生地黄汁即成。每日 1 次,宜常食。有补阴清热之功。

(4)百合 30 克,大米适量,煮粥食用。用于肾阴虚者。

(5)黄芪 120 克,母鸡 1 只。文火炖至烂熟,分次食用(可调味),用于肾阳虚者。

(6)枸杞子 15 克,栗子 20 克,羊肉 100 克。文火炖至羊肉烂熟,调味后食用。适用于肾阳虚者。

五、预防与保健

围绝经期是妇女一生必然度过的一个过程,也是不以人的意志为转移的生理过程。因此围绝经期妇女应建立良好的心态对待这一生理过程,掌握必要的围绝经期保健知识,保持心情舒畅,注意劳逸结合,使阴阳气血平和。尚需注意饮食有节,加强营养,增加蛋白质、维生素、钙等的摄入。维持适度的性生活。定期做咨询“妇女围绝经期门诊”和必要的妇科检查,以便及时治疗和预防器质性病变。

围绝经期妇女约 1/3 能通过神经内分泌的自我调节达到新的平衡而无自觉症状。因此进入围绝经期的妇女必须对这一生理过渡有正确的认识,达到自我调节的目的。2/3的妇女则可出现一系列性激素减少所致的症状,通过上述一系列调治,可以控制症状和减轻症状,预后较好。

(张光正)

第十三节　绝经后出血

妇女绝经期发生在50岁前后。若绝经1年以后又出现阴道出血，称绝经后出血。这种出血常常是由于许多种疾病引起的症状，而不是一种独立的疾病，有1/5~1/3可能由恶性病变所引起，所以必须高度重视。属中医“血症”“崩漏”等范畴。

本病始见于《女科百问》。《女科百问》曰：“妇人卦数已尽，经水当止而复行者，何也？……或劳伤过度，喜怒不时，经脉虚衰之余，又为邪气攻冲，所以当止而不止也。”

本病特点是出血一般无规律性，或为持续性流血，或间歇性流血，或如经期出血。本病需经病理学检查以确定其良性或恶性病变，以指导治疗。

一、病因病机

妇女50岁前后，肾气虚，天癸竭，太冲脉衰少，地道不通，故经水断绝，若素体气阴两虚，邪气内伏，致冲任不固，则可发生本病。常由气虚、阴虚、血热和血瘀所致。

1. 气虚　天癸已竭之年，素体虚弱，或饮食失节，或劳倦过度，损伤脾气，中气不足，冲任不固，血失统摄，致经断复来。

2. 阴虚　素体阴虚，早婚多产，房事不节；天癸已竭之年，忧思过度，营阴暗耗，阴虚内热，热扰冲任，迫血妄行，以致经断复来。

3. 血热　素体阳盛，或过食温燥之品；天癸已竭之年，或感受热邪，或怒动肝火，火热内蕴，损伤冲任，迫血妄行，以致经断复来。

4. 血瘀　天癸已竭之年，体虚气弱，血行不畅；或情志内伤，肝气郁结，气滞血瘀；或感受外邪，与血搏结，瘀血内停，瘀阻冲任，损伤胞脉胞络，以致经断复来。

常见的恶性病因有子宫颈癌、子宫体癌、子宫肉瘤、女性生殖器官的其他恶性肿瘤等，均可发生于老年妇女引起绝经后出血。

二、诊断与鉴别诊断

（一）临床表现

主要表现为，绝经后1~2年，甚至数年后又发生阴道流血。子宫颈癌引起者主要为阴道流液增多，呈粉红色或淘米水样，并有臭味，有时出现大量阴道流血、腰骶部疼痛等，检查时于宫颈部可以见到癌块并有接触出血。子宫体癌主要表现为不规则的阴道流血，血量不多但继续不止，有时阴道流液呈血性或浆液性，如并发感染则呈脓性并有臭味。

(二)辅助检查

主要有分段诊刮,B 超、化验血象及内分泌测定、阴道镜、宫腔镜等辅助检查,阴道分泌物镜检及宫颈刮片查癌细胞是必须做的常规检查。

(三)鉴别诊断

鉴别的要点是查清出血原因,排除恶性病变,检查时除作全身及一般妇科检查外,一定要做三合诊检查,以免漏掉盆腔后方或直肠病变。同时对未能发现病因者,不能轻率地作出诊断,而要采取积极、慎重的态度,尽力找出确切的出血原因,进行正确的处理。

三、辨证论治

(一)气血亏虚型

证候:阴道出血色淡,量可多可少,绵绵不绝,神疲乏力,面色㿠白,头晕,耳鸣,舌质淡,脉细无力。

治法:补气养血。

方药:八珍汤加减。

(二)脾不统血型

证候:阴道出血量多而色淡,神疲乏力,面色㿠白,食纳减少,或腹胀便溏,头晕心悸,夜寐不宁,舌淡红,脉细无力。

治法:补脾统血。

方药:归脾汤加减。

(三)阴虚火旺型

证候:阴道出血鲜红,量可多可少,烦劳则加重,头晕耳鸣,腰膝酸软,神疲乏力,颧红潮热,或有五心烦热,舌质红,脉细数。

治法:滋阴清火。

方药:知柏地黄丸加减。

(四)气滞血瘀型

证候:阴道出血紫黑成块,量可多可少,腹胀痛或隐痛固定,或痛如针刺,按之则疼痛加重,舌质紫暗或有瘀斑,脉涩或弦涩。

治法:理气活血。

方药:血府逐瘀汤加减。

四、预防与保健

注意绝经期卫生保健,保持心情舒畅,克服紧张情绪;应定期妇科检查。要在专科医师指导下拟定治疗方案，中医药治疗本病有一定优势；绝经前后应及时取出宫内节育器；慎起居，节饮食，忌房事所伤，不妄作劳。若发现带下量多，下腹部包块，或阴道出血，应及时就诊。

（张光正）

第十四节 更年期综合征

女性更年期综合征，中医学称“绝经前后诸症”，是指妇女在绝经期或其前后因卵巢功能逐渐衰退或丧失，导致雌激素水平下降，引起以自主神经功能紊乱及代谢障碍为主的一系列综合征。多发生于45～55岁绝经前后的妇女，是一种妇科常见病、多发病。轻者可自愈，重者需经治疗获效。本病临床证候多种多样，同时更年期也是骨质疏松、冠心病、肥胖、阿尔茨海默病等多种病症的易发阶段，严重影响妇女的生活质量。

从临床症状表现而言，更年期综合征属于中医学“脏躁”“郁证”“心悸”等范畴。本病为肾气渐衰、冲任亏虚、天癸将竭、精血不足、阴阳平衡失调出现肾阴不足、阳失潜藏或肾阳虚衰、经脉失于温养等肾阴肾阳偏胜偏衰现象，导致脏腑功能失常，从而出现烘热汗出、烦躁、失眠等临床诸症。肾虚是致病之本，肾为先天之本，内藏阴阳，肾之阴阳失调，常累及其他脏腑，尤其是心、肝、脾。心肾二脏水火相济，肾阴不足则不能上济心火，心火独亢，以致出现失眠、心悸、五心烦热症状；肝肾同源，肾阴不足，精不化血，导致肝肾两虚，肝失柔养，肝阳上亢，则见头痛头晕、耳鸣目眩，腰膝酸软，烦躁易怒、烘热汗出等症状。中医针灸治疗更年期综合征，具有疗效肯定、无副作用、患者花费少等优势，可以在临床上推广治疗。临床研究显示本病疗效与病程有一定关系，即病程越短、疗效越好。因此对进入更年期且出现更年期综合征症状的妇女，应及早采取针灸治疗。

一、诊断要点

（一）病史

40～60岁的妇女，出现月经紊乱或停闭，或有手术切除双侧卵巢及其他因素损伤双侧卵巢功能病史。

（二）症状

1. 月经的改变　月经紊乱，如月经先期，量多或少，经期延长，崩漏，或月经后期，闭经。
2. 血管舒缩症状　烘热汗出，眩晕，心悸等。
3. 精神神经症状　烦躁易怒，情绪抑郁，失眠多梦，健忘多疑等。

4. 骨骼肌肉系统症状　绝经后期可出现肌肉、关节疼痛，腰背、足跟酸痛，骨质疏松症和易骨折等。

（三）体征

妇科检查绝经后期可见外阴及阴道萎缩，阴道分泌物减少，阴道皱襞消失，宫颈、子宫可有萎缩。

（四）辅助检查

（1）阴道细胞学涂片：阴道脱落细胞以底、中层细胞为主。

（2）生殖内分泌激素测定：大多患者血清雌二醇（E_2）水平<20 pg/mL（S<150 pmol/mL），E_2水平周期性变化消失，促卵泡激素（FSH）、黄体生成素（LH）升高，FSH>10 mIU/mL。

二、针灸治疗

（一）针刺疗法

取穴：肾俞、足三里、三阴交、百会、膻中、内关、神门、太冲。阴虚证患者加大赫、太溪；阳虚证患者加命门、神阙。

操作方法：患者取仰卧位，用 1.5 寸毫针针刺上述穴位，取足三里、三阴交用补法，太冲用泻法，其余穴位均采用平补平泻手法，以得气为度。留针 30 min，嘱患者闭目养神。

疗程：每周 3 次，12 次为 1 个疗程。

（二）艾灸疗法

取穴：主穴，关元、气海、脾俞、肾俞；配穴，乏力明显者加灸足三里、手三里，失眠重者加灸百会、涌泉，手足发冷者加灸大椎。

操作方法：选用艾灸盒，患者先取俯卧位，将灸盒放置于背部肾俞、脾俞穴处，艾灸 20 min；再取仰卧位，将灸盒放置于腹部气海、关元处，艾灸 20 min；然后采用雀啄灸对准上述配穴点灸，每穴各灸 20 次。

疗程：6 次为 1 个疗程，休息 1 d 开始下一疗程。

（三）穴位贴敷疗法

1. 方法一

取穴：①关元、肾俞。②肝俞、太冲。③心俞、气海。④中极、太溪。⑤三阴交、足三里。

操作方法：局部皮肤消毒后将白芥子泥丸置于穴位上，外用胶布敷上固定。敷贴后 2 ~4 h 局部皮肤出现灼热痒感时即除去药丸及胶布，每次选 2 组穴位。

疗程：隔日 1 次，10 次为 1 个疗程。

注意事项：皮肤发疱溃破后可外涂紫药水。

2. 方法二

取穴:神阙。

操作方法:将五倍子粉用姜汁调和后,填于神阙穴内,外用胶布敷上固定。睡前贴敷,晨起去掉。

疗程:每日1次,7次为1个疗程。

注意事项:用于更年期综合征患者汗多之症。

(四)耳穴疗法

取穴:肾、内分泌、卵巢、交感、皮质下、神门、肝、心、脾。

操作方法:取以上主穴并随症取配穴。在选定穴上探得敏感点后,将粘有磁珠或王不留行籽的耳穴胶布贴敷其上,每次取一侧耳穴。嘱患者每日按压3~4次。隔日贴敷1次,双耳交替。

疗程:10次为1个疗程。疗程间隔5~7 d,开始下一疗程治疗。

(五)穴位注射疗法

取穴:肝俞、心俞、脾俞、肾俞。

操作方法:以肝俞为主穴,每次各取其余任一穴位合用,药物采用当归注射液、复方丹参注射液,每次1 mL,两种药物交替使用;脾胃虚弱、气阴两虚的患者可配合足三里穴位注射,黄芪注射液2 mL/穴。

疗程:每周3次,4周为1个疗程。

(六)拔罐疗法

取穴:背部督脉和足太阳膀胱经左右第一、第二侧线穴位。

操作方法:患者取俯卧位,充分暴露背部至腰骶部,先在背部涂上一层按摩乳,再用罐口平滑的4号玻璃罐用闪火法吸住皮肤,待罐吸紧后,以手推罐,沿经脉循行线往返推移,反复操作4~6遍,再分别在心俞、肝俞、脾俞、肾俞,各留罐5 min。

疗程:每周治疗2次,8次后中间休息1周,可继续进行治疗。

三、名老中医经验

对于女性而言,更年期是生命长河中不可逾越的一个生理时期。之所以会有症状的产生,一方面是由于生理上的变化,卵巢功能的衰退导致分泌雌激素和排卵逐渐减少并失去周期性,直至停止排卵;垂体分泌的FSH和LH过多;雌激素靶器官的结构和功能发生不同程度的改变。伴随着生理改变,很多妇女还会出现一些心理上不适表现,如情绪不稳定、记忆力下降、多疑、多虑和抑郁等。另一方面与更年期女性面对的社会关系有关,伴随着年龄增大,经常遇到如职业困难、离婚、父母疾病或死亡、孩子长大离开身旁等问题，这一切都给她们带来精神压力，在一定程度上干扰了更年期妇女的生活、工作及其与他人的关系，使其心情出现波动，变得激动易怒等，很容易导致家庭矛盾，甚至危及妇女的健康。患者的临床症状主要表现为潮热、乏力、纳差、盗汗、心悸、精神紧张、肥胖等，对患者的身体健康和生活质量造成了严重的影响。对于该病的治疗，西医常应用激素替代疗法治疗，而这种方法由于潜在风险和毒副作用发生率较高在推广应用上受到了一定的限制。

更年期综合征在中医学古典医籍中没有与其相对应的病名，至近代妇科学中始称其为“经断前后诸症”“绝经前后诸症”。其临床表现散见于中医学“脏躁”“郁证”“心悸”“眩晕”等证的论述中，多是由于年龄增长、劳累、体弱多病、产育、卵巢切除、放化疗等因素使肾脏亏虚、冲任脉虚、脏腑功能紊乱、阴阳平衡失调所致。其中肾虚是主要病机，《素问·上古天真论篇》曰：“女子……七七，任脉虚，太冲脉衰少，天癸竭，地道不通，故形坏而无子也。”女子在正常绝经前后，肾气衰退，冲任脉虚，天癸将绝，精血亏少，这是机体正常的衰退现象，但若因多种原因导致肾虚的过早、过快、过甚，使机体阴阳失衡，心、肝、脾等其他脏腑失于濡养温煦，则可出现多脏腑功能紊乱的症状。故肾脏虚衰为病之本，心、肝、脾等多脏腑功能失调均由此产生。如肾阴亏虚，肝肾同源，肾阴虚常致肝阴不足，阴不制阳，肝阳上亢；肾阳不足，命门火衰，不能温煦，脾阳失煦，可致脾肾阳虚；肾水不足，水火不济，心肾不交则可见心火独亢、耗伤心血。肾脏亏虚之中又有偏于阴虚和偏于阳虚的不同，日久阴损及阳，阳损及阴，又可致阴阳两虚。

针灸治疗取穴时，以补肾、调理脏腑、平衡阴阳为治则，取肾俞、足三里、三阴交、百会、膻中、内关、神门、太冲治疗。主穴取肾俞以补肾培本、益火壮水；取足三里、三阴交健运脾胃，脾胃为后天之本、气血生化之源，两穴相配可以加强调理健壮脾胃的功能，补益后天之本以益先天之本，使肾气生生有源，同时兼顾调理脏腑功能紊乱。取心经穴神门、督脉穴百会以益气养心、宁神定志，神门为手少阴心经之原穴，原穴为脏腑原气经过和留止的部位，百会穴系督脉和手足三阳经之会穴，位居巅顶，“头为精明之府”，取之不仅可宁神定志，而且与三阴交、神门相配更有调理阴阳、沟通上下之义。取太冲以疏肝理气解郁，取内关与膻中穴相配以理气宽胸、活血通络。全方标本兼顾、补调结合，从而使阴阳平复，疾患得愈。对于阴虚证患者可加大赫、太溪两穴以滋阴补肾、育阴潜阳，取其“壮水之主，以制阳光”之义；阳虚证患者配合艾灸命门、神阙两穴可温肾扶阳，取其“益火之源，以消阴翳”之义。由于更年期综合征症状繁杂，临床治疗时，除针刺外，还可结合拔罐、耳穴贴压、穴位注射、梅花针等多种方法治疗以提高疗效，症状严重者还可结合中药综合治疗，针药结合有助于进一步加强补肾、调理脏腑的作用。

更年期综合征的病因病机、病理机制十分复杂，针灸治疗更年期综合征是通过多层次、多环节、多靶点共同起作用的。针灸不仅能改善更年期女性下丘脑-垂体-性腺轴的功能,还可以调整机体自主神经功能、血管舒缩功能等。除临床积极治疗外,患有更年期综合征的女性,还要主动了解更年期的相关知识,更年期是自然的生理过程,了解必要的知识,正确认识更年期出现的症状,消除不应有的恐惧和焦虑,有助于症状的缓解。此外,还要注意以下几点。

(1)坚持适宜的运动,多参加各种文体活动,注意劳逸结合。

(2)工作、生活应有规律。睡前不饮酒、不喝茶,不看惊险和悲伤的电影电视,以保证良好的睡眠;保持作息规律性,早睡早起。

(3)合理安排膳食。由于更年期妇女生理和代谢等方面发生变化,肠胃吸收功能减退,应限制糖、热量、动物脂肪、胆固醇和盐的摄入,补充优质蛋白质(奶类、蛋类、豆类、瘦肉)、维生素、微量元素、钙和纤维素,以维持人体的正常代谢。

(4)讲究更年期的个人卫生:一是保持口腔卫生;二是保持皮肤卫生;三是保持外阴卫生。女性认识了解更年期的特点、规律,做好必要的心理和生理上的准备,采取一些行之有效的对策和办法,加强自我调护,对提高生活质量是很有必要的,也是切实可行的。

(张光正)

第十五节　卵巢早衰

卵巢早衰是指因卵巢功能过早衰竭致使女性40岁之前出现闭经,同时伴有低雌激素、高促性腺激素水平的一种疾病。主要表现为闭经、不孕、潮热汗出、心烦易怒、焦虑抑郁、失眠多梦、记忆力减退、阴道干涩、尿频尿急等。除了不良情绪和社交方面的问题,这类患者还易提早出现骨质疏松症、心血管疾病等问题,严重影响了患者的生活质量。

正常女性在45~55岁卵巢功能才会开始出现衰退,51岁为妇女的平均绝经年龄,若在40岁之前就开始出现卵巢功能衰退的迹象,出现月经紊乱(≥4~6个月)或闭经(≥4~6个月),在医学上即被称为卵巢功能早衰。随着现代社会妇女饮食及生活习惯的改变、精神心理压力增大等因素,卵巢早衰的发病率逐年升高。卵巢早衰描述的仅仅是卵巢功能的减退状态,而卵巢功能的衰退是一个连续的过程,且有研究显示大约有一半以上的患者卵巢功能有间断的或不可预知的恢复。因此,近年来国际上逐渐用卵巢功能不全来替代卵巢早衰。

卵巢早衰是妇科常见病、疑难病。其确切病因和发病机制尚不十分明了,普遍认为其发病不仅仅是卵巢功能自然衰退,更与外界因素如感染、心理状况、不良生活习惯、社会压力等因素相关,故其治疗一直是生殖医学界的难点。目前西医以激素、替代疗法、促排卵、免疫抑制疗法等作为主要治疗方法。长期使用激素可能增加激素依赖型肿瘤的风险，故其长期应用的安全性、可接受性及疗效的有效性都为广大患者所顾虑。中医学认为："月经全借肾水施化，肾水既乏，则经血日以干涸。"月经的产生必须在肾气盛、任通冲盛后至，七七则任脉虚，太冲脉衰少，天癸竭而绝经。卵巢早衰的临床特点就是未至绝经年龄而过早绝经，与文献描述中的"七七"变化颇为相似。所以中医学认为肾虚是卵巢早衰的主要病机，以肾阴虚为主，兼肾阳不足。故在治疗上强调先辨病后辨证，根据中医"肾主生殖"的理论，辨证治疗重在调补肾阴肾阳、益养冲任胞宫。

一、诊断要点

40 岁以前出现至少 4 个月以上闭经，并有卵泡期(月经第 2～5 日)2 次或以上血清 FSH>40 mIU/mL，E_2<73.2 pmol/L(两次检查间隔 1 个月以上)。并伴有潮热、汗出、阴道干涩、头晕、情绪易波动、失眠及性欲减退等卵巢功能低下的临床表现。

病史、体格检查及其他辅助实验室检查可有助于相关病因疾病的诊断。

二、针灸治疗

(一)针刺疗法

取穴：①关元、大赫、归来、卵巢、合谷、太冲、足三里、三阴交。②大椎、心俞、肝俞、脾俞、肾俞、命门、次髎。

操作方法：患者先取俯卧位，用 1.5 寸毫针针刺大椎、心俞、肝俞、脾俞、肾俞、命门、次髎，其中肾俞、命门用补法，余穴采用平补平泻手法，以得气为度，留针 30 min。患者再取仰卧位，用 1.5 寸毫针针刺关元、大赫、归来、卵巢、合谷、太冲、足三里、三阴交，均施平补平泻手法，以得气为度，留针 30 min。治疗时嘱患者闭目养神。

疗程：每周 3 次，12 次为 1 个疗程。

(二)艾灸疗法

1. 悬灸

取穴：肾俞、命门、关元、归来、卵巢、足三里、三阴交。

操作方法：患者取坐位，点燃艾条一端，先灸肾俞、命门各 10 min，再灸关元、归来、子宫各 15 min，距离皮肤 3 cm 左右(注意随时清除艾灰，保持红火)，患者自觉温热而不灼烫为佳。最后灸足三里、三阴交各 5 min。

疗程：隔日 1 次，12 次为 1 个疗程。

2. 灸盒灸

取穴：①肾俞、命门。②关元、中极、归来、卵巢。

操作方法：①组穴位取 5 段 4～5 cm 长的艾条，点燃一端，蛇形排列放进艾灸盒中，盒盖不要盖严，留有一定空隙，以使艾条充分燃烧。如觉过烫可用薄纱布垫在灸盒下面。②组穴位取4段4～5 cm长的艾条，点燃一端，蛇形排列放进艾灸盒中施灸，注意事项同第一组穴位。两组穴位都施灸时先灸肾俞、命门，再灸关元、中极、归来、卵巢。

疗程：两组穴位同时施灸，每周3次，12次为1个疗程。亦可以两组穴位交替施灸，每日1次，12次为1个疗程。

（三）耳穴疗法

取穴：肾、肝、脾、内分泌、内生殖器、盆腔、卵巢。

操作方法：在选定穴上探得敏感点后，将粘有磁珠或王不留行籽的耳穴胶布贴敷其上，每次取一侧耳穴。嘱患者每日按压3～4次。隔日贴敷1次，双耳交替。

疗程：10次为1个疗程。疗程间隔5～7 d，开始下一疗程治疗。

（四）拔罐疗法

取穴：大椎、膈俞、肝俞、脾俞、肾俞。

操作方法：患者俯卧位，将罐分别吸拔在穴位上，留罐5～10 min。

疗程：每周3次，12次为1个疗程。

三、名老中医经验

卵巢早衰是妇科常见病、难治病。它引起的闭经、不孕及低雌激素证候群往往给患者带来很大的苦恼，尤其是对有着强烈生育愿望的家庭，不仅严重影响了患者的生活质量，也使家庭矛盾增加。该病主要与遗传、自身免疫性疾病、代谢相关性疾病、医源性因素、感染因素、环境因素、心理因素及不良生活习惯等因素相关。

卵巢早衰应归属于中医学“闭经”“血枯”等范畴。《素问·上古天真论篇》云：“女子七岁，肾气盛，齿更发长；二七而天癸至，任脉通，太冲脉盛，月事以时下，故有子……七七任脉虚，太冲脉衰少，天癸竭，地道不通，故形坏而无子也。”中医理论认为卵巢早衰的发病机制是以肾虚为主，肾主藏精和生殖，在月经产生的过程中，肾气盛衰起主导和决定作用；同时与冲、任、督三脉关系密切，冲、任、督三脉同起于胞中，一源而三歧，任脉为阴脉之海，督脉为阳脉之海，冲脉为血海、十二经五脏六腑之海，任、督、冲三脉助肾主生殖，能温养胞宫，是肾主生殖发育的重要基础。肾气虚衰，冲任亏虚，致使天癸生化乏源，发为本病。肝郁、脾虚、气血失调也是闭经的重要病因，肝肾同源，肝藏血，主升发、疏泄，性喜条达而恶抑郁，具有疏泄月经的功能，对月经有重要的调节作用。脾主运化，为气血生化之源、后天之本，为月经提供物质基础。天癸虽然来源于先天，但必须受后天水谷精微的滋养。所以卵巢早衰病变的主要脏腑在肾，又与肝、脾密切相关。

临床上应用针灸治疗卵巢早衰，常取肾经、膀胱经、督脉、任脉以及肝、脾经的穴位。针刺时，取肾经穴位可以调肾益气；督脉起于胞中，下出“会阴”，沿脊柱上行，至项“风府”穴处络脑，为“阳脉之海”，在全身中起到统率作用，且督脉“合少阴上股内后廉，贯脊属肾”，与肾相通。膀胱经与肾经相表里，膀胱经上有诸脏腑的背俞穴，取之可调理各脏腑。任脉、督脉、冲脉三脉与肾关系密切，三脉同源之处在肾下胞中，胞即命门，与肾为统一的整体，三脉直接源于肾，与肾关系非常密切。同时可取肝、脾经的穴位以疏肝补脾，调和诸脏腑。临证针刺时可取：①关元、大赫、归来、卵巢、合谷、太冲、足三里、三阴交。②大椎、心俞、肝俞、脾俞、肾俞、命门、次髎，两组穴位交替治疗。

关元穴属任脉，小肠募穴，是足三阴经与任脉交会之处，具有阴阳双调、培元固本、补益下焦之功，临床上多用于生殖、泌尿系统疾病。大赫、归来位于人体的下腹部，大赫属肾经穴位，能补肾益精；归来是胃经下行的地部经水气化之处；卵巢穴为经外奇穴，三穴都接近卵巢的体表投影，针之可有效调节卵巢功能，主治妇产科系统疾病及泌尿生殖系统疾病。合谷、太冲二穴相配，足三里、三阴交二穴相配均为阴阳经相配，四穴共用，气血阴阳脏腑同调，协同作用较强，共同发挥疏理气机、补气益血、通经活络、补肝益肾之功效。大椎穴为督脉与三阳经交会之处，具有通调督脉、振奋阳气的作用；命门穴与胞宫紧密联系，对两性生殖功能有重要影响；次髎穴适对第二骶后孔，刺之能够调经健脾；针刺心俞、脾俞、肝俞、肾俞可以安定心神、补益气血、滋补肝肾。同时，可配合拔罐疏通脏腑气血，耳穴刺激加强协同作用，辅以艾灸温阳补肾、培元固本，以达气血充沛、冲任调和、阴平阳秘之目的，从而诸症缓解，甚至消失。

卵巢早衰病因复杂，治疗难度较大，现代医学迄今尚未取得突破性进展。针灸具有整体调控和多靶点、多方式调节的特点。据报道，针刺能激活脑内多巴胺系统，提高患者激素内环境的稳定能力，能调整下丘脑-垂体-卵巢的功能，使垂体-性腺轴的功能得以改善，促使卵巢功能恢复和改善，且无任何毒副作用，安全有效，因而对女性卵巢功能失调类疾病的防治具有一定的优势。针灸治疗总体上遵循补肾健脾疏肝、调理冲任的治疗原则。治法以补肾为基础，辅以活血、疏肝、健脾，兼顾各脏腑经络，综合治疗。与现代医学采用的激素替代疗法相比，安全性高，具有一定的优势和发展前景。

现代女性在社会生活中的压力越来越大，常引发紧张焦虑、抑郁等情志、精神问题，长期强烈的情志变化也会干扰“肾-天癸-冲任-胞宫”轴的功能。卵巢早衰与现代女性的不良生活习惯有关，除了临床治疗外，更要先从改变生活方式入手，防微杜渐，规律作息，饮食有节，避免熬夜。同时要注重防寒保暖，特别是腹部的保暖。此外，心境的平和安定对于治疗和缓解症状有着至关重要的作用。患者要保持愉悦放松的心情，避免紧张、焦虑，可以通过旅游、听音乐、香薰、打坐等来放松心情，从而早日改善症状。

（张光正）

第五章 针灸其他临床手法运用

第一节 热补、提运凉泻手法技术

针刺手法是从进针到出针的一系列操作过程,而进针得气后的手法操作是治疗时提高疗效的重要因素。针刺补泻是针灸治疗重要部分,在针灸的临床实践中起着重要的作用。

《内经》开创了针刺补泻手法的先河,历代医家结合临床心得不断创立了诸多具体的补泻手法,极大地丰富了针灸临床手法。仅基本补泻方法就有提插、迎随、疾徐、捻转、呼吸、母子、营卫、纳支等多种形式。到了明代,针灸补泻操作日益繁多,而后学者又将多种补泻手法综合使用,创立了诸如烧山火、透天凉、苍龙摆尾、白虎摇头、龙虎交战等10余种复合手法。

热补凉泻手法源于《内经》,《素问·针解篇》云:"刺虚则实之者,针下热也,气实乃热也。满而泄之者,针下寒也,气虚乃寒也。"治疗虚寒性质的疾病,要求实施针刺热补手法,能够使患者产生热感。治疗实热性质的疾病,要求实施针刺凉泻手法,能够使患者产生冷感,从而加强针感,提高针刺疗效。

一、热补、提运凉泻临床手法技术简介

孙六合根据《素问》《灵枢》《难经》《针经指南》《金针赋》《医学入门》等医籍关于热补凉泻手法的论述,参考古今针灸医家手法特点,结合自己多年的临床实践,创立了热补手法和提运凉泻手法。

努法是指针刺入穴后向内按压的方法,以拇指向前为主,行单向微捻手法后向深层其针,并保持运气向内之势。热补手法是一种将努法、提插补法、捻转补法结合操作的复式补法,特点是以努法为主配合捻转补法和提插补法,手法刺激量大,使患者产生热感,提升腧穴部位皮肤的温度。因此,针刺热补手法适用于阳虚阴盛的虚寒证。只有机体处

于阳虚阴盛的虚寒证时，才能用针刺热补手法以扶助人体阳气，使人体阳气旺盛，即用扶阳益火之法，以消退阴盛。

提法是指针刺入穴位后向上抽提的方法，以拇指向后为主，行单向微捻手法后向浅层提运其针，并保持运气向外之势。提运凉泻手法是一种将提法、提插泻法、捻转泻法结合操作的复式泻法，特点是以提法为主配合捻转泻法和提插泻法，手法刺激量大，使患者产生凉感，降低腧穴部位皮肤的温度。因此，针刺凉泻手法适应用阳偏盛的实热证。只有机体处于阳偏盛的实热证时，针刺才能实施凉泻手法以祛除人体内的阳邪，泻其有余，即阳盛则热、热者寒之，实热的身体自然会凉爽下来，否则机体难以出现冷感。

二、热补、提运凉泻手法技术的操作

（一）器材准备

一次性无菌针灸针，直径 0.35 mm，长度 1 寸（25 mm）、1.5 寸（40 mm）和 2 寸（50 mm）等常用规格；棉签、碘伏、治疗盘、耳穴贴、镊子、锐器盒等。

（二）操作步骤

（1）体位：患者取俯卧位，或坐位。

（2）选取穴位：足三里，在小腿前外侧，当犊鼻下 3 寸，距胫骨前缘一横指。

（3）消毒：选好腧穴后，用碘伏消毒。针刺操作前医者洗手，并用免洗速干手消毒液进行双手消毒。

（4）进针：用右手拇、示、中三指持 1.5 寸毫针，在足三里穴进针 1～1.2 寸，以局部产生酸胀沉感为度。

（5）操作：①热补手法的具体操作是进针得气后，拇指向前、示指向后微捻，角度<90°，重按下刮针体，努针运气行针，手法操作 3 min，如此反复操作。②提运凉泻手法的具体操作是示指不动，拇指向后紧提并上刮针柄，然后运气上提，手法操作 3 min，如此反复操作。每次留针 30 min，每隔 10 min 行针 1 次。

（6）根据疾病证型不同，虚寒证选择热补手法，实热证选择提运凉泻手法。

每日 1 次，10 次为 1 个疗程，每疗程间隔 2～3 d。

三、热补、提运凉泻手法技术的关键技术环节

1. 热补手法的关键技术

（1）热补手法是在针刺得气的基础上实施的，因此得气手法操作的基础也是针刺产生热感的基础。

（2）操作时努针运气是关键，施术者要有“推而纳之”的意识。

（3）热补手法操作成功的表现是患者产生热感。

2. 提运凉泻手法的关键技术

(1)提运凉泻手法是在针刺得气的基础上实施的,因此得气手法操作的基础也是针刺产生凉感的基础。

(2)操作时运气上提是关键,施术者要有“动而伸之”的意识。

(3)提运凉泻手法操作成功的表现是患者产生凉感的关键。

四、注意事项及意外情况处理

(1)一般来说,热补的基础针感为酸胀感,而针感是麻胀感则不易产生热感。

(2)产生凉感的基础针感是麻感,在得气基础上产生麻感后,易引出针下凉感。

(3)如因操作刺激量太大、手法过重产生滞针时,可及时调整手法,进行心理疏导或在腧穴实施循法以放松紧张的肌肉,从而缓解滞针现象。

五、热补、提运凉泻临床技术的临床应用

案:某女,40岁,机关工作人员。2009年10月13日初诊。

主诉:痛经4年,加重3个月。

病史:平时经量少,经色暗,行经前开始疼痛,并逐渐加重,于行经出血后逐渐减轻。面色少华,唇色暗,舌质暗,苔薄,脉沉迟。

诊断:痛经。

辨证:患者因寒致瘀,经行不畅,不通而痛。

治法:补阳驱寒,活血化瘀。选用关元、足三里、阳陵泉、三阴交、太冲等穴,于下次月经前1周开始治疗,进针得气后在关元穴和太冲穴行热补手法,反复操作至产生热感。留针时间30 min,每日1次,连续治疗5次。患者自述治疗后行经第1日排出大量血块,经色逐渐变红,痛经症状缓解,后未再复发。

六、针刺环中上穴治疗下肢无力、脱肛、痛经技术

(一)孙六合对下肢无力、脱肛、痛经的认识

下肢无力归属于中医学“痿证”的范畴。痿证是肢体筋脉弛缓,软弱无力,不能随意运动,或伴肌肉萎缩的一种病证。临床上以两足痿软、不能随意运动者较多见,故有“痿躄”之称。“痿”是指机体痿废不用,“躄”是指下肢软弱无力,不能步履之意。西医中痿证常见于多发性神经炎、脊髓空洞症、肌萎缩、肌无力、侧索硬化、运动神经元病、周期性麻痹、肌营养不良症、癔病性瘫痪和表现为软瘫的中枢神经系统感染后遗症等。临床辨证应分清虚实。凡起病急,发展快,多属肺热伤津,或湿热浸淫,多为实证;病史较长,起病与发展较慢,以脾胃肝肾亏虚为多,均属虚证,亦有虚中夹实者实证治疗宜清热、润燥、

利湿,虚证治疗宜益气、健脾、滋肝肾,并应重视“治痿独取阳明”的原则。

脱肛是直肠黏膜、肛管、直肠全层甚至部分乙状结肠向下移位,脱出肛外的一种疾病。其特点是直肠黏膜及直肠反复脱出肛门外,伴肛门松弛,多见于儿童及老年人,常见于西医的肛管直肠脱垂。基本病机为气虚下陷。病因病机多为小儿气血未旺,中气不足;或年老体弱,气血不足;或妇女分娩过程中,耗力伤气;或慢性泻痢、习惯性便秘、长期咳嗽引起中气下陷,固摄失司,导致肛管直肠向外脱出。多见于儿童、老年人、久病体弱患者及经产妇。该病起病缓慢,无明显全身症状,早期大便时直肠或肛管脱出肛外,便后能自行回纳,以后逐渐不能自行回纳,需用手托回。日久失治,脱出物逐渐增长,甚至咳嗽、远行时也可脱出。病情严重时可伴有大便不尽,或下腹坠胀感,因直肠黏膜反复脱出,常发生充血、水肿、糜烂、渗液,甚至渗血。查体可见肛门松弛,收缩力减弱,肛门镜检可看到直肠内黏膜折叠。直肠脱垂临床分为3度。Ⅰ度脱垂:为直肠黏膜脱出,脱出物色较红,长3~5 cm,触之柔软,无弹性,不易出血,便后可自行还纳。Ⅱ度脱垂:为直肠全层脱出,长5~10 cm,呈圆锥状,色淡红,表面为环状而有层次的黏膜皱襞,触之较厚有弹性,肛门松弛,便后有时需用手托回。Ⅲ度脱垂:直肠及部分乙状结肠脱出,长达10 cm以上,色淡红,呈圆柱形,触之很厚,便后需用手托回。

痛经系指经期前后或行经期间,出现下腹部痉挛性疼痛,或痛引腰骶,甚至剧痛晕厥者,亦称“经行腹痛”。病因病机主要是邪气内伏或精血素亏,更值经期前后冲任二脉气血的急骤生理变化,导致胞宫气血运行不畅,“不通则痛”或胞宫失于濡养,“不荣则痛”,故使痛经发作。中医痛经辨证分气滞血瘀、寒湿凝滞、湿热瘀阻、气血虚弱、肝肾亏损5种证型,西医分原发性和继发性两种。经过详细妇科临床检查未能发现盆腔器官有明显异常者,称原发性痛经,也称功能性痛经。继发性痛经则指生殖器官有明显病变者,如子宫内膜异位症、盆腔炎、肿瘤等。

(二)环中上穴治疗下肢无力、脱肛、痛经技术简介

孙六合在40余年的实践中,根据经验总结出许多经验穴,如环中上穴,能补肾益精、通络止痛,主治泌尿生殖系统疾病和腰痛、大腿内侧痛及下肢瘫痪、疼痛、麻木等疾病,与闭孔穴同用可调补冲任。

环中上穴配合阳陵泉、足三里、上巨虚、下巨虚可治疗下肢无力。环中上穴较临床常用的环跳穴易于得到针感,见效亦快。又位于经脉比较集中的腰骶部,用温补手法针刺该穴可温通经脉、补益气血;阳陵泉为八会穴中筋会;足三里、上巨虚、下巨虚为足阳明胃经经穴,“治痿独取阳明”,足三里穴是足阳明胃经的主要穴位之一,它具有调理脾胃、补中益气、通经活络、疏风化湿、扶正祛邪的功能。《通玄指要赋》曰:“三里却五劳之羸瘦;痹肾败,取足阳明之上。上巨虚有通肠化滞、理气和胃之功。”《普济方》提出;“(上巨虚)治偏风,腰腿手足不仁。”“治风腲腿脚不随。”下巨虚能调肠胃、通经络、安神志。《备急千金要方》记载下巨虚可治疗脚气初得，脚弱；腰脚不遂，不能跪起；小便难黄。《针灸甲乙经》则记载有："乳痈惊痹，胫重，足跗不收，跟痛，巨虚下廉主之。"故针刺诸穴可补益阳明经气，通调局部气血。上下巨虚可调理阳明气穴，而足三里可以补益升发阳明气血，与环中上穴配伍共同达到益气生血、强筋壮骨的功效。

环中上穴配合百会可治疗脱肛。百会为督脉经穴，是督脉、足厥阴经、手足三阳经的交会穴，能贯通诸条阳经，升阳益气，升提固脱。环中上穴位于腰骶部，针感至肛门部，"气至病所"，可通调局部经气，促进肛门升提回纳。二穴均用热补法，合用则能益气升提、回纳固脱。

环中上穴配合太冲、三阴交可治疗痛经。太冲乃肝经原穴、冲脉之支别处，肝经"环阴器，抵小腹"，《灵枢·九针十二原》曰："凡此十二原者，主治五脏六腑之有疾也。"针之可疏肝解郁，理气活血，调理冲任，三阴交乃足三阴经的交会穴，《针灸玉龙经》提到"妇人血气痛：合谷（补），三阴交（泻）"；三阴经从足走腹，针此穴可调和气血、通经活络、调脾胃、益肝肾。太冲、三阴交均可理气行气活血，环中上用热补法；太冲平补平泻；三阴交提运凉泻法，三穴同用共奏疏肝解郁、调理冲任、通络止痛之功。

（三）环中上穴治疗下肢无力、脱肛、痛经技术的操作

1. 器材准备一次性无菌针灸针，直径 0.35 ~ 0.45 mm，长度 3 ~ 6 寸（75 ~ 150 mm）、2 寸（50 mm）等规格；棉签、碘伏、治疗盘、镊子、锐器盒等。

2. 操作步骤

（1）下肢无力

1）体位：患者先取俯卧位，待针刺环中上穴结束后嘱患者调整体位为仰卧位。

2）选取穴位：①环中上，在腰骶部，在第 21 椎与股骨大转子连线的中点上 2 寸、外 5 分处。②阳陵泉，在肘横纹外侧端，屈肘，尺泽与肱骨外上髁连线中。③足三里，在小腿前外侧，犊鼻下 3 寸，距胫骨前缘一横指。④上巨虚，在小腿外侧，犊鼻下 6 寸，犊鼻与解溪连线上。⑤下巨虚，在小腿外侧，犊鼻下 9 寸，犊鼻与解溪连线上。

3）消毒：选好腧穴后，用碘伏消毒。针刺操作前医者洗手，并用免洗速干手消毒液进行双手消毒。

4）操作：患者俯卧位，环中上穴直刺，选用 3 寸毫针，刺入 2 ~ 3 寸，用热补手法，使针感达到下肢或足部，运针 1 min，出针，强刺激不留针。患者调整为仰卧位后，选用 2 寸毫针，针刺阳陵泉、足三里、上巨虚、下巨虚，刺入 1 ~ 2 寸，用热补手法每穴运针 1 min，留针 30 min，每隔 10 min 行针 1 次。

5）配穴：根据疾病证型不同可适当配穴。

每日 1 次，10 次 1 个疗程，每疗程间隔 2 ~ 3 d。

(2)脱肛

1)体位:患者取俯卧位。

2)选取穴位:①环中上,在腰骶部,在第21椎与股骨大转子连线的中点上2寸、外5分处。②百会,在头顶,两耳间连线的中点。

3)消毒:选取腧穴后,用碘伏消毒。针刺操作前医者洗手,并用免洗速干手消毒液进行双手消毒。

4)操作:用右手拇、示、中三指持3寸毫针,在环中上穴向肛门方向透刺2~3寸,使针感达到肛门,运针1 min,出针,强刺激不留针;选取百会穴刺入0.5~0.8寸,用热补手法,留针30 min,每隔10 min行针1次。

5)该法亦适用于虚寒证泄泻。寒湿困脾加脾俞、胃俞、阴陵泉健脾化湿;肠腑湿热加合谷、下巨虚清利湿热;饮食停滞加中脘、建里消食导滞;肝郁气滞加太冲、期门疏肝理气;脾气亏虚加脾俞、胃俞、足三里健脾益气;肾阳亏虚加肾俞、命门关元温肾固本。

每日1次,10次1个疗程,每疗程间隔2~3 d。

(3)痛经

1)体位:患者取俯卧位,待针刺环中上穴结束后嘱患者调整体位为仰卧位。

2)选取穴位:①环中上,在腰骶部,在第21椎与股骨大转子连线的中点上2寸、外5分处。②太冲,在足背,第1、第2跖骨间,跖骨结合部前方凹陷中,或触及动脉波动处。③三阴交,在小腿内侧内踝尖直上3寸,胫骨后缘。

3)消毒:选好腧穴位后,用碘伏消毒。针刺操作前医者洗手,并用免洗速干手消毒液进行双手消毒。

4)操作:用右手拇、示、中三指持3寸毫针,在环中上穴斜刺,刺入2~3寸,用热补手法,使针感达到小腹、会阴部即出针。患者调整体位后,针刺太冲、三阴交,太冲直刺0.5~1寸,三阴交直刺1~1.5寸,平补平泻法,针刺三阴交时以针感上传至小腹、会阴部为佳,针刺太冲穴时使针感传至少腹部效佳。

5)该法适用于男性、女性生殖泌尿系统疾病,如月经不调、不孕不育、男性性功能障碍、癃闭。根据疾病证型不同可适当配穴:痛经气血凝滞加气海、血海、中极、太冲、三阴交活血化瘀;寒凝湿滞加肾俞、次髎、命门、中极、水道、地机散寒化瘀;湿热蕴结加阴陵泉、行间、水道清利湿热;肝肾亏虚加肝俞、肾俞、太冲、太溪补益肝肾。留针30 min,每隔10 min行针1次。

每日1次,10次1个疗程,可在每次月经来潮前5 d开始治疗。

(四)环中上穴治疗下肢无力、脱肛、痛经技术的关键技术环节

(1)取穴定位应准确。

(2)针刺深度宜得当。

(3)根据不同病证选取不同的针刺方向。

(4)手法操作要达到气至病所。

(五)注意事项及意外情况处理

(1)初次治疗选穴宜少,手法要轻,治疗前要消除患者对针的顾虑,同时选择舒适持久的体位,避免由于过度紧张而造成晕针。

(2)针刺手法应严格按照要求进行操作,避免由于手法过重或时间过长,造成局部疼痛或轻度肿胀,甚或青紫瘀斑、疲乏无力等。

(3)针前应认真仔细地检查针具,对不符合质量要求的针具及时剔除。

(4)针刺头部穴位时,因头发遮挡,出血不易发现,因此,出针时立即用消毒干棉球按压针孔,避免出血,引起血肿。

(5)在针刺过程中,嘱患者不要随意变动体位,避免受到挤压造成弯针。

(6)针刺之前,掌握好患者的精神状态及阴阳盛衰情况;针刺之时,全神贯注,细心体会手下的感觉,密切注意患者的表情,并调动丹田之气贯注针下,意、气、法相合,而有出神入化之效验。

(7)由于针刺深度大,在临床应用时一般要求患者排空膀胱。

(六)环中上穴治疗下肢无力、脱肛、痛经技术的临床应用

1. 案1:某女,55岁,退休工人。2012年4月1日初诊。

主诉:下肢无力、麻木2个月余。

病史:近2个月来下肢无力、麻木,平素神疲倦怠,少气懒言,自汗,纳呆便溏,月经提前,量少质稀色淡,面色无华,舌淡苔薄白,脉细弱。

辨证:患者脾虚不健,生化无源,气血亏虚,经脉失养。

治法:补中益气,健脾升清。选用环中上、阳陵泉、足三里、上巨虚、下巨虚穴。患者取俯卧位,用右手拇、示、中三指持3寸毫针,在环中上穴上直刺,用热补手法,使针感到达下肢、足部,运针1 min,出针,强刺激不留针。患者调整体位为仰卧位后,针刺阳陵泉、足三里、上巨虚、下巨虚,用热补手法,留针30 min,每隔10 min行针1次。每日1次,10次1个疗程。患者针刺1个疗程后症状明显好转,后又巩固治疗2个疗程,症状消失。

2. 案2:某男,52岁,职工。2002年10月5日初诊。

主诉:排便时感觉肛门内有脱出物伴肛门坠胀1周。

病史:如厕时肛门内有脱出物,并伴有肛门坠胀、大便带血、神疲乏力、食欲不振,偶有腰膝酸软、耳聋耳鸣,舌淡苔薄白,脉细弱。

辨证:患者脾胃气血亏虚,导致中气下陷,而致脱肛。

治法:补气升提,健脾益气。用右手拇、示、中三指持3寸毫针,在环中上穴向肛门方向透刺,使针感达到肛门,运针1 min,出针,强刺激不留针。选取百会穴,用热补手法,留针 30 min,每隔 10 min 行针 1 次。每日 1 次,10 次 1 个疗程。患者针刺 15 d 后症状明显好转,后又巩固治疗 15 d,共治疗 30 次症状消除。

3. 案 3:某女,35 岁,职工。2014 年 10 月 5 日初诊。

主诉:经期腹部疼痛 5 年,加重 2 个月。

病史:诉经期小腹疼痛拒按,经血量少,行经不畅,血色紫暗有瘀块,块下痛减,平素爱生气,经前期乳房胀痛,舌质紫暗,脉弦。

辨证:患者平素爱生气,肝失疏泄,气滞血瘀,而致痛经。

治法:理气行滞,化瘀止痛。用右手拇、示、中三指持 3 寸毫针,在环中上禽上斜刺,用热补手法,使针感达到小腹、会阴部即出针。患者调整体位后,针刺太冲、三阴交,平补平泻法,针刺三阴交时以针感上传至小腹、会阴部为佳,针刺太冲穴时使针感传至少腹部效佳。留针 30 min,每隔 10 min 行针 1 次,每日 1 次,10 次 1 个疗程。患者针刺 20 d 后症状明显好转,后又巩固治疗 10 d,以后每月月经来潮前 5 d 用同法治疗 1 个疗程,连续治疗 3 个月,痛经未再复发。

(邹燕齐)

第二节　透灸操作技术

在总结古人灸法经验的基础上,认为艾灸的部位以病位局部取穴为主,艾灸量要充足为贵。无论是用艾条透灸,还是艾箱透灸,均应达到灸量充足,出现汗出、潮红等体征,这种方法称为透灸。透灸既重视灸量,又重视患者灸后的反应。灸后反应是起效的标志,是机体施灸部位气血变化的反映。患者应感觉舒适、热感向深部渗透、传导,出现汗出、潮红等或全身出汗。

充足的灸量是起效的前提,古代医家强调艾炷底部直径要有三分大,认为“灸不三分,是谓徒冤”。陈延之《小品方》记载:“欲令根下广三分为适也。减此为覆孔穴上,不中经脉,火气不能远达。”在古代灸量充足的标准就是发疮。

一、透灸操作技术简介

透灸是在古代医家重灸应用经验的基础上,结合多年临床经验,摸索、总结出的一种施灸有效方法。其艾箱透灸是用特制规格的灸箱,在密闭的灸箱内施灸 20 min 以上,箱内温度保持在 43 ℃左右,使艾灸产生的热量向病变部位透达,灸后在施灸部位出现均匀的潮红、汗出或红白相间的花斑,或出现全身汗出时,这是气血调和、经络疏通的标志。

此法可节省人力，并使烟雾在箱内沉淀，保持诊室内的环境清新。

二、透灸临床技术的操作

（一）器材准备

艾条可选用清艾条或药艾条；火柴或打火机、酒精灯等点火工具，以及治疗盘、弯盘、镊子、灭火管等辅助用具。清艾条为纯艾艾条，药艾条是加入肉桂、干姜、木香、独活、细辛、白芷等药末的艾条。根据施术部位选择灸箱：足部艾灸箱适用于对足内侧、外侧、足背部和踝部施灸，治疗足癣、足跟痛、踝关节扭伤等疾病。膝关节艾灸箱用于治疗膝关节炎、膝关节积液等疾病；颈部艾灸箱用于治疗颈椎病、颈肩综合征；手腕部艾灸箱用于治疗手腕部腱鞘炎、腱鞘囊肿和腕管综合征、类风湿关节炎等疾病；背部艾灸箱用于治疗咳嗽、咯痰及因风、寒、湿邪引起的肩背不适；安全环保灸箱，特点是热力集中、熏灸面积大、用艾量少，可较好地控制烟雾，多用于对腹部、背腰部位的施灸。

（二）操作步骤

艾条灸适用于单个穴位或者头面等病变范围小的部位。灸箱适用于腰背部、腹部、肘膝关节等较大的部位，具有施灸面积大、火力集中、灸后反应明显的特点。选择患者舒适、医者便于操作的体位，一般以仰卧位和俯卧位最为常用。

1. 艾条透灸法　操作时，医者一手持艾条，将艾条一端点燃，另一手的示指和中指分别置于所灸穴位的两侧，如施灸头部时，两指需拨开头发，尽量暴露穴区头皮，测知局部受热温度，根据患者耐热程度随时调整施灸距离，以患者出现舒适、温热感向病变部位透达的感觉为宜。直到患者出现能够耐受的温热感觉，以透灸部位皮肤潮红、汗出为度。然后，施灸下一个穴位，每次灸 1 ~ 3 穴。

透灸过程中，患者可能会出现舒适感、胀痛感、沉重感、痒感、蚁行感、水流感、饥饿感、肠鸣，或温热感呈线状或带状向病变部透达。

2. 灸箱透灸法　操作时，将 6 段 3 cm 长艾条两端点燃后，分上下两排各放 3 段，均匀摆放于灸箱内，固定在灸箱网上，防止艾条滚动造成的热力不均。灸箱平稳放置于施灸部位，将灸箱盖打开 1 cm 的缝隙，使少量空气进入箱内助艾条燃烧，10 min 后盖紧箱盖，用 5 块 75 cm×75 cm 滤布，先用一块滤布盖在灸箱顶部，其余 4 块滤布将箱体四周包严，防止烟雾溢出。每次灸 1 ~ 3 穴，施灸结束后，取下灸箱。透灸时程控制在 30 ~ 40 min，灸箱不热后取下灸箱。

透灸过程中，要求患者有热感从施灸部位向病变部位透达，或伴有全身、局部汗出的现象，灸后要求透灸部位的皮肤出现潮红或红白相间的花斑。

每日 1 次，5 d 为 1 个疗程，每疗程间隔 2 d。

三、透灸临床技术的关键技术环节

(1)透灸主要根据灸后产生的反应来把握灸量。灸后出现的汗出、潮红、花斑是达到透灸成功的标志,在施术部位出现的红白相间的花斑是透灸后机体的一种特有的反应。

(2)皮肤花斑处说明气血营卫不和、经络不通。经过一定时间的治疗后,花斑消失,施灸部位呈现均匀的潮红、汗出,说明营卫调和、经络气血疏通。

(3)达到汗出、潮红、花斑的现象,要求艾箱内的温度平均 43 ℃左右,持续 40 min 时间。

四、注意事项及意外情况处理

施灸后,皮肤多有红晕灼热感,不需处理,可自行消失。灸后如对表皮基底层以上的皮肤组织造成灼伤可发生水疱,水疱直径在 1 cm 以内,一般不需任何处理,待其自行吸收即可;如水疱较大,可用消毒针剪刺破或剪开泡皮放出水疱内容物,并剪去疱皮,暴露被破坏的基底层,局部用碘伏消毒,可外用抗生素药膏,外敷无菌干敷料,1 ~2 d 更换 1 次,以防止感染,创面的无菌脓液不必清理,直至结痂自愈。灸泡皮肤可以在 5 ~8 d 内结痂自动脱落,愈后一般不留瘢痕。

五、透灸技术的临床应用

透灸的温通透达力强,适用于治疗失眠、肩周炎、膝关节炎、腰椎间盘突出症、面瘫、哮喘、鼻炎、眩晕、偏瘫、痛经、腹泻、颈椎病等疾病。

案:刘某,女,66 岁。2016 年 11 月 17 日初诊。

主诉:不自主排尿 3 年余,加重 1 个月余。

病史:于 3 年前在咳嗽、打喷嚏等用力的情况下出现尿失禁,伴有尿频、尿急,腰部酸软不适,小腹坠胀感明显,遇劳则甚,兼见怕冷,四肢无力,肢体末梢发凉,待至夜间因小便次数增多而严重影响睡眠。曾服用中西药治疗(具体用药不详),效果不佳,近 1 个月症状明显加重,不自主排尿次数增多。刻症:精神差,恐大声讲话、咳嗽,偶有不自主排尿,腰膝酸软,小腹坠胀,四肢发凉,精神疲乏,舌淡苔薄白,脉细弱。尿常规检查显示无异常,尿细菌培养显示阴性。

诊断:老年性遗尿(气虚型)。

治法:益气补虚。患者取仰卧位,皮肤常规消毒,针刺关元、中极、气海穴,选用 0.30 mm×40 mm 毫针直刺 33 mm,行补法,将 6 段长约 3 cm 的艾条一端点燃后,均匀置于灸箱中固定,放于患者腹部,用滤布将灸箱顶部及周围覆盖,治疗 40 min 后,当患者自觉无热度时将其取下,每日 1 次,治疗 1 周后患者自诉小腹坠胀、小便频数减轻,遗尿次数减少；治疗3周后患者在咳嗽、打喷嚏时不自主排尿明显好转；治疗6周后自诉症状消失，随访半年未见复发。

（邹燕齐）

第三节　五针法治疗变应性鼻炎

变应性鼻炎是机体暴露于变应原后主要由IgE介导的鼻黏膜非感染性慢性炎性疾病，典型症状为阵发性喷嚏、清水样涕、鼻痒和鼻塞。变应性鼻炎是一种由基因与环境互相作用而诱发的多因素疾患，所有年龄段均可发病。变应性鼻炎发生的必要条件有3个：①特应性个体即个体差异、过敏体质。②特异性抗原即引起机体免疫反应的物质。③特异性抗原与特应型个体两者相遇。

据2008年WHO修订的《变应性鼻炎及其对哮喘的影响》数据估计，全球的变应性鼻炎患者超过5亿，欧美等发达国家患病率一般为10%～20%，亚非国家患病率稍低，我国大陆地区人口中的患病率为4%～38%。流行病学表明变应性鼻炎与哮喘常发生于同一患者，两者的相关性日益得到重视。2001年WHO明确提出变应性鼻炎和哮喘是一个呼吸道、一种疾病的新观念。钟南山院士提出应树立整体气道疾病的概念，并指出不重视变应性鼻炎是某些难治性或反复发作性哮喘久治不愈的原因。一项长达23年的前瞻性研究发现，10.5%的变应性鼻炎会发展为哮喘，而没有变应性鼻炎的人只有3.6%发展为哮喘。变应性鼻炎已严重威胁人们的健康与生活质量，造成了个人与社会的沉重经济负担，成为全球性的健康问题。变应性鼻炎发病机制复杂，主要治疗方法是药物治疗和变应原特异性免疫治疗。

变应性鼻炎属于中医学"鼻鼽"范畴。常说鼻为肺之窍，肺气通于鼻，鼻是气体出入的通道，与肺直接相连，若肺气宣畅，则鼻窍通利，鼻涕润泽鼻窍而不外流；若肺气不足，则鼻塞不通，鼻涕外流。故指出本病之病位虽在鼻窍，但其本在肺，强调肺鼻同源。变应性鼻炎发生的根本在于正气不足，复感外邪。病初在肺，多因肺气不足，卫外失固，腠理不密，外邪侵袭，使肺失宣肃，邪壅鼻窍发病；若病久反复发作，与肺、脾、肾三脏关系密切。或肺虚津亏，鼻窍失养而发病；或脾虚失运，水液不化，上犯肺鼻而发病；若肾失摄纳，阳气耗散，肺失温煦，易招邪犯而发病。中医治疗变应性鼻炎，尤其是针灸具有疗效确切、无毒副作用、经济安全等优势，易于临床推广应用。

（一）五针法为主治疗变应性鼻炎技术简介

《太平圣惠方》曰："肺气通于鼻，其脏若冷，随气乘于鼻，故津液流涕，不能自收也。"

可见肺、鼻二者生理上相互联系，病理上相互影响。邵素菊在继承的基础上，将“五针法”的临床适应证扩大到肺系疾病（哮喘、慢性支气管炎、咳嗽、过敏性鼻炎等），取得了较好的临床疗效。根据“肺鼻同治”之理，运用“五针法”能有效地改善肺之上窍——鼻的病变。

以“五针法”为基础，治疗变应性鼻炎的取穴为肺俞、大椎、风门、印堂、上迎香、合谷。针刺肺俞穴，能控制变应性鼻炎的发作，减少变应性鼻炎患者体内 IgE 的含量，修复受损的细胞，又能提高机体免疫力，增强鼻与肺的抗病能力，巩固远期疗效。大椎为“诸阳之会”，鼻通督脉，对消除鼻黏膜过敏反应有独特的效果，可减少 IgE 的含量，减轻过敏反应，还能明显改善患者鼻的通气功能，刺之可振奋阳气、宣肺理气、平喘降逆、祛邪利窍。风门能疏风解表、调理肺气、实腠固卫，是大多数变应性鼻炎患者的特异性反应点，针刺效果佳。印堂为督脉穴，位于鼻根，可以疏通经络、通利鼻窍。上迎香为经外奇穴，能祛风散邪、清利鼻窍，较迎香针感、灸感好，可治疗一切鼻部疾患。合谷属手阳明大肠经原穴，轻清升散，善治头面五官病之疾，《四总穴歌》云“面口合谷收”，尤其是治疗鼻病，大肠经经脉与经筋均循行至鼻部，根据“经脉所过，主治所及”的理论，治疗鼻病可疏调经气，祛邪利窍。

（二）五针法为主治疗变应性鼻炎技术的操作

1. 器材准备　一次性无菌针灸针，直径 0.35 mm，长度 1 寸（25 mm）、1.5 寸（40 mm）两种规格；棉签、碘伏、治疗盘、镊子、锐器盒、火罐等。

2. 操作步骤

（1）针刺法

1）体位：患者取俯卧位，或侧卧位，或坐位。

2）选取穴位：①肺俞（双）。第 3 胸椎棘突下，旁开 1.5 寸。②大椎。第 7 颈椎棘突下。③风门（双）。第 2 胸椎棘突下，旁开 1.5 寸。④印堂。额部，两眉头中间。⑤上迎香（双）。面部，鼻翼软骨与鼻甲的交界处，近鼻唇沟上端处。⑥合谷（双）。手背，第 1、第 2 掌骨之间，当第 2 掌骨桡侧的中点处。

3）消毒：选好腧穴后，用碘伏消毒。针刺操作前医者洗手，并用免洗速干手消毒液进行双手消毒。

4）操作：大椎直刺，选用 1.5 寸毫针，刺入 1～1.2 寸；肺俞、风门均直刺，选用 1 寸毫针，刺入 0.5～0.8 寸；印堂、上迎香均采用 1 寸毫针向下平刺进针 0.5～0.8 寸；合谷采用 1 寸毫针直刺进针 0.5～0.8 寸；行针时采用提插捻转相结合手法，使局部产生酸麻沉胀感，每次留针 30 min，每隔 10 min 行针 1 次。

每日针刺 1 次，10 次为 1 个疗程。每疗程间隔 3 d，连续治疗 2～3 个疗程。

（2）拔火罐：在起针之后，选大号火罐用闪火法吸拔于大椎、两肺俞处。一般留罐

10 min 左右。

(三)五针法为主治疗变应性鼻炎技术的关键技术环节

根据针刺部位,行针时上下提插幅度为 0.3 ~ 0.5 寸,向前向后捻转角度在 360°以内。一般将针向下插时拇指向前,向上提时拇指向后,对敏感者上述动作操作 3 次,一般患者操作 5 ~ 6 次。每次留针 30 min,每隔 10 min 行针 1 次。在得气基础上采用提插捻转虚补实泻操作。针刺操作时用力要柔和、均匀,切勿大幅度提插、捻转。针后于大椎、肺俞各加拔一火罐。

(四)注意事项及意外情况处理

(1)加强运动,增强体质,保持心情舒畅,注意呼吸与饮食卫生,养成良好的生活习惯。

(2)需要了解引起自身过敏的物质,即过敏原,尽量避免之。

(3)根据“发作治标,平时治本”及“春夏养阳”“冬病夏治”原则,注重缓解期的治疗,以利于扶正固本,增强体质,减少或预防过敏性鼻炎的发作,使远期疗效得到巩固。

(4)若患者体质较差、精神紧张或其他因素,在针刺时或留针过程中,突然出现头晕目眩、面色苍白、心慌气短、出冷汗、恶心欲吐、精神疲倦、脉沉细等,立即停止针刺,将已刺之针全部起出,令患者平卧,头部放低,松开衣带,注意保暖。轻者静卧片刻,给予温开水或白糖水饮之,一般症状很快消除而恢复正常。若仍不见效,可刺水沟、内关、涌泉、足三里等即可恢复。

(五)五针法为主治疗变应性鼻炎技术的临床应用

案:某男,16 岁,学生。1988 年 3 月 6 日初诊。

主诉:鼻塞、流涕、喷嚏 3 年,加重 1 个月。

病史:患者在 3 年前,因受凉感冒而鼻塞、喷嚏、流清水涕,伴鼻痒,经治疗痊愈。但在季节交换时常有发作,秋冬多发,近 1 个月来,鼻塞发作,喷嚏、流清水涕,伴鼻痒,早晚发作甚,平素畏风怕冷,出汗多,检查示双鼻黏膜苍白,且气短乏力,面色苍白,查其舌淡,苔薄白,脉细弱。

辨证:肺气虚寒,风邪易侵,上犯鼻窍。

治法:益气固表,祛风通络。取肺俞(双)、大椎、风门(双),印堂,上迎香(双),合谷(双)。按前法治疗。初次针后,患者即感鼻塞减轻,流清涕,鼻痒、喷嚏次数明显减少。连日针刺 6 次,症状消失,改为隔日针治 1 次。该患者经 3 年夏秋季节的针灸治疗,其远期疗效得到巩固。随访 2 余年,未见复发。

(邹燕齐)

第四节　耳穴治疗耳鸣耳聋

一、概述

耳鸣是一种主观感觉,周围环境并无相应声源,患者自觉耳内鸣响或有异常声响。耳聋是指听觉系统的传音、感音功能异常所致的听觉障碍或听力减退。耳鸣可伴有耳聋,耳聋亦可由耳鸣发展而来。两者临床表现和伴发症状虽有不同,但在病因病机上却有许多相似之处,故临床常将两者合并论述,如《医学入门》:"耳鸣乃是聋之渐也。"耳鸣在五官科就诊疾患中占有较高比例,特别是老年人群中33%以耳鸣为主诉,其中还包括了进行性加重和久治不愈的患者。耳鸣耳聋作为一种临床症状,可单独出现,也常见于多种疾病过程中,如中耳炎、鼓膜穿孔、猩红热、颅内病变以及药物中毒等具有明确病因的疾病;此外还有一大部分患者,仅有耳鸣症状,各项检查未能明确病因,称为神经性耳鸣。这类患者采用常规治疗方案治疗但临床疗效不明显,给患者带来极大的困扰。耳聋根据病变部位及性质可分为以下3种。

1. 传导性耳聋　主要是由于外耳、中耳传音机构发生病变,音波传入内耳发生障碍。

2. 感音神经性耳聋　耳蜗螺旋器病变不能将声音变为神经兴奋,或神经中枢途径发生障碍不能将神经兴奋传入,或大脑皮质中枢不能分辨语言,统称神经性耳聋。如梅尼埃病、耳药物中毒、噪声损伤、听神经瘤等。

3. 混合性聋　传音和感音机构同时有病变存在,如慢性化脓性中耳炎、耳硬化症晚期、爆震性聋等。

早在《内经》里就有耳鸣耳聋的记载,如《素问·六元正纪大论篇》:"木郁之发……甚则耳鸣旋转。"《灵枢·海论》:"髓海不足,则脑转耳鸣。""上气不足……耳为之苦鸣。"《灵枢·口问》:"耳者,宗脉之所聚也,故胃中空则宗脉虚,虚则下,溜脉有所竭者,故耳鸣。"《外台秘要·风聋方》:"病源足少阴之经,宗气之所聚,其气通于耳,其经脉虚,风邪乘之,风入于耳之脉,使经气痞塞不宣,故为风聋。"《仁斋直指附遗方论·耳》:"肾通乎耳,所主者精,精气调和,肾气充足则耳闻而聪。若劳伤气血,风邪袭虚,使精脱肾惫耳转而聋。"从上述记载可以看出,导致耳鸣耳聋病因病机主要是由于风邪上袭耳窍,加之患者肾精亏损,肾气不足,肝火、痰浊上蒙耳窍所致。治疗应标本兼治,虚者补之,实则泻之。

二、诊断要点

(一)症状

1. 继发性耳鸣耳聋 除了耳鸣、耳聋症状外,还具有明确的病因。

2. 原发性耳鸣耳聋 各项检查未能明确病因,临床仅表现为耳鸣或听力下降。

(二)检查

1. 音叉检查 林纳试验(气骨导试验)气导≥骨导;韦伯试验(骨导偏向试验)偏向患侧耳;施瓦巴赫试验(骨导对比试验)骨导延长。

2. 电测听(听力图) 骨导正常,气导听力损失在 30 ~60 dB,一般低频听力损失较重,存在气骨导间距。

3. 声导抗检查 通过鼓室导抗图和声反射来判断。

4. 言语测听 测试受试者的言语听阈和言语分辨。正常情况下言语判别得分可达 90% ~100%,传导性耳聋患者言语判别得分不受影响,耳蜗病变致神经性耳聋患者言语判别得分降低。听神经病变言语判别得分下降明显。

三、针灸治疗

(一)针灸疗法

1. 实证

取穴:主穴为听宫、听会、翳风、晕听区、中渚、侠溪、风池。配穴为肝胆火旺配合太冲、丘墟;痰热郁结配合丰隆、劳宫;风邪上袭配合外关、曲池。

操作方法:听宫、听会采用张口位进针,采用 1.5 寸毫针直刺,得气后行平补平泻手法;风池采用 1.5 寸毫针,针尖向耳郭方向,行泻法,使针感传导至耳内为佳。其余穴位常规刺法,得气为度,针刺后在听宫和翳风连接电针,连续波,频率 2 Hz,强度以耐受舒适为度,留针 30 min,嘱患者闭目养神。

疗程:每周 3 次,12 次为 1 个疗程。

2. 虚证

取穴:听宫、听会、翳风、风池、晕听区、肾俞、关元、太溪、三阴交、足三里。

操作方法:听宫、听会采用张口位进针,用 1.5 寸毫针直刺,得气后行平补平泻手法;风池采用 1.5 寸毫针,针尖向耳郭方向,行补法,使针感传导至耳内为佳。足三里、关元针刺后配合温针灸。其余穴位常规刺法,得气为度,针刺后在听宫和翳风连接电针,连续波,频率 2 Hz,强度以耐受舒适为度,留针 30 min,嘱患者闭目养神。

疗程:每周 3 次,12 次为 1 个疗程。

(二)耳穴疗法

取穴:皮质下、内分泌、肝、肾。

操作方法:在选定穴上探得敏感点后,将粘有磁珠或王不留行籽的耳穴胶布贴敷其上,每次取一侧耳穴。嘱患者每日按压3~4次。隔日贴敷1次,双耳交替。

疗程:10次为1个疗程。疗程间隔5~7 d,开始下一疗程治疗。

(三)穴位注射

取穴:听宫。

操作方法:用甲钴胺注射液,每次1 mL。

疗程:每周3次,12次为1个疗程。

四、名老中医经验

耳鸣耳聋既可是其他疾病引起的一个临床症状,也可以单独出现。持续的、恼人的、枯燥的耳鸣声不但影响睡眠、工作,还可导致抑郁、焦虑、烦躁等心理疾病,甚则无法工作。对继发性耳鸣耳聋可针对原发病进行治疗,对神经性感音性耳鸣则缺乏有效的治疗方法,主要采用营养神经类药物口服或注射,部分患者能改善症状,但也存在相当多的患者治疗无效,病久容易进一步发展为耳聋,从而给患者带来更大的生理和心理问题。针灸对耳鸣耳聋的治疗,经临床证明是有效的,而且疗效稳定,值得推广实施。

针灸治疗本病,根据中医辨证论治及经络循行原则选穴。针对实证患者,主要从经络辨证入手,手足少阳经脉、手太阳经均绕行于耳郭前后,因此取手太阳经之听宫,手少阳经之中渚、翳风,足少阳经之听会、风池、侠溪疏导太阳和少阳经气。此外,根据远近配穴原则,对肝胆火盛者,配合肝经原穴太冲、胆经原穴丘墟清泄肝胆之火,取其“病在上,取之下”和“盛则泻之”之意。痰热郁结,取丰隆、劳宫泄热豁痰而达清窍之功。在“肾开窍于耳”理论指导下,虚证患者病机主要归因于肾精不足不能濡养耳窍,故取肾俞、关元、太溪培肾固本,调补肾气,使精气上输于耳窍,达到止鸣复聪之效。

研究发现,耳鸣耳聋的发生与体内铁、锌、维生素C、维生素D、维生素E的含量密切相关,因此除了进行积极的治疗外,日常饮食多食富含上述微量元素的食物对预防和治疗耳鸣耳聋也有着重要意义。体内缺铁可使红细胞携氧能力降低,内耳细胞可因养分供给不足而导致听力下降,针对缺铁患者可多食用富含铁的食物,如动物肝脏、牡蛎、黑木耳、海带、小米等。缺锌会影响耳蜗细胞功能而导致听力减退,富含锌的食物有扇贝、鲍鱼、牡蛎、蘑菇、核桃等。维生素C、维生素D、维生素E广泛存在于新鲜蔬果中,因此应保证每日摄入足量的蔬果。除了饮食调节外,还可进行自我按摩,如少林内功里面的动作之一——鸣天鼓,对耳鸣耳聋具有一定的治疗和预防功效,具体做法如下:患者以两手掌心紧按外耳道口,同时以四指反复敲击枕部或乳突部,继而手掌起伏,使外耳道有规律地开合。每日早晚各 1 次,每次 3 ~5 min。

(邹燕齐)

第五节 肺切除手术的针刺麻醉

肺切除术是肺外科最基础的术式,包括全肺切除术、肺叶切除术、肺段切除术、肺楔形切除术和非典型的局限性肺切除术,此类手术对患者的身体损伤较大,可造成呼吸循环紊乱,危及患者的生命安全。以单一的针刺麻醉使患者在清醒的状态下完成手术,对患者的心理影响巨大,且不符合当代伦理,故常使用针药复合麻醉辅助完成肺切除手术,这样不仅可以有效抑制全身麻醉气管插管、拔管时的心血管反应,减少应激,同时在麻醉维持期间还可同全身麻醉药物有协同作用,一定程度上减少麻醉镇痛药药量,间接减轻药物反应,减少药物副作用,使循环系统更稳定,并为患者节省费用。

一、基本机制

早在 2000 多年前,经典著作《灵枢》中就多次提到针刺可治疗头痛、牙痛、腰痛、关节痛及各种腹痛,且唐代薛用弱的《集异记》也记载了使用针刺进行麻醉手术的病案。《灵枢·厥病》首次提到了针刺可抑制外伤引起的疼痛:“头痛不可取于腧者,有所击堕,恶血在于内,若肉伤,痛未已,可则刺,不可远取也。”明代的《普济方》中也记载“疼痛不可忍者……用葱白切一片,厚二分许,置所蛰处,以艾灸三壮”,或者“详其经络部分逆顺,蹙气,毫针刺之”均可缓解疼痛,说明针灸的镇痛作用在古代就已被广泛应用,但考虑到灸法治疗局限,且使用时烟雾较多不符合手术室环境要求,故采用针刺进行麻醉。

针刺麻醉的作用机制与中医脏腑经络理论紧密联系,人体由脏腑、经络、皮毛、肌肉等部分组成,而经络系统是气血运行的通道,联系周身各个部位;穴位则是脏腑和经络气血输注于体表的部位,通过刺激穴位可以达到调节经络系统,维持全身稳态的作用。基于中医脏腑经络理论,针刺麻醉的选穴原则也可分为循经取穴、辨证取穴、局部取穴、节段取穴和同神经取穴。后两项由传统经络理论和现代神经生理学结合而来,且通过了长期的临床验证,疗效确切。节段取穴指依据解剖学原理,考虑手术部位的神经支配来选取穴位;后者则指选取手术部位邻近节段或同节段的神经支配的穴位。

现代医学关于针刺麻醉的镇痛机制尚未完全被阐明,一般认为针刺麻醉与针刺可影响痛觉传导途径,整合中枢神经疼痛信息相关。

二、治疗方法

针刺麻醉已经被证实具有保护手术患者脏腑功能，减少麻醉药物用量，促进术后恢复等作用。长期的针刺麻醉临床工作及在陈汉平工作室跟师学习，使沈卫东对针刺麻醉有了更深的感悟，在传统配穴的基础上增加抗呼吸衰竭、宁心安神的穴位，可进一步增强针刺麻醉的疗效。

（一）取穴

主穴：后溪、支沟、合各、内关；辅助穴位：足临泣、太冲、束骨、陷谷、郄门、鱼际、太白、印堂等。

（二）针刺方法

患者进入手术室后，侧卧手术体位，全身麻醉前 30 min 开始针刺。操作：局部皮肤消毒后，使用 0.38 mm×40 mm 毫针，双手进针后行平补平泻手法。电针刺激参数：均使用疏密波型，频率 2/100 Hz。后溪与合谷、支沟与内关针柄分别连接电针（同侧同极）。电流强度以患者可忍受为度，诱导 30 min。诱导期间可根据患者耐受程度适当调整电流强度（1 ~3 mA），并随时关注患者有无不适。针刺持续至手术结束。

三、临证体会

合谷为阳明大肠经原穴，具有镇静、止痛的作用；内关为手厥阴心包经络穴，具有宁心安神、宽胸理气的作用，两者合用在镇痛的同时可减轻心血管应激反应。支沟为手少阳三焦经经穴，内关配伍支沟能活血定痛、宣通胸阳。在肺切除手术中由于切口一般都在患者胁肋部，故多用内关穴。后溪为手太阳小肠经输穴，通督脉，此穴可调节一身阳经经气，抵抗外邪侵人，促进术后恢复。

此外，在着重使用针刺进行镇痛的同时，还要注意患者的心理状态，增加太阳、印堂等穴位，起到镇静安神的作用，以缓解患者紧张焦虑的情绪；肺部切除手术对肺脏损伤较大，还应配合增强肺脏功能的穴位，如鱼际、太白等，以防止呼吸衰竭。

研究表明，在硬膜外麻醉时，同时针刺合谷、内关、支沟、后溪四穴可通过神经-体液因素传到脊髓中枢，脊髓交感中枢对肺血管舒缩相对处于主导地位，使肺血管恢复了部分功能，可有效改善麻醉状态下单肺通气引起的呼吸功能障碍。

长期临床发现，术前准备工作对维持术中针刺麻醉的稳定必不可少，如对患者进行针药复合麻醉需提前 1 晚依据患者精神状态给予适量的地西泮或咪达唑仑，促其入睡；对患有低氧血症和高碳酸血症的患者，术前禁用有呼吸抑制作用的药物。针刺过程中还需随时观察患者变化，并适当加入针刺辅助用穴，增强针刺麻醉效果。辅助穴位常使用捻转手法，一般针刺手法频率为 100 ~200 次/min，提插幅度为 0.5 ~1 cm，捻转角度为

180°~360°,术中亦需结合患者的动态变化随时调整针刺手法,以保证针刺麻醉作用的稳定持久。

四、典型病案——左侧肺叶切除术

林某,男,57 岁。

诊断:左肺部恶性肿瘤。

针刺麻醉选穴:双侧内关、合谷、支沟、后溪。

针刺麻醉方法:电针选用韩氏穴位神经刺激仪,连续波,频率 100 Hz,双手进针后行平补平泻手法,针柄连接电针仪,电流强度以患者可耐受的针感为度,诱导 30 min,开始静脉诱导,术中维持用持续电针刺激,配合静吸复合全身麻醉。全身麻醉诱导时依次静脉注射芬太尼 5 μg/kg、丙泊酚 1~3 mg/kg、维库溴铵 0.1 mg/kg、咪达唑仑 0.05 mg/kg,同时面罩吸纯氧,人工辅助呼吸,待肌肉松弛后在喉镜明视下行气管内插管,连接麻醉机给予单肺机械通气。脑电双频指数(BIS)处于全身麻醉状态下(40~65),术中麻醉维持芬太尼 2~5 μg/(kg·h),维库溴铵 0.05 mg/(kg·h),丙泊酚 3~6 mg/kg,以麻醉泵恒速输注至术毕,待患者清醒后拔管。

针刺麻醉效果:整个手术过程中,患者心率、呼吸、脉搏、血压、血氧饱和度平稳,术后心肝肾功能正常,疼痛较轻。

【按】 肺切除术后拔除气管插管是引起围麻醉期应激反应的主要刺激,应激时神经系统的表达主要是通过交感-肾上腺-髓质系统的作用。创伤数秒的体内儿茶酚胺释放立即增加,应激情况下肾上腺髓质分泌的肾上腺素、去甲肾上腺素比静息状态下可增加 100 倍左右,以满足代谢的需要。皮质醇是一种主要由肾上腺皮质束状带分泌的糖皮质激素,对下丘脑-垂体-肾上腺皮质轴功能有重要意义。拔除气管插管时患者处于浅麻醉状态下,针刺能抑制应激反应,使拔出气管插管的过程中心率、血压稳定,减少躁动、呛咳和挣扎,同时由于交感活动抑制,心肌细胞膜对 Ca^{2+} 的通透性降低,心肌细胞的兴奋收缩耦联过程高度依赖细胞外的 Ca^{2+},心肌代谢减慢、氧耗减少,保护肺切除患者心肺功能。研究表明,芬太尼 6 μg/kg 能明显减弱全身麻醉气管内插管所致的心血管应激反应,但芬太尼用作主要麻醉药时,对心血管应激反应的调控没有明显的量效关系,其抗应激反应的能力与伤害性传入刺激的强度有一定关系。丙泊酚可抑制下丘脑 *c-fox* 基因的表达而抑制应激反应,也可促使外周血管内皮释放一氧化氮,使细胞内环磷酸鸟嘌呤(cGMP)的含量增加,松弛血管平滑肌,导致血管扩张,提高组织的抗氧化能力而减轻应激反应。在术中肾上腺素及皮质醇含量变化不明显情况下,针刺麻醉能减少麻醉药物用量,说明针药复合麻醉对术中手术应激反应有良好的控制作用。

本例中针刺麻醉所选内关穴为手厥阴心包经之络穴,络心系,又是八脉交会穴,通于阴维脉，“阴维为病，苦心痛”，因此内关与“心”联系密切，具有宁心安神、活血通络之功效，是治疗心胸疾病的常用穴位之一。后代医家认为“胸肋苦有病，速与内关谋”，在治疗心脏疾病时，多取内关。近年来研究发现电针内关穴有良好的心肌保护作用，提高心肌抗缺血缺氧能力、抗氧化损伤、抑制心肌细胞凋亡、促进心肌细胞的恢复、提高心脏功能。也有研究发现针刺内关穴可以改善心脏病患者的窦房结功能，对室上性心动过速患者也有很好的疗效。合谷为手阳明大肠经原穴，肺与大肠相表里，合谷乃多气多血之手阳明经的原穴，具有镇惊、止痛的作用。支沟为手少阳三焦经经穴，循属上、中、下三焦，与心包经相表里，治疗胁痛有良好疗效，在肺切除手术中由于切口一般都在患侧胁肋部，故此穴较为多用。后溪为手太阳小肠经输穴，手太阳与足太阳为同名经，两经脉气相通，“输治体重节痛”，又为八脉交会穴，通于督脉，可以调节一身阳经经气，以抵抗外邪的侵入。以上 4 个穴位都集中在手部，在硬膜外麻醉时，针刺这些穴位能通过神经体液因素传到脊髓中枢，脊髓交感中枢对肺血管舒缩相对处于主导地位，使肺血管恢复了部分功能，进而对麻醉状态下的单肺通气引起的呼吸功能障碍有改善作用。

（邹燕齐）

第六节　刺血疗法治疗高热

凡体温超过 39 ℃称为高热，可见于流行性感冒、流行性脑脊髓膜炎、乙型脑炎、细菌性痢疾、钩端螺旋体病、结核病、疟疾、感染性心内膜炎、胆道感染、肝脓肿、泌尿系感染、风湿热等各种感染性疾病，其他如过敏或变态反应性疾病、结缔组织疾病、恶性肿瘤、物理及化学因素等也可引起高热。中医又称为“壮热”“大热”。

一、诊断要点

凡腋温>39 ℃者。

二、辨证分型

1. 邪在肺卫　发热，恶寒，头痛，无汗或少汗，咳嗽，口渴，苔薄白或薄黄，脉浮数。

2. 邪热盛实　但热不寒，大汗，口渴饮冷，舌苔黄燥，脉滑数或洪大。

3. 热入营血　高热，神昏谵语，烦躁抽搐，面赤气粗，或喉间痰鸣，或肌肤发斑，吐血便血，舌质绛，脉细数。

三、刺血疗法治疗

(一)处方1:耳尖、大椎

辨证分型:适用于邪在肺卫及邪热盛实型高热。

操作:先将患者双耳郭皮肤揉红搓热,常规消毒后,用三棱针点刺耳尖2~3下,然后用手挤压穴位出血,直至血色变为鲜红色,再用消毒干棉球按压针孔止血。再取大椎穴,常规消毒后,用三棱针点刺2~3下,并挤捏穴位出血数滴,然后用适宜大小的玻璃罐采用闪火法拔罐,出血量以2~5 mL为宜,留罐时间约为5 min,每天治疗1次,最长不超过3 d。

(二)处方2:督脉两侧、大椎、身柱、太阳、曲池、委中

辨证分型:适用于热入营血型高热。

操作:局部常规消毒,用梅花针沿着背柱两侧叩打出血后,用闪火法拔罐吸附于以上部位,留罐5~10 min。余穴每次取2~3个穴位,用三棱针点刺放血,再用闪火法使小罐吸附于穴位,留罐5~10 min。每日1~2次,热退即止。

(三)处方3:主穴为大椎、曲池、少商

辨证分型:神昏配人中、十宣(以中指为主),烦躁配印堂,热入营血配中冲。

操作:常规消毒,大椎、曲池均先用三棱针点刺3~5下,再用闪火法拔罐令出血少商、十宣、中冲均用三棱针点刺出血,用手挤压放血5~10滴;人中、印堂用捏起放血法。

(邹燕齐)

第七节 刺血疗法治疗中暑

中暑是在烈日或高温环境下劳动时,因暑热侵袭,致邪热内郁,体温调节功能失常所发生的急性病变。俗称发痧,古称中暍。

一、诊断要点

(1)在高温环境下出现全身乏力,头昏肢倦,胸闷恶心,口渴多汗等症,如离开高温环境,休息后可恢复正常,为先兆中暑。

(2)面色潮红,胸闷烦躁,皮肤干燥,呼吸急促,大量汗出,恶心呕吐,面色苍白,血压下降,为轻度中暑。

(3)上述症状持续不解,继现汗闭高热,头痛呕吐,神昏肢厥,或肢体痉挛抽搐等症,为重症中暑。

(4)多有夏季暴晒或高温环境下体力劳动、长途行走、田间作业史。年老、产妇、慢性体弱患者可在通风不良及过度疲劳、过量饮酒等情况下发生。

(5)须与暑瘟、疫疟、中风、食物中毒等鉴别。

二、辨证分型

1. 阳暑　头昏头痛,心烦胸闷,口渴多饮,全身疲软,汗多,发热,面红。舌红,苔黄,脉浮数。

2. 阴暑　精神衰惫,肢体困倦,头昏嗜睡,胸闷不畅,多汗肢冷,微有畏寒,恶心欲吐,渴不欲饮。舌淡,苔薄腻,脉濡细。

3. 暑厥　昏倒不省人事,手足痉挛,高热无汗,体若燔炭,烦躁不安,胸闷气促,或小便失禁。舌红,苔燥无津,脉细促。

4. 暑风　高热神昏,手足抽搐,角弓反张,牙关紧闭,皮肤干燥,唇甲青紫。舌红绛,脉细弦紧或脉伏欲绝。

三、刺血疗法治疗

(一)处方1:水沟、十宣

辨证分型:阳暑加委中;阴暑加阴陵泉。

操作:局部常规消毒后,用三棱针迅速点刺,使每穴出血3~5滴。一日可进行2次,中病即止。

(二)处方2:大椎、十宣穴(以中指为主)

辨证分型:适用于暑厥型、暑风型中暑。

操作:局部常规消毒后,大椎用三棱针点刺出血,加拔火罐5 min;十宣穴(以中指为主)用三棱针迅速点刺出血后,用左手拇、示指挤压出血,使出血3~5滴。一日可进行2次,中病即止。

(三)处方3:委中、少商(双侧)

操作:患者取站立位,取委中穴附近明显络脉,局部皮肤常规消毒后,选用三棱针1枚,左手拇指压在被刺部位下端,右手持三棱针对准委中部青紫脉络处,与局部皮肤呈60°斜刺入脉中后迅速将针退出,使瘀血流出。可使用消毒棉球轻轻按压静脉上端,以助瘀血排出。待出血自行停止后,再用消毒干棉球按压针孔,最后以无菌敷料保护针孔,以防感染。少商穴用三棱针点刺出血,再用手指挤压出血5~10滴,至血色变淡为止,再用消毒干棉球压迫止血。每日1次,中病即止。

(邹燕齐)

第八节 刺血疗法治疗面肌痉挛

面肌痉挛又称面肌抽搐或半侧颜面痉挛,为阵发性半侧颜面部肌肉的不自主运动,无其他神经系统阳性体征。开始多起于眼轮匝肌,逐渐向面颊乃至整个半侧面部发展,逆向发展的较少见。可因疲劳、紧张而加剧,尤以讲话、微笑时明显,严重时可呈痉挛状态。本病多为神经炎的后遗症,但机制不明确。属中医学"面瞤""面风""筋惕肉瞤"范畴。

一、诊断要点

(1)多在中年起病,女性多见,单侧发病。

(2)多自一侧下眼睑的轻微颤搐开始,逐渐向面部、上眼睑、口角扩展。严重者,面肌痉挛发作时可牵扯颈部肌肉发生挛缩及眼睑的抽搐使眼睛不能睁开,口角上吊。可伴有轻度肌无力和肌萎缩。

(3)在精神紧张、疲劳,面肌主动运动时症状加重,睡眠时消失。

(4)面肌痉挛不伴有疼痛。

(5)肌电图显示患侧肌纤维震颤及肌束震颤波,脑CT及脑电波检查无异常。

二、辨证分型

1. 风寒袭络型　症见面肌紧张或面部神经拘挛、抽搐、跳动,伴有患侧恶风恶寒,发热,头身疼痛,鼻塞,流涕,痰吐稀薄色白,口不渴或渴喜热饮,舌淡苔薄白而润,脉浮或浮紧。

2. 风热郁络型　症见颜面肌肉拘挛,抽搐,跳动,伴有面红目赤心烦,口渴欲饮,便干溲赤,发热汗出,舌红苔黄,脉洪大而浮。

3. 风痰阻络型　症见面肌拘挛、抽搐、跳动,伴有胸脘痞闷,呕恶痰涎,头痛昏蒙,口渴不欲饮或口不渴,舌淡苔白滑或腻,脉弦滑。

4. 肝胆湿热型　症见面肌痉挛,伴有头晕目赤,耳肿疼痛,耳鸣耳聋,口苦咽干或胁痛,尿赤涩痛,大便时干时稀,舌红苔黄腻,脉弦滑数。

5. 肝郁气滞型　症见情志抑郁,胁痛纳呆,饮食减少,面肌痉挛,舌淡苔白,脉浮微弦。

6. 气血虚弱型　症见面肌痉挛，汗出恶风，体倦乏力，舌淡苔薄，脉浮大无力。

7. 肝肾阴虚，虚风内动型　症见面肌痉挛或麻木弛缓，头晕头痛，肢体麻木，耳鸣目糊，性情急躁，腰膝酸软，或面红目赤心烦。患者多伴有高血压。舌红苔黄，脉弦细数或弦硬而长。

三、刺血疗法治疗

处方：以眼睑肌痉挛为主，取眼针区域，太阳区域为第 1 组；以颧面肌痉挛为主，取胃经循行区域，颧髎区域为第 2 组；以口轮匝肌痉挛为主，取唇周区，地仓区域为第 3 组穴位；全面肌痉挛则在 3 组穴位区域中酌情选用。

辨证分型：外感六淫加风门、大椎；风痰阻络证加大椎、丰隆；肝胆湿热证加肝俞、胆俞、阳陵泉；肝郁气滞证加太冲、合谷；气血虚弱型加气海、足三里。

操作：穴位常规消毒，用梅花针轻度叩刺，待患者适应后予以中度叩刺，操作时，针尖起落要呈垂直方向，运用腕部的弹力，施行弹跳式叩打。注意在眼针区域叩刺时，嘱患者闭目，医生用拇指按压瞳子髎穴区并向太阳穴牵扯，使眼部皮肤拉紧，以便于操作。眼周及唇周采用环形叩刺。叩刺以面部潮红，患者感到轻度的热、胀痛，表皮少许渗血为度。每次叩刺 3 ~ 5 min，然后依痉挛部位不同分别在太阳、颧髎、地仓穴区拔小号罐，出血停止后即起罐。隔日 1 次，5 次为 1 个疗程。

（邹燕齐）

第九节　刺血疗法治疗脑梗死

脑梗死又称缺血性脑卒中，是指局部脑组织因血液循环障碍，缺血、缺氧而发生的软化坏死。主要是由于供应脑部血液的动脉出现粥样硬化和血栓形成，使管腔狭窄甚至闭塞，导致局灶性急性脑供血不足而发病；也可因异常物体（固体、液体、气体）沿血液循环进入脑动脉或供应脑血液循环的颈部动脉，造成血流阻断或血流量骤减而产生相应支配区域脑组织软化坏死。前者称为脑血栓形成，占本病的 40% ~60%，后者称为脑栓塞，占本病的 15% ~20%。此外，尚有一种腔隙性脑梗死，系高血压小动脉硬化引起的脑部动脉深穿支闭塞形成的微梗死，也有人认为少数病例可由动脉粥样硬化斑块脱落崩解导致的微栓塞引起，占脑梗死的 20% ~30%。脑梗死是脑血管病中最常见者，约占 75%，病死率平均 10% ~15%，致残率极高，且极易复发，复发性中风的死亡率大幅度增加。本病属中医学“卒中”“中风”“类中风”“偏枯”“半身不遂”等范畴。

一、诊断要点

(1)以半身不遂,口舌歪斜,舌强言謇,偏身麻木,甚则神志恍惚、迷蒙、神昏、昏愦为主症。

(2)发病急骤,有渐进发展过程。病前多有头晕头痛、肢体麻木等先兆。

(3)常有年老体衰,劳倦内伤,嗜好烟酒,膏粱厚味等因素。每因恼怒、劳累、酗酒、感寒等诱发。

(4)量血压,行神经系统、脑脊液及血常规、眼底等检查。有条件做CT、磁共振检查,可有异常表现。

(5)应注意与痫病、厥证、痉病等鉴别。

二、辨证分型

(一)中经络

1. 肝阳暴亢　半身不遂,舌强语謇,口舌歪斜,眩晕头痛,面红目赤,心烦易怒,口苦咽干,便秘尿黄。舌红或绛,苔黄或燥,脉弦有力。

2. 风痰阻络　半身不遂,口舌歪斜,舌强言謇,肢体麻木或手足拘急,头晕目眩。舌苔白腻或黄腻,脉弦滑。

3. 痰热腑实　半身不遂,舌强不语,口舌歪斜,口黏痰多,腹胀便秘,午后面红烦热。舌红,苔黄腻或灰黑,脉弦滑大。

4. 气虚血瘀　半身不遂,肢体软弱,偏身麻木,舌歪语謇,手足肿胀,面色淡白,气短乏力,心悸自汗。舌质暗淡,苔薄白或白腻,脉细缓或细涩。

5. 阴虚风动　半身不遂,肢体麻木,舌强语謇,心烦失眠,眩晕耳鸣,手足拘挛或蠕动。舌红或暗淡,苔少或光剥,脉细弦或数。

(二)中脏腑

1. 风火蔽窍　突然昏倒,不省人事,两目斜视或直视。面红目赤,肢体强直,口燥,项强,两手握紧拘急,甚则抽搐、角弓反张。舌红或绛,苔黄而燥或焦黑,脉弦数。

2. 痰火闭窍　突然昏倒,昏愦不语,躁扰不宁,肢体强直。痰多息促,两目直视,鼻鼾身热,大便秘结,舌红,苔黄厚腻,脉滑数有力。

3. 痰湿蒙窍　突然神昏迷睡,半身不遂,肢体瘫痪不收。面色晦垢,痰涎涌盛,四肢逆冷。舌质暗淡,苔白腻,脉沉滑或缓。

4. 元气衰败　神昏,面色苍白,瞳神散大,手撒肢逆,二便失禁,气息短促,多汗肤凉。舌淡紫或萎缩,苔白腻,脉散或微。

三、刺血疗法治疗

(一)处方1:太阳、曲泽、委中、十宣、十二井穴

舌强不语者加金津、玉液。

辨证分型:适用于中脏腑证。

操作:令患者直立或扶其直立,选择委中穴或穴周最近显现血络,常规消毒,针对血络直刺5 mm,血液流出至自然停止,继而在刺络的部位拔罐,留罐5 min,此时对曲泽穴、太阳穴及穴周显现的血络刺络放血。每穴出血量控制在10 mL以内。十宣、十二井穴每次选取2~3个穴,使每穴挤压出血3~5滴即可。每周治疗2次。

(二)处方2:头部督脉、膀胱经、胆经、患肢手足阳明经

辨证分型:适用于中经络证。

操作:患者取坐位,不能坐者由家人扶持而坐,对梅花针及叩刺部位常规消毒,手持梅花针柄,放松手腕,针头垂直对准叩刺部位,依次叩刺头部督脉、膀胱经、胆经,患肢手足阳明经,反复叩刺数次,以局部微红为度,完毕后用酒精棉球擦净血迹。叩刺头部时令患者活动患侧肢体。

(邹燕齐)

第十节　刺血疗法治疗癫痫

癫痫是多种原因引起脑部神经元群阵发性异常放电所致的,发作性运动、感觉、意识、精神、自主神经功能异常的一种疾病。表现为感觉、意识及精神等方面的障碍,以突然晕倒、不省人事、口吐涎沫、两目上视、瞳孔放大、肢体抽搐,或大小便失禁、口中发出猪羊样尖叫声,移时自醒,醒后如常人等为主要症状。属中医学"痫病"范畴,俗称"羊痫风"。

一、诊断要点

参考国家中医药管理局1994年发布的《中医病证诊断疗效标准》。

(1)全面性发作时突然昏倒,项背强直,四肢抽搐。或仅两目瞪视,呼之不应,或头部下垂,肢软无力。

(2)部分性发作时可见多种形式,如口、眼、手等局部抽搐而无突然昏倒,或幻视,或呕吐、多汗,或言语障碍,或无意识的动作等。

(3)起病急骤,醒后如常人,反复发作。

(4)多有家族史,每因惊恐、劳累、情志过极等诱发。

(5)发作前常有眩晕、胸闷等先兆。

(6)脑电图检查有阳性表现,有条件做CT、磁共振检查。

(7)应注意与中风、厥证、痉病等鉴别。

二、辨证分型

(一)实证

1. 痰火扰神　猝然仆倒,不省人事,四肢强痉拘挛,口中有声,口吐白沫,烦躁不安,气高息粗,痰鸣漉漉,口臭便干。舌质红或暗红,苔黄腻,脉弦滑。

2. 风痰闭窍　发则猝然昏仆,目睛上视,口吐白沫,手足抽搐,喉中痰鸣。舌质淡红,苔白腻,脉滑。

3. 瘀阻脑络　发则猝然昏仆,瘛疭抽搐,或单以口角、眼角、肢体抽搐,颜面口唇青紫。舌质紫暗或有瘀点,脉弦或涩。

(二)虚证

1. 血虚风动　或猝然仆倒,或面部烘热,或两目瞪视,或局限性抽搐,或四肢抽搐无力、手足蠕动、二便自遗。舌质淡,少苔,脉细弱。

2. 心脾两虚　久发不愈、猝然昏仆,或仅头部下垂、四肢无力,伴面色苍白、口吐白沫、四肢抽搐无力、口噤目闭、二便自遗。舌质淡,苔白,脉弱。

3. 肝肾阴虚　发则猝然昏仆,或失神发作,或语謇、四肢逆冷、肢搐瘛疭、手足蠕动、健忘失眠、腰膝酸软。舌质红绛,少苔或无苔,脉弦细数。

三、刺血疗法治疗

(一)处方1:长强

辨证分型:痰火扰神证加行间、丰隆;风痰闭窍加丰隆、太冲;瘀阻脑络加膈俞;心脾两虚加心俞、脾俞;肝肾阴虚加肝俞、肾俞。

操作:伏身屈膝于腹部,使臀部仰起,在尾骨端与肛门中间凹陷处,局部严格消毒,左手提起穴位之间的皮肉,右手持三棱针重刺长强及其上下左右各一针,深2~3分,以用手挤压出血为度。每周1~2次,10次为1疗程。

(二)处方2:大椎、腰奇、夹脊穴

辨证分型:痰火扰神证加行间、丰隆;风痰闭窍加丰隆、太冲;瘀阻脑络加膈俞;心脾两虚加心俞、脾俞;肝肾阴虚加肝俞、肾俞。

操作：大椎、腰奇常规消毒后点刺出血数滴，加拔火罐5～10 min，然后以梅花针叩打第1颈椎至第4骶椎两侧夹脊穴，至皮肤潮红为度。每周2～3次。

（三）处方3：风府至长强各个脊椎棘突间

操作：常规消毒后，每穴用三棱针挑刺出血2～3滴，加拔火罐5～10 min。开始3 d 1次，随发作期间隔时间的延长，可1周1次。

（邹燕齐）

第十一节　穴位贴敷治疗呕吐

呕吐是临床常见的一种病症，指胃内容物经食道、口腔吐出，可伴有胃痛、胃胀、头晕恶心。呕吐见于多种消化系统疾病，如急慢性胃炎、急性胰腺炎、反流性食管炎、幽门梗阻、胃及十二指肠溃疡等；此外中枢神经系统疾病、全身性疾病、中毒等均可引起呕吐。因各种原因导致中焦脾胃不和，胃气上逆，以呕吐为主要表现者均可按本节介绍的方法进行治疗。

一、临床表现

呕吐食物残渣，或清水痰涎，或黄绿色液体，甚则兼夹少许血丝，一日数次不等，持续或反复发作。伴有恶心，纳谷减少，胸脘痞胀或胁肋疼痛。多有骤感寒凉，暴伤饮食，劳倦过度及情志刺激等诱发因素。或有服用化学制品药物，误食毒物史。上腹部压痛或有振水声。

二、辨证分型

1. 外邪犯胃　突然呕吐，可伴有发热恶寒、头晕头痛、身痛、胸脘满闷等症状。舌苔多白腻，脉濡缓。

2. 饮食停滞　呕吐物酸臭，伴有腹胀、胸脘满闷、嗳气厌食等症状。大便臭秽，或秘结或溏薄。舌苔厚腻，脉滑。

3. 痰饮内阻　呕吐痰涎，胸脘满闷，不思饮食，可伴有头晕心悸等症状。舌苔白腻，脉滑。

4. 肝气犯胃　呕吐泛酸，伴有频繁嗳气、胸胁闷痛、头晕头痛等症状。舌边红，舌苔薄腻，脉弦。

5. 脾胃虚寒　饮食稍有不慎即易呕吐，面色苍白，神倦乏力，四肢不温，可见大便溏薄。舌质淡，舌苔薄白，脉濡弱。

6. 胃阴不足　呕吐反复发作，咽干口燥，饥而不欲食。舌红津少，脉细数。

三、穴位贴敷治疗

（一）处方 1

主治：呕吐属寒邪犯胃者。

用药：生姜 12 克，半夏 10 克。

用穴：中脘、神阙。

（1）中脘：在上腹部，脐中上 4 寸，前正中线上。

（2）神阙：在脐区，脐中央。

用法：将半夏研成细末，与生姜一起捣成糊状，取适量涂于穴位处，胶布固定。每日 1 次，5 次为 1 疗程。

（二）处方 2

主治：呕吐属寒邪犯胃者。

用药：炒吴茱萸 30 克，生姜适量，葱白适量。

用穴：神阙。

用法：炒吴茱萸与生姜、葱白共同捣烂成糊状，取适量涂于穴位处，胶布固定。每日 1 次，3 次为 1 疗程。

（三）处方 3

主治：呕吐属饮食停滞者。

用药：明矾 15 克，面粉 20 克，陈醋适量。

用穴：涌泉。

涌泉：在足底，屈足卷趾时足心最凹陷处。

用法：明矾、面粉用陈醋调成糊状，取适量涂于穴位上，胶布固定。一般 30 min 后可起效。

（四）处方 4

主治：呕吐属饮食停滞者。

用药：紫苏 30 克，山楂 30 克，生姜 30 克。

用穴：膻中、中脘。

膻中：在胸部，横平第 4 肋间隙，前正中线上。

用法：上述药物捣烂成泥状，炒热，趁热贴于穴位处。注意热敷时药泥不可过热，防止烫伤皮肤。

(五)处方5

主治:呕吐属痰饮内阻者。

用药:葱白20克,半夏10克,陈皮12克,黄连3克。

用穴:期门、中脘。

期门:在胸部,第6肋间隙,前正中线旁开4寸。

用法:上述药物研成细末,葱白捣烂成糊状,二者混合均匀,取适量涂于穴位处,外用纱布覆盖。每日1次,5次为1疗程。

(六)处方6

主治:呕吐属肝气犯胃者。

用药:瓜蒌10克,青黛10克,贝母10克,蜂蜜适量。

用穴:中脘、膻中、期门。

用法:将瓜蒌、青黛、贝母研为细末,与蜂蜜调和成膏状,取适量涂于穴位处,外用纱布覆盖。每日1次,3~5 d为1疗程。

(七)处方7

主治:呕吐属肝气犯胃者。

用药:紫苏叶10克,白芍10克,陈皮10克,半夏10克,厚朴10克,茯苓20克,砂仁8克,陈醋适量。

用穴:中脘、期门、阳陵泉、太冲。

(1)阳陵泉:在小腿外侧,腓骨头前下方凹陷中。

(2)太冲:在足背,第1、2跖骨间,跖骨底结合部前方凹陷中,或触及动脉搏动。

用法:将上述药物研为细末,用陈醋调成糊状,取适量涂于穴位上,胶布固定。每日1次,连用3日。

(八)处方8

主治:呕吐属脾胃虚寒者。

用药:生半夏20克,黄连5克,公丁香15克,黄酒适量。

用穴:中脘、膻中、脾俞、行间。

(1)脾俞:在脊柱区,第11胸椎棘突下,后正中线旁开1.5寸。

(2)行间:在足背部,第1、2趾间,趾蹼的后方赤白肉际。

用法:将上述药物研为细末,用黄酒调成糊状,取适量涂于穴位上,胶布固定。每日1次,连用3 d。

(九)处方9

主治:呕吐。

用药：藿香 20 克，大腹皮 6 克，枳实 6 克，薄荷 12 克，生姜适量，面粉适量。

用穴：中脘、膻中、关元。

关元：在下腹部，脐中下 3 寸，前正中线上。

用法：上述药物研为细末，生姜榨汁，二者与面粉调和成黏稠糊状，制成直径 3 cm 的药饼，分别于穴位上贴敷 4 ~ 6 h，每日 1 次。

（十）处方 10

主治：神经性呕吐。

用药：鲜生姜。

用穴：内关。

内关：在前臂前区，腕掌侧远端横纹上 2 寸，掌长肌腱与桡侧腕屈肌腱之间。

用法：取新鲜生姜切片，贴于穴位处，并用伤湿止痛膏固定。

（十一）处方 11

主治：小儿呕吐。

用药：吴茱萸 25 克，陈醋适量。

用穴：涌泉。

用法：吴茱萸用陈醋调成糊状，取适量涂于穴位上，胶布固定。一般 30 min 后可起效。

引起呕吐的原因多样，包括脑外伤、脑肿瘤、脑血管意外、青光眼、酸碱中毒等，临床可根据各种呕吐的特点加以鉴别：喷射状呕吐因颅内高压而起，多见于颅脑疾病；顽固性呕吐表现为吐后无舒适感，胃内容物排空后仍干呕者，多见于腹膜炎、胰腺炎、胆囊炎等。除针对呕吐进行治疗外还应根据病因进行针对性的治疗，以免延误病情。

（邹燕齐）

第十二节　穴位贴敷治疗胃痛

胃痛是临床上常见的一个病症，又称胃脘痛，以胃脘近心窝处发生的疼痛为主要表现。胃痛多见于急慢性胃炎，胃、十二指肠溃疡，胃神经官能症，胃黏膜脱垂、胃下垂、胰腺炎、胆囊炎及胆石症等病。临床治疗胃痛时首先要分虚实，凡病程长、痛处喜按、饥时痛重、纳后痛减者，多属虚证；凡病程短、痛处拒按、饥时痛轻、纳后痛增者，多属实证。其次应根据寒、热、气滞、血瘀等不同病因对证治疗。

一、临床表现

以上腹胃脘部疼痛为主症。常伴有胃脘部痞闷或胀满、恶心呕吐、食欲不振、吞酸嘈杂等症状。

二、辨证分型

1. 寒凝气滞　胃脘疼痛暴作,疼痛剧烈,得温则痛减,遇寒则痛增,恶寒喜暖,口不渴,喜热饮,或伴恶寒。舌苔薄白,脉弦紧。

2. 胃热壅盛　胃脘灼热隐痛,烦渴喜冷饮,咽干口燥,可兼见口臭,牙周肿痛,大便干结,小便短黄。舌红苔黄厚,脉洪大。

3. 饮食积滞　胃脘胀满,疼痛拒按,嗳腐吞酸,嘈杂不舒,呕吐或矢气后痛减,大便不爽。舌苔厚腻,脉滑。

4. 肝气郁滞　胃脘胀满,痛连两胁,嗳气频频,吞酸,善太息,大便不畅,每因情志因素而诱发,心烦易怒。舌苔薄白,脉弦。

5. 气滞血瘀　病程较长,胃脘刺痛拒按,痛处固定,食后痛甚,或有呕血黑便,舌质紫暗或有瘀斑,脉细涩。

6. 脾胃虚寒　胃脘疼痛隐隐,痛处喜按,空腹痛甚,得食痛减。可兼见泛吐清水,喜暖,大便溏薄,神疲乏力,或手足不温。舌质淡,舌苔薄白,脉虚弱或迟缓。

三、穴位贴敷治疗

(一)处方1

主治:胃痛属寒凝气滞者。

用药:干姜30克,食盐100克。

用穴:阿是穴。

用法:将干姜与食盐一同炒热后装入布袋内,热敷胃痛处。注意热敷时不可过热,防止烫伤皮肤。每日1次。

(二)处方2

主治:胃痛属寒凝气滞者。

用药:草乌9克,川乌9克,白芷12克。

用穴:阿是穴。

用法:上述药物研成细末,用清水调成糊状,取适量涂于穴位上,胶布固定4~6 h。

(三)处方3

主治:胃痛属寒凝气滞者。

用药：当归15克，白芷15克，乌药15克，小茴香15克，大茴香15克，香附15克，木香8克，乳香4克，没药4克，丁香4克，肉桂4克，沉香4克，麝香0.5克。

用穴：神阙。

神阙：在脐区，脐中央。

用法：上述药物研成细末填于脐中，周围以纱布或面糊围住以防止药物从脐中溢出，胶布固定。每日2次。

（四）处方4

主治：胃痛属胃热壅盛者。

用药：山栀子15克，生姜4克，白酒适量。

用穴：阿是穴。

用法：将上述药物捣烂与白酒调成糊状，取适量涂于穴位上，每日1次。

（五）处方5

主治：胃痛属胃热壅盛者。

用药：青黛30克，密陀僧30克，雄黄15克，轻粉15克，鸡蛋2枚。

用穴：阿是穴。

用法：将上述药物研成细末，用鸡蛋清调成糊状，取适量涂于穴位上，每日1次。

（六）处方6

主治：胃痛属饮食积滞者。

用药：大黄30克，玄明粉30克，栀子30克，香附30克，郁金30克，滑石60克，甘草15克，黄芩15克，生姜适量。

用穴：阿是穴。

用法：将上述药物研成细末，生姜榨汁，二者调成糊状，取适量涂于穴位上，每日1次。

（七）处方7

主治：胃痛属肝气犯胃者。

用药：厚朴10克，枳实10克，生姜适量，葱白适量。

用穴：神阙。

用法：将上述药物研成细末，生姜、葱白捣烂并与药末混匀成糊状，取适量涂于穴位上，盖以纱布，胶布固定。每日1次。痰多胀满者可加香附、半夏各2克。

（八）处方8

主治：胃痛属肝气犯胃者。

用药：栀子20克，延胡索10克，桃仁10克，白酒适量。

用穴:阿是穴。

用法:将上述药物研成细末,用白酒调成糊状,取适量涂于穴位上,每日1次。

(九)处方9

主治:胃痛属气滞血瘀者。

用药:当归30克,丹参20克,乳香15克,没药15克,生姜适量。

用穴:中脘。

中脘:在上腹部,脐中上4寸,前正中线上。

用法:将上述药物研成细末,生姜榨汁,二者调成糊状,取适量涂于穴位上,每日换药3~5次,连续1~3 d。

(十)处方10

主治:胃痛属气滞血瘀者。

用药:艾叶40克,三棱15克,莪术15克,红花15克,肉桂10克,木香10克,草果10克,丁香10克,良姜12克,砂仁6克。

用穴:阿是穴。

用法:将上述药物研成细末。用棉布制成20 cm见方的布袋,内铺薄棉花。将药末均匀地撒在棉花上,将布袋封口,日夜系于胃脘部,每月更换药末1次。

(十一)处方11

主治:胃痛属脾胃虚寒者。

用药:肉桂50克,干姜50克,香附80克,良姜80克,荜茇40克,木香40克,丁香15克,肉蔻30克,茯苓50克,附子30克。

用穴:阿是穴。

用法:上述药物研成细末,装入布袋,蒸热后敷于胃痛处。注意热敷时不可过热,防止烫伤皮肤。每日1次,7次为1疗程。

导致胃痛的原因有很多,包括工作过度紧张、食无定时、吃饱后马上工作或做运动、饮酒过多、吃辣过度、经常进食难消化的食物等。在治疗胃痛的同时应注意饮食有节,不要暴饮暴食,宜进食易消化的食物,忌生冷、粗硬、酸辣刺激性食物。尽量避免烦恼、忧虑,保持乐观情绪。

(邹燕齐)

第十三节　穴位贴敷治疗泄泻

泄泻,又称腹泻,是指排便次数增多,粪便稀薄,或泻出如水样,一般无脓血和里急后重。多因消化系统发生功能性或器质性病变而出现。本病一年四季均可发生,但以夏秋两季多见,临床可分为急性泄泻和慢性泄泻两类。泄泻多见于西医学的急慢性肠炎、胃肠功能紊乱、过敏性肠炎、溃疡性结肠炎、肠结核等。

一、临床表现

以大便次数增多、便质清稀甚至如水样或完谷不化为主症。多伴有腹痛、肠鸣等症状。

二、辨证分型

1. 寒湿泄泻　发病势急,大便清稀,水谷相混,肠鸣腹痛,口不渴,身寒喜温。舌淡,苔白滑,脉迟缓。

2. 湿热泄泻　腹痛,泻下急迫,便稀有黏液,泻而不爽,肛门灼热,口渴喜冷饮,小便短赤。舌红,舌苔黄腻,脉濡数。

3. 伤食泄泻　肠鸣腹痛,便色黄褐,夹有未消化的食物,气味恶臭,泻后痛减。暖腐吞酸,不思饮食。舌苔垢浊或厚腻,脉滑。

4. 脾虚泄泻　发病势缓,病程较长,稍进食油腻则大便次数增加,便溏薄,时作时止,可伴有腹胀肠鸣。面色萎黄,神疲肢倦。舌淡苔薄,脉细弱。

5. 肾虚泄泻　黎明之前腹中微痛,肠鸣即泻,泻后痛减,形寒肢冷,腰膝酸软,舌淡苔白,脉沉细。

三、穴位贴敷治疗

(一)处方1

主治:寒湿泄泻。

用药:白胡椒20粒,炮干姜3克,雄黄粉3克,肉桂3克,吴茱萸3克。

用穴:神阙。

用法:上述药物研成细末,填于脐中,盖以纱布,胶布固定。每日1次,中病则止。

(二)处方2

主治:寒湿泄泻。

用药：去油巴豆仁 2 粒，去核熟大枣 1 枚。

用穴：涌泉、天枢。①涌泉：在足底，屈足卷趾时足心最凹陷处。②天枢：在腹部，横平脐中，前正中线旁开 2 寸。

用法：巴豆仁与大枣共同捣烂，用油纸或纱布包裹，压成饼状，贴于穴位处。每日 1 次，每次 2～3 小时，于局部发泡后发挥作用。注意发泡后尽量保持水疱处皮肤完好，对水疱表面涂以药膏待其自行吸收。

（三）处方 3

主治：湿热泄泻。

用药：车前草 60 克，甘草 3 克，滑石 6 克。

用穴：神阙、天枢。

用法：将上述药物研成细末，用茶水调成糊状，取适量涂于穴位上，盖以纱布，胶布固定。每日 1 次，中病则止。

（四）处方 4

主治：湿热泄泻。

用药：苦参 20 克，苍术 20 克，米醋适量。

用穴：涌泉。

用法：上述药物研成细末，用米醋调成糊状，取适量涂于穴位上，盖以纱布，胶布固定。每日 1 次，每次 4～6 h，中病则止。若热重者则改苦参与苍术比例为 3∶1，湿重者则改为 1∶3。

（五）处方 5

主治：伤食泄泻。

用药：藿香 50 克，苏叶 50 克，白芷 50 克，桔梗 50 克，升麻 50 克，柴胡 50 克，姜半夏 60 克，厚朴 60 克，白术 60 克，山楂 60 克，莱菔子 60 克，山药 60 克，大腹皮 60 克，猪苓 40 克，茯苓 40 克，泽泻 40 克，陈皮 40 克，枳实 40 克，桂枝 30 克，砂仁 30 克，干姜 30 克。

用穴：气海、足三里、神阙、天枢。①气海：在下腹部，脐中下 1.5 寸，前正中线上。②足三里：在小腿前外侧，犊鼻下 3 寸，犊鼻与解溪连线上。

用法：上述药物研成细末，加入 75% 乙醇使其与药粉之比为 1∶15，浸泡一周后去渣取汁，蒸馏提纯后备用。应用时将脱脂棉或纱布在药液中浸泡，待脱脂棉或纱布吸取足量药液后，敷于穴位上，外盖油纸或塑料薄膜，胶布固定。每日 2 次，每次 30 min。

（六）处方 6

主治：脾虚泄泻。

用药：白芷 30 克，干姜 30 克，蜂蜜适量。

用穴：神阙。

用法：白芷、干姜研成细末，与蜂蜜调和成膏状，取适量涂于穴位上，盖以纱布，胶布固定。用热水袋或炒热的盐粒袋热敷，注意热敷时不可过热，防止烫伤皮肤。每日1次。

（七）处方7

主治：脾虚泄泻。

用药：苍术15克，吴茱萸15克，砂仁15克，丁香6克，胡椒15粒。

用穴：神阙。

用法：将上述药物研成细末，用植物油调成糊状，取适量涂于穴位上，盖以纱布，胶布固定。每日1次。

（八）处方8

主治：肾虚泄泻。

用药：诃子肉120克，干粟壳120克，赤石脂120克，煅龙骨60克，乳香15克，没药15克，植物油500克，黄丹250克。

用穴：关元。

关元：在下腹部，脐中下3寸，前正中线上。

用法：将上述药物研成细末，与植物油一同按膏药的制作方法熬至滴水成珠时用黄丹收膏，装瓶密封。用时取膏药适量，烘热，涂于牛皮纸或棉布上，分别贴于穴位处。每日或隔日换药1次。

（九）处方9

主治：肾虚泄泻。

用药：肉豆蔻60克，五味子60克，补骨脂120克，吴茱萸30克。

用穴：神阙。

用法：将上述药物研成细末。用棉布制成20 cm见方的布袋，内铺薄棉花。将药末均匀地撒在棉花上，将布袋封口，盖于脐上，用布带束腰固定，5日更换药末1次。

（十）处方10

主治：各种泄泻。

用药：苍术30克，厚朴30克，陈皮30克，炙甘草30克。

用穴：神阙。

神阙：在脐区，脐中央。

用法：上述药物研成细末，炒热装入布袋中，热敷于穴位处，药凉后重复加热使用。注意热敷时不可过热，防止烫伤皮肤。每日1次。

急性泄泻的患者应注意休息，注意饮食卫生，不吃腐败变质的食物，不喝生水。患病初期进食应以能保证营养而又不加重胃肠道病变部位的损伤为原则,一般宜选择清淡流质饮食,如浓米汤、淡果汁和面汤等,忌食生冷油腻或刺激性食物。伤食泄泻者需要暂时禁食,以利于胃肠恢复,脱水过多者需要输液治疗。缓解期排便次数逐渐减少后可进食少油的肉汤、牛奶、豆浆、蛋花汤、蔬菜汁等流质饮食,以后逐渐进食清淡、少油、少渣的半流质饮食,腹泻完全停止时食物应以细、软、烂、少渣、易消化为宜,如食欲旺盛,可少食多餐。

(邹燕齐)

第十四节　穴位贴敷治疗胁痛

胁痛是以胁肋部一侧或两侧疼痛为主要表现的病症。肝居胁下,其经脉布于两胁,胆附于肝,其脉亦循于胁,所以,胁痛多与肝胆疾病有关。凡情志抑郁、肝气郁结,或过食肥甘、嗜酒无度,或久病体虚、忧思劳倦,或跌仆外伤等皆可导致胁痛。辨证时,应先分气血虚实,一般气郁者多为胀痛,痛处游走不定;血瘀者多为刺痛,痛有定处。虚证胁痛多隐隐作痛,实证胁痛多疼痛突发,痛势较剧。

一、临床表现

以一侧或两侧胁肋部疼痛为主症。疼痛性质有胀痛、刺痛、隐痛、闷痛、窜痛等,常反复发作。

二、辨证分型

(一)肝气郁结

胁肋胀痛,痛无定处,常因情绪波动而增减,胸闷不畅,嗳气频作,时欲太息,食欲减。舌苔薄,脉弦。

(二)气滞血瘀

胁肋刺痛,痛处不移,痛甚拒按,晚间尤重,肋下或可触及结块。舌质紫黯,或有瘀点,脉沉涩。

(三)肝胆湿热

胸闷胁痛,口干口苦,可见恶寒发热,恶心呕吐,纳差,或伴黄疸。舌红苔黄腻,脉弦滑数。

(四)肝阴不足

胁痛隐隐,绵绵不休,头晕目眩,虚烦少寐,口干咽燥。舌红苔少,脉沉弦细或细数。

三、穴位贴敷治疗

(一)处方1

主治:胁痛属肝气郁结者。

用药:白芥子20克,吴茱萸20克。

用穴:章门、京门。①章门:在侧腹部,第11肋游离端的下际。②京门:在上腹部,第12肋骨游离端下际。

用法:上述药物研成细末,用清水调成糊状,取适量涂于穴位上,干后换药,1日3次。

(二)处方2

主治:胁痛属肝气郁结者。

用药:柴胡10克,青皮30克,龙胆草50克,延胡索50克,醋适量。

用穴:期门、阿是穴。

期门:在胸部,第6肋间隙,前正中线旁开4寸。

用法:上述药物研成细末,用醋调成糊状,取适量涂于穴位上,盖以纱布,胶布固定、每日1次。

(三)处方3

主治:胁痛属气滞血瘀者。

用药:青皮适量,醋适量。

用穴:阿是穴。

用法:青皮打碎,拌醋炒热后装入布袋内,热敷痛处,冷则更换,注意热敷时不可过热,防止烫伤皮肤。每日2次,每次30 min。

(四)处方4

主治:胁痛属气滞血瘀者。

用药:三棱12克,莪术10克。

用穴:阿是穴。

用法:上述药物研成细末,用麻油调成糊状,取适量涂于穴位上,盖以纱布,胶布固定。每日1次。

(五)处方5

主治:胁痛属肝胆湿热者。

用药：栀子10克，大黄10克，芒硝10克，乳香3克，冰片1克，蜂蜜适量，75%乙醇适量。

用穴：阿是穴。

用法：上述药物研成细末，用蜂蜜和乙醇调成糊状，取适量涂于穴位上，盖以纱布，胶布固定。每日1次，每次8～12小时。

（六）处方6

主治：胁痛属肝胆湿热者。

用药：青黛20克，瓜蒂20克，冰片5克，大蒜适量。

用穴：臂臑。

臂臑：在臂部，曲池上7寸，三角肌前缘处。

用法：将上述药物研成细末，与大蒜捣烂成糊状，取适量涂于穴位上，盖以纱布，胶布固定。每2周1次，3次为1疗程。

（七）处方7

主治：胁痛属肝阴不足者。

用药：白芥子30克，鸡蛋1枚。

用穴：阿是穴。

用法：将白芥子捣烂，与鸡蛋清搅拌均匀后取适量涂于穴位上，盖以纱布，胶布固定。每日1次。

（八）处方8

主治：胁痛。

用药：川芎12克，香附10克，柴胡6克，芍药6克，青皮6克，枳壳6克。肝气郁结者加夏枯草30克，钩藤12克，法罗海12克；气滞血瘀者加鸡血藤20克，桃仁6克，骨碎补12克。

用穴：大包、章门、期门；阿是穴。

大包：在胸外侧区，第6肋间隙，在腋中线上。

用法：上述药物研成细末，用麻油调成糊状，取适量涂于穴位上，盖以纱布，胶布固定。每日1次。

胁痛皆与肝的疏泄功能失常有关。所以精神愉快，情绪稳定可使气机条达，对预防与治疗有着重要的作用。除注意休息、劳逸结合外要多食蔬菜、水果、瘦肉等清淡而富有营养的食物。饮食尤应注意忌酒、生冷、胀气之物、肥甘厚味和辛温助热之品，以免加剧肝胆负担，使症状加重或复发。

（邹燕齐）

第六章 小儿常见病的推拿治疗

第一节 小儿内科疾病

一、发热

发热是指体温高于正常标准。它是儿科临床最为常见的症状之一，可见于许多种急性、慢性病变。发热会使患儿体内产生一系列相应的变化，如不及时处置，会造成严重的并发症，而按摩具有良好的降温效果。

(一)临床表现

发热是儿童最常见的就诊原因之一，常伴寒战、四肢酸痛、头痛烦躁、食欲下降等全身不适症状。临床常见证型如下。

1. 外感发热

(1)表证发热：发热伴恶寒。无论感受什么性质的病邪，均伴有不同程度之恶寒。

(2)半表半里发热：发热与恶寒交替出现。

(3)里证发热：发热不恶寒，但恶热。常见有壮热(高热，多为气分热炽)；身热不扬(发热，初摸肌肤不热，而越摸越热，多为湿热蕴结)；潮热(发热呈周期性热至或热甚，多为实热、湿热或阴虚发热)；骨蒸劳热(低热、但热有由内向外蒸腾发散之感，多为阴虚发热)等。

2. 内伤发热

(1)食积发热：发热伴手足心热。

(2)气郁发热：发热多由情志不遂而引发。

(3)阴虚发热：慢性久病、气虚、阳虚、血虚、阴虚都可致热，多为低热，亦可见高热。

(二)诊断要点

体温高于37 ℃(也有人认为小儿有许多生理性致热因素，故体温之常态就较成人为高,则应以体温高于 37.5 ℃为发热的标志)。低热:37(37.5)~38 ℃。中度发热:38.1~39 ℃。高热:39.1~40.4 ℃。超高热:高于40.5 ℃。体温过低:低于35 ℃。

(三)治疗

发热的处理原则为泄热除热。临床还要根据所发病证,配以相应的辨证施治,如清热解表、清热消食、清热祛瘀、清热补虚等。

1.基本手法

(1)头面四大手法,推桥弓。

(2)清天河水,双拇指交替点压内关至郄门。

(3)从阴陵泉至三阴交行推法,再交替点压。上下搓足心。

(4)患儿俯卧位,下推天柱骨,自上而下推脊柱。于督脉及膀胱经行揪痧法,重点在大椎、肺俞、心俞、肝俞挤痧。

2.随证加减手法

(1)外感发热:患儿坐位低头,在其风池、风府、天柱、风门、肺俞等穴处行搓擦法,清肺经,点揉二扇门、双侧曲池穴。

(2)内伤发热:①食积发热,揉板门、推四缝、退六腑、揉摩胃脘,点揉中脘、天枢、足三里等穴。②气郁发热,从剑突向两侧沿肋弓行分推法,点按期门、章门穴。③阴虚发热,取天河水,揉二马,重点操作阴陵泉至三阴交一线。

(四)注意事项

(1)施术毕,患儿汗出较多时,注意补水,防风寒。

(2)退热手法可于两小时后再次施用。

二、感冒

感冒,又称上呼吸道感染,是小儿最常见的疾病。它是由病毒、细菌等病原体侵犯鼻、鼻咽和咽部所导致的以恶寒、发热、鼻塞、流涕、咽痛、咳嗽为主证的疾病。病原体初犯人体,以侵犯呼吸道上部为主,故称之为"上感",但亦可涉及喉、气管、口腔、鼻窦、中耳、淋巴结等周围组织器官,使病变迁延、加重,或引起其他并发症。对于某些体质较弱的儿童,可频发上感,并对儿童体质造成较严重的损害,所以应予及时治疗。按摩治疗感冒简便易行,无痛苦,儿童易于接受,对轻症、频发的儿童更为适用。

(一)临床表现

轻症:仅有局部症状,如鼻塞、流涕、喷嚏、咽痛等,3~4 d 即可自愈。

重症:有较重的全身症状,如恶寒、高热(体温39~40 ℃),身痛、全身无力、食欲锐减等,病时稍长。

临床常见证型如下。

1. 外感病邪者

(1)外感风寒:多见于冬、春气候寒冷之时,可见恶寒、鼻塞、流泪、咳嗽、苔薄白、脉浮紧等症。

(2)外感风热:多见于春、夏气候较为温热之时,可见恶寒、咽痛、发热、音哑、口干、舌尖黄、苔薄黄、脉浮数等症。

(3)外感湿邪:多见于气候潮湿之际,可见周身困重不适、恶风寒、不思饮食、睡眠不安、咳声沉闷、苔白略厚、脉濡等症。

2. 夹证外感者

(1)食积外感:即停食着凉,可见恶寒、发热、手足心热、食欲不振、夜卧不安、苔黄厚腻、脉浮数或滑等症。

(2)惊恐外感:多见于神气怯弱之病儿,可见发热、恶寒,且惊悸不安、烦躁不宁、肉瞤指动、惊哭不眠、苔薄、脉虚浮等症。

(3)气虚外感:多见于久病、体弱儿,可见恶寒、发热、动辄汗出、体质瘦弱、倦怠乏力、不欲饮食、舌淡脉虚等。

(二)诊断要点

(1)气候骤变,冷暖失调,或与感冒患者接触,有感受外邪病史。

(2)发热、恶风寒、鼻塞流涕、喷嚏、微咳等为主证。

(3)感冒兼证者,可见咳嗽加剧、喉间痰鸣,或脘腹胀满、不思饮食、呕吐酸腐、大便失调,或睡卧不宁、惊惕抽风。

(4)血象检查:病毒感染,白细胞总数正常或偏低;细菌感染,白细胞总数及中性粒细胞均增高。

(5)病原学检查:可用鼻咽或气管分泌物做病毒分离或桥联酶标法检测,作为病毒学诊断。咽拭子培养可有病原菌生长;链球菌感染者,血中抗链球菌溶血素“O”(ASO)滴度增高。

(三)治疗

对感冒的主要治疗大法为祛除病邪、开达表气。应首重辨清病势。正气不虚、感受外邪者,应分辨病邪性质,或予疏风散寒之法,或予疏风清热之法,或予疏风祛湿之法。病邪得祛,气道得通,卫气即可畅达。对夹证外感者,则应分清病性,或消食解表,或息风解表,或扶正解表等。

1. 基本手法

(1)俯卧位,双拇指沿第1至第7胸椎棘突及棘突间凹陷连读按压,先轻后重。发热者,重点按压第1至第2胸椎;疲倦者,重点按压身柱;饮食不良者,重点按压第5至第

7 胸椎。

(2)坐位或仰卧位,拇指点按印堂穴 6 ~ 7 遍;以双手拇指交替推印堂至上星穴,反复 20 余次,最后点按上星穴片刻。按压胸椎。

(3)用两拇指自额部发际向两侧额角分推,再由印堂穴经眉上方分推至太阳穴,并轻缓揉按太阳穴 10 余次。

(4)两拇指点按两侧迎香。

(5)两拇指揉按风池穴,重点按压大椎。

(6)拿肩井、合谷穴,重点按压承山。

2. 随证加减手法

(1)感受外邪,当以泻法为主,手法可稍重,施术时间宜短,以汗出为佳。风寒为主,多用擦法、按法、揉法,或蘸葱汁、姜汁施术,多做至皮肤发热或有汗透出,穴位可选用外劳宫、一窝风、三关;风热为主,多用推法、拿法、揪法,以内热外透,微有汗出为宜,可用清天河水、清肺经;湿邪为主,常汗出不透、周身不适,治宜大面积施术,最好配服祛湿解表之中药,否则很难短时间奏效,可用清补脾经、点揉丰隆。

(2)夹邪外感,当辨清其性质。夹食外感者,应循督脉由大椎至长强捏脊,并重点脾俞、胃俞、大肠俞;惊恐外感,由膻中始分推两胁,重点期门、章门、内关等穴,捣小天心、掐五指节、摩囟门;气虚外感,点揉足三里、中脘、关元、脾俞等穴,捏脊。

(3)随症加减:真塞、流涕,由山根摩至迎香穴,最后点按迎香、鼻通穴;发热,由风池到风府作搓摩法,重点大椎、曲池穴,清天河水;咽痛、喑哑者,分别揉双手大鱼际、小鱼际,点按手三里、哑门穴;咳嗽,揉风门、肺俞、膻中穴,清肝平肺、揉掌小横纹等。

(四)注意事项

(1)在气候多变季节,或孩子体质较差时,可间断行鼻部保健法(方法见第四篇),以增强其抵抗力,预防感冒。

(2)治感冒食疗方:风寒感冒,可饮用生姜红糖水;风热感冒,用桑叶、菊花、竹叶、茅根、薄荷等代茶饮;暑季感冒,当服绿豆粥;咳嗽,用橘红、生姜煎汤饮。

(3)湿浊偏盛者,可配服藿香正气水,或用十滴水稀释擦洗。

三、鼻炎

鼻炎是一种以长期鼻塞不通、流涕不止为特征的鼻病,其鼻塞有交替性、间歇性和持续性。鼻炎有急性和慢性之分,急性多归于中医"感冒""伤风"范畴;慢性多归于中医"真窒"范畴:本篇主要讨论慢性鼻炎。目前小儿鼻炎发病率高于12%,常可诱发鼻窦炎、咽炎、扁桃体炎、中耳炎、腺样体肥大等。

鼻炎的基本病机是邪气侵袭,鼻窍不利,外邪侵入,肺气闭郁,从而引发鼻塞、流涕、喷嚏等症状。

(一)临床表现

1. 风邪羁留多见于过敏性鼻炎。晨起、进餐、温差大时流涕、喷嚏、咳剧，舌淡红，苔薄白，指纹浮。

2. 痰湿壅肺多见于肥大性鼻炎。鼻塞，声音嗡，涕稠，伴咳、气喘、痰鸣，苔腻，脉滑，指纹滞。

3. 气阴两虚多见于萎缩性鼻炎。反复发作，病程长，易感冒，神疲，少气懒言，口干，心烦，舌淡，苔剥脱，脉细无力，指纹淡。

(二)诊断要点

(1)类似伤风，但病程超过1周，且全身症状轻，鼻部症状重，鼻塞尤为突出。鼻塞呈间歇性或两鼻孔交替性，久病可有嗅觉减退。

(2)临床检查：早期鼻黏膜充血，呈红色或暗红色，下鼻甲肿胀，对血管收缩剂敏感；久病下鼻甲肥厚，表面呈桑椹状或结节状，触之质硬，弹性差，对血管收缩剂不敏感，部分患儿鼻中隔偏歪。

(三)治疗

1. 基本手法

(1)点揉鼻翼两侧，重点揉迎香。

(2)以拇指或示指在鼻两侧由上至下做按揉、搓擦法。

(3)徐揉鼻根部、印堂至两眉梢部。

(4)头转向一侧，同时点人中、风府，逐渐着力按揉。

(5)从风池到风府，用双手作搓、摩法。从上向下拿揉后颈部。

(6)揉鱼际、列缺、手三里，点肺俞、大椎。

2. 随证加减手法

(1)风邪羁留：加点风池、风门、肺俞、飞扬等穴。

(2)痰湿壅肺：加排涕法、运内八卦、推三纹、点丰隆。

(3)气阴两虚：加补脾经、补肺经、揉二马、捏脊。

(四)注意事项

(1)注意鼻腔卫生，戒除挖鼻等不良嗜好。

(2)加强体质锻炼，多吃蔬菜、水果。

(3)冬季空气干燥，在有暖气或空调房中可以使用空气加湿器以维持空气湿度。

附：腺样体肥大

因腺样体增生肥大而引起相应症状者称为腺样体肥大。腺样体是一团表面呈橘瓣样的淋巴组织，出生后随年龄增长逐渐长大,2~6岁时增殖最旺盛,10岁以后逐渐萎缩。其中医病机为痰气交阻、痰热互结、咽喉不利。

(一)临床表现

1.痰湿壅肺鼻塞,声音重浊,涕黏稠,伴头晕,易恶心呕吐,身倦乏力,苔腻,脉滑,指纹滞。

2.气滞血瘀鼻塞持续,涕黏不易出,伴头痛,夜间打鼾声音大,脾气暴躁,舌暗苔白,脉涩,指纹青。

(二)诊断标准

(1)典型症状:鼻部长期鼻塞、流涕和闭塞性鼻音三联征,耳闷胀、耳鸣、听力下降,入睡时鼾声、张口呼吸、睡眠不安,可伴有阵咳及呼吸困难。

(2)腺样体面容:颌骨变长,腭骨高拱,牙列不齐,上切牙突出,唇厚,缺乏表情等面容。

(3)鼻咽镜可见腺样体阻塞后鼻孔2/3以上。

(三)治疗

1.基本手法

(1)头面四大手法:开天门、推坎宫、揉太阳、运耳后高骨。

(2)搓擦鼻翼,并于鼻翼两侧寻找阳性反应点,重点施术。

(3)黄蜂入洞,操作时嘱患儿闭口,用鼻呼吸。

(4)沿后发际沿线点揉风池、风府等穴。

(5)补脾经,清补肺经,推三纹。

(6)点揉膻中,分推肋间隙。

2.随证加减手法

(1)痰湿壅肺:基本手法加运内八卦、揉板门、揉丰隆、捏脊。

(2)气滞血瘀:基本手法加清肝经,点揉气海、血海、膈俞。

(四)注意事项

(1)健康饮食,增强体质,预防感冒。

(2)早发现,早诊断,早干预,必要时手术干预。

四、咳嗽

凡因感受外邪或脏腑功能失调,影响肺的正常宣肃功能,造成肺气上逆作咳,咯吐痰涎,即称"咳嗽"。咳嗽属于患儿的保护性反射动作,是儿科常见的肺系病证。目前咳嗽在临床上发病率较高,好发于冬春二季,常因气候变化而发病,多发生于幼儿。咳嗽往往作为一个症状,可见于多种疾病过程中,当咳嗽以主要症状出现时,方可诊断为咳嗽。

临床上,咳嗽又有急性、慢性之分。急性咳嗽指初发的、偶发的,一般延续7~10 d,有时迁延2~3周,或反复发作。慢性咳嗽症状持续时间大于4周。

西医学上呼吸道感染、气管炎、支气管炎、肺炎等属本病范畴。

(一)临床表现

咳嗽的病变部位在肺,常涉及脾,其中医病机是肺失宣肃:小儿形体未充,肺脏娇嫩,各种因素均易侵犯肺脏，肺失宣降而致咳嗽。临床上将咳嗽分为外感与内伤两型。

1. 风寒束肺　外感风寒邪气。咳嗽，痰稀色白，鼻塞流清涕，或伴恶寒，无汗，咽部不红，舌苔薄白，脉浮紧或指纹浮红。

2. 风热犯肺　外感风热邪气。咳痰不爽，咳嗽，痰黄而稠，鼻塞，流浊涕，发热恶风，咽红而肿，舌尖红，苔薄白或微黄，脉浮数或指纹浮紫。

3. 邪热壅肺　邪热直中于肺，或内热停聚于肺所致。咳嗽痰黄，喘息气闭，胸痛发热，便秘汗出，舌红苔黄，脉数或指纹绛。

4. 燥邪伤肺　外感燥邪或邪热伤津干咳无痰或痰少而黏，不易咳出，口渴咽干，舌红少苔，脉细或指纹深红。

5. 痰饮停肺　咳嗽痰多，痰色白而黏，较易咯出，胸闷纳差，舌淡红，苔白腻，脉滑或指纹滞。

（二）诊断要点

（1）好发于冬春二季，常因气候变化而发病。

（2）病前多有感冒病史。

（3）咳嗽为主要临床症状。

（4）肺部听诊：两肺呼吸音粗糙，或闻及干啰音。

（5）X 射线检查：胸片显示正常或肺纹理增粗，肺门阴影增深。

（三）治疗

1. 基本手法

（1）患儿俯卧位，沿第 1 至第 5 胸椎棘突上以双手拇指行交替压迫法，重点施术于身柱、陶道、大椎，以拇指揉风门、肺俞。

（2）用小鱼际按摩颈两侧以放松颈肌，同时点揉巨骨与哑门、巨骨与天突、肺俞与鱼际、涌泉与喘穴（在足底，内、外踝尖向足底连线中点），每次选 2 ~3 组。

（3）患儿仰卧位，用鱼际揉胸骨柄，以膻中为主，同时点揉中府与膻中，用双掌沿两侧胁肋做分推后，压迫锁骨下缘 1 ~2 min。

（4）患儿正坐位，双手拇指点双侧翳风穴，点揉尺泽和鱼际；点鱼际的同时压肩，活动同侧上肢，重复做对侧。

（5）咳嗽通常伴体内有痰，操作时注意排痰，痰尽咳才能止。可以通过揉掌小横纹、运内八卦、分推胸八道、分推肩胛骨、肃肺法等手法排痰。

2. 随证加减手法

（1）风寒束肺：于第 1 至第 5 胸椎棘突上先搓热，再行拇指交替压迫法；向下推大鱼际、小鱼际，搓劳宫穴。

（2）风热犯肺：沿风门、肺俞做揪法，揪至皮肤发红、内热外透为止。搓前臂尺侧至热。

(3)邪热壅肺:沿手太阴肺经由里向外顺序点揉,重揉中府、尺泽、太渊;重点定喘、天突穴。

(4)燥邪伤肺:重点太溪、太冲、绝骨、三阴交、阴陵泉。

(5)痰饮停肺:重点身柱、脾俞、足三里、丰隆等穴,用快速分合法操作上背部。

(四)注意事项

(1)小儿平时应注意保暖,避免风寒侵袭。

(2)咳嗽期间保持室内空气流通,多饮水,清淡饮食。

(3)过敏性体质的小孩,容易反复感冒或久咳不愈。一些孩子接触常见的变应原如冷空气、尘螨、花粉、宠物毛发等,就会咳个不停。因此家长要注意让孩子避免接触变应原。

五、反复呼吸道感染

感冒、扁桃体炎、支气管炎、肺炎等呼吸道疾病是小儿常见病,小儿发生上、下呼吸道感染的次数过于频繁,1 年中超过一定次数,即称为反复呼吸道感染。多见于6 个月 ~ 6 岁的小儿,1 ~3 岁的幼儿更为常见,以冬春气候变化剧烈时尤易反复不已。若反复呼吸道感染治疗不当,容易发生咳喘、水肿等病症,严重影响小儿的生长发育与身心健康。

(一)临床表现

1. 肺胃积热　反复感冒,口渴,伴口臭或口舌生疮,夜寐欠安,纳差,大便干,咽红,舌红,苔厚或黄,脉滑数。

2. 肺脾气虚　屡受外邪,咳喘迁延不已,或愈后又作,面黄少华,纳呆食少,倦怠乏力,或恣食肥甘生冷,肌肉松弛,或大便溏薄,咳嗽多汗,唇口色淡,舌质淡红,脉弱,指纹淡。

3. 气阴两虚　反复感冒,手足心热,低热,盗汗,神疲乏力,平时多汗,口干喜饮,纳呆食少,肌肉松弛,咽红,舌红少苔或无苔,脉细无力,指纹淡红。

(二)诊断要点

根据年龄、潜在的原因及部位不同,将反复呼吸道感染分为反复上呼吸道感染和反复下呼吸道感染,后者又可分为反复气管支气管炎和反复肺炎。

具体判断条件见表6-1。

表6-1　不同年龄段患儿反复呼吸道感染发作的频率

年龄/岁	反复上呼吸道感染/(次/年)	反复下呼吸道感染/(次/年)	
		反复气管支气管炎	反复肺炎
0～2岁	7	3	2
2^+～5岁	6	2	2
5^+～14岁	2	2	2

(三)治疗

1. 基本手法

(1)患儿俯卧，医者用拇指指端沿患儿背部督脉及膀胱经做点按，震颤及揉动等手法。

(2)用双掌大鱼际在上述背部膀胱经路线上由上到下做快速分合法，要求带动深层肌肉。

(3)患儿仰卧。分推胸八道，分腹阴阳。

(4)补脾经，补肺经，补肾经，揉二马，点揉足三里、太溪，捏脊。

2. 随证加减手法

(1)肺胃积热：清肺经，清胃经，于第1～12胸椎及膀胱经第2侧线范围内行挤痧法。

(2)肺脾气虚：重点补肺经、补脾经，点揉膻中。在督脉行掌擦法，以皮肤发热为度。

(3)气阴两虚：揉二马，补肾经，点揉气海，点三阴交至阴陵泉一线。

(四)注意事项

(1)饮食均衡丰富，不偏嗜生冷之物。

(2)汗出较多时，及时用毛巾擦干，勿吹冷风。

(3)经常用淡盐水漱口。

六、支气管哮喘

支气管哮喘是一种反复发作的变态反应性疾病，是小儿时期的常见肺系疾病。支气管哮喘患者以喘促气急，喉间痰吼哮鸣，呼气延长，严重者不能平卧，呼吸困难，张口抬肩，唇口青紫为特征。此病一旦发作，常常反复而不易根治，给患儿造成很大痛苦，且易引起其他并发症。支气管哮喘也是适于用按摩疗法的病症。

(一)临床表现

(1)哮喘典型发作：患儿早期多出现咽痒、喷嚏，咳嗽、胸闷，发作时突感胸闷如窒，呼吸困难，呼气延长，伴有哮喘；严重者，端坐呼吸，张口抬肩，伴有烦躁、汗出、发痞等症；发作常持续数分钟，甚至数小时，若将大量黏痰咯出，呼吸道通畅，哮喘即可缓解。

(2)哮喘持续状态：哮喘持续发作24 h以上，或经治疗12 h以上仍未能控制者。除有典型发作的表现外，还可见面色苍白、唇甲青紫、大汗淋漓、四肢厥冷、严重缺氧等表现。

(3)缓解期：哮喘典型发作已基本停止，但仍偶有喘息、胸闷倦怠、弱不耐劳、面色晄白、多汗、易感冒、稍遇诱因极易诱发哮喘典型发作。

临床常见证型如下。实证：患儿呈哮喘发作状态或持续状态，喘息气急，喉中痰鸣—若面色晦暗，口不渴或喜热饮，形寒怕冷，舌苔白滑，脉浮紧或弦紧者，为寒痰停肺；若面赤口渴，烦躁不恶寒，舌红苔黄腻，脉浮数或滑，为痰热壅肺。虚证：病程日久，反复发作，哮喘已进入缓解期，但面色苍白，倦怠畏风，多汗，易感冒，舌淡脉虚，为肺气虚证。虚实夹杂证：久病频发哮喘，喘哮声低，面白唇紫，大汗肢冷，脉沉细，为痰饮未尽，肺气已伤。

(二)诊断要点

(1)发作前有喷嚏、咳嗽等先兆症状，或突然发作；发作时喉间痰鸣，呼吸困难，伴呼气延长；咯痰不爽，甚则不能平卧，烦躁不安等。

(2)常因气候转变、受凉，或接触某些过敏物质等因素诱发。

(3)可有婴儿期湿疹史，或家族过敏史。

(4)两肺布满哮鸣音，呼气延长，或闻及湿啰音，心率增快。

(5)实验室检查白细胞总数正常，嗜酸性粒细胞可增高，可疑变应原皮肤试验常呈阳性。大部分患儿特异性IgE明显升高。伴肺部感染时，白细胞总数及中性粒细胞可增高。

(三)治疗

1. 基本手法

(1)患儿半卧位，医者用双手分别沿双侧腋中线从腋窝至第10肋骨边缘行掌摩法，轻刺激反复施术。

(2)中指点揉膻中，再用双拇指轻揉两侧中府。

(3)沿肋弓边缘作拿法，再由胸骨向两侧沿肋弓作分推法。

(4)患儿俯卧位，用多指轻拨、点揉风门、肺俞，再用双拇指点双侧膈俞。

(5)沿双侧腋后线由上至下行掌推法，反复施术：将双掌敷于双侧胁肋部行挤压法，随呼吸动作，呼气时压，吸气时放，反复数次。

(6)患儿坐位，双手多指提拿肩部，先左后右，分别施术。点揉天突穴。

(7)医者一手扶患儿前额，另一手按于后枕部行搓法，以有温热感为宜。

2. 随证加减手法

(1)实证：运内八卦、拨揉丰隆穴。

(2)虚证:点揉云门、肺俞、脾俞、肾俞、足三里穴,摩气海、关元。

(3)虚实夹杂证:参考选择上2类穴位及手法。

(4)随症加减:①哮喘发作严重者(典型发作或持续状态),加点定喘穴。②伴心率增快者,加点心俞、内关。

(四)注意事项

(1)取天突、定喘、涌泉穴,作穴位贴敷。

(2)取对屏尖、下屏尖、气管、肺、脑、上耳根、下脚端等耳穴,用王不留行贴敷,每次2~3穴。

七、夜啼

夜啼,是指婴幼儿于夜晚睡梦中突然惊悸不安或啼哭不止,甚至通宵哭闹。此证属于现代医学的神经、心理、行为异常性疾病的范畴,但也可见于某些器质性病变。它严重影响患儿睡眠,久之可影响其身体健康。此证适于按摩治疗。

新生儿及婴儿常以啼哭表达需求或痛苦,饥饿、惊恐、尿布潮湿、衣被过冷或过热等均可引起啼哭。此时若喂以乳食、安抚亲昵、更换潮湿尿布、调整衣被厚薄后,啼哭可很快停止,不属病态。

(一)临床表现

1.心经积热　患儿常烦躁不安,睡眠不好,突然惊醒、哭闹不成,且哭声洪亮,呼吸气粗,见灯光常啼哭更剧,便秘尿赤,唇红苔黄,脉数有力。

2.心气不足　患儿常常惊悸,睡中啼哭,但声小气弱,面色淡白,呼吸气弱,多汗食少,身体瘦弱,舌淡苔少,脉虚无力。

3.脾寒食滞　患儿入睡不安,醒后啼哭,不喜躺卧,立抱尚可,脘腹胀满,四肢不温,便溏尿清,或呃逆呕吐,舌淡苔白或厚腻,脉沉滑或沉迟。

(二)诊断要点

(1)具有易惊悸、睡眠中无特殊原因即惊醒、啼哭不止等主症;还可有烦躁、睡卧不安、多汗、好发脾气等兼症。

(2)应确定是否有心血管系统的、营养代谢等方面的器质性病变。

(三)治疗

1.基本手法

(1)搞小天心。

(2)摩囟门、点揉风府。

(3)自第1胸椎至第5腰椎行提捻法。

(4)擦热涌泉穴。

2. 随证加减手法

(1)心经积热：重点捣小天心，清心经，揉二马，掐五指节，揉内劳宫，清天河水。

(2)心气、不足：从郄门至内关行连续压迫法，补小肠经，点揉神门、通里，点揉心俞。

(3)脾寒食滞：补脾经，揉板门，掐揉四横纹，推三关，摩腹，掌擦背部脾俞、肾俞。

(四)注意事项

(1)小儿作息时间应规律，晚间不要让孩子玩得太兴奋，让孩子安静入睡。中医讲“胃不和则卧不安”，因此要合理喂养，不能过饥过饱，寒温应适宜。

(2)婴儿气弱应避免异声、异物，以防惊恐夜啼。

(3)孕妇不可过食寒凉、辛辣、燥热食物，勿受惊吓。

(4)哺乳期间，母亲应保持心情舒畅，注意喂养，少吃辛辣和不易消化之食物。

八、汗证

汗证是指小儿在安静状态下，正常环境中，全身或局部出汗过多，甚则大汗淋漓的一种病症。如不及时处置，可导致体内水、电解质平衡紊乱，出现其他并发症。按摩对控制多汗有一定疗效。

(一)临床表现

(1)汗出过多：超过正常生理范围。

(2)自汗：汗出过多，动辄尤甚。

(3)盗汗：睡则汗出，醒则汗止。

(4)大汗：汗出如水。

(二)临床常见证型

(1)营卫失调：汗出过多，自汗为主，恶风发热，鼻塞流涕，神倦纳差，舌淡苔薄白，脉浮缓。

(2)脾胃湿热：周身汗出，黏腻不爽，汗出不彻，身热不扬，胸闷纳呆，舌红苔黄腻，脉濡。

(3)阳气虚衰：白天易汗出，动辄尤甚，乏力气短，四肢不温，畏寒倦怠，舌淡苔白，脉虚无力。

(4)阴虚火旺：睡则汗出，醒则汗止，午后潮热，两颧发红，五心烦热，便秘咳嗽，舌红瘦薄，苔少，脉细数。

(三)诊断要点

(1)小儿在安静状态下及正常环境中，全身或局部出汗过多，甚则大汗淋漓。

(2)寐则汗出,醒时汗止者为盗汗;不分寤寐而汗出过多者称为自汗。

(3)排除因环境、活动等客观因素及风湿热、结核病等疾病引起的出汗。

(四)治疗

1. 基本手法

(1)补肺经,补脾经,揉肾顶,分推手阴阳。

(2)患儿仰卧,轻摩腹部,点揉水分穴。

(3)沿阴陵泉至三阴交做连续压迫法,重点阴陵泉和三阴交。

(4)患儿俯卧,由大椎至长强穴顺序提捏督脉,轻刺激点压命门穴。

(5)搓双侧涌泉穴,点复溜、合谷。

2. 随证加减手法

(1)营卫失调:重点外关和水分穴,点揉三阴交。

(2)脾胃湿热:连续压迫阴陵泉至三阴交,点揉公孙。

(3)阳气虚衰:重点揉涌泉,揉命门、关元。

(4)阴虚火旺:重点揉太溪、复溜、三阴交。

(五)注意事项

(1)注意个人卫生,勤换衣被,擦汗用柔软毛巾或纱布擦干,勿用湿冷毛巾,以免受凉。

(2)禁食辛辣、煎炸、肥甘厚味。

(3)汗出过多者,多饮水,以免伤津耗气。

(4)所处环境温度适宜。

九、口疮

口疮指口腔内黏膜、舌、唇、齿龈、上腭等处发生溃疡。发生于局部多称“口腔溃疡”;满口糜烂,色红作痛者,称“口糜”;发生于唇周俗称“疱疹”。口疮的主要病位在心脾,后期涉及肾,以火热上攻为基本病机。

(一)临床表现

1. 风热乘脾　以口颊、上腭、齿龈、口角溃疡为主,甚则满口糜烂,或为疱疹转为溃疡,周围掀红,疼痛拒食,烦躁不安,口臭,涎多,小便短黄,大便秘结,或伴发热,咽红,舌红,苔薄黄,脉浮数,指纹色紫。

2. 心脾积热　舌尖、舌边溃疡较多,色红疼痛,心烦不安,口干欲饮,小便短赤而痛,大便秘结,舌尖红,苔薄黄,脉数,指纹色绛。

3. 虚火上炎　病程已久,反复发生,口舌溃疡或糜烂,稀散色淡,不甚疼痛,神疲颧红,口燥咽干,舌红,苔少或花剥,脉细数,指纹红。

(二)诊断要点

(1)齿龈、舌体、两颊、上腭等处出现溃疡,大小不等,多为圆形,中心为黄白色,或略灰色,周边红赤,甚则满口糜烂。发于口角或上唇者多为小水疱状疹子,多融合成片,经2~3 d,水疱破溃,开始结痂。

(2)局部疼痛、灼热。小儿常因此而哭闹,拒绝进食,部分小儿可伴有发热。

(3)常可于颌下或颈部扪及肿大淋巴结。

(4)血象可正常,或白细胞总数及中性粒细胞轻微增高。

(三)治疗

1. 基本手法

(1)患儿仰卧,摩腹,揉天枢,推箕门,连续压迫阴陵泉至三阴交。

(2)患儿俯卧,沿督脉由大椎至长强推脊。点揉心俞、脾俞、胃俞、肾俞穴。

(3)拿揉腓肠肌,点按涌泉。

2. 随证加减手法

(1)风热乘脾:清胃经,清大肠经,补脾经,清天河水,推天柱骨,点曲池,捏挤大椎。

(2)心脾积热:清胃经,清小肠经,掐揉总筋,退六腑,掐揉地仓,点揉合谷、内庭,在大椎、心俞、胃俞挤痧。

(3)虚火上炎:补肾经,揉二马,取天河水,掐承浆,揉三阴交、太溪,重点操作涌泉。

(四)注意事项

(1)注意饮食卫生,保持口腔清洁,可用淡盐水漱口。

(2)饮食宜清淡,忌食辛辣肥甘厚腻之品。

(3)初生儿及小婴儿口腔黏膜娇嫩,清洁口腔时,需使用柔软布帛拭口,动作要轻柔,以免损伤口腔黏膜。

(4)对急性热病、久病、久泻患儿,应经常检查口腔,做好口腔护理,防止发生口疮。

十、新生儿黄疸

新生儿黄疸是指出生28 d之内的新生儿所发生的黄疸现象,该病的主要原因是新生儿体内胆红素代谢过程异常,血液中胆红素浓度增高,皮肤、黏膜和巩膜均出现黄染的现象。新生儿黄疸是一种比较常见的疾病,有数据显示,在出生7 d之内,新生儿黄疸的发病率超过80%。中医称“胎黄”或“胎疸”。胎黄分为生理性与病理性两类。生理性黄疸大多在生后2~3 d出现,之后数天内自然消退。故本部分主要涉及病理性黄疸。

(一)临床表现

中医认为新生儿黄疸为病,或由于孕母感受湿邪,郁而化热,湿热熏蒸,传入胎儿;或寒湿阻滞，遗于胎儿；或湿热蕴郁，瘀阻内积，郁结于里，均可导致胎儿脾胃运化失常，气机不畅，熏蒸肝胆，肝失条达，以致胆液外泄，而发为此病。又可以按照病机分为湿热发黄与寒湿发黄两种类型。

1. 湿热熏蒸（阳黄）　面目皮肤发黄，色泽鲜明，哭声响亮，不欲吮乳，口渴唇干，或有发热，大便秘结，小便深黄，舌质红，苔黄腻，指纹红紫。

2. 寒湿阻滞（阴黄）　身目俱黄，黄色晦滞，精神萎靡，四肢欠温，纳呆，大便溏薄，色灰白，小便短少，舌质淡，苔白腻，指纹色青。

（二）诊断要点

（1）新生儿在其出生后的 24 h 内出现黄疸症状。

（2）黄疸症状反复出现。

（3）足月新生儿的血清总胆红素（TBIL）水平在 205 μmol/L 以上，早产新生儿的血清 TBIL 水平在 255 μmol/L 以上，或者新生儿血清 TBIL 水平的日升高量在 85 μmol/L 以上。

（4）足月新生儿的黄疸持续时间在 2 周以上，早产新生儿的黄疸持续时间在 4 周以上。

若新生黄疸患儿符合以上标准的 1 条即可诊断为病理性黄疸，若不符合任何 1 条，则诊断为生理性黄疸。

（三）治疗

1. 基本手法

（1）在第 7 ~ 12 胸椎两侧膀胱经一、二侧线行连续拨揉法，反复施术。

（2）分推胁肋，分推腹阴阳数遍。

（3）推箕门穴。

2. 随证加减手法

（1）湿热熏蒸（阳黄）：清肝经，清大肠，清小肠，清天河水。

（2）寒湿阻滞（阴黄）：补脾经，推三关，掌擦双肾俞及双小腿三阴交至阴陵泉穴一线。

（四）注意事项

（1）孕妇妊娠期注意饮食，忌酒和辛热之品。不可滥用药物。

（2）婴儿出生后密切观察皮肤颜色的变化，及时了解黄疸出现时间及消退时间。

（3）治疗过程中注意观察患儿的全身证候，观察有无精神萎靡、嗜睡、吸吮困难、两目直视、四肢强直或抽搐等症状，以免贻误病情。

十一、厌食

厌食是小儿时期的一种常见病，以较长时期厌恶进食、食量减少为特征。患儿除食欲不振外，无其他明显不适，预后良好，但长期不愈者，可使气血生化乏源，抗病能力下降，易患其他疾病，甚或影响生长发育，转化为疳证。

（一）临床表现

厌食主要表现为长期厌恶进食，食量减少。

临床常见证型如下。

1. 脾失健运　食欲不振，厌恶进食，食而乏味，或伴胸脘痞闷，嗳气泛恶，大便不调，偶尔多食后则脘腹饱胀，形体尚可，精神正常，舌淡红，苔薄白或薄腻，脉尚有力。

2. 脾胃气虚　不思进食，食而不化，大便溏薄兼夹不消化食物，面色少华，形体偏瘦，肢体乏力，舌质淡，苔薄白，脉缓无力。

3. 脾胃阴虚　不思进食，食少饮多，皮肤失润，大便偏干，小便短黄，甚或烦躁少寐，手足心热，舌红少津，苔少或花剥，脉细数。

（二）诊断要点

（1）有喂养不当、病后失调、先天不足或情志失调史。

（2）长期食欲不振，厌恶进食，食量明显少于同龄正常儿童

（3）面色少华，形体偏瘦，但精神尚好，活动如常。

（4）除外其他外感、内伤慢性疾病。

（三）治疗

1. 基本手法

（1）分推腹阴阳，揉中脘、建里、天枢、神阙，摩关元、气海。

（2）摩腹，振腹。

（3）点揉肝俞、脾俞、胃俞、大肠俞，捏脊。

（4）点揉足三里，拿揉小腿后侧。

2. 随证加减手法

（1）脾失健运：补脾经，揉板门，运内八卦。

（2）脾胃气虚：补脾经，推三关，重点气海、足三里。

（3）脾胃阴虚：揉二马，点膏肓穴，点按三阴交至阴陵泉一线。

（四）注意事项

（1）要掌握正确的喂养方法，纠正不良饮食习惯，饮食定时定量，荤素搭配，少食肥甘厚味及生冷之物。

（2）出现食欲不振要及时查明病因，对于刚恢复的患儿要逐渐增加饮食，切勿暴饮暴食。

（3）注意生活起居，保持良好的情绪。

十二、呃逆

呃逆是指胃气上逆动膈，以气逆上冲，喉间呃呃连声，声短而频，难以自制为主要表现的病症。如果偶然发作，往往轻浅，常常可以自行消除；若持续不断，绵绵不绝，则需及时治疗。

(一)临床表现

呃逆主要表现为喉间呃呃连声，声短而频，难以自制。

临床常见证型如下。

1. 胃中寒冷　呃声沉缓有力，胸膈及胃脘不舒，得热则减，遇寒更甚，进食减少，喜食热饮，口淡不渴，舌苔白润，脉迟缓。

2. 胃火上逆　呃声洪亮有力，冲逆而出，口臭烦渴，多喜冷饮，脘腹满闷，大便秘结，小便短赤，苔黄燥，脉滑数。

3. 气机郁滞　呃逆连声，常因情志不畅而诱发或加重，胸胁满闷，脘腹胀满，嗳气纳减，肠鸣矢气，苔薄白，脉弦。

4. 脾胃阳虚　呃声低长无力，气不得续，泛吐清水，脘腹不舒，喜温喜按，面色白，手足温，食少乏力，大便溏薄，舌淡，苔薄白，脉细弱。

5. 胃阴不足　呃声短促而不得续，口干咽燥，烦躁不安，不思饮食，或食后饱胀，大便干结，舌质红，苔少而干，脉细数。

(二)诊断要点

(1)呃逆以气逆上冲、喉间呃呃连声、声短而频、不能自止为主症，其呃声或高或低，或疏或密，间歇时间不定。

(2)常伴有胸膈痞闷、脘中不适、情绪不安等症状。

(3)多有受凉、饮食、情志等诱发因素，起病多较急。

(三)治疗

1. 基本手法

(1)点揉天突，向下推膻中，双手拇指交替点按鸠尾至中脘，分推腹阴阳，点天枢。

(2)下推天柱骨，重点膈俞、脾俞、胃俞。

(3)点压颈中穴(胸锁乳突肌后缘，耳垂与缺盆连线中点)，按弦走搓摩。

2. 随证加减手法

(1)胃中寒冷：揉外劳宫、一窝风。擦热背部膈俞、脾俞、胃俞穴处。

(2)胃火上逆：清肝经，清胃经，揉总筋，清天河水。

(3)气机郁滞：下推三脘(上脘、中脘、下脘)，捏脊，拨足三里至下巨虚一线。

(4)脾胃阳虚:摩腹揉脐,摩揉气海、关元穴。

(5)胃阴不足:点按三阴交至阴陵泉一线

(四)注意事项

(1)保持心情舒畅,避免暴怒或者过喜。

(2)注意寒温适宜,避免外邪侵袭。

(3)饮食宜清淡,忌生冷、肥甘厚味。

十三、呕吐

呕吐是因胃失和降,气逆于上,以致乳食由胃中上逆经口而出的1种常见病症。呕吐是儿科临床非常常见的症状,是由于食道、胃或肠道呈逆蠕动而使食道或胃内容物从口腔涌出的病症。严重的呕吐可使婴儿呼吸暂停,发绀;反复呕吐常导致水、电解质等平衡紊乱;幼小儿呕吐,还易伴发吸入性肺炎;长期呕吐可导致营养障碍等。故呕吐是易给患儿带来严重伤害的症状,临床应及时、有效地予以控制。

(一)临床表现

年长儿呕吐前常表现为恶心,咽部、胃脘部难受不适,并伴有头晕、流涎、出汗、面色苍白等症。新生儿或婴幼儿,则表现为烦躁不安、哈欠、拒奶、面色苍白等,继则患儿张口则食、乳或水即呕出。

临床常见证型如下。

1. 实证呕吐

(1)伤食呕吐:嗳腐吞酸,呕吐乳食,脘腹胀满,夜卧不安,大便酸臭,面色青黄,舌苔白厚。

(2)外感呕吐:呕吐、喷嚏,周身不适,恶寒发热,苔白脉浮。

(3)胃热呕吐:食入即吐,呕吐频繁,伴见面赤唇红,舌红苔黄,口渴脉数。

(4)惊恐呕吐:睡易惊惕,呕吐清涎,伴见夜惊夜啼,舌淡红苔白,脉弦。

2. 虚证呕吐

(1)胃中虚寒:朝食暮吐,暮食朝吐,伴有面色苍白、唇舌淡白、食少不化、腹痛便溏,舌淡苔白,脉沉迟无力。

(2)胃阴不足:呕吐时作,饥不欲食,口咽干燥,舌红少津,脉细数。

(二)诊断要点

(1)乳食、水液等从胃中上涌,经口而出。

(2)有嗳腐食臭、恶心纳呆、胃脘胀闷等症。

(3)有乳食不节、饮食不洁、情志不畅等病史。

(4)重症呕吐者,有阴伤液竭之象,如饮食难进,形体消瘦,神萎烦渴,皮肤干瘪,囟门及目眶下陷,啼哭无泪,口唇干红,呼吸深长,甚至尿少或无尿、神昏抽搐、脉微细欲绝等症。

(三)治疗

1. 基本手法

(1)下推天柱骨,揉双侧颈中穴。

(2)沿足阳明胃经从屋翳到天枢行掌推法,反复施术。用拇指轻揉双侧乳根穴。由上至下轻摩胃脘部。

(3)医者以一手掌置于任脉之膻中穴,另一掌置于督脉之身柱穴,同时行轻揉法,然后同时向下推。

(4)横纹推向板门,点揉内关,运内八卦。

2. 随证加减手法

(1)伤食呕吐:掌揉胃脘,由上至下反复施术,由轻到重;捏脊数遍,点揉双侧足三里穴。

(2)外感呕吐:双掌搓热后揉胃脘,轻摩风池、风府等颈项诸穴,点大椎。

(3)胃热呕吐:清胃经,自曲池向合谷连续点压。

(4)惊恐呕吐:捣小天心,分推肋弓,点揉章门、太冲穴,同时点按内关、外关。

(5)虚寒呕吐:双掌搓热后揉摩胃脘,叠神阙(将肚脐左右两侧皮肤提起,相叠于脐上),按揉关元、气海,搓擦腰骶,捏脊。

(6)阴虚呕吐:点按三阴交至阴陵泉一线。

(四)注意事项

(1)按摩治疗前、后0.5 h内,禁食水。

(2)按摩治疗后2 h内,禁剧烈运动。

十四、腹痛

腹痛是小儿最常见的症状之一,多由腹腔脏器和组织的器质性或功能性的病变引起,也可见于腹外疾病。腹痛不仅可给患儿带来痛苦,影响正常生活,也可造成一些较为严重的并发症,因而理当尽快地诊断、处置按摩有一定的解痉止痛、调整肠蠕动的作用,故对一些功能性病变和部分器质性病变所引起的腹痛有一定疗效。

(一)临床表现

1. 腹中积寒　感受寒邪或过食生冷后发病,腹部冷痛,得暖则舒,遇冷加剧,口不渴,大便溏薄,小便清长,苔薄白,脉沉弦。

2. 饮食积滞　过量饮食后发病，脘腹胀痛，痛而拒按，拒进饮食，便后痛减，夜卧不安，手足心热，舌苔白厚，脉沉滑。

3. 蛔虫内扰　脐周疼痛，有窜痛及向上钻顶感，时痛时止，痛喜揉按，按之痛缓，嗜食异物，睡中磨牙，痛发时脉弦紧。

4. 燥屎热结　由久不排便而发，脐腹疼痛，拘急胀满，高热口渴，大便秘结，小便黄赤，舌红苔黄，脉沉迟。

5. 脾胃虚寒　有久病体弱病史，腹痛绵绵，时作时止，喜暖喜按，大便溏稀，尿清而频，舌淡苔白，脉沉细。

（二）诊断要点

1. 疼痛部位　一般疼痛发生部位与所在脏腑有关，如肠道虫积、痉挛、梗死，痛多在脐周；大便久滞，痛多在左下腹；阑尾炎，痛多在右下腹；膀胱炎，痛多在下腹正中。

2. 疼痛性质　一般钝痛、胀痛，多为炎症；绞痛、剧痛，多为痉挛；窜痛、急痛，多为虫积；刺痛、久痛，多为肿物；持续性痛多为炎症、溃疡、肿物；阵发性痛，多为痉挛、虫积、梗死。临床也有各种疼痛特点共见的，多反映存在多种病理变化。

3. 疼痛程度

（1）轻度：腹痛虽作，但并不影响患儿的正常生活，面色、脉象无特殊异常。如轻型肠痉挛、虫蠕动等。

（2）中度：腹痛明显，并有恶心、呕吐、拒食、腹胀等兼症，面色发白或萎黄少泽，脉弦或紧：如阑尾炎、麻痹性肠梗阻、肠痉挛、虫积症等。

（3）重度：腹痛剧烈，阵发性加剧时可使患儿大哭大闹、大汗淋漓、烦躁不安，不仅有呕吐、腹胀等兼症，还可有重要生命体征的变化，面色苍白或枯萎不荣，脉涩或细弱。多见各种内外科疾病所造成的急性腹痛。

（三）治疗

1. 基本手法

（1）全拿轻摩腹部，先摩不痛处，渐渐接近痛处；先轻摩浅揉，使患儿腹壁松弛，再逐渐加力深揉；点揉中脘、上脘、气海、关元等穴，以患儿得矢气为宜。

（2）由上至下点揉下肢足阳明胃经穴，重点梁丘、足三里、上巨虚等穴。

（3）点揉脾俞、胃俞、大肠俞等穴，捏脊。

（4）点揉合谷、温溜、曲池等穴。

2. 随证加减手法

（1）腹中寒积：搓热手掌置于神阙，揉一窝风、外劳宫，推三关。

（2）饮食积滞：由上至下按揉胃脘，渐至腹部点揉承满、太乙、天枢等穴，掐揉四横纹。

（3）蛔虫内扰：加揉膻中、内关、百虫窝，拿肚角。

(4)燥屎热结:腹部按摩以左下腹为主,揉时稍长,施力柔和,揉膊阳池,退六腑,下推七节骨。

(5)脾胃虚寒:叠神阙,搓摩腰骶,点脾俞、胃俞、命门、肾俞等穴,推三关。

(四)注意事项

(1)对腹痛者应在诊断基本明确后再予施术按摩对肠痉挛、虫积、燥屎等造成的腹痛效果较好;对各种急腹症,尤其是急性炎症、严重梗阻以及有穿孔可能的病症,都属于禁忌,切记不可贸然按揉,以免发生意外。

(2)按摩前、后0.5 h禁食水。

(3)按摩后2 h禁剧烈运动。

十五、泄泻

泄泻又称腹泻,是儿科最为常见的临床症状。腹泻以大便稀薄、便次增多或便如水样为特征。腹泻过重、过久,都会引起水、电解质平衡紊乱,导致严重并发症,影响患儿的生长发育:按摩对腹泻尤其是慢性腹泻效果较好

(一)临床表现

泄泻主要表现为大便次数增多,一日数次,甚则数十次,大便溏稀或水样便,或便中有未消化的食物,或便中有黏液、脓血等,泄泻的同时可伴有里急后重、肛门灼热、肛门疼痛、腹痛、腹胀等症。

临床常见证型如下。

1. 风寒泻　大便清稀,夹有泡沫,臭气不甚,肠鸣腹痛,或伴恶寒发热,鼻流清涕,舌质淡,苔薄白,脉浮紧,指纹淡红。

2. 湿热泻　大便泄泻,便次频繁,粪色深黄,臭味异常,或便泄黄水,状如蛋花汤水样便,常伴有身热不扬,烦躁口渴,食欲不振,舌苔厚腻,脉滑或濡。

3. 伤食泻　大便稀溏,夹有残渣和乳块,气味酸腐,矢气频传,嗳气纳呆,常伴呕吐,腹胀,舌苔白腻,脉滑。

4. 脾虚泻　腹泻常反复发作,时发时止,大便溏薄,或完谷不化,食后泄泻,多吃多泄,食欲不振,面色萎黄,精神倦怠,昏睡露睛,舌淡苔白,脉虚无力。

5. 脾肾阳虚泻　久泻不止,大便清稀,澄澈清冷,完谷不化,或见脱肛,形寒肢冷,面色㿠白,精神萎靡,睡时露睛,舌淡苔白,脉细弱,指纹色淡。

(二)诊断要点

1. 病史　有乳食不节、饮食不洁或感受时邪的病史。

2. 主要症状　大便次数增多,每日3~5次,或多达10次以上,呈淡黄色,如蛋花样,

或色褐而臭，可有少量黏液，或伴有恶心、呕吐、腹痛、发热、口渴等症。

3. 主要体征　腹泻及呕吐较严重者，可见小便短少，体温升高，烦渴萎靡，皮肤干瘪，囟门凹陷，目珠下陷，啼哭无泪，口唇樱红，呼吸深长。

4. 辅助检查　大便镜检可有脂肪球，少量红、白细胞；大便病原体检查可有致病性大肠杆菌等生长，或分离出轮状病毒等；重症腹泻伴有脱水、酸碱平衡失调及电解质紊乱。

（三）治疗

1. 基本手法

（1）轻揉下腹部，待腹部温软后，叠神阙，按揉水分、关元、止泻穴（前正中线上，脐下2.5寸）。

（2）沿下肢足阳明胃经和三条阴经路线，由上而下行擦法。

（3）上推七节骨，由长强至大椎穴行顺序捏提督脉，加提捻或提拉，在腰骶部以拉响为宜，反复施术。

（4）重点脾俞、胃俞、大肠俞、命门等，用指背快速搓揉八髎穴。

2. 随证加减手法

（1）风寒泻：揉一窝风，重点八髎，搓擦腰骶。

（2）湿热泻：清大肠，清补小肠，退六腑，点揉曲池至合谷一线，下推七节骨。

（3）伤食泻：揉板门，推四横纹，点下脘，摩腹，揉脐周、左下腹。

（4）脾虚泻：补脾经，补大肠，推三关，揉中脘、气海、关元等穴。

（5）脾肾阳虚泻：补脾经，补肾经，推三关，横擦脾俞、肾俞，摩揉关元、气海，搓双掌心、双足心至热。

（四）注意事项

（1）养成好的饮食习惯，不挑拣食物，不暴饮暴食，不食不洁之物，治疗期间，禁食生冷、油腻之物。

（2）治疗前、后0.5 h，禁食水。

（3）治疗后2 h，禁剧烈运动。

十六、便秘

便秘是指排便周期延长，或周期不长，但粪质干结，排出艰难，或粪质不硬，但便而不畅的病症，是儿科临床常见的一个症状，有时单独出现，有时继发于其他疾病的过程中。长期便秘可影响患儿的消化功能，也可引发脱肛等并发症。按摩有一定的调整胃肠功能、促进肠蠕动的作用，因而有治疗便秘的功效。

（一）临床表现

便秘主要表现为排便费力，难以解出，或排便间隔时间延长，轻则3～5 d 1次，甚则

1 周,或非用药不排便。便秘者多伴有腹胀、恶心、不欲饮食,甚至低热,烦躁不安等症。临床常见证型如下。

1. 燥热便秘 大便干结,排出困难,甚至便秘不通,腹胀不适,或兼呕吐,或兼口臭、口疮、面赤身热,小便短黄,舌苔黄燥,脉象滑实。

2. 食积便秘 大便闭结,脘腹胀痛,不思饮食,手足心热,小便黄少,舌苔黄腻,脉沉迟。

3. 血虚便秘 大便干燥,努挣难下,面唇爪甲色淡无华,心悸目眩,舌质淡嫩,舌苔薄白,脉细数。

4. 气虚便秘 时有便意,但努责乏力,大便并不干,用力则汗出气短,神疲乏力,面色㿠白,舌淡苔薄,脉虚无力。

(二)诊断要点

(1)排便时间延长,严重者每次排便时间可长达 30 min 以上,便次少于 3 次/周,粪便干燥坚硬。

(2)重者大便困难,干燥如栗,有排便不尽感,可伴少腹胀急,神倦乏力,胃纳减退,便时肛裂出血等症,长期依赖开塞露等药。

(3)排除肠道器质性疾病。

(三)治疗

1. 基本手法

(1)双手拿在全腹部行波形揉法,或顺时针摩法,用双手掌根推揉腹部两侧,尤其是左侧,由外上至内下方向施术。

(2)一手按住下腹部,一手拿住膝下,做屈膝活动,配合按揉腹部;点揉天枢、带脉。

(3)下推七节骨,拍打或叩打骶尾骨,按揉龟尾;一手点按大肠俞,并嘱患儿做同侧的足内旋运动。

(4)清大肠,运水入土,点膊阳池。

2. 随证加减手法

(1)燥热便秘:退六腑,在下腹部尤其是左下腹部按揉,同时寻找压痛点或硬节,并在其周围做深层按揉。

(2)食积便秘:揉板门,运内八卦,推四横纹,按揉胃脘。

(3)血虚便秘:揉二马,点揉膈俞、脾俞、血海,点按阴陵泉至三阴交。

(4)气虚便秘:点揉气海、关元,振腹,按揉肺俞、脾俞、肾俞等穴。

(四)注意事项

(1)便秘或便闭,伴有剧烈腹痛且有明显腹胀、发热甚至神志异常者,属急腹症,不得肆意按揉,当迅速进行详细诊查。

(2)注意饮食调护,加强运动。

十七、流涎

流涎,又称滞颐,俗称“流口水”,是儿童口涎不自觉地从口内流溢出来。流涎常可反映口腔或体内的病变。长期流涎可致口周潮红、糜烂,影响饮食。目前,中西医都没有有效的控制流涎的药物,而按摩治疗有一定效果。

(一)临床表现

1. 阳明积热　口中流涎,口臭唇红,便秘尿赤,舌红苔黄,脉数。

2. 脾胃虚寒　口水清冷,色白不稠,长流不断,衰弱无神,大便溏薄,舌质胖嫩,脉虚。

(二)诊断要点

口腔不断有口水外淌,进食时则更多。流涎日久,可使口周、舌尖发炎、溃疡、疼痛。

(三)治疗

1. 基本手法

(1)患儿头偏于一侧,沿胸锁乳突肌行多指拿揉法。

(2)揉翳风,点风府、哑门、天柱等穴。

(3)沿发际边缘及枕后边缘行多指揉、按或擦法。

(4)点揉公孙、足三里、大陵与内劳宫。

如为中枢神经或周围神经病变造成的一侧流涎,则施术于患侧;其他原因造成的双侧流涎,则双侧交替施术。

2. 随证加减手法

(1)阳明积热:清胃经,清大肠,退六腑,自曲池至合谷交替点按。

(2)脾胃虚寒:补脾经、推三关,手掌搓热摩腹,点揉气海、关元,擦脾俞、胃俞。

(四)注意事项

(1)简易疗法:取热水,加入少量白矾溶化后,于睡前泡洗双足;或白附子捣碎,用米醋调成薄饼,临睡前敷于涌泉穴,用绷带固定,翌晨拿去。

(2)简易食疗方:①白糖腌渍西瓜肉,曝晒至干,口服,治疗阳明积热而频起口疮所致流涎者。②取银耳用冷开水浸泡发后加冰糖蒸熟,食银耳及汁,可治疗脾胃虚弱所致的口疮、流涎。

(3)保持小儿口腔清洁。

十八、遗尿

遗尿症是指3岁以上的小儿白天仍不能控制排尿,或不能从睡觉中醒来而自觉地排尿。小儿遗尿多数是功能性的，属于心理、情绪、行为异常性疾病的范畴；但也有小部分患儿是由于蛲虫、先天性脊柱裂、脊髓损伤或大脑发育不全等器质性病变所造成。按摩治疗遗尿症有很好疗效。

（一）临床表现

遗尿临床上表现为3岁以上小儿有白天不能控制排尿，或夜间不能醒来自行排尿。临床常见证型如下。

1. 肾气虚寒　常见遗尿、尿频，尤其夜尿次数较多，小便清长，四肢不温，畏寒体弱，腰膝酸软，舌淡苔白，脉虚无力。

2. 湿热下注　常见遗尿，小便黄赤，心烦躁热，睡眠不安，纳差便溏，舌红苔黄厚腻，脉滑数。

（二）诊断要点

（1）发病年龄在3周岁以上，寐中小便自出，醒后方觉。

（2）睡眠较深，不易唤醒，每夜或隔几天发生尿床，甚则每夜遗尿数次。

（3）尿常规及尿培养无异常发现。

（4）部分患儿腰骶部X射线摄片显示隐形脊柱裂。

（三）治疗

对遗尿症的治疗应补肾益气、固摄膀胱。膀胱气化的关键在肾。遗尿症不论是直伤于肾还是病及于肺脾，不论是导致脏腑的虚衰还是邪气下迫，都是最终影响到肾对膀胱的气化、固摄作用。因而手法治疗的重点仍在加强肾气，或用温阳散寒之法，或用祛湿清热之法，都要与补益肾气之法相结合，才能达到理想的治疗目的。

1. 基本手法

（1）在第1腰椎至第5腰椎两侧华佗夹脊穴行连续压迫法，反复施术。

（2）在腰部命门、肾俞等穴用大鱼际搓至发热或皮肤微红。

（3）用小鱼际侧面搓双足心至热，揉涌泉穴。

（4）摩揉少腹，点揉中极。

（5）掌推大腿内侧，从血海穴到气冲穴，反复施术后再揉同侧血海和三阴交穴，并同时点压两穴。

（6）补肾经，推肾纹。

2. 随证加减手法

（1）肾气虚寒：对腹部、背部行搓热手法，施术时间稍长；将少腹部的皮肤纵向提起行捻揉法，点揉中极穴。

（2）湿热下注：清小肠，自上而下推脊，点揉膀胱俞，点太溪、涌泉。

(四)注意事项

(1)帮助病儿建立良好的生活习惯,晚间定时排尿,白天不要玩得太累,睡前不要吃得太饱、喝得太多。

(2)选耳穴肾、膀胱、脑、皮质下、尿道、神门等,用王不留行籽按压其处,胶布固定,每日白天揉按2~3次,夜晚睡前揉1次。

(3)可多食一些益肾固摄的食物,如核桃、桑椹及动物内脏等。

(4)简易食疗方:公鸡肠洗净,焙干,与面粉混匀,加油、盐烙饼,适用于肾虚遗尿者;山药、茯苓蒸熟,加白糖、油、果料等,用白面包包子,适用于脾肾两虚遗尿者。

十九、尿闭

尿闭,即尿潴留,中医称之为癃闭,系指以排尿困难甚至闭塞不通为主症的疾患,其中小便不畅,点滴而短少,病势较缓者为癃;小便闭塞,点滴不通,病势急暴者为闭。尿闭,不仅使患儿痛苦不已,也使毒素难于排出而蓄于体内,出现严重并发症,故应当尽快处置。按摩疗法对癃闭有一定效果。

(一)临床表现

本病以排尿困难,全日总尿量明显减少,甚至小便闭塞不通,点滴全无为主要临床表现。起病或突然发生,或逐渐形成。一般在癃的阶段表现为小便不利,排尿滴沥不尽,或排尿无力,或尿流变细,或尿流突然中断,全日总尿量明显减少;在闭的阶段表现为小便不通,全日总尿量极少,甚至点滴全无,或小便欲解不出,小腹满胀,状如覆碗。尿闭可突然发生,亦可由癃逐渐发展而来,病情严重时,尚可出现头晕,胸闷气促,恶心呕吐,口气秽浊,水肿,甚至烦躁、神昏等症,尿道无疼痛感觉。

1. 膀胱湿热　小便点滴不通,或量少而短赤灼热,小腹胀满,口苦口黏,或口渴不欲饮,或大便不畅,苔根黄腻,舌质红,脉数。

2. 肺热壅盛　全日总尿量极少或点滴不通,咽干,烦渴欲饮,呼吸急促或咳嗽,苔薄黄,脉数。

3. 肝郁气滞　小便不通,或通而不爽,胁腹胀满,情志抑郁,或多烦易怒,舌红,苔薄黄,脉弦。

4. 瘀血内阻　小便不通,兼见小腹胀痛,舌质紫暗,或有瘀斑,脉涩。

5. 中气不足　时欲小便而不得出,或量少而不爽利,气短,语声低微,小腹坠胀,精神疲乏,舌质淡,脉弱。

6. 肾阳衰惫　小便不通或点滴不爽,排出无力,面色㿠白,神气怯弱,畏寒怕冷,腰膝冷而酸软无力,舌淡,苔薄白,脉沉细而弱。

(二)诊断要点

(1)病史:有原发病史或外伤史。

(2)急性尿潴留会表现为下腹部胀痛,尿意紧迫但排不出尿液。

(3)慢性的尿潴留可表现为排尿困难,每次仅少量排尿,尿频,尿后胀大的膀胱不缩小,常合并感染,有尿路刺激的症状,严重者可有肾功能减退的症状,如恶心、呕吐、贫血等。

(4)徒手检查:在耻骨上可见球形隆起的膀胱,触诊表面光滑有弹性,叩诊呈浊音。

(5)膀胱导尿术或耻骨上膀胱穿刺术,可引出大量的尿液。

(6)B 超检查、尿路 X 射线平片、膀胱内压力测定有助于本病的诊断。

(三)治疗

1. 基本手法

(1)掌摩小腹部,指按或掌按中极穴,同时令患儿鼓起腹部,医者的手与患儿腹部相对用力。

(2)自上而下推大腿内侧,轻揉阴廉穴,沿下肢内侧由上至下顺序点压足少阴肾经,重点阴陵泉、三阴交穴。

(3)搓摩腰骶部,拍打八髎穴,重点命门、肾俞、志室、会阳等穴。

2. 随证加减手法

(1)膀胱湿热:清小肠,清天河水,掐揉至阴穴。

(2)肺热壅盛:清肺经,点合谷、曲池、中府。

(3)肝郁气滞:清肝经,搓摩胁肋。

(4)瘀血内阻:自上向下轻摩小腹,点揉膈俞、血海。

(5)中气不足:点揉百会、丹田、足三里,捏脊。

(6)肾阳虚衰:补肾经,双手搓热按于小腹,点揉关元,横擦腰骶。

(四)注意事项

(1)施术时,最好配合流水声,如稍开水龙头,或用水壶轻轻向盆中滴水。

(2)尿闭严重、少腹胀满、疼痛拒按者,慎在腹部施术。

(王 建 邹燕齐)

第二节　小儿骨伤科疾病

一、小儿肌性斜颈

小儿肌性斜颈是由于一侧胸锁乳突肌挛缩变性引起的以小儿头向患侧歪斜、颜面旋向健侧为主要特征的小儿骨科常见疾病，属于中医“筋缩”范畴。在婴幼儿中发病率为0.4% ~1.9%，推拿是保守治疗本病的首选方法。

胸锁乳突肌起于胸骨柄上部和锁骨胸骨端，肌纤维斜向后上止于颞骨乳突，一侧肌肉收缩使头向同侧侧屈，颜面转向对侧，两侧肌肉收缩使头后仰。

肌性斜颈的直接原因是胸锁乳突肌的纤维化引起挛缩和变短，但引起此肌纤维化的真正原因尚不清楚。目前存在多种学说：子宫内拥挤学说、宫内或围产期筋膜间室综合征后遗症学说、SCM胚胎发育异常学说、遗传学说、炎症学说、血肿学说等。但上述假设学说均未证实。总之，小儿肌性斜颈可能为先天易感因素与后天环境因素等多因素共同作用所致。

(一)临床表现

1. 斜颈　畸形婴儿出生后家长可发现患儿头部向患侧倾，颜面向健侧旋转，2 ~3 周后斜颈畸形更加明显，将头转向健侧明显受限。

2. 胸锁乳突肌肿块或挛缩、僵硬　绝大多数患儿颈部可触及包块，包块多呈梭形或卵圆形，质地或软或硬，大小不等，多位于胸锁乳突肌中下段，无压痛，包块可随肌肉的收缩而移动。一般在1 ~2 个月后达到最大，之后逐渐缩小。部分患儿肿块不消失并产生肌肉纤维化。

3. 颜面部畸形　主要表现为两侧颜面部不对称，患侧眼外角至口角的距离缩短，患侧眼裂位置平面降低，患侧面部窄而平，少数患儿两侧耳、鼻出现不对称，颈椎可发生代偿性侧凸畸形。

除上述主要表现外，本症尚可合并先天性髋臼脱位及颈椎其他畸形。

(二)诊断

(1)出生后发现一侧胸锁乳突肌上有梭形或卵圆形的包块，肌肉变短，失去弹性。

(2)头向患侧偏斜，下颌部指向健侧。

(3)严重时面部发育不对称，患侧面部和颅骨均较健侧小，双眼裂水平不对称。

(4)彩色超声波检查：彩色超声波显像患侧胸锁乳突肌增粗、增厚，或可探及肌性肿块，回声增高或减低。

(5)除外其他疾患所致的斜颈:如颈椎先天性畸形(半椎体、先天性短颈),颈椎损伤(骨折或旋转性半脱位),锁骨产伤骨折,炎性病变(扁桃体炎、颈淋巴腺结核、颈椎结核)引起胸锁乳突肌痉挛,自发性颈椎半脱位,视力障碍引起头部倾斜等。

(6)必要时,拍颈椎 X 射线片以明确诊断。

(三)治疗

(1)按揉胸锁乳突肌:一手示、中、环指三指沿患侧胸锁乳突肌起点至止点反复按揉。

(2)用多指捻揉患侧胸锁乳突肌,重点捻揉肿块及挛缩部位,力量由轻到重,以患儿耐受为度。若胸锁乳突肌紧张无包块,除捻揉外增加拨揉手法,重点操作胸锁乳突肌两端。

(3)颈部侧屈牵伸法:医者一手扶住患侧肩部,另一手扶住患儿头部,将头向健侧侧屈,使患儿头部在额状面内,做被动侧向运动,反复施术。

(4)颈部旋转侧屈牵伸法:患儿仰卧位,助手固定双肩,医者一手扶枕后,另一手扶住健侧颜面部,轻轻牵引并向患侧旋转至最大角度,保持片刻,也可俯卧位操作,医者一手固定患儿患侧肩部,另一手将患儿颜面转向患侧,伏于床面,保持片刻。

(5)多指拿揉颈肩部,重点操作同侧斜方肌以及斜角肌。

(6)多指按揉患侧面部及眼周,点揉鱼腰、太阳、承泣、下关、颊车等穴。之后再用双手多指交替,自患侧下颌向上提摩,经头顶部至对侧颞部,点按健侧率谷、悬颅片刻。

(四)注意事项

(1)患儿颈部皮肤保持局部清洁干燥,手法操作前应涂抹介质以防损伤皮肤。

(2)颈部牵伸手法着重用于胸锁乳突肌挛缩的患儿,根据患儿年龄选择体位,力度要先轻后重,逐渐加力,牵伸幅度以患儿耐受为宜,不可暴力,牵伸手法后,应在局部施以按、揉等放松手法。

(3)日常护理:患儿睡觉时,可用楔形枕将其健侧枕部垫起,使其颜面转向患侧,进食、游戏或看电视时尽可能在患侧,以纠正斜颈畸形对于稍大患儿,嘱其多用患侧咀嚼,有助于改善颜面不对称的情况。

二、落枕

落枕,现代医学称为肌筋膜纤维质炎。它是由于睡眠姿势不当或风寒之邪侵袭颈部,出现的急性颈部肌肉紧张,以致转动失灵的一种证候,本病的发生多由于睡姿不良,使头颈长时间处于过度扭转位;或枕头过高、过低、过硬,引起颈部一侧肌肉紧张,使颈椎小关节扭错时间较长而致肌筋强硬,气血运行不畅,局部疼痛,活动不利;另有部分患儿因睡眠当风,外感风寒邪气,使颈项局部寒阻血脉、气血瘀滞而局部疼痛,活动障碍。

(一)临床表现

1. 瘀滞型　晨起颈项疼痛,活动不利,活动时患侧疼痛加剧,头部歪向患侧,局部有明显压痛点,有时可见筋结,舌紫暗,脉弦紧。

2. 风寒型　颈项背部强痛,拘紧麻木,可兼有恶风、微发热、头痛等表证,舌淡,苔薄白,脉弦紧。

(二)诊断

(1)一般无外伤史,多因睡眠姿势不良或感受风寒后所致。

(2)急性发病,睡眠后一侧颈部出现疼痛,酸胀,可向上肢或背部放射,活动不利,活动时患侧疼痛加剧,严重者使头部歪向患侧。

(3)患侧常有颈肌痉挛,胸锁乳突肌、斜方肌、大小菱形肌及肩胛提肌等处压痛,在肌肉紧张处可触及肿块和条索状的改变。

(4)X 射线片多无异常改变。

(三)治疗

以右侧为例,患儿正坐。

(1)医者将手掌搓热,敷于患部后用手掌做轮状揉法,从颈部到肩部,反复施术。风寒型着重使用本法。

(2)用双手拇指沿痉挛肌群行连续压迫法,在疼痛处进行深透的捻揉。

(3)用拇指点颈中穴,用小鱼际侧面沿颈部两侧行核法。

(4)点绝骨、曲池、落枕(位于手背,第 2、3 掌骨之间,掌指关节后约 0.5 寸处)穴,同时令患儿活动颈部。瘀滞型着重使用本法。

(5)有颈椎错缝者,可行颈部旋转复位法。

(四)注意事项

(1)症状轻者,局部可用热敷灵、麝香虎骨膏、伤湿止痛膏等外用药。

(2)症状重、年龄较大的患儿,亦可用针灸法治疗,可选用风池、大椎、后溪、绝骨、落枕等穴;亦可在疼痛、痉挛的局部取穴,多用泻法,不留针。

(3)注意操作后局部保暖,避免长时间伏案。

三、颈部扭挫伤

颈部扭挫伤是指各种暴力使颈部过度扭转,或受暴力冲击引起的颈部软组织损伤及颈椎小关节紊乱。

患儿在跌倒、嬉闹时使颈部过度扭转,或头部受到暴力冲击,均可引起颈部的急性扭挫伤。运动中的前滚翻、后滚翻以及倒立等活动,因活动不当或准备活动不充分,亦可引起颈部扭挫伤。

（一）临床表现

（1）颈部疼痛，活动受限不能转侧或呈低头强迫体位。

（2）局部肿胀，可触及包块或条索。

（3）个别有神经受压可出现手臂麻木，肌力减弱，感觉神经分布区出现感觉障碍或过敏。

（二）诊断

（1）颈部有急性外伤史。

（2）颈部疼痛，向背部放射，头部旋转或仰头时疼痛加剧。

（3）颈部活动受限，头多偏向患侧，严重者不能转头、点头等动作。

（4）颈背侧肌肉紧张，压痛明显，局部有肿胀、压痛，臂丛神经损伤牵拉试验阴性，椎间孔挤压试验阴性。

（5）X 射线片颈椎曲度改变、侧弯，寰枢椎侧块间隙不等，无骨质改变。

（三）治疗

（1）沿第 2 ~ 7 颈椎两侧行指揉法，向左侧弯，重点揉左侧；向右侧弯，重点揉右侧。

（2）拿揉两侧斜方肌，以紧张一侧为主。

（3）患儿坐位，助手在患儿前方双手固定其后枕及下颌部，并轻轻向上牵引并固定，医者将患儿双肩先向前推，再向后拉，然后向左右各扳动一下，矫正颈椎关节紊乱。

（4）双手点按肩井、扭伤穴（手三里往外 1 寸、下 1 寸），同时令患儿活动颈部。

（四）注意事项

（1）手法矫正轻快柔和，不可暴力。

（2）治疗后注意局部保暖，避免再次受到外力冲击，可佩戴颈托。

四、青少年颈椎病

我国近年来颈椎病患者中青少年所占比例高达 10%，颈椎病具有发病低龄化的趋势，颈型、椎动脉型颈椎病是青少年多发的颈椎病类型，其病因主要是青少年长期的不良坐姿、伏案学习及长时间的电脑前操作，从而出现颈部肌肉僵硬及软组织水肿等多方面的颈部改变，主要是颈椎生理曲度的改变，引起生物力学的综合性失衡，病情迁延日久则会发生椎体失稳、椎间盘退变、骨质增生及小关节的紊乱，对颈椎周围的血管、神经、脊髓等软组织产生压迫、刺激，从而出现相应的颈椎屈伸活动受限、颈肩部疼痛等临床症状。

(一)临床表现

颈肩部肌肉酸痛,僵硬,疲劳、受累后易加重,且部分患者还伴有头晕、头痛、恶心、呕吐、记忆力下降、心悸、胸闷、失眠、耳鸣等症状。

(二)诊断

(1)患者有慢性劳损或外伤病史。

(2)颈椎表现为退行性变化,其颈肩部有疼痛感,患者病变颈椎以及累及肩胛区域压痛感较明显,其上肢出现麻木疼痛感。

(3)患者颈部僵硬,导致其活动受限,对其行臂丛神经牵拉或者椎间孔挤压试验,结果表现为阳性。

(4)对患者行X射线检查,显示颈椎发生生理曲度变化,有反张、变直或棘突偏歪等情况出现。

(三)治疗

(1)拿揉颈肩部,重点操作肌肉紧张部位。

(2)拇指按揉枕骨下缘,点按风池、风府、哑门等穴。

(3)点按颈椎棘突或横突旁压痛点,同时被动活动颈椎。

(4)掌揉肩背部,拇指点按胸椎华佗夹脊穴。

(5)提拿肩井或腋后缘,同时令患儿做颈部主动活动。

(6)对头晕者重点操作枕后三角,加点百会、内关等。

(四)注意事项

(1)手法由轻到重,动法不可暴力。

(2)纠正读写姿势,控制低头伏案时长。

(3)加强体育锻炼,重点做颈椎操。

五、屈指肌腱狭窄性腱鞘炎

屈指肌腱狭窄性腱鞘炎又称“弹响指”,是小儿常见的先天性畸形。由于屈指肌腱位于掌指关节远端,受腱鞘狭窄性纤维软骨性病变的束窄,使近侧肌腱增粗或呈结节状,使指间关节呈屈曲位,不能主动伸直,被动伸展时引起疼痛或弹响,常见于6个月至2岁,多见于拇指,其发病率约为0.05%。

本病局部的病变是屈拇腱鞘开口处纤维增厚紧扣,肌腱受刺激变肥厚而不能通过,但引起纤维增厚的原因不明。小儿多因先天性畸形,主要是胎儿时期拇指过度弯曲,导致籽骨水平的掌指关节环状韧带增厚狭窄,影响小儿手指的正常发育。

(一)临床表现

小儿出生时并无异常,一般在 1 ~ 2 岁时出现症状。单侧或双侧发病。多数患者起初拇指伸屈有弹跳感,屈伸功能障碍,晨起更加明显,活动后能减轻或消失。掌指关节屈曲可有压痛,有时可触到增厚的腱鞘、状如豌豆大小的结节屈曲患指时,手指突然卡住于半屈曲位,不能屈伸活动,用另一手协助扳动后,手指又能活动。

(二)诊断

(1)有手腕部损伤史或先天性畸形史,好发于拇指。

(2)指间关节呈屈曲位,活动受限,活动时可有弹响声或咔咔声,严重时出现交锁现象。

(3)掌侧面有压痛,患儿常因压痛啼哭,并可触及黄豆大小结节肿块。

(4)B 超显像病变腱鞘不同程度增厚,呈低回声,局部血流信号可增加,动态观察可见肌腱在腱鞘内滑动困难。

(三)治疗

手法治疗可以概括为揉、牵、旋、理、压和远端配穴。

1. 揉拇指,沿前臂肺经循行路线自上而下按揉至第 1 掌指关节。

2. 医者一手握患手手腕,另一手拇指与示指捏住患指的第 1 指间关节,中指压于患指背面进行垂直牵引。

3. 保持上法的体位,使患指关节做环转运动。

4. 医者一手握患者手腕,另一手拇指与示指揉、理患指肌腱。

5. 压患手掌心向下,将不能屈伸的手指放在平且硬的桌面或者治疗床上,医生用大鱼际快速按压患指背面,反复施术。远端配穴根据患指所属经络选穴。如拇指配肺俞、曲池、鱼际穴。

(四)注意事项

(1)在推拿治疗时,局部需采用活血化瘀、消炎止痛药膏作为介质进行操作。

(2)手法力度要适中,切忌暴力,避免关节损伤。

(3)治疗期间患处避免过度屈伸活动,并要注意保暖。

六、桡骨小头半脱位

桡骨小头半脱位又称小儿牵拉肘,好发于 5 岁以下小儿,与小儿肘部解剖生理特点有关。桡骨小头位于肘关节外侧,其上关节面凹陷与肱骨小头相关节,环状关节面与尺骨切迹组成桡尺近侧关节。包绕桡骨小头的环状韧带,其两端附着于尺骨桡切迹的前、后缘,其主要功能可使前臂旋前及旋后。

幼儿的桡骨小头发育不全,桡骨小头的周径比桡骨颈干周径小,关节囊及环状韧带远侧缘相对松弛,不能牢固保持桡骨小头的位置,这是小儿容易患桡骨小头半脱位的解剖条件。另外,桡骨小头并非圆形,而是关节面的前后径大于左右径的椭圆形,桡骨小头关节面也并非完全垂直于桡骨的纵轴,而是有一定角度,其角度大小与前臂旋转活动有关,倾斜度的变化会影响环状韧带的上下活动。当患儿前臂被过分向外上方提拉时,肱桡关节间隙加大,桡骨小头直径短的部位转至前后位,从包绕桡骨的环状韧带中向下滑脱,使环状韧带嵌顿于桡骨小头与脸骨小头之间,或使环状韧带薄弱处撕脱,从而阻碍桡骨小头回位,致半脱位产生。

(一)临床表现

患儿前臂下垂,常常处于旋前位,常用健侧手托扶患肢,肘关节半屈曲位,在桡骨小头前外侧有压痛,肘关节屈、伸活动受限,不能持物上举,穿衣伸袖困难。

(二)诊断

(1)有过猛、过度牵拉史。

(2)肘部疼痛的小儿往往哭闹,怕触摸,拒绝拾物、持物,桡骨小头处压痛明显。

(3)肘关节功能受限,肩平面以下尚可忍痛活动,但不能上举超过肩平面患儿耸肩,肘关节略屈曲,前臂下垂,处于旋前位。

(4)X 射线片多无异常,部分可见桡骨头旋转或桡骨小头偏离轴位。

(三)治疗

复位手法操作:家长怀抱患儿坐好,一手护住患儿胸部,一手持患儿上臂,医者面向患儿,用以下手法复位。

1. 旋转复位法　一手捏住患儿肘部,拇指抵在桡骨小头后上方,另一手握住腕部,在轻轻牵引下使之前臂内外旋动,并顺势屈曲肘关节,拇指同时按压桡骨小头。在前臂旋后过程中可感觉到(或听到)桡骨小头复位的入臼声。复位成功后,症状马上消失,活动如常。

2. 牵引复位法　一手托住患儿肘部,拇指按住肱骨小头前(向后按),一手握住桡骨远端,顺势牵拉肱桡关节,使前臂旋后,并屈曲肘关节。

3. 翘肢复位法　医者将患肢从腰间环跨于腹前,一手按在桡骨小头处,一手握住桡骨远端,以按住桡骨小头拇指为支点,牵拉肱桡关节,靠腰的旋转力使桡骨小头复位。

复位成功后,一般不需固定。为避免牵拉再脱,可用三角巾悬吊 2~3 d。

(四)注意事项

(1)1 周内患肢不宜提拿东西。

(2)避免再次过分向外上方提拉患肢。

(3)手法注意事项:握持桡骨下端,而非整个腕部;顺势牵引,不做强迫伸直动作。

七、特发性脊柱侧弯

脊柱侧弯又称为脊柱侧凸，是指脊柱的1个或数个节段在冠状面上偏离身体中线向侧方弯曲，形成一个带有弧度的脊柱畸形，侧突畸形可与超过生理性侧凸或后凸畸形同时存在，侧凸的椎体伴有旋转畸形，侧凸程度越大，旋转越严重，使肋骨和胸廓变形，两侧不对称，严重影响心肺功能。引起脊柱侧弯的原因很多，但在临床上80%以上是特发性脊柱侧凸，幼年及青少年多发，女性多于男性。

脊柱侧凸后，脊柱解剖形态发生了改变，主要是：①顶椎椎体楔形变，凹侧椎弓根变短、变窄、椎管变形。②椎间盘表现为凹侧变窄，凸侧间隙变宽。③胸部畸形，由于脊柱旋转和侧凸导致凸侧肋骨变形，向后凸出，凹侧肋骨互相挤在一起，向前凸起，造成胸廓旋转出现“剃刀背”畸形。

特发性脊柱侧弯的病因尚不明确，目前存在诸多学说，如遗传基因、神经系统平衡功能异常、神经内分泌异常以及躯干生长不平衡等。

（一）临床表现

（1）初诊时以背部畸形为主要症状。表现为站立位姿态不对称，如双肩不等高，两侧肩胛骨不对称，一高一低，胸廓不对称。严重者可导致胸廓旋转畸形、躯干倾斜、胸廓下沉、躯干缩短，以及由于胸廓容积下降导致的活动耐力下降、气促、心悸等。

（2）剃刀背畸形，即腰部前屈时两侧背部不对称。

（3）一侧腰部凹陷，皮纹皱褶，两侧肋弓至髂嵴距离不等长。

（4）内脏压迫症状：最主要的是循环系统的压迫，心脏移位，心功能受限，心跳加速；其次是肺活量减少，呼吸加速；再次是消化系统受压而致消化不良、食欲不振；神经系统方面可产生神经根性疼痛及脊髓麻痹症。

（二）诊断

（1）无先天性疾病及明确的外伤史。

（2）体格检查躯干不对称，脊柱呈侧弯畸形，凹侧皮温可见异常。

（3）弯腰前屈试验阳性。

（4）检查全脊柱X射线正位片，测量Cobb角≥10 ℃。

（5）个别病例可有背痛、腰痛，易疲劳，运动后可见胸痛、胸闷、气短等临床症状。

（三）治疗

1. 常规手法　以左侧凹陷、右侧凸出为例。

（1）患儿仰卧位，掌揉胸大肌、三角肌，以左侧为主。

（2）患儿右侧卧位，令助手将患儿左臂上拉，医者掌揉腋下、胸壁外侧，多指拿揉肩胛骨外侧缘。

(3)患儿俯卧位,医者掌揉背部肩胛区,令助手将患儿左臂上拉,掌揉大、小圆肌。

(4)多指点推脊柱两侧,自上而下由大椎穴至第1腰椎,以左侧为主。

2.复位法

(1)胸椎复位:以胸椎棘凸向右侧偏歪为例,患儿俯卧位,医者站其右侧,右手掌根置于偏歪棘凸右侧,左手掌根置于偏歪棘凸左侧稍上方,令患儿吸气后缓慢呼气,在呼气末,双掌同时垂直向下用力,此时双掌可有复位感,或可听到响声。

(2)腰椎复位:以腰椎棘凸向右侧侧弯为例,患儿左侧卧位,右腿屈曲在上,左腿伸直在下,呈跑步姿势,医者站其前,将右肘放于患儿肩前部,左肘放于患儿骶骨后方,双拇指放于侧弯弧线最高点两臂向相反方向用力,使要矫正的关节活动度至最大角度后发力,此时拇指可有复位感,或听到响声。

(四)注意事项

(1)胸椎矫正时去除胸前坠饰及纽扣、拉链等,并配合呼吸行矫正手法,避免损伤胸肋。

(2)严重畸形者可适当佩戴矫形支具,加以辅助治疗。

(3)脊柱侧弯角度大于45°,或已影响到心肺功能以及神经系统则应及早手术治疗。

(4)加强锻炼,重点练习脊柱矫正操,起到辅助治疗作用,并且能提高心肺功能。

八、膝内翻、膝外翻

膝内、外翻是小儿常见的下肢成角畸形。膝内翻是指膝关节以下向内翻转,双侧踝关节靠拢后,两侧膝关节之间留有间隙,又称“O”形腿或弓形腿。膝外翻是指膝关节以下向外翻转,两侧膝关节靠拢后,两侧踝关节之间留有间隙,又称“X”形腿或碰膝症,双侧膝外翻占这类畸形总数的60% ~70%;双侧膝内翻约占25%;其他为单侧膝内、外翻,需手术治疗的为少数,不到5% ~10%。

在临床上根据病因分为以下两种。

1.发育性膝内外翻　小儿出生后以“O”形腿为主要表现,直到会行走后,下肢才逐渐变直,到3 ~4岁的幼儿通常表现为“X”形腿,在6 ~7岁左右接近于成年人,存在5°左右的膝外翻。在以上年龄段出现的膝内翻、膝外翻绝大多数是生理性的,不需要过多干预。

2.病理性膝内外翻　由于儿童处于生长发育过程中,任何可以影响下肢生长的疾病或者应力均有可能导致膝内翻或者膝外翻。例如:继发于佝偻病、黏多糖病、脊髓灰质炎等原发疾病;继发于骨折等损伤因素;继发于骨髓炎等感染性疾病;特发性膝内翻或者膝外翻;使用学步车,经常骑马等运动引发的膝内外翻需要及早进行干预治疗。

(一)临床表现

1. 膝内翻　膝内翻患儿两膝间距增大,行走时足内旋成八字脚,严重者影响到髋关节而臀后翘。患儿常因行走不利两脚相绊而跌倒。膝关节处可有疼痛或压痛。

2. 膝外翻　膝关节外翻患儿行走时两踝距离增大,两膝经常碰撞,不耐疲劳,易跌倒。严重膝外翻者,髌骨可向外脱位。

根据膝、踝关节间的距离分为三度:①轻度,两关节间距 3 cm 以内;②中度,两关节间距 6 cm 以内;③重度,两关节间距在 9 cm 以上。

(二)诊断

(1)观察行走、站立时下肢的力线,两膝不能并拢,间距增大成"O"形为膝内翻,两踝之间不能并拢,距离增大成"X"形为膝外翻。

(2)观察髂前上棘经髌骨终点向下的连线,正常应垂直于第 2 跖骨,若偏向 3、4、5 跖骨则为膝内翻,偏向第 1 跖骨内则为膝外翻。

(3)观察行走时下肢负重期间有无膝关节外侧向外凸出,若出现向外凸出,则表示膝外侧副韧带松弛,应进一步检查膝内外侧副韧带以及交叉韧带的稳定性。

(4)X 射线片可明确诊断,测量胫骨和股骨纵轴所成的夹角即胫股角,判断膝内外翻的角度和发展程度。

(三)治疗

(1)患儿仰卧,拿揉下肢股四头肌以及膝关节周围,点揉血海、梁丘、内外膝眼,膝外翻者重点推揉大腿外侧肌群。

(2)拨揉小腿外侧肌群,点揉足三里、阳陵泉、阴陵泉。

(3)患儿俯卧,掌揉腰臀部,点按脾俞、肾俞、居髎、环跳,拿揉下肢后侧,点揉阴谷、膝阳关、委中等穴,膝内翻者重点推揉大腿内侧肌群。

(4)矫正手法:医者一手握患儿患膝,另一手握小腿下段,握膝之手向内用力,握腿之手向外用力,纠正膝内翻畸形。反之,握膝之手向外用力,握腿之手向内用力,纠正膝外翻畸形。双手相对用力时不可暴力,缓缓加力达到最大限度时保持片刻,以患儿耐受为度。

(5)将下肢各关节力线摆正,做下肢屈伸运动数遍。

(6)捏脊。

(四)注意事项

(1)注意患儿坐姿,避免盘腿或"W"形跪坐位。

(2)引起明显代偿性足内翻患儿可用足纵弓鞋垫支持。

(3)中度以上膝内外翻患儿夜间可穿戴矫形支具,以减轻膝关节侧副韧带的牵拉,同时促进下肢骨骺生长，纠正下肢成角畸形。

(4)病理性的膝内、外翻，要针对病因治疗，严重畸形者采取手术治疗。

九、髋关节滑膜嵌顿

髋关节滑膜嵌顿是一种主要发生在小儿的骨伤科病变，剧烈运动和外伤是本病的主要病因，髋关节过度外展外旋使股骨头与髋臼窝之间发生微小移动，致使关节周围组织嵌入其中，导致此症。多发于3~6岁的男孩，单髋多见。

小儿髋关节有不同于成人的特征，髋臼窝浅，股骨头发育不全，头颈比例较小，骨骺未闭合，关节囊松弛，周围韧带欠稳固，肌肉不发达，故小儿髋关节活动度比成人大。由于髋关节的神经是来自于坐骨神经和闭孔神经前支，后者又有1支感觉神经分布于膝关节，故不少患儿往往因膝关节疼痛而被误诊为膝部疾患。

(一)临床表现

起病急，突发性髋关节疼痛，髋关节活动受限，尤以内旋为甚，患肢呈外展外旋的半屈曲位，轻者走路跛行，重者不能行走，较大患儿则主诉膝关节内上方疼痛。

(二)诊断

(1)患儿跛行或家长怀抱来诊。

(2)多数患儿有过度跑跳或扭伤史。

(3)患侧腹股沟部肿胀、压痛，骨盆向患侧倾斜，患肢假性增长，双侧臀横纹不对称。

(4)髋关节内收试验阳性。

(5)辅助检查：实验室检查无异常，体温正常，骨盆X射线片示髋关节未见骨质破坏，少数可见髋关节内侧间隙增宽。MRI示股骨头与髋臼内侧间距增宽，其间有异常软组织影。

(三)治疗

(1)患儿仰卧，在大腿内侧及疼痛部位行拿、揉等放松手法。

(2)患肢屈曲，使膝关节紧贴小腹部，一手扶膝一手扶踝，做最大幅度的髋关节内收、外展活动数次。

(3)在患儿精神放松时，配合内收、外展活动，逐渐将患肢内收内旋至最大角度，双手突然向腹侧发力，此时可听到弹响声，再将患肢缓慢伸直，可反复操作。

(4)最后在髋关节周围行拿、揉等放松手法。

(四)注意事项

(1)复位后要求1周内避免跑跳，同时可在局部贴通经活络、消炎止痛的药膏或激光等理疗促进恢复。

(2)若伴有发热应进一步检查,排除感染性髋关节炎。

十、踝关节扭伤

踝关节扭伤,是由于路不平或由高处落下,足部受力不均,致使踝关节过度内翻或外翻而造成的踝损伤病症。

踝关节是由胫、腓骨下端的关节面与距骨滑车组成的蜗状关节,故又称距小腿关节。踝关节前后韧带薄,关节囊前后松弛,这样的解剖结构有利于踝关节的屈伸活动。当足背屈时,腓骨旋外、上升并向后移动,踝穴增宽 1.5~2 mm,以容纳较宽的距骨体前部进入踝穴,同时胫腓韧带相应紧张,距骨内、外侧关节面与内、外踝关节面紧密相贴,踝关节稳定,故在足背屈时不易造成韧带损伤,一旦受伤时则伴发骨折;而足跖屈时,距骨体较宽部分滑出踝穴,腓骨内旋、下降并向前移动,踝穴变窄,距骨较窄部分进入踝穴,胫腓韧带变松,踝关节相对不稳定,故在足跖屈时容易发生韧带损伤。此外,踝关节内侧三角韧带比外侧跟腓韧带和距腓前、后韧带坚韧,且外踝比内踝窄,外踝比内踝靠下 0.5 cm,靠后 1 cm,故踝关节易发生内翻而损伤外侧副韧带。

(一)临床表现

足不能着地,走路跛行,足踝部疼痛甚至局部肿胀青紫,踝关节活动受限。由于扭伤时小腿肌肉保护性强力收缩,可伴有小腿胫前肌、腓骨长短肌的酸痛。

1. 气滞血瘀　损伤早期,踝关节疼痛,活动时加剧,局部明显肿胀及皮下瘀斑,踝关节活动受限,舌红,边有瘀点,脉弦。

2. 筋脉失养　损伤后期,关节持续隐痛,轻度肿胀,或可触及硬结,步行欠力,舌淡,苔薄,脉弦细。

(二)诊断

(1)有踝关节扭伤史。

(2)踝关节患侧出现疼痛、肿胀及活动障碍。

(3)踝关节患侧可出现皮下瘀血、压痛,活动受限——向对侧翻时痛剧,向患侧翻时痛可减轻。

(4)X 射线检查:踝部正位片正常;如将足强力量于内翻位或外翻位摄正位相,可见到距骨倾斜角增大,有时见移位现象。

(三)治疗

若患儿局部肿胀明显,不宜重手法刺激,操作时宜先远端后近端。

1. 患儿俯卧屈膝位

(1)一手握住前脚掌,一手沿小腿后侧,由远端至近端行推法,推腓肠肌及小腿两侧。

(2)多指拿揉腓肠肌,点压委中,弹拨阳陵泉穴。

(3)在肿胀组织周围行轻揉法,再行轻摩法,点涌泉、解溪、绝骨等穴。

2. 患儿仰卧位

(1)一手托住患侧足踝部,另一手握住前脚掌,沿胫骨纵轴行相对挤压法。

(2)一手托住患侧足踝部,另一手握住前脚掌内侧,先做牵引,并使踝关节处于内旋、内翻位,数秒钟后突然复位,可闻复位响声,此法用于有关节错缝者之整复。

(四)注意事项

(1)踝关节韧带扭伤应及时采取局部冷敷,减轻局部出血肿胀。

(2)24 h 后可用活血化瘀的中成药外敷或外洗,疼痛明显者还可用中成药内服,如沈阳红药、伤科七厘散等。

(3)功能锻炼:损伤急性期,应在固定的情况下做跖趾关节屈伸活动和踝关节背伸、跖屈活动,肿胀消退后,应积极做伤侧踝关节负重训练,以加强韧带的力量,防止迁延日久踝关节周围韧带功能减退,形成习惯性踝扭伤。

十一、先天性马蹄内翻足

先天性马蹄内翻足是新生儿比较常见的先天性足畸形,由足下垂、内翻、内收 3 个主要畸形综合而成,男性发病较多,可为单侧发病,也可双侧。多数病例以个体发生,少数患者家族内属常染色体显性遗传,伴有不全外显率。约有半数患者属双侧性。

先天性马蹄内翻足的发病机制尚不完全清楚,目前主要有两种学说:一是原发于距骨先天性发育异常,即由于患者距骨内的原始胚浆存在缺陷,因此导致该骨的持续跖屈和内翻,进而引起关节和肌腱复合体的改变;另一理论认为是由于神经肌肉单元内的原始软组织存在异常,进而引起骨骼继发性变化。无论哪一种学说,若任其发展,骨和软组织都会产生许多相应的变化,这些变化取决于原发病的程度和后天行走等作用有些关节会自发融合,或继发于挛缩而形成退变,因此及早采取保守治疗是本病的治疗原则。早期进行推拿治疗,可疏通经络,促进气血循环,加强局部骨及软组织生长发育,对轻度马蹄内翻足可达到矫正畸形,中、重度马蹄内翻足达到部分矫正畸形的目的,为进一步手术治疗创造良好条件。

(一)临床表现

一般生后即可发现一侧或双侧足部畸形,根据畸形程度可分为以下两型:

1. 僵硬型　畸形严重,距下关节跖屈畸形明显,可从足背侧皮下摸到突出的距骨头,因跟骨后端上翘藏于胫骨下端后侧,足跟似乎变小,跟腱挛缩严重从后方看,跟骨内翻前足也有内收内翻,舟骨位于足内侧深处,靠近距骨头,股骨突向足外侧,足内侧凹陷,踝内侧和足跟内侧皮纹增多,而足外侧及背侧皮肤拉紧变薄,当被动背伸外翻时呈僵硬固定,畸形不易矫正。小腿发育细小，肌萎缩明显，但感觉正常。此型治疗困难，易复发，多数人认为该型属胚胎或遗传因素的缺陷所致。

2. 松软型　畸形较轻，足跟大小接近正常，踝及足内侧有轻度皮肤皱褶，小腿肌肉萎缩变细不明显。最大的特点是在被动背伸外翻时可以矫正其足内翻畸形，能使患足达到或接近中立位。此型畸形较松软，容易矫正，疗效易巩固，不易复发，预后好，该型属于宫内位置异常所致。

（二）诊断

（1）出生后有单足或双足跖屈、内翻、前足内收畸形。

（2）用足前部及足外缘或足背着地行走，足外缘有胼胝。

（3）正位 X 射线片显示跟骨、距骨二者重叠，均朝向第 5 跖骨，跟距角减小甚至消失。

（4）侧位 X 射线片显示跟距角 $< 35°$，一般为 $20°$ 或更小，跟距角呈平行关系。

（三）治疗

1. 基础手法

（1）患儿仰卧位，拨揉患肢小腿外侧肌群 3～5 遍，点揉足三里、阳陵泉、条口、丰隆等穴。

（2）按揉踝关节周围肌腱，重点按揉内踝下三角韧带、足弓内侧、足底跖筋膜区域，点揉足三里、阳陵泉、申脉、照海、解溪穴。

（3）患儿俯卧位，拿揉小腿三头肌，拨揉足背、足底的肌腱，点揉委中、承山、昆仑、太溪穴。

2. 矫正手法

（1）足下垂矫正手法：患儿俯卧位，屈膝。①一手握踝及足跟，另一手握住前足掌，双手拇指抵住足背高点，与四指相对，缓缓用力至最大限度，保持片刻。②背伸踝关节达到最大限度时，保持片刻，以患儿耐受为度。

（2）足内翻、内旋矫正手法：患儿侧卧位，患足在下，踝以下探出床外，助手固定小腿，医者一手握住足跟，另一手握住前足内侧及足底，使足背伸外展位，再双手同时向下牵引并保持片刻。

（四）注意事项

（1）手法要柔和，切忌用暴力。

（2）在手法治疗过程中，可配合穿戴矫正支具辅助治疗。

（3）增强患足的功能锻炼，巩固疗效。

（4）马蹄内翻足患儿轻者通过推拿手法可以康复，重者需要手术矫正。

十二、骨折后遗症

骨折是儿科常见的外伤性病症，是骨的连续性或完整性中断或丧失。

儿童骨骼特征如下。

(1)儿童骨骼血管丰富，矿物质含量低，骨骼密度明显较成人低。儿童骨骼具有多孔的性质，因此容易产生一些特殊类型的骨折。例如青枝骨折、隆突性骨折。

(2)儿童骨膜厚且韧，强度也比较大，因此在创伤下常只有张力侧骨膜发生剥离或断裂，而压力侧骨膜仍然保持完整。这也是儿童开放性骨折发生率比成人低的一个原因。

(3)骺板是儿童特有的解剖结构，软骨成分多，是儿童骨骼最薄弱的部分，极易发生损伤，还可导致生长障碍，造成成角短缩畸形的严重后果。此外，这些软骨成分多的结构具有可透过X射线的性质，故临床中容易发生漏诊。

虽然骨折的治疗技术在不断提高，但临床中依然存在不同程度的后遗症，如肌肉萎缩、关节僵硬、神经受损、血管受损、骨髓炎、骨折畸形愈合或不愈合等。这与骨折对位对线不良，固定时间过长，没有及时做功能锻炼以及感受风、寒、湿邪，或过早、过度活动等相关。

(一)临床表现

骨折局部疼痛，肿胀，瘀青；关节功能活动障碍，畸形。

(二)诊断

1. 骨折的诊断　依据外伤史、临床症状和体征、X射线片等确诊。

2. 骨折分期

早期：骨折后1～2周内，损伤部位肿胀、疼痛、瘀斑。

中期：骨折2周后，肿胀消退，局部疼痛减轻，骨折处有纤维连接，日趋稳定。

后期：骨折临床愈合，拆除外固定。

(三)治疗

骨折后应立即复位、固定，早期合理运用推拿能有效缓解疼痛、肿胀、瘀血等，并能促进骨折愈合，防止关节僵硬，恢复关节功能。

1. 疼痛肿胀　在伤处周围施以轻柔和缓的向心推、摩手法，根据骨折部位，循经络远端取穴，以通络止痛。

2. 骨折愈合缓慢　局部施以摩、揉、按、拿、推、拨等手法，以局部发热为佳；局部施以轻微的叩、振等方法，有利于骨的生长。

3. 肌肉萎缩　拿揉、提捻萎缩肌肉，在筋节条索处行理筋法；配合骨折处上下关节的主动或被动活动。

4. 关节僵硬 拨揉关节周围粘连、挛缩的软组织和肌腱，以局部放松为宜；采用按动疗法，根据骨折部位，在点按关节周围穴位时，同时做关节主动或被动活动。

5. 皮肤感觉障碍 搓擦局部至发红为度，拍打、提捻感觉障碍区皮肤。

6. 肢体发凉 来回搓擦肢体至发热，自远端向近端推，同时压放有动脉搏动的穴位。

（四）注意事项

（1）术后康复应把握推拿干预的正确时机。

（2）早期推拿手法治疗应轻柔，防止骨折端移位和加剧疼痛。

（3）后期应尽早进行功能锻炼，主动或被动活动邻近关节，防止关节功能障碍。

（4）根据骨折分期特点配合局部中药膏摩或中药熏洗，促进骨折恢复。

（5）遗留神经症状者配合针灸治疗，局部软组织粘连可行小针刀治疗。

十三、漏斗胸

漏斗胸是最常见的儿童胸廓畸形，胸骨体至胸骨柄下缘开始向后倾斜，其相邻的两侧肋软骨随其凹陷，形成漏斗状的一种先天性胸廓畸形。这种畸形除胸廓外观的缺陷外，还可造成患儿生理与心理上的变化。严重的胸廓凹陷，缩短了脊柱与胸骨间的距离，引起胸腔内脏器挤压，以致功能受损。

本症的病因尚不清楚。一般认为与佝偻病、胸骨下韧带挛缩、上呼吸道梗阻、膈肌发育不良或附着异常、肋软骨过长挤压胸骨向后等因素有关。但从其发展过程、临床表现以及手术中所见，尚不能发现与明确其发病因素。本病患儿有的合并其他先天性疾患，如马方综合征、脊柱侧弯、先天性心脏病及先天性膈膨升等。

（一）临床表现

漏斗胸患儿在婴儿期一般无特殊临床症状，少数可有严重的吸气性喘鸣和胸骨吸入性凹陷。随患儿的生长发育，会出现一种特殊的体型：头颈前伸，两肩前倾，前胸下陷，后背弓状，腹部膨隆。不少患儿体型瘦弱，喜静不好动，有些患儿虽看起来活动量较大，但不能持久，运动耐受量减弱，肺活量较正常儿低或仅为正常的最低标准；容易发生呼吸道感染。有些患儿有心动过速或心律不齐。经胸部X射线检查和心电图检查显示，心脏有向左移位和顺时针方向旋转。有的患儿可有心搏出量减少。有的患儿进食量少，偶有吞咽困难。

（二）诊断

（1）根据胸廓的视诊可立即诊断漏斗胸，患儿多自第3～7肋骨向内凹陷变形，在胸骨剑突上方凹陷最深，剑突的前端向前方翘起。

（2）肋骨的前部由后上方急骤向下方斜走，胸廓上下变长，前后径距离缩短，严重者胸骨下段最深凹陷处可与脊柱相接触，甚至抵达脊柱的一侧，产生心肺压迫症状。

(3)根据漏斗胸胸骨凹陷的位置，可分为左右对称凹陷和不对称凹陷两种类型。不对称凹陷以右侧凹陷较深多见，胸骨体腹面转向右侧，严重时可旋转90°。

(4)胸脊间距根据X射线胸部侧位片测算，胸骨凹陷深处后缘与脊椎前缘间距表示漏斗胸畸形的程度，间距>7 cm为轻度，5~7 cm为中度，间距<5 cm为重度。

(三)治疗

(1)患儿仰卧位：①掌揉前胸部，重点操作凹陷部位。②双手大鱼际分推肋弓，沿两侧肋弓下缘做拇指交替点按。

(2)患儿侧卧，凹陷明显侧在上：①助手将患儿上肢向头顶方向拉，嘱患儿吸气至最大限度后屏住呼吸，此时医者在相应凹陷肋骨的侧胸部用掌或前臂缓慢持久按压至患儿不能耐受为度，反复施术。②保持侧卧屈膝屈髋，将下方的肩臂向后拉，使上身成俯卧状。令患儿深吸气并在最大限度屏住呼吸，医生一手稳定在患侧前胸凹陷部，另一手在背后肋横突关节附近向前按压至患儿不能耐受为度，反复施术。

(3)患儿俯卧位，医者掌揉其背部，双拇指点按华佗夹脊穴，随着患儿呼吸在胸椎上做有节律的掌按法。

(4)患儿坐位，十指交叉放于枕后，医者嘱患儿吸气至最大限度后屏住呼吸，双手掌自胸廓两侧向中间挤压至患儿不能耐受，反复3~5遍，最后放下双手，提拿肩井，结束手法。

(5)伴有心肺功能障碍者可在上述手法中增加点穴，如中府、云门、日月、期门、鸠尾、章门、肺俞、心俞、郄门、内关等。

(四)注意事项

(1)严重影响心肺功能或伴有骨质疏松者慎用上述手法。

(2)因佝偻病等其他疾病继发者在积极治疗原发病的同时可配合上述手法治疗。

（王　建）

第三节　神经系统疾病

一、脑性瘫痪

脑性瘫痪，简称脑瘫，是一组持续存在的中枢性运动和姿势发育障碍、活动受限综合征，这种综合征是由于发育中的胎儿或婴幼儿脑部非进行性损伤所致。脑性瘫痪的运动障碍常伴有感觉、知觉、认知、交流和行为障碍，以及癫痫和继发性肌肉骨骼问题；患病率为0.2% ~0.35%。此病属中医五迟范畴。

本病常因发育不成熟的大脑（产前、产时或产后）先天性发育缺陷（畸形、宫内感染）或获得性（早产、低出生体重、窒息、缺氧缺血性脑病、核黄疸、外伤、感染）等非进行性脑损伤所致。中医认为多因禀赋不足、胎育不良以致精血空虚、脑髓失养，则脑与肢体发育不全、功能障碍；或因大病损伤脑髓或产时脑部受损，通过经络而累及四肢百骸、五官九窍，以致产生脑瘫的种种证候。

（一）临床表现

1. 痉挛型　以锥体系受损为主，伴腱反射亢进、踝阵挛（+）、折刀征和锥体束征等。

伸肌张力增高：上肢伸直背伸、内收、内旋；下肢伸直、内收、内旋、交叉；头后仰，角弓反张。

屈肌张力增高：上肢屈曲、肩内收、屈肘、屈腕、屈指呈握拳状；下肢屈髋、屈膝、足内翻、尖足；低头、弓背。

痉挛性四肢瘫：上下肢症状同时存在，无明显轻重之别。

痉挛性双瘫：双下肢痉挛及功能障碍重于双上肢。

痉挛性偏瘫：一侧肢体痉挛功能障碍为主。

2. 不随意运动型　以锥体外系受损为主，主要包括舞蹈性手足徐动和肌张力障碍。该型最明显特征是非对称性姿势，头部和四肢出现不随意运动，即进行某种动作时常夹杂许多多余动作，四肢、头部不停地晃动，难以自我控制。该型肌张力可高可低，可随年龄改变。腱反射正常，锥体外系征 TLR（+），ATNR（+）。静止时肌张力低下，随意运动时增强，对刺激敏感，表情奇特，挤眉弄眼，颈部不稳定，构音与发音障碍，流涎，摄食困难，婴儿期多表现为肌张力低下。

3. 共济失调型　以小脑受损为主，以及锥体系、锥体外系损伤：主要特点是由于运动感觉和平衡感觉障碍造成不协调运动。为获得平衡，两脚左右分离较远，步态蹒跚，方向性差。运动笨拙、不协调，可有意向性震颤及眼球震颤平衡障碍，站立时重心在足跟部，基底宽，醉汉步态，身体僵硬。肌张力可偏低，运动速度慢，头部活动少，分离动作差。闭目难立征（+），指鼻试验（+），腱反射正常。

4. 混合型　具有两型以上的特点。

脑瘫患儿可伴有智力低下，斜视，语言障碍，认知障碍，癫痫等。

（二）诊断

1. 必备条件

（1）中枢性运动障碍：持续存在于婴幼儿脑发育早期（不成熟期），可发生抬头、翻身、坐、爬、站和走等大运动功能和精细运动功能障碍，或显著发育落后。功能障碍是持久性、非进行性，但并非一成不变，轻症可逐渐缓解，重症可逐渐加重，最后可致肌肉、关节的继发性损伤。

(2)运动和姿势发育异常：包括动态和静态，以及俯卧位、仰卧位、坐位和立位时的姿势异常，应根据不同年龄段的姿势发育而判断，运动时出现运动模式的异常。

(3)反射发育异常：主要表现有原始反射延缓消失和立直反射(如保护性伸展反射)及平衡反应的延迟出现或不出现，可有病理反射阳性。

(4)肌张力及肌力异常：大多数脑瘫患儿的肌力是降低的，痉挛型脑瘫患儿肌张力增高，不随意运动型脑瘫患儿肌张力变化(在兴奋或运动时增高，安静时减低)。可通过检查腱反射静止性肌张力、姿势性肌张力和运动性肌张力来判断。主要通过检查肌肉硬度、手掌屈角、双下肢腘窝角、肢体运动幅度、关节伸展度、足背屈角、围巾征和跟耳试验等确定。

2. 参考条件

(1)有引起脑瘫的病因学依据。

(2)可有头颅影像学佐证(52% ~92%)。

(三)治疗

1. 基本手法

(1)医者沿脊柱大椎至命门进行提捻，双拇指顺序点按督脉至阳到命门诸穴，着力叩打大椎到至阳穴。

(2)按揉背部足太阳膀胱经诸俞穴，重点在脾俞、肾俞、肝俞等穴。

(3)按、揉、摩、点风池、哑门、天柱、脑户等枕部脑区，以及百会、络却、后顶、强间等顶枕部区。在此部位施术时，要意守、注气。

(4)患儿仰卧，医者按揉、捏拿其四肢。

捏拿下肢：在点阳陵泉穴的基础上拿揉下肢外侧肌群，或在点委中穴的基础上拿揉下肢后部肌群直至跟腱。

捏拿上肢：在点中府穴的基础上拿揉上臂前肌群，或在点肩井穴的基础上拿揉上臂后肌群，或在点曲池穴的基础上拿揉前臂的前肌群、后肌群等。

2. 随病症类型加减手法

(1)肌张力增高：多用揉、摩法，以使紧张痉挛肌群放松。

1)上肢痉挛：患儿仰卧，肘屈曲，肩关节内旋，医者一手按住其肩前侧，一手握腕，做肩关节的内收外展活动。

展臂法：患儿仰卧，医者一手将患肢腕部屈曲，使握拳的手打开后固定，在屈肘位使前臂旋后，继而伸展肘关节，另一手固定肘部，使上肢外展90°，用固定肘部的手自上而下行揉、拿、点、按等手法，以患肢放松为度。反复施术。

2）下肢痉挛：对剪刀步患儿，采用解剪法；患儿仰卧，助手固定其一侧下肢及髋部，医者将施术侧足趾屈曲，足踝内翻，使痉挛伸直的髋、膝、踝关节屈曲、外展成蛙状，再按、揉、拨、拿痉挛的内收肌，揉解剪穴（血海后1.5寸，上4.5寸），逐渐加大髋关节外展角度。反复施术，以患儿耐受为度。

对下肢屈肌张力高的患儿，采用伸膝法治疗。患儿仰卧，医者将其一侧下肢屈膝屈髋，并将髋关节内旋，使下肢内侧贴于床面，一手扶其膝外侧，另一手握踝内侧，相对用力，以牵拉膝内侧副韧带。反之，以牵拉膝外侧副韧带将患儿下肢伸展，一手扶膝下压，另一手握足背伸，以牵拉腘绳肌。一手将患儿下肢抬起，另一手弹拨半腱肌、半膜肌。

（2）肌张力低下：多用拿法、提法、按法、叩打法，以刺激肌群，提高肌张力。

1）竖头法：重点刺激上背部的华佗夹脊穴，用拇、示指弹拨竖脊肌，叩打大椎到至阳。

2）竖腰法：双手拇、示指提捏侧腹部肌群，或多指自下而上点推腰骶部。

（3）肌张力不全，运动不协调：多用揉、摩法，以放松内收肌、外展肌等肌群，协调其运动。

1）俯卧位：①助手使患儿上肢上举，伸直交叉贴于床面，医者拿揉患儿颈部及肩部两侧肌群。②一手拇、示指抵住脊柱上端或下端，另一手拇、示指沿华佗夹脊穴自下而上或自上而下行推法、理法。③掐住患儿肩胛带，令助手将患儿双上肢伸直做反复外展、上举，感到肩胛带松弛后令助手使其双上肢外展伸直贴于床面并固定，医者将患儿屈曲的双下肢伸直固定于床面，另一手按揉双下肢后侧肌群。④如出现角弓反张可在胸下或腹下垫一枕，嘱助手将患儿两手屈曲置于头顶，医者按揉华佗夹脊穴、两侧膀胱经。

2）仰卧位：①令助手固定患儿两肩，医者双手托患儿枕后，稍向上牵引，做左右摇摆动作。②令助手固定患儿头部，医者一手将患儿一侧手臂上举，贴于床面，另一手按揉肌张力增高的肌群。同法做另一侧上肢。③令助手将患儿双上肢伸直并在身前交叉，医者按揉患儿颈肩部。

3. 治疗并发症的特殊手法

（1）癫痫：重按耳后、肝俞、定志（大椎穴旁开2.5寸）以及枕部诸穴等对于癫痫发作、点头不止的患儿，令其仰卧，医者一手按住其前胸，另一手托起枕后，使患儿保持最大程度屈颈片刻：在患儿癫痫发作时，可刺激其第四足趾根部。日常选用十三鬼穴进行调理。

（2）失语：重按哑门、天柱、廉泉、通里、风府等穴，刺激头部语言中枢反应区，并配合唇、舌、颊、腭等部位的口腔按摩。

（3）斜视：重按瞳子髎、太阳、睛明等穴，配合者可在点穴的同时引导患儿向斜视反方向活动眼球。

（4）流涎：揉后发际正中至翳风穴，点揉颊车、地仓、廉泉等穴。

4. 辨证治疗

(1)肝肾不足:加太溪、阴谷、大赫、太冲等。

(2)脾肾两亏:加太溪、三阴交、中脘、足三里等。

(3)气血虚弱:加关元、足三里、血海、心俞等。

(4)脾虚水泛:加阴陵泉、三阴交、太白、中极等。

(四)注意事项

(1)操作时取患儿舒适体位。

(2)手法不可暴力,应由轻到重,注意保护患儿各关节、韧带,在僵直状态下不可强力扭转。

(3)有髋关节半脱位者,髋关节被动活动应慎用,以免加重脱位。

(4)对伴有癫痫的脑瘫患儿施术时,要随时观察患儿神志等各方面情况,手法不宜过重,以耐受为度。

(5)患肢有关节畸形者,可以佩戴矫形器具辅助治疗。

二、周围性面神经麻痹

面神经麻痹,又称面瘫,有中枢性面瘫和周围性面瘫之分,是指各种原因所导致的面神经受压、损伤而出现功能障碍的病症,常以患侧面肌瘫痪而出现颜面歪斜、挛缩,患侧口、眼不闭等症为特征。此症一旦发现,应及时进行有效的治疗,否则易形成后遗症,给患儿造成很大痛苦。本病也是应用按摩疗法较有优势的病症之一,这里我们仅介绍周围性面神经麻痹的治疗经验。

(一)临床表现

1. 症状　发病突然,常于小儿哭闹或吮乳时家长发现:流泪、流涎;患侧面部板滞、麻木、松弛;食物停留于患侧齿颊间,饮水漏水;舌前2/3味觉减退或消失;听觉过敏;久病患侧面肌挛缩,口角歪向病侧的"倒错"现象,但在小儿中较少见。

2. 体征　患侧额纹变浅消失;眼裂变大,眼睛闭合不良,露睛流泪;鼻唇沟变浅或消失;口角下垂,露齿时口角歪向健侧;蹙额、皱眉、吹口哨、骨颊困难。

3. 中医证候分型

(1)风寒袭络:见于发病初期,突然口眼㖞斜,眼睑闭合不全,兼见面部有受寒史,舌淡,苔薄白,脉浮紧。

(2)风热袭络:见于发病初期,突然口眼㖞斜,眼睑闭合不全,继发于感冒风热,或咽部感染史,舌红,苔黄腻,脉浮数。

(3)风痰阻络:突然口眼埚斜,眼睑闭合不全,或面部抽搐,颜面麻木作胀,伴头重如蒙、胸闷或呕吐痰涎,舌胖大,苔白腻,脉弦滑。

(4)气虚血瘀:多见于恢复期或病程较长的患者,口眼㖞斜,眼睑闭合不全日久不愈,兼见肢体困倦无力、面色淡白、头晕等,舌淡紫,苔薄白,脉细涩或细弱。

(二)诊断

(1)急性起病,通常3 d左右达到高峰。

(2)单侧周围性面瘫,伴或不伴耳后疼痛、舌前味觉减退、听觉过敏、泪液或唾液分泌异常。

(3)排除继发原因。

(三)治疗

1. 基本手法

(1)在患侧面部施掌摩法,再用半屈位的指背重点沿颧肌、额肌、口轮匝肌行快速擦法,以局部潮红为宜。

(2)对患侧各肌群自下而上行拿揉法。

(3)用拇指在眼轮匝肌周围行揉法,摩擦上眼睑,点鱼腰、睛明、承泣、太阳、耳门、牵正、颧髎、颊车,掐地仓。

(4)双手掌交替从下而上沿患侧面部行推法,在咀嚼肌的最高隆起点(颊车穴)用中指点拨1 min后,突然快速转腕,中指急速上旋,施术两次,使患儿有局部触电的感觉,或肌肉有明显酸胀感为宜。

(5)揉点双侧风池、风府、合谷,多指揉枕后缘,点揉双侧肾俞、肝俞、脾俞等穴。

2. 辨证手法

(1)风寒袭络:重用搓擦手法在患侧面部及风池、风府、风门、肺俞等穴处,以局部发热为度。

(2)风热袭络:在头部膀胱经、胆经路线行扫散手法,轻揉翳风、耳后高骨、太阳,拿揉颈项部。

(3)风痰阻络:重点提拿患侧面部,以有痛感为度;点揉肺俞、脾俞、丰隆穴。

(4)气虚血瘀:双手交替推抹患侧面部,以面部微红为度;点按百会、中脘、气海、足三里;捏脊;重点提捏脾俞、胃俞、膈俞穴。

(四)注意事项

(1)根据患儿年龄以及病情可采取快针、放血、艾灸疗法。

(2)嘱家长日常加强患侧肌肉锻炼,如鼓腮、皱眉、龇牙、用患侧咀嚼。

(3)治疗后注意患部避风保暖。

三、分娩性臂丛神经损伤

分娩性臂丛神经损伤是胎儿在分娩过程中因各种原因导致头肩分离而引起的臂丛

神经牵拉性损伤，患儿出生后即发现上肢无力、活动障碍等症状，严重影响患儿的肢体功能，属中医痿证的范畴，其发病率为1.6%～2.5%。推拿治疗此病具有一定疗效。

臂丛神经由第5～8颈神经前支和第1胸神经前支大部分组成，经斜角肌间隙穿出，行于锁骨下动脉后上方，经锁骨后方进入腋窝臂丛。5个神经根的纤维先合成上、中、下三干，其中C_5、C_6于前斜角肌外缘合成上干，C_7独立为中干，C_8、T_1组成下干。由三干发支围绕腋动脉形成内侧束、外侧束和后束，由束赛出分支主要分布于上肢和部分胸、背浅层肌。

臂丛神经损伤与难产、巨大儿、臀位和横位等胎位不正及宫缩乏力等因素有关。中医认为产伤、过度牵拉致筋脉损伤、血溢脉外不循常道而生瘀血，瘀血阻滞，经脉不通，筋脉失养而致上肢功能失用。

（一）临床表现及分型

1. 根神经损伤部位及临床表现分型 臂丛神经损伤共分3型。①Ⅰ型：上臂型，占全部病例的90%，损伤颈5～7神经。肩外展及屈肘不能，肩关节内收及内旋，肘关节伸展，前臂旋前，手腕及手指屈曲肱二头肌肌腱反射消失。拥抱反射不对称，握持反射存在，可伴有膈神经损伤。②Ⅱ型：下臂型，该型少见，占臂丛神经损伤中1%。累及颈8及胸1神经。使手内肌及手腕与手指长屈肌无力。握持反射消失。肱二头肌肌腱反射能引出。下臂型导致胸1交感神经纤维损伤时，可伴发同侧Horner综合征，除Ⅱ型表现外，还有眼睑下垂、瞳孔缩小及半侧面部无汗。③Ⅲ型：全臂型，为所有臂丛神经根均受损伤，10%臂丛神经损伤表现为全臂型。临床表现为全上肢松弛，反射消失。可同时存在胸锁乳突肌血肿，锁骨或肱骨骨折。

2. 中医证候分型 ①气滞血瘀：臂部拒按，手指颜色暗，或后期运动受限合并粘连。舌质暗，脉涩。②气血两虚：臂部感觉减弱或消失，手指颜色发白，温度低，运动无力，张力低下，伴纳差、懒言。

（二）诊断

（1）见于新生儿。

（2）产程中有难产及产程损伤史。

（3）出生后患儿患肢下垂，肌力较弱，活动障碍。

（4）需结合临床神经系统检查判定。

（5）可借助肌电图检查明确臂丛神经损伤的分布与程度。

（三）治疗

以全臂型为例，上臂型、前臂型参照其中手法治疗。

1. 全臂型治疗手法

(1)将患儿五指分开,平放于床面,一手扶腕,另一手掌心擦手背,产热为佳;再从远端到近端,拇指交替点按患肢手背部掌骨间隙,反复施术。

(2)从上至下在全臂施快速搓摩法,在感觉障碍处做提捻,障碍平面重点横向提捻。

(3)自曲池至阳溪穴拇指交替连续按压。

(4)在上臂、前臂外侧肌群施拿法、揉法,点揉尺泽、少海、曲池、太渊、大陵、神门、通里穴。

(5)拿揉胸大肌,连续按压锁骨下缘,点揉缺盆、中府、肩髃、肩井、极泉穴。

(6)揉颈部项韧带及两侧,点揉哑门、风池穴,轻揉第1~7胸椎两侧,患侧为主,擦、揉肩背部,拨揉冈上肌、冈下肌、菱形肌,点揉大椎、天宗、肩贞穴。

(7)各关节按动法:①点住阳溪穴,主动或被动活动拇指。②同时点按手三里及合谷,随后一手拇指点住阳池,另一手将患儿示指至小指伸直做被动或主动背伸运动。③一手点住外关,另一手握患手使手腕做被动或主动背伸运动。④一手握患手手腕,另一手依次自拇指至小指做轻微的快速牵抖。⑤一手点按内关,另一手点按曲池及少海,做前臂旋前旋后动作,随后将肘伸直。⑥一手点按肩贞,另一手握腕活动上肢。⑦点按颈中,令患儿做主动的头部旋转动作。

2. 中医分型治疗

(1)气滞血瘀:以拨法为主,按经络循行路线,阳性反应物为重点施术部位,点拨手三里、肘髎、曲池、外关、臂臑、合谷,肩井、肩髃,天宗、颈夹脊穴。

(2)气血两虚:轻重交替快速拨、拿患肢,点按中脘、中府、气海穴。

(四)注意事项

(1)手法不可暴力,应由轻到重,注意保护患儿各关节、韧带,不可强力扭转。

(2)患侧肢体感觉障碍者,注意避免烫伤、冻伤、压伤及其他损伤。

(3)患肢关节畸形者,可佩戴矫形器具辅助治疗。

(4)配合家庭游戏训练,如拍皮球、翻绳、玩弹球。

四、弛缓性麻痹

弛缓性麻痹是肢体运动障碍的一组证候群,急性起病,肌力下降,肌张力降低,腱反射减弱或消失。弛缓性麻痹的急性期需向所属辖区疾控中心上报,常见的急性弛缓性麻痹疾病有:脊髓灰质炎、格林巴利综合征、横贯性脊髓炎、外伤性神经炎、单神经炎、神经丛炎、周期性麻痹等十余种疾病。弛缓性麻痹属中医痿症范畴,《素问·痿论》中记载:“肺主身之皮毛,心主身之血脉,肝主身之筋膜,脾主身之肌肉,肾主身之骨髓。故肺热叶焦,则皮毛虚弱急薄,著则生痿躄也;心气热,则下脉厥而上,上则下脉虚,虚则生脉痿,枢折挈，胫纵而不任地也；肝气热，则胆泄口苦，筋膜干，筋膜干则筋急而挛，发为筋痿；脾气热，则胃干而渴，肌肉不仁，发为肉痿；肾气热，则腰脊不举，骨枯而髓减，发为骨痿。”这说明五脏有病皆可令人发痿。推拿治疗在着重肢体康复手法的同时应兼顾五脏调理。

(一)临床表现

此病多表现为四肢瘫痪，肌肉的肌张力降低，腱反射减弱或消失，肌萎缩早期(约数周)出现，可见肌束震颤，无病理反射，还可伴随关节脱位、皮肤感觉异常、骨骼发育不良等。

(二)诊断

1. 病史和体征　详细可靠的病史、麻痹发生时间、进展情况；部位、是否对称；有无发热、腹泻、肢痛、肢麻、皮疹等；有无外伤或注射史，OPV 疫苗史；患者和周围人群近期服苗情况。

2. 神经系统检查要点　为运动检查主要检查肌力、肌张力、肌萎缩情况。

3. 感觉检查　婴幼儿检查比较困难，需高度配合。

4. 反射检查　深、浅反射及病理反射。

5. AFP 实验室检查要点　用以鉴别常见 AFP 疾病。

(1)脑脊液：细胞蛋白分离、蛋白细胞分离。

(2)肌酶：GPT、GOT、CPK、LDH。

(3)血生化：K、Na、Ca、P。

(4)肌电图。

(5)影像学：脑 MRI、脊髓 MRI。

(6)粪便病原学检测。

(三)治疗

1. 基本手法

(1)揉颈部两侧，拿揉斜方肌，点哑门、大椎、身柱穴。

(2)揉背部两侧，用双拇指指尖连续点压背部督脉及华佗夹脊穴，反复施术。

(3)拿揉腰部，擦八髎，点揉肾俞、环跳、跳跃穴(在髂后上棘下方凹陷处)。

2. 随症手法

(1)下肢瘫痪：①患儿俯卧位，拿揉大腿后侧，点揉委中穴，拨揉腓肠肌；一手点按昆仑、太溪穴，一手做踝关节的被动运动，点压涌泉穴。②患儿侧卧位，推、拿大腿外侧肌群；一手拇指压住上环跳(环跳上 2 寸)，另一手同时握住患肢小腿，做屈曲旋转动作后，再揉胫前肌、足背肌肉。③患儿仰卧位，拿揉股四头肌，点揉迈步(大腿上部，髀关穴下 3 横指)、伏兔、四强(髌骨上缘中点直上 4.5 寸)。

(2)足背伸无力:①患儿仰卧,医者一手扶膝,一手托足跟并用拇指点按跟骨前缘中点,做下肢反复屈伸运动。②一手点按解溪,另一手握足远端做踝关节屈伸运动,或令患儿主动背伸踝关节。③一手点按陷谷,另一手握足远端做足趾背伸运动,伸无力康复手法或令患儿主动背伸足趾。

(3)上肢瘫痪:①多指拿揉斜方肌、三角肌、冈上肌、冈下肌、肱三头肌,点按大椎、肩井、天宗、抬肩、肩髃、肩贞、臂臑穴。②揉上肢外侧面,反复施术,再行搓法;点按手三里、曲池、外关、合谷穴。③摇动肩、肘、腕、指各关节。④一手点住内关、外关,另一手握住四指远端做腕关节的被动运动。⑤一手点住曲池和少海,另一手握住小臂远端做内旋、外旋运动。

(4)面肌瘫痪:患儿仰卧位,在双侧面部由上而下、由内而外做摩揉法,推攒竹,点按上关、下关、地仓、翳风、合谷穴。

(5)腹肌瘫痪:①患儿仰卧位,按压、提捻腹肌,揉足三里。②患儿俯卧位,推揉大肠俞,命门,提拿督脉。

3. 辨证加减

(1)肺痿皮毛焦枯、干燥,感觉障碍。可用油性介质施手法以润燥,提捻感觉障碍平面皮肤,点肺俞、中府等穴。

(2)脉痿则血脉空虚,肢体不温。手法自肢体远端向心推,点心俞、巨阙,压放极泉、尺泽、气冲、殷门等脉搏应手之穴。

(3)筋痿则筋膜拘挛。手法拿揉拘挛之处,按动受累关节;点肝俞、期门及受累关节周穴位。

(4)肉痿则肌肉痿痹不用。手法提拿、揉捻萎缩之处,点脾俞、胃俞、章门、中脘等穴。

(5)骨痿则髓减骨枯,腰脊不能举。手法提拿至骨,后沿骨纵轴方向挤压、拔伸,点肾俞、京门、大柱、绝骨等穴。

(四)注意事项

(1)手法不可暴力,应由轻到重,注意保护患儿各关节、韧带,不可强力扭转。

(2)伴有患侧肢体感觉障碍,要注意避免患侧肢体皮肤的烫伤、冻伤、压伤及其他损伤。

(3)患儿患肢有关节畸形,可以佩戴矫形器具辅助治疗。

五、小儿抽动秽语综合征

小儿抽动秽语综合征是起病于儿童时期的一种慢性神经精神障碍性疾病,又称多发性抽动症,临床以不自主的、反复的、快速的一个或多个部位肌肉抽动,并伴有爆发性发声或秽语为主要表现。

本病起病多在2～12岁，城市发病高于农村，男孩发病明显多于女孩，为(3～9)：1，一般病程持续时间较长，抽动在精神紧张时加重，入睡后消失，病症可自行缓解或加重，但智力不受影响。

本病在古代中医书籍中未见专门记载，根据其临床表现可属于“瘛疭”“筋惕肉瞤”“肝风”等病证范畴。

(一)临床分型

1. 肝亢风动　摇头耸肩，挤眉眨眼，噘嘴踢腿，抽动频繁有力，不时喊叫，声音高亢，急躁易怒，自控力差，伴头晕头痛，面红目赤，或腹痛胁痛，便干尿黄，舌红苔黄，脉弦数。

2. 痰热扰动　头面、四肢、躯体肌肉抽动，动作多、快、有力，呼叫不安，时说秽语，烦躁口渴，睡中易惊或睡眠不安，大便秘结，小便短黄，舌质红，苔黄或厚腻，脉弦滑或滑数。

3. 脾虚肝旺　抽动无力，时发时止，时轻时重，眨眼皱眉，噘嘴搐鼻，腹部抽动，喉出怪声，精神倦怠，面色萎黄，食欲不振，形瘦性急，夜卧不安，大便不调，舌质淡，苔薄白或薄腻，脉细或细弦。

4. 阴虚风动　挤眉弄眼，摇头扭腰，肢体抖动，咽干清嗓，形体偏瘦，性情急躁，两颧潮红，五心烦热，睡眠不安，大便偏干，舌质红少津，苔少或花剥，脉细数或弦细无力。

(二)诊断

(1)发病于18岁前，可有患病史及情志失调的诱因或有家族史。

(2)不自主的眼、面、颈、肩、腹及上下肢肌群快速抽动，以固定方式重复出现，无节律性，入睡后消失。在抽动时，可出现异常的发音，如咯咯、吭吭、咳声、呻吟声或粗言秽语，上述抽动可轮换发作；抽动也能受意志短暂控制，可暂时不发作。

(3)病情轻者，病程在1年之内，属于短暂性抽动；病程超过1年，仅有一种抽动(或是运动抽动，或是发声抽动)属于慢性抽动；病程超过1年，既有运动抽动，又有发声抽动，属于多发性抽动，其无抽动间歇期不超过3个月。

(4)本病呈慢性过程，有明显波动性，常由感冒诱发或加重。

(5)实验室检查多无特殊异常，脑电图正常或非特异性异常。智力测试基本正常。

(三)治疗

1. 基础手法

(1)揉五指节，逆运内八卦，分推手阴阳。

(2)患儿仰卧位，头顶部行掌摩法，拨揉头部两侧，自风府至乳突部施点压法，点揉百会、率谷、风府、风池穴。

(3)双掌搓摩胁肋，分推腹阴阳，点揉膻中、期门、章门、中脘穴。

(4)患儿侧卧位，掌揉双下肢脾经、肝经、肾经路线，点揉太冲、太溪，拨揉足底内侧阳性反应物。

(5)患儿俯卧位，拿揉颈部，点揉天柱、肩井，在两侧膀胱经施点推法，点揉心俞、肝俞、胆俞，捏脊。

2. 辨证加减

(1)肝亢风动：点揉翳风、天柱、印堂、迎香、承浆、内关、太冲。

(2)痰热扰动：点揉丰隆、神门、精宁、威灵，自上而下推脊。

(3)脾虚肝旺：点揉脾俞、中脘、气海、太冲。

(4)阴虚风动：点揉三阴交、太溪、涌泉。

(四)注意事项

(1)注意围产期保健，孕妇应避免七情所伤，生活规律，营养均衡。

(2)培养儿童良好的生活和学习习惯，教育方法要适当，减少儿童精神压力。

(3)及时治疗眼部、鼻部疾病，切勿长时间看电视或玩电子游戏，防止产生不良习惯。

(4)加强精神调护，耐心讲解病情，给予安慰和鼓励，避免精神刺激。

(5)饮食宜清淡，不进食兴奋性、刺激性的饮料和食物。

(6)增强体质，防止感受外邪而诱发。

六、注意缺陷多动障碍

注意缺陷多动障碍是儿童时期最常见的一种神经行为障碍，临床以与年龄不相称的注意力不集中，不分场合的动作过多，情绪冲动，可伴有认知障碍和学习困难，智力正常或基本正常为特征。其可以对患儿的学业成绩、适应能力、社会交往能力等造成广泛影响，给患儿及家长带来一定的痛苦。

(一)临床表现

1. 心肝火旺　多动多语，冲动任性，急躁易怒，注意力不集中，做事莽撞，或好惹扰人，常与人打闹，或面赤烦躁，大便秘结，小便色黄，舌质红或舌尖红，苔薄或薄黄，脉弦或弦数。

2. 痰火内扰　多动多语，冲动任性，难于制约，兴趣多变，注意力不集中，胸中烦热，懊侬不眠，纳少口苦，便秘尿赤，舌质红，苔黄腻，脉滑数。

3. 肝肾阴虚　多动难静，急躁易怒，冲动任性，神思涣散，注意力不集中，难以静坐，记忆力欠佳，学习成绩低下，五心烦热，盗汗，口干咽燥，或有遗尿，大便秘结，舌质红，苔少，脉细弦。

4. 心脾两虚　神思涣散，注意力不集中，神疲乏力，形体消瘦或虚胖，多动而不暴躁，做事有头无尾，言语冒失，睡眠不实，记忆力差，伴自汗盗汗，偏食纳少，面色无华，舌质淡，苔薄白，脉虚弱。

(二)诊断

(1)注意力涣散,上课时思想不集中,常做小动作,作业不能按时完成,学习成绩差,但智力正常。

(2)多动不安,活动过度,不能安静地参加各种活动。

(3)情绪不稳,冲动任性,常与人打斗。

(4)体格检查动作不协调,翻手试验、对指试验、指鼻试验、指指试验可呈阳性,注意力测试常呈阳性。

(5)通常于7岁前起病,其表现与发育水平不对称,病程持续6个月以上。

(三)治疗

1.基础手法

(1)患儿俯卧位,轻揉背部,揉压身柱穴,点筋缩穴,推脊。

(2)患儿仰卧位,开天门,推坎弓,点揉天庭、印堂、山根、年寿、鼻准、水沟、承浆穴,头顶部施摩法,拨揉头部两侧,点揉百会、四神聪、率谷、风池穴。

(3)掌推前臂正中线,自郄门至大陵穴行双拇指连续交替按压法。

2.辨证加减

(1)心肝火旺:点揉合谷、太冲、通里。

(2)痰火内扰:点揉丰隆、神门、精宁、威灵。

(3)肝肾阴虚:点揉肝俞、肾俞、太溪、曲泉。

(4)心脾两虚:点揉心俞、脾俞、内关、足三里、捏脊。

(四)注意事项

(1)孕妇应保持心情愉快,营养均衡,避免早产、难产及新生儿窒息。

(2)注意防止小儿脑外伤、中毒及中枢神经系统感染。

(3)关心体谅患儿,对其行为及学习进行耐心的帮助与训练,要循序渐进。

(4)加强教育,树立信心,配合心理疏导,对动作笨拙的儿童进行感统训练。

(5)注意管理,防止攻击性、破坏性及危险性行为发生。

(6)保证患儿合理营养,避免食用有兴奋性和刺激性的饮料和食物。

(王　建)

第四节　其他疾病

一、近视

近视是在自然状态时，平行光线通过眼的屈光系统折射后，焦点落在视网膜之前的一种屈光不正的眼病。现代医学将其分为真性近视和假性近视，真性近视又称轴性近视，与发育和遗传有关。假性近视又称调节性近视，因眼调节功能失常而引起，此类近视，经休息或治疗可解除或减轻。中医学将近视称之为“能近怯远”“近觑”。

（一）临床表现

临床以视近清晰、视远模糊不清为主症，常移近所视目标，且常眯眼视物，常伴有视疲劳、视力减退等症状。高度近视者，常有眼珠较为突出等症状。

中医认为，近视多属心阳衰弱，神光不得发越于远处；或肝肾亏虚，精血不能上注于目，目失所养，以致神光衰微，光华不能远传而导致。

1. 心阳不足　视近清楚，视远模糊。全身无明显不适，或面色㿠白，心悸神疲，舌淡脉弱。

2. 肝肾亏虚　视近怯远，双目干涩，目视昏暗全身可伴有头晕耳鸣，夜眠多梦，腰膝酸软，舌淡苔薄白，脉细。

（二）诊断依据

（1）近视力正常，远视力低于 1.0，但能用凹球透镜矫正，小于-3D 为轻度近视，-3D～-6D 为+度近视，-6D 以上为高度近视。

（2）青少年远视力在短期内下降，休息后视力又有提高，使用阿托品麻痹睫状肌后，检影近视度数消失或小于 0.5D，为假性近视。

（3）眼底检查：中度以上轴性近视，视乳头颞侧出现弧形斑，高度近视眼底易发生退行性变性、黄斑出血、萎缩斑等。

（三）治疗

本病的治疗原则为疏通经络，解痉明目，以达到调节视力的作用。推拿治疗假性近视有明显效果，对真性近视有改善作用。

1. 基本手法

（1）开天门，拇指自内向外快速抹眉弓，随后多指自内向外提捻眉弓。

（2）多指揉眼眶，揉至皮肤微微潮红。点睛明、鱼腰，阳白、承泣、四白、头维等穴。

(3)双手搓热敷于眼上,嘱患儿各方向运动眼球。

(4)点揉或拿揉头部五经,点百会、承光、五处、风池、翳明,快速搓风府及周围肌肉。

(5)揉耳垂,施术重点耳穴中的眼、目1、目2。

(6)点按肝俞、合谷、养老、光明,提拿肩颈。

2.加减手法

(1)心阳不足:提捻神道到神堂一线。

(2)肝肾亏虚:补肾经、揉二马、点肾俞。

(四)注意事项

(1)养成良好的用眼习惯,预防近视,定期检查视力。

(2)加强身体锻炼,坚持做眼保健操:合理膳食,加强营养。

(3)早干预,早预防,早治疗。

附1:弱视

弱视为儿童矫正视力低于0.8,经多种检查又未发现眼部结构异常的一种儿童时期常见发育性眼病。古代文献中,古人将其归属为“视瞻昏渺”“青盲”“目暗不明”等范畴。

弱视多源于先天禀赋不足或后天摄养失宜,肾气不足而致肝肾阴精亏损,精气不能上承濡养于目,阴阳失调,目失所养,神光发生无源、发越无能,视力欠缺,日久不愈,目睛不明则弱视。

(一)临床表现

单眼或双眼发生视力低于正常同龄儿童,阅读时出现拥挤现象。弱视根据视力情况分为轻、中、重度弱视。

(二)诊断要点

(1)临床检查无器质性病变。

(2)单眼或双眼最佳矫正视力低于0.8D。

(3)按程度分为轻度(矫正视力0.6~0.9D)、中度(矫正视力0.2~0.5D)、重度(矫正视力≤0.1D)。

(三)治疗

本病以滋补肝肾、健脾益气为治疗原则。

在近视的基础手法上加点脾俞、肾俞、捏脊、血海、足三里,点揉阴陵泉至三阴交一线。

(四)注意事项

(1)早期筛查,按时随诊,坚持治疗。

(2)养成良好的用眼习惯,避免外伤。

(3)合理膳食,加强营养。

附2:泪道堵塞

泪道阻塞是发生在患者泪囊、泪点、泪小管同鼻泪管的交界处,或是鼻泪管下口处,临床以泪溢、上睑外侧疼痛发红、肿胀、发热以及头痛等为症状的一种眼科常见病,中医属“冷泪症”范畴。

肝血不足、气血不足、邪毒侵入泪窍,均可导致排泪窍道狭窄或阻塞,泪不下渗而外溢的症状。

（一）临床表现

（1）迎风冷泪，平素患眼无赤肿痛，亦不流泪，但遇风则引起流泪，无风则止，或仅在冬季或春初时遇寒风刺激即泪出汪汪，有湿冷感。冲洗泪道时泪道通畅或通而不畅。

（2）无时冷泪，患眼不分春夏秋冬，无风有风，不时泪下，迎风尤甚，冲洗泪道时，泪道可有狭窄或不通，或有泪窍外翻现象，多为迎风冷泪演变而来。

（二）辨证分型

临床上常分为肝肾亏损、气血两虚、风邪外袭三型。

1. 肝肾亏损　溢泪清稀，视物模糊，头晕耳鸣，腰膝酸楚，舌红，苔薄，脉细。

2. 气血两虚　无时泪下，不耐久视，面色无华，心悸健忘，神疲乏力，或产后失血过多，舌淡，苔薄，脉细弱。

3. 风邪外袭　冷泪绵绵，平日双眼常感隐涩不爽，见风头痛，迎风泪出增剧，舌红，苔薄，脉弦。

（三）诊断依据

（1）泪液清稀，重者时时频流，轻者时作时止，入冬或遇风增剧。

（2）其泪窍无异常，按压睛明穴，无黏液溢出。

（3）冲洗泪道不畅或不通，但无黏液外溢。

（四）治疗

1. 基本手法

（1）医生一手扶患儿前额固定头部，另一手用示指的指腹尺侧在目内眦施点压、滑按法，反复施术，以患儿能耐受为度。

（2）沿睛明到鼻通施理法。

（3）拇、示二指由上而下拿揉鼻翼两侧。

2. 加减手法

（1）肝肾亏虚：补肾经，揉二马，按揉肝俞、肾俞。

（2）气血两虚：点中脘、气海、关元、膈俞、大杼。

（3）风邪外袭：开天门，推坎宫，揉太阳，揉风池。

二、斜视

斜视是指两眼不能同时注视同一目标，一眼注视目标，另一眼偏离目标的一种眼外肌病，中医属于“风牵偏视”“目偏视”等范畴。

斜视多因正气不足、卫外失固，而邪气入络、气血不和、筋脉失养、弛张不收而发病。

（一）临床表现

本病以小儿双眼注视目标时，视线偏离目标为临床特点，主要分为共同性斜视和麻痹性斜视两大类。共同性斜视为两眼不能同时注视一目标，眼位呈偏斜状态，但眼肌运动不受限，无复视。麻痹性斜视可骤然发生，一侧斜视为多见，伴复视、头晕、眼球运动障碍、代偿性倾斜头位。

按偏斜的方向又分水平斜视(内、外斜)和垂直斜视(上、下斜),临床上以内斜视和外斜视为多见。

1. 内斜视　眼位向内偏斜,在出生之内发生者称之为先天性内斜视,偏斜角度通常很大。后天性内斜视又分为调节性与非调节性,调节性内斜视常发生在2~3岁儿童,患儿通常会伴有中高度远视,或是异常的调节内聚力与调节比率。

2. 外斜视　眼位向外偏斜,一般可分为间歇性与恒定性外斜视。间歇性外斜视因患者具有较好的融像能力,大部分的时间眼位可由融像能力维持在正常的位置,只有偶尔在阳光下或疲劳走神的时候,才出现外斜的眼位。有些儿童还表现为在强烈的太阳光下常会闭一只眼睛。间歇性外斜视常会发展成恒定性外斜视。

3. 上、下斜视　眼位向上或向下偏斜,比内斜视和外斜视少见,上、下斜视常伴有头部外斜,即代偿头位。

(二)诊断依据

(1)外观有眼球的偏斜。

(2)眼科检查:遮盖法、三棱镜加遮盖法、角膜映光法、视野计等检查对斜视的诊断以及判断其程度有重要意义。

(三)治疗

1. 基本手法

(1)开天门,推坎宫,多指揉眼眶,揉至皮肤微微潮红,点睛明、鱼腰、四白、头维等穴。

(2)点揉头部五经,点揉风池,快速搓风府及周围肌肉。

(3)滚揉上肢外侧,以太阳、少阳经为主。点揉颈中、缺盆、肩髃、肩贞、曲池、合谷、养老、外关等。

(4)点按肝俞、光明,在项部用鱼际做滚法,提拿颈肩部。

以上穴位皆取双侧,可同时施术,亦可做完一侧再做另一侧。

2. 加减手法

(1)内斜视:①点揉太阳穴附近。②提起眼眶外缘肌肉捻揉。③向外捣小天心。④点住风池,嘱患儿用力向外看。

(2)外斜视:①点揉睛明穴附近。②提起眼眶内侧肌肉捻揉。③向内捣小天心。④点住风池,嘱患儿用力向内看。

(四)注意事项

(1)无论单眼斜视或双眼斜视,均在两侧做手法,使双侧肌肉协调运动。

(2)以上均做较强刺激,使小儿有局部放电的感觉。

(3)有屈光不正者,应首先矫正屈光不正。

(4)加强锻炼,增强体质,注意眼的卫生,不要过度用眼,防止视力疲劳。

三、湿疹

湿疹是婴幼儿常见的变态反应性皮肤病,是以皮肤出现多发性红疹、红斑或丘疹,局部瘙痒、渗出为特征,易反复发作,经久不愈,严重者也可影响小儿的生长发育,属于中医“湿疮”“浸淫疮”等范畴。

湿疹的发生多由于婴幼儿食入鱼、虾、蛋等易致敏物质或接触花粉、尘灰、肥皂、化纤、药物等可能致敏物质,使体内产生Ⅰ型变态反应。婴幼儿皮肤角质层薄弱,又富含水分及氧化物,故而容易形成变态反应性损伤而致病;也有些婴幼儿是由于遗传过敏性体质而发病。

据中医理论分析,多数患儿由于内有食积,蕴成湿热,又感风邪,风邪引动湿热,互结为患,阻滞于皮毛而成湿疹。

(一)临床表现

湿疹多对称分布于面颊、耳部、额部、眉间及皮肤皱褶部,严重者蔓延到胸背及四肢,多为细粒红色丘疹,轻者浅红斑片,伴少量脱屑;重者出现红斑、丘疹融合成片;亦有水泡者,溃后渗出大量浆液或结痂脱屑,伴有瘙痒、烦躁等症。从中医角度分析,临床上将湿疹分为两种证型。

1. 风湿热盛　多见于急性湿疹。丘疹、红疹或红斑泛起,瘙痒,有渗出物;兼见恶风或见风遂起疹,周身困重,烦躁不安,纳差便溏,舌红苔黄腻,脉滑数。

2. 风盛血燥　多见于慢性湿疹。局部瘙痒,皮损肥厚、干燥、脱屑、结痂,搔抓后渗血;兼见心烦口干,大便秘结,皮肤干燥,舌淡红,苔干燥,脉细数。

(二)诊断要点

(1)皮疹多见于头面部,如额部、双颊、头顶部,以后逐渐蔓延至颏、颈、背、臀、四肢,甚至泛发全身。

(2)初起为散发或群集的小红丘疹或红斑,逐渐增多,并可见小水疱,鳞屑,可有渗出物、糜烂或继发感染,患儿常烦躁不安,到处瘙痒。

(3)根据病程和皮损特点,临床分为急性湿疹和慢性湿疹。①急性湿疹:颜面或周身泛起红疹、红斑,可散发,亦可连接成片,瘙痒,有渗出物,周围组织可有水肿,愈时红肿消退,干燥结痂。②慢性湿疹:急性湿疹反复发作。皮疹呈局限性、界限明显,皮肤增厚、粗糙,上有少量丘疹、抓痕、血痂及色素沉着。

(三)治疗

1. 基本手法

(1)补脾经,补肺经,运八卦,清大肠,清天河水。

(2)沿手太阴肺经路线由上至下行轻搓法。

(3)摩腹,分胁肋,分推腹阴阳,点膻中、中脘、气海。

(4)同时点揉合谷配血海、曲池配三阴交。

(5)拇指揉风门、大椎、肺俞、脾俞等穴。

(6)点揉承山、丰隆穴。

(7)捏脊。

2. 加减手法

(1)风湿热盛:合谷配阴陵泉、三阴交,点足三里,补脾经,逆运内八卦,清天河水,点脾俞。

(2)风盛血燥:太渊配血海、足三里,点膈俞、肝俞、心俞,揉二马,取天河水,水底捞明月。

(四)注意事项

(1)患儿要保持皮肤干燥清洁。皮肤有渗出物的部位可适当运用炉甘石液、激素类软膏,以减少渗出。

(2)患儿要禁食生冷、辛辣及虾、鱼、羊肉等厚味之物。

(3)在耳穴点刺或用王不留行好压穴。多选耳神门、肺、心、肝、脾、屏尖及湿疹患部的相应敏感点。

(4)避免强烈日光照射,衣着不宜过厚,室内空气要流通。

四、贫血

贫血是指外周血液中单位容积内红细胞数、血红蛋白量以及血细胞比容低于正常值,或其中一项明显低于正常值,临床以皮肤、黏膜苍白,造血器官代偿性增大为特征。贫血不仅妨碍小儿的生长发育,而且易成为一些感染性疾病的诱因。本病属中医虚劳、血证的范畴,近年亦称为贫血。

先天禀赋不足,后天调养失当以及多种急慢性疾病后失于调护均可引发此病。

(一)临床表现

小儿贫血是一种慢性虚损性病症,病变多累及脾、心、肝、肾。本病主要临床表现为面色萎黄或苍白,口唇、指甲,黏膜颜色苍白由于虚损的脏腑不同,其兼证亦不同,临床还可分为不同的证型。

1. 脾胃虚弱　可见面色萎黄，食欲不振，纳呆倦怠，四肢乏力，或有腹泻便溏，唇舌色淡，苔薄脉弱。

2. 心脾两虚　面色萎黄或苍白，倦怠乏力，食少纳呆，心悸气短，头目昏晕，唇口黏膜苍白，爪甲色淡，舌质淡胖，苔薄，脉虚细。

3. 肝肾阴虚　面色苍白，两颧嫩红，目眩耳鸣，潮热盗汗，口舌干燥，指甲枯脆，肌肤不泽，舌红少苔，脉细数。

4. 脾肾阳虚　面色㿠白或苍白如蜡，口唇淡白，畏寒肢冷，食少便溏，消瘦或浮肿，少气懒言，精神倦怠，舌质淡胖，脉沉细。

现代医学将贫血分为红细胞生成减少、溶血和失血三大类。小儿推拿治疗的类型主要为红细胞生成减少中的营养缺乏性贫血。

（二）诊断要点

（1）早期可出现乏力倦怠、精神不振、头晕头痛、厌食恶心等症，并逐渐出现皮肤、黏膜苍白，以皮肤、口腔黏膜、结膜、手掌和甲床等处最为明显，重者除以上症状较重外，还可出现肝、脾、淋巴结等器官不同程度的增大。

（2）判断贫血程度可根据外周血红蛋白及红细胞降低程度分为四度。①轻度贫血：血红蛋白9～12 g/dL（6岁以上），血红蛋白9～11 g/dL（6岁以下）；红细胞300万～400万/dL。②中度贫血：血红蛋白6～9 g/dL；红细胞200万～300万/dL。③重度贫血：血红蛋白3～6 g/dL；红细胞100万～200万/dL。④极重度贫血：血红蛋白低于3 g/dL，红细胞低于100万/dL。

除此之外，为了进一步明确诊断贫血的类型，还需做进一步的检查，如骨髓象、血铁含量等。可参考相应的专科书籍，在此不赘述。

（三）治疗

1. 基本手法

（1）患儿仰卧位。用手掌敷于小腹部，以关元穴为主，同时做顺时针揉法；用掌根从关元到中脘穴行振颤法。

（2）在腹部用双掌做波形揉法，重点章门、天枢穴。

（3）在双上肢行多指拿、揉、搓、擦法，重点施术于长骨端处，重点曲池、手三里、太渊、内关穴。

（4）用拇指点压气冲穴片刻，放松后可使大腿内侧有发热感；拿、揉、搓、擦双下肢，重点施术于长骨端处，重点髀关、环跳、血海、梁丘、阴陵泉、足三里、三阴交、绝骨、公孙穴。

（5）用双手大鱼际在患儿背部由督脉向两侧行快速分合法。

（6）点揉心俞、膈俞、肝俞、脾俞、胃俞、肾俞等穴，捏脊。

2. 加减手法

(1)脾胃虚弱:补脾经,揉板门,摩揉中脘,揉太白。

(2)心脾两虚:重点膈俞、脾俞、血海、三阴交,点按神门、少海。

(3)肝肾阴虚:补肾经,揉二人上马,揉涌泉。

(4)脾肾阳虚:推三关,擦命门、肾俞、八髎,搓涌泉。

(四)注意事项

(1)加强体育锻炼,注意饮食卫生,提高机体抗病能力,防止病毒感染加重病情。

(2)中度、重度营养物质缺乏性贫血的患儿不可贸然停用铁剂、维生素类药物。

(3)可予家庭食疗方调护,如蘸鲜玫瑰花、食盐、烤羊心,或用鲜龙眼肉加白糖反复蒸晒后食用,可用于心脾两虚之贫血者;用仙鹤草、薏苡仁、红枣水煎服,可用于脾胃不足之贫血者;用煅皂矾、炒黄豆、枣汤制丸,可用于虫积引起之贫血者;用牛骨髓、生山药、胎盘粉、蜂蜜共蒸,可用于多种脾肾不足之贫血者。

五、肥胖

肥胖是由于能量摄入长期超过人体的消耗,使体内脂肪过度积聚,体重超过一定范围的疾病。肥胖分为单纯性肥胖和继发性肥胖。其中,单纯性肥胖占肥胖的95%~97%,不伴有明显的内分泌和代谢性疾病。本节主要讨论单纯性肥胖。

中医早已关注此病,有“肥人”“肥白人”“脂肥”等记载。本病的发生原因与饮食不节、久坐少动、体质、七情等因素有关。

(一)临床表现

1. 发病年龄　多见于婴儿期、5~6岁和青春期。

2. 生活习惯　患儿食欲旺盛,食量超过一般小儿,有喜食肥肉、油炸食物或甜食的习惯。明显肥胖的儿童常有疲乏感,活动时有气短、乏力的外部表现和不爱参加体力活动的行为习惯。

3. 严重肥胖　极度肥胖儿的体重可高达标准体重的4~5倍,由于脂肪过多,限制了胸廓的扩展和膈肌的运动,肺换气量少,造成缺氧、呼吸急促、发绀、红细胞增多、心脏扩大或出现充血性心力衰竭,甚至死亡,此现象称为肥胖肺心综合征。当体内脂肪减少后,上述现象逐渐消失,恢复正常。

4. 体格检查　可见患儿皮下脂肪丰满,分布均匀,以颈、肩、乳、胸、背、腹、臀部明显,常出现双下巴,乳房部脂肪细胞积聚,腹部膨隆下垂。严重肥胖者其胸腹、臀部及大腿皮肤可出现白纹或紫纹。走路时两下肢负荷过重可致膝外翻和扁平足。女孩月经初潮常提前,骨龄常超前。

5. 心理障碍　由于肥胖儿性发育较早,最终身高常略低于正常小儿。另外,由于过度肥胖，行动不便，不喜活动，怕被人讥笑，不愿与同伴一起玩，逐渐形成孤僻、自卑、胆怯心理、情绪紊乱，甚至引起精神障碍。

（二）诊断要点

1. 身高标准体重法　WHO 推荐评价青春期前（10 岁以下）儿童体重的常用指标。小儿体重为同性别、同身高参照人群均值，超过 10% ~19% 者为超重；超过 20% 者便可诊断为肥胖症；20% ~29% 者为轻度肥胖；30% ~49% 者为中度肥胖；超过 50% 者为重度肥胖。

2. 体质指数法（BMI）　是国际上评价肥胖的另一种指标。BMI 是指体重（kg）/身长的平方（m^2）。亚洲地区标准：当 BMI 在 18.5 以下为体重不足；18.5 ~23 为健康；23 ~25 为超重；25 ~30 为肥胖；30 以上为严重肥胖。

3. 辅助检查　肥胖儿甘油三酯、胆固醇大多增高；严重患者血清白蛋白也增高；常备高胰岛素血症；血生长激素水平减低，生长激素刺激试验的峰值也较正常小儿为低；肝脏超声检查常有脂肪肝。

（三）治疗

（1）补脾经，清天河水。

（2）捻揉腹部任脉、足太阴脾经、足阳明胃经，以大横、天枢上下 1 寸为重点。

（3）点中脘、带脉、章门、关元、阴陵泉、丰隆等穴。

（4）拨揉背部膀胱经，点肺俞、脾俞、肾俞、命门。

（5）拿腓肠肌，点殷门、承山。

（四）注意事项

（1）加强健康教育，保持平衡膳食，增加运动。

（2）预防儿童期肥胖应从胎儿期开始，孕妇在妊娠后期要适当减少摄入脂肪类食物，防止胎儿体重增加过重。

（3）要宣传肥胖儿不是健康儿的观点，使家长摒弃“越胖越健康”的陈旧观念。

（4）父母肥胖者更应定期监测小儿体重，以免小儿发生肥胖症。

（5）由于儿童处于生长发育阶段，因此禁食、药物减肥和手术去脂等均不可取。

（王　建）

第七章 不孕不育的推拿治疗

第一节 女性不孕

中医学认为,女性不孕大致有以下几方面原因。

一、肾阳虚

1. 主症　若婚后日久不孕,并伴有腰酸或痛,少腹常感发凉,月经初潮较晚,月经期常错后,量少而色淡,甚至有闭经或痛经。白带量多,质清稀,并有怕冷,面色晦暗,腰膝腿软,性欲冷淡,小便清长,夜尿多,大便不实,手脚发凉,舌头淡胖有齿痕,舌苔白而润,脉沉细或沉迟,尺脉弱。

2. 妇科检查　阴毛稀疏,子宫小如拇指头,月经量少而色淡,白带质清稀。

3. 病因病机　腰为肾之府,若肾阳虚,使胞宫失其温煦而致胞寒不孕;肾藏真阴真阳,经本源于肾,经带属同源,阳虚而致寒盛,经脉失温致经带无所化,故可见经少,甚至闭经、痛经、白带量增多等;肾阳虚,阴不得阳助则阴不长,故子宫小,阴毛稀疏。舌头淡胖有齿痕,舌苔白而润,脉沉细或沉迟、尺脉弱皆属阳虚之征。

4. 治法　温肾补气养血、调补冲任。

(1)推拿治疗:推拿顺序如下。①单拇指指侧腹直推法,小腿胫骨的前外侧、内侧自下而上各推100遍。②叠压开掌直推法,从腰骶部推向肩背部的膀胱经100遍。③叠压三指指掌直推法,从腰骶部推向颈椎以下正中线的督脉100遍。④双龙探海直推法,从腰骶部向颈椎以下的华佗夹脊穴推100遍。⑤叠压虎口开掌直推法,从腰骶部向胃仓穴推60遍。⑥双龙探海直推法,从腰骶部关元俞到肝俞推50遍。⑦单手拇指推揉法,颈椎两侧自上而下左右各推3遍。⑧双手拇指斜对旋按揉法,从颈部向肩部左右各推3遍。⑨拇指叠压点旋揉法,天宗穴揉1遍。⑩双手拇指平行按揉法,从颈椎向腰椎两旁左右各揉3遍。⑪阴阳拇指指腹旋转按揉法,腰椎旁膀胱经自上而下各揉3遍。⑫双手拇指指腹平行点压按推法，从风池向肩井推1遍。⑬二龙平行点压法，从大椎向腰骶点压1遍。⑭单手掌左右振颤法，背部。⑮叠掌上下振颤法，腰部。⑯神龙入海，八髎穴中间按揉20圈。

操作动作要熟练柔和，对女性患者治疗时先右后左。治疗每天1次，10 d 1个疗程。

(2)针刺治疗：取关元穴，气海穴，子宫穴（双），气门穴（双），三阴交穴（双），肾俞穴（双），命门穴。针刺得气则停针，1 min 捻针1次，中等刺激，针用温补法，留针20 min，10 d 1个疗程。

(3)艾条悬灸治疗：取神阙穴（隔姜），关元穴，气海穴，命门穴，肾俞穴（双），八髎穴（双），三阴交穴（双），子宫穴（双）。每穴1次灸20 min左右，每日1次，10 d 1疗程；若寒盛则神阙穴、关元穴加灸30 min。

注意，忌吃性寒生冷之物，忌吃各种冷饮，忌吃各种生冷瓜果。

二、肾阴虚热

1. 主症　若婚后日久不孕，伴腰腿酸软，头昏眼花，心悸失眠，性情急躁，口干，五心烦热，午后低热，盗汗，怕热，头晕耳鸣。时有月经期提前，量少而色红无血块，或月经尚正常，质稠或伴有小血块，带下量少，但形体消瘦，大便时干，小便黄短。舌质红而少苔，脉细数。

2. 妇科检查　前阴欠润，子宫偏小，经量少而色红及带下量少。

3. 病因病机　肾阴虚，则使阳气偏旺，血海蕴热，故而至婚久不孕；肾虚则腰失其所养，髓海不充，故而见腰酸腿软，头晕耳鸣；阴虚致血少而生内热，扰及冲任故见月经量少而色红，经期提前；阴液亏乏则表现为前阴欠润，白带量少。舌脉皆为阴虚内热、阴液亏乏之征。

4. 治法　滋阴养血，调冲益精。

(1)推拿治疗：推拿顺序如下。①单手拇指推按揉法，涌泉左右各100遍。②单拇指指侧腹直推法，小腿胫骨的前外侧、内侧自下而上各推100遍。③叠压开掌直推法，从腰骶部向肩背部的膀胱经推100遍。④叠压三指指掌直推法，从腰骶部向颈椎以下正中线的督脉推100遍。⑤双龙探海直推法，从腰骶部向颈椎以下正中线两旁的华佗夹脊穴推100遍。⑥叠压虎口开掌直推法，从腰骶向胃仓穴推60遍。⑦双龙探海直推法，从腰骶部关元俞到肝俞推50遍。⑧单手拇指推揉法，颈椎两侧自上而下左右各推3遍。⑨双手拇指斜对旋按揉法，从颈部向肩部左右各揉3遍。⑩叠压拇指点旋揉法，天宗穴揉1遍。⑪双手拇指平行按揉法，从颈椎向腰椎两旁揉各3遍。⑫阴阳拇指指腹旋转按揉法，在腰椎部的膀胱经自上而下各揉3遍。⑬双手拇指指腹平行点压推法，从风池穴向肩井穴推1遍。⑭二龙平行点按法，从大椎穴到腰骶两旁点按1遍。⑮单手掌左右振颤法，背部。⑯叠掌上下振颤法，腰部。⑰叠压平掌运腹法，腹部运腹20圈。⑱叠掌上下振颤法，腹部。

操作动作要熟练柔和，对女性患者治疗时先右后左。治疗每天1次，10 d 1个疗程。

(2)针刺治疗：取关元俞穴(双)，次髎穴(双)，太溪穴透昆仑穴(双)，照海穴(双)，肾俞穴(双)，关元穴，三阴交穴(双)，足三里穴(双)，血海穴(双)。针刺有得气感则停针，5 min捻针1次，中等刺激，针用补法，留针20 min，10 d 1个疗程。

(3)艾条悬灸治疗：取足三里穴(双)，涌泉穴(双)，神阙穴(隔盐)，肾俞穴(双)，三阴交穴(双)，太溪穴(双)。每穴1次灸10 min左右，肾阴虚不宜多灸。

注意，忌吃辛辣刺激食品，忌油腻，忌饮酒，忌海鲜，忌腥荤及发物，保持大便通畅，保持情绪舒畅。

三、冲任血虚

1.主症　婚后久不成孕，见身体瘦弱，月经延后，量少、色淡或经闭，疲倦乏力，头晕眼花，则心悸失眠，面色萎黄，舌淡，苔少，脉细滑。

2.妇科检查　前阴欠润，子宫偏小，月经量少、色淡。

3.病因病机　体质素弱，阴血不足，或因失血伤阴，以致冲任血虚不能摄精成孕。血虚不能上荣清窍则头晕眼花，血不养心则心悸失眠，血虚不能充养肌肤故面色萎黄。舌淡、苔少、脉细滑也为血虚之征。

4.治法　益气养血，滋阴益肾。

(1)推拿治疗：推拿顺序如下。①单手拇指推按揉法，涌泉左右各揉100遍。②单拇指指侧腹直推法，小腿胫骨的前外侧、内侧自下而上各推100遍。③叠压开掌直推法，从腰骶部向肩背部的膀胱经推100遍。④叠压三指指掌直推法，从腰骶部向颈椎以下正中线的督脉推100遍。⑤双龙探海直推法，从腰骶部向颈椎以下的华佗夹脊穴推100遍。⑥叠压虎口开掌直推法，从腰骶部推向胃仓穴60遍。⑦双龙探海直推法，从腰骶部关元俞到肝俞推50遍。⑧单手拇指推揉法，颈椎两侧自上而下左右各推3遍。⑨双手拇指斜对旋按揉法，从颈部向肩部左右各揉3遍。⑩叠压拇指点旋揉法，天宗穴揉1遍。⑪双手拇指平行按揉法，从颈椎向腰椎两旁各揉3遍。⑫阴阳拇指指腹旋转按揉法，腰椎旁膀胱经自上而下各揉3遍。⑬双手拇指指腹平行点压推法，从风池向肩井推1遍。⑭二龙平行点按法，从大椎向下到腰骶两旁点按1遍。⑮单手掌左右振颤法，背部。⑯叠掌上下振颤法，腰部。⑰中指点压法，点压关元穴、胞宫穴、气门穴、气穴1 min。⑱叠压平掌运腹法，腹部运腹20圈。⑲叠掌上下振颤法，腹部。

操作动作要熟练柔和，对女性患者治疗时先右后左。治疗每天1次，10 d 1个疗程。

(2)针刺治疗：取关元穴，三阴交穴(双)，胞宫穴(双)，气门穴(双)，气海穴，血海穴

（双），足三里穴（双）。针刺有得气感则停针，5 min 捻针 1 次，中等刺激，针用补法，留针 20 min，10 d 1 个疗程。

（3）艾条悬灸治疗：取神阙穴，关元穴，气海穴，血海穴（双），足三里穴（双），三阴交穴（双），涌泉穴（双）。

每穴 1 次灸 20 min 左右，每日 1 次，10 d 1 个疗程。

注意，要养成良好的饮食习惯，避免精神刺激和情绪波动，不宜吃生冷、酸辣等刺激性食物，多吃新鲜果蔬、高蛋白类的食物，补充身体所需的水分，保持大便通畅。同时增强体质，多锻炼，生活规律，不熬夜。

四、肝郁气滞血瘀

1. 主症　婚后多年不孕，经前精神抑郁，烦躁易怒，胸胁、乳房、小腹胀痛，月经期先后不定期，经来腹痛，行而不畅，量少色黯，或伴有血块，并伴有痛经。舌质正常或黯红，舌苔薄白，脉沉弦。

2. 妇科检查　月经量少色黯或伴有血块。

3. 病因病机　情志不遂乃肝失疏泄条达，而致气血失调，冲任不能相滋，故致不孕；肝郁气滞，致血行不畅，故经前胸胁乳房小腹胀痛，经血有血块及痛经；肝藏血，肝郁则失于条达，血海蓄溢失常，故见月经期先后不定。舌脉皆属肝郁气滞之征。

4. 治法　疏肝解郁，行气活血。

（1）推拿治疗：推拿顺序如下。①单手拇指推按揉法，左右两侧太冲穴各揉 100 遍。②单拇指指侧腹直推法，小腿胫骨的前外侧、内侧自下而上各推 100 遍。③叠压开掌直推法，从腰骶部向肩背部的膀胱经推 100 遍。④叠压三指指掌直推法，从腰骶部向颈椎以下正中线的督脉推 100 遍。⑤双龙探海直推法，从腰骶部向颈椎以下的华佗夹脊穴推 100 遍。⑥叠压虎口开掌直推法，从腰骶部向胃仓穴推 60 遍。⑦双龙探海直推法，从腰骶部关元俞到肝俞推 50 遍。⑧单手拇指推按揉法，颈椎两侧自上而下各揉 3 遍。⑨双手拇指斜对旋按揉法，从颈部向肩部左右各揉 3 遍。⑩叠压拇指点旋揉法，天宗穴揉 1 遍。⑪双手拇指平行按揉法，从颈椎向腰椎两旁左右各揉 3 遍。⑫阴阳拇指指腹旋转按揉法，腰椎旁膀胱经自上而下各揉 3 遍。⑬双手抱指指腹平行点压推法，从风池穴向肩井穴推 1 遍。⑭二龙平行点按法，从大椎向腰骶两旁点按 1 遍。⑮单手掌左右振颤法，背部。⑯叠掌上下振颤法，腰部。⑰双手内刨法，腹部两侧。⑱双手对掌挤压法，腹部任脉分布区。

操作动作要熟练柔和，对女性患者治疗时先右后左。治疗每天 1 次，10 d 1 个疗程。

（2）针刺治疗：取胞宫穴（双），合谷穴（双），肝俞穴（双），膈俞穴（双），三阴交穴（双），关元穴，气海穴，气门穴（双），太冲穴（双）。针刺后有尿感则停针，5 min 捻针

1次，中等刺激，针用泻法，留针20 min，10 d 1个疗程。

（3）艾条悬灸治疗：取胞宫穴（双），中极穴，三阴交穴（双），照海穴（双），血海穴（双），足三里穴（双），太冲穴（双）。

每穴1次灸20 min左右，每日1次，10 d 1个疗程。

注意，保持心情舒畅，劳逸结合，起居规律，饮食清淡，忌油腻。

五、痰湿阻滞

1. 主症　久婚不孕，月经期错后，甚至闭经，或伴有体重明显增加，带下量多而质黏稠，面色㿠白虚浮，常伴有头晕心悸，胸闷泛恶，舌质胖大，舌苔白而腻，脉滑。

2. 妇科检查　带下量多而质黏稠。

3. 病因病机　痰湿壅塞气机，致使胞脉阻滞难以摄精成孕；痰湿之邪，又阻滞冲任，而致经行期推后，甚至闭经；痰湿内阻，水湿内停，可致带下量多，体重增加；清阳为痰湿所阻滞，故而致头晕。余证及舌脉变化皆为痰湿之征。

4. 治法　化痰导滞，理气调经。

（1）推拿治疗：推拿顺序如下。①单拇指指侧腹直推法，小腿胫骨的前外侧、内侧自下而上各推100遍。②叠压开掌直推法，从腰骶部向肩背部的膀胱经推100遍。③叠压三指指掌直推法，从腰骶部向颈椎以下正中线的督脉推100遍。④双龙探海直推法，从腰骶部向颈椎以下的华佗夹脊推100遍。⑤叠压虎口开掌直推法，从腰骶部向胃仓穴推60遍。⑥双龙探海直推法，从腰骶部关元俞到肝俞推50遍。⑦单手拇指推按揉法，颈椎两侧自上而下各揉3遍。⑧双手拇指斜对旋按揉法，从颈部向肩部左右各揉3遍。⑨叠压拇指点旋揉法，天宗穴揉1遍。⑩双手拇指平行按揉法，从颈椎向腰椎两旁各揉3遍。⑪阴阳拇指指腹旋转按揉法，腰椎旁膀胱经自上而下各3遍。⑫双手拇指指腹平行点压按推法，从风池穴向肩并穴推1遍。⑬二龙平行点按法，从大椎穴向腰骶两旁点按1遍。⑭单手掌左右振颤法，背部。⑮叠掌上下振颤法，腰部。⑯中指点压法，点压中脘穴、水分穴、曲骨穴1 min。⑰拿法，带脉。⑱叠压平掌运腹法，腹部。⑲叠掌上下振颤法，腹部。

操作动作要熟练柔和，对女性患者治疗时先右后左。治疗每天1次，10 d 1个疗程。

（2）针刺治疗：取胞宫穴（双），气门穴（双），丰隆穴（双），阴陵泉穴（双），关元穴，气海穴，足三里穴（双），三阴交穴（双）。针刺关元穴、气门穴后有尿液感则停针，5 min 捻针1次，中等刺激，针用泻法，留针20 min，10 d 1个疗程。

（3）艾条悬灸治疗：取关元穴，气海穴，三阴交穴（双），足三里穴（双），阴陵泉穴（双），丰隆穴（双），三焦俞穴（双）。

每穴1次灸20 min左右，每日1次，10 d 1个疗程。

注意，忌暴饮暴食，进食速度过快。应常多吃蔬菜水果，尤其是具有健脾利湿、化瘀祛痰的食物。

六、血瘀内阻

1. 主症　婚后久不受孕，或曾经流产、早产及妇科手术后两年不孕。表现为月经后期量少，色紫黑有血块，或经行时小腹疼痛，逐渐加重，或平时少腹疼痛拒按，舌质紫黯或舌边伴有瘀斑、瘀点，舌苔薄白，脉沉涩。

2. 妇科检查　子宫及盆腔有包块或结节触痛。

3. 病因病机　血瘀阻于经脉，或因堕胎、手术直接损伤胞宫，冲任二脉，致经脉闭塞，两精难以相合而不孕；血瘀内阻于胞脉，致月经量少色黑有块；胞脉受阻，致气血不畅则痛经逐渐加重，少腹疼痛拒按。舌脉皆为血瘀内阻之征。

4. 治法　活血化瘀，调经。

（1）推拿治疗：推拿顺序如下。①单拇指指侧腹直推法，小腿肚的后外侧、内侧自下而上各推100遍。②叠压开掌直推法，从腰骶部向肩背部的膀胱经推100遍。③叠压三指指掌直推法，从腰骶部向颈椎以下的督脉推100遍。④双龙探海直推法，从腰骶部向颈椎以下的华佗夹脊穴推100遍。⑤双手拇指扇形分推法，推骶尾部八髎穴。⑥叠压虎口开掌直推法，从腰骶部向膀胱经的胃仓穴推60遍。⑦双龙探海直推法，从腰骶部关元俞到肝俞推50遍。⑧单手拇指推按揉法，颈椎两侧自上而下各揉3遍。⑨双手拇指斜对旋按揉法，从颈部向肩部各揉3遍。⑩叠压拇指点旋揉法，天宗穴1遍。⑪双手拇指平行按揉法，从颈椎向腰椎两旁各揉3遍。⑫阴阳拇指指腹旋转按揉法，腰椎旁膀胱经自上而下各揉3遍。⑬双手拇指指腹平行点压推法，从风池穴向肩井推1遍。⑭二龙平行点按法，从大椎向腰骶两旁点按1遍。⑮单手掌左右振颤法，背部。⑯叠掌上下振颤法，腰部。⑰中指点压法，点压气冲穴、大赫穴1 min。⑱拿法，带脉。⑲叠压平掌运腹法，腹部。⑳叠掌上下振颤法，腹部。

操作动作要熟练柔和，对女性患者治疗时先右后左。治疗每天1次，10 d 1个疗程。

（2）针刺治疗：取关元穴，子宫穴（双），大赫穴（双），肝俞穴（双），血海穴（双），三阴交穴（双），太冲穴（双），行间穴（双），次髎穴（双），足三里穴（双）。针刺关元穴、大赫穴后有尿感则停针，5 min捻针1次，中等刺激，针用泻法，留针20 min，10 d 1个疗程。

（3）艾条悬灸治疗：取神阙穴（隔姜），膈俞穴（双），血海穴（双），三阴交穴（双），足三里穴（双），四关穴（双）。

每穴1次灸20 min左右，每日1次，10 d 1个疗程。

注意，多食用瘦肉、谷类及深绿色叶菜、含钙丰富的食物，保持舒畅的心情，加强锻炼，提高身体素质。

七、孕中胎停胞宫

（一）肾阳虚胎停

1. 主症　肾阳虚衰，冲任失养，胎死胞中。患者或伴生理期提前、绝经早，或超过生理期年龄没有月经初潮，精神不振，形寒肢冷，头晕耳鸣，腰脊冷痛，性欲淡漠，尿频或夜尿多，或伴五更泄泻，或伴面浮肢肿，白带无或极少，子宫或卵巢缩小，或可未见卵泡，第二性征萎缩，面色晦暗，舌质淡红，苔薄白，脉沉细或沉迟而弱，尺脉尤甚。

2. 妇科检查　子宫偏小或卵巢萎缩，白带无或极少。

3. 病因病机　先天禀赋不足，肾气不充，天癸不能按时而至，或至而不盛；或房事不节，久病及肾，或阴损及阳等，导致肾阳虚弱，命门火衰，冲任不足，胞宫失于温煦，严寒不能温养而致冲任失养，胎死胞中。肾阳虚衰，温煦失职，不能温暖腰膝，故见腰膝酸冷、疼痛；肾居下焦，肾阳失于温煦，故畏冷肢凉，下肢尤甚；阳虚不能温运气血上荣于面，面部血络失充，故面色㿠白；肾阳虚惫，阴寒内盛，气血运行不畅，则面色黧黑；阳虚温煦功能减弱，不能振奋精神，则精神萎靡；阳虚不能温运气血上养清窍，则头目晕眩。命门火衰，性功能减退，可引起性欲低下，肾阳不足，火不暖土，脾失健运，则久泻不止，完谷不化，五更泄泻；肾阳虚，气化失职，肾气不固，故小便频数清长，夜尿频多；舌淡苔白，脉沉细无力，尺脉尤甚，

4. 治法　温肾助阳，调养冲任。

（1）推拿治疗：推拿顺序如下。①单拇指指侧腹直推法，小腿胫骨的前外侧、内侧自下而上各推 100 遍。②叠压开掌直推法，从腰骶部向肩背部膀胱经推 100 遍。③叠压二指指掌直推法，从腰骶部向颈椎以下的督脉推 100 遍。④双龙探海直推法，从腰骶部向颈椎以下的华佗夹脊穴推 100 遍。⑤叠压虎口开掌直推法，从腰骶部向膀胱经的胃仓穴推 60 遍。⑥双龙探海直推法，从腰骶部关元俞到肝俞推 50 遍。⑦单手拇指推按揉法，颈椎两侧自上而下各揉 3 遍。⑧双手拇指斜对旋按揉法，从颈部向肩部各揉 3 遍。⑨叠压拇指点旋揉法，天宗穴揉 1 遍。⑩双手拇指平行按揉法，从颈椎向腰椎两旁各揉 3 遍。⑪阴阳拇指指腹旋转按揉法，腰椎旁膀胱经自上而下各揉 3 遍。⑫双手拇指指腹平行点压推法，从风池穴向肩井穴推 1 遍。⑬二龙平行点按法，从大椎到腰骶两旁点按 1 遍。⑭单手掌左右振颤法，背部。⑮叠掌上下振颤法，腰部。⑯神龙入海，八髎穴推 20 圈。

操作动作要熟练柔和，对女性患者治疗时先右后左。治疗每天 1 次，10 d 1 个疗程。

（2）针灸治疗：取肾俞穴（双），气海穴，中极穴，命门穴，大赫穴（双），关元穴，三阴交穴（双），足三里穴（双），大椎穴。针刺得气则停针，5 min 捻针 1 次，中等刺激，针用补法，留针 20 min，10 d 1 个疗程。

（3）艾条悬灸治疗：取关元穴，神阙穴（隔姜），肾俞穴（双），三阴交穴（双），足三里穴

(双),次髎穴(双)。每穴1次灸20 min左右,每日1次,10 d 1疗程。

注意,忌吃性质寒凉、易伤阳气,或滋腻味厚难以消化的食物,可以常吃羊肉、狗肉、泥鳅、韭菜等进补。

(二)肾阴虚胎停

1. 主症　肾阴不足,冲任失养,胎死胞中。患者或伴头晕耳鸣,腰膝酸软,或足后跟疼,尿赤便干,阴部干涩,失眠多梦、潮热盗汗、五心烦热、咽干颧红、女子体型偏瘦,经少或经闭,舌红少津或有裂纹,苔少,脉细数或带弦。

2. 妇科检查　前阴欠润干涩,子宫偏小,月经量少。

3. 病因病机　或房劳多产,失血伤精,精血两亏,或素体性燥多虑,嗜食辛辣,暗耗阴血而导致肾阴不足,肾精亏损,精血不足,冲任失养,不能濡养胞胎而致胎死胞中;冲任失滋,子宫干涩;而肾藏精主骨,主髓,腰又为肾之府,肾阴不足,骨髓失养,故腰痛酸软无力;肾阴不足,则髓海失充,故头晕耳鸣;阴虚则生内热,虚热内蒸,则潮热盗汗,五心烦热,咽干颧红,舌红少津,脉细弱;阴亏血少,故月经量少,经闭。

4. 治法　滋肾或滋阴降火,滋养精血、活血调冲任。

(1)推拿治疗:推拿顺序如下。①单手拇指推按揉法,涌泉各揉100遍。②单拇指指侧腹直推法,小腿胫骨的前外侧、内侧自下而上各100遍。③叠压开掌直推法,从腰骶部向肩背部的膀胱经推100遍。④叠压三指指掌直推法,从腰骶部向颈椎以下的督脉推100遍。⑤双龙探海直推法,从腰骶部向颈椎以下的华佗夹脊穴推100遍。⑥叠压虎口开掌直推法,从腰骶部向膀胱经的胃仓穴推60遍。⑦双龙探海直推法,从腰骶部关元俞到肝俞推50遍。⑧单手拇指推按揉法,颈椎两侧自上而下各揉3遍。⑨双手拇指斜对旋按揉法,从颈部向肩部各揉3遍。⑩叠压拇指点旋揉法,天宗穴揉1遍。⑪双手拇指平行按揉法,从颈椎向腰椎两旁各揉3遍。⑫阴阳拇指指腹旋转按揉法,腰椎旁膀胱经自上而下各揉3遍。⑬双手拇指指腹平行点压推法,从风池穴向肩井穴推1遍。⑭二龙平行点按法,从大椎到腰骶按1遍。⑮单手掌左右振颤法,背部。⑯叠掌上下振颤法,腰部。⑰中指点压法,点压关元穴、气海穴、中极穴、大赫穴1 min。⑱叠压平掌运腹法,腹部运腹20圈。⑲叠掌上下振颤法,腹部。

操作动作要熟练柔和,对女性患者治疗时先右后左。治疗每天1次,10 d 1个疗程。

(2)针灸治疗:取关元俞穴(双),太溪透昆仑穴(双),次髎穴(双),照海穴(双),肾俞穴(双),关元穴,气海穴,血海穴(双),地机穴(双),复溜穴(双),三阴交穴(双)。针刺得气则停针,5 min捻针1次,中等刺激,针用补法,留针20 min,10 d 1个疗程。

(3)艾条悬灸治疗:取足三里穴(双),涌泉穴(双),神阙穴(隔盐),肾俞穴(双),三阴交穴(双),太溪穴(双)。每穴1次灸20 min左右,每日1次,10 d 1个疗程。

注意,忌吃辛辣刺激食品,忌油腻,忌饮酒,忌海鲜,忌腥荤及发物,保持大便通畅,保持心情舒畅。

（三）肾阴阳两虚胎停症

1.主症　肾阳虚、肾阴虚症错杂并见，冲任失养，胎死胞中。患者或伴时而畏寒肢冷，浮肿便溏，头晕耳鸣，五心烦热、盗汗或自汗、四肢发凉、失眠多梦、舌红无苔、脉细数或舌淡苔白、脉沉迟。

2.妇科检查　检查卵巢早衰或有萎缩。

3.病因病机　由肾阴先虚，日久阴损及阳发展而来，或由肾阳不足，日久阳损及阴，逐渐而成。肾为先天之本，藏真阴而寓元阳，若肾中元阳不足，命门火衰与肾中元阴不足，阴精亏损同时并见，即为肾阴阳两虚证。其常见原因为禀赋不足，或久病不愈，或房室劳伤，或老年休衰等，以致阴精、阳气两虑，不能濡养胞胎而致胎死胞中，而形成此证。

4.治法　滋肾温肾，调养冲任。

（1）推拿治疗：推拿顺序如下。①单手拇指推按揉法，涌泉左右各揉100遍。②单拇指指侧腹直推法，从大都穴向公孙穴推50遍。③单拇指指侧腹直推法，小腿胫骨的前外侧、内侧自下而上各推100遍。④叠压开掌直推法，从腰骶部向肩背部的膀胱经推100遍。⑤叠压三指指掌直推法，从腰骶部向颈椎以下的督脉推100遍。⑥双龙探海直推法，从腰骶部向颈椎以下的华佗夹脊推100遍。⑦叠压虎口开掌直推法，从腰骶部推向膀胱经的胃仓穴推60遍。⑧双龙探海直推法，从腰骶部关元俞到肝俞推50遍。⑨单手拇指推按揉法，颈椎两侧自上而下各揉3遍。⑩双手拇指斜对旋按揉法，从颈部向肩部各揉3遍。⑪叠压拇指点旋揉法，天宗穴揉1遍。⑫双手拇指平行按揉法，从颈椎向腰椎两旁各揉3遍。⑬阴阳拇指指腹旋转按揉法，腰椎旁膀胱经自上而下各揉3遍。⑭双手拇指指腹平行点压推法，从风池穴向肩井穴推1遍。⑮二龙平行点按法，从大椎向腰骶按1遍。⑯单手掌左右振颤法，背部。⑰叠掌上下振颤法，腰部。⑱拿法，带脉。⑲中指点压法，点压关元穴、气海穴、天枢穴1 min。⑳叠压平掌运腹法，腹部运腹20圈。㉑叠掌上下振颤法，腹部。

操作动作要熟练柔和，对女性患者治疗时先右后左。治疗每天1次，10 d 1个疗程。

（2）针灸治疗：取关元穴，三阴交穴（双），肾俞穴（双），腰阳关，命门穴，太溪穴（双），天枢穴（双），脾俞穴（双），地机穴（双），复溜穴（双）。针刺得气则停针，5 min捻针1次，中等刺激，针用补法，留针20 min，10 d 1个疗程。

（3）艾条悬灸治疗：取关元穴，气海穴，太溪穴（双），足三里穴（双），肾俞穴（双），命门穴，三阴交穴（双）。每穴1次灸10 min，每日1次，10 d 1个疗程。肾阴虚不宜多灸。

注意，阴虚多吃些黑木耳、芹菜、鸭肉等滋阴补肾食物；阳虚多吃些牛肉、韭菜、猪肚、羊肉等温热补肾食物。加强锻炼，控制房事频率。

（四）气血虚弱胎停

1. 主症　气血虚弱，冲任失养，胎死胞中，患者同时伴随有头眼昏花、心悸气短、精神疲惫、四肢倦懒、食欲不振、易脱发、面色发黄，食欲不振或大便溏泻，并有舌淡，苔薄白，舌淡苔少或薄白，脉沉缓或虚数等症。

2. 妇科检查　前阴欠润干涩、子宫偏小，黄体功能不全。

3. 病因病机　气血不足，致胎儿饿死胞中，外不荣肌肤，上不荣清窍，故面色苍白，头晕眼花；内不荣脏腑，则精神倦怠，心悸气短，为气血虚弱之征。

4. 治法　补气和血，养胎。

（1）推拿治疗：推拿顺序如下。①单拇指指侧腹直推法，小腿胫骨的前外侧、内侧自下而上各推 100 遍。②叠压开掌直推法，从腰骶部向肩背部的膀胱经推 100 遍。③叠压三指指掌直推法，从腰骶部向颈椎以下的督脉推 100 遍。④双龙探海直推法，从腰骶部向颈椎以下的华佗夹脊穴推 100 遍。⑤双手拇指扇形分推法，推八髎穴。⑥叠压虎口开掌直推法，从腰骶部向膀胱经分布的胃仓穴推 60 遍。⑦双龙探海直推法，从腰骶部关元俞到肝俞推 50 遍。⑧单手拇指推按揉法，颈椎两侧自上而下各揉 3 遍。⑨双手拇指斜对旋按揉法，从颈部向肩部左右各揉 3 遍。⑩叠压拇指点旋揉法，天宗穴揉 1 遍。⑪双手拇指平行按揉法，从颈椎向腰椎两旁各揉 3 遍。⑫阴阳拇指指腹旋转按揉法，腰椎旁膀胱经自上而下各揉 3 遍。⑬双手拇指指腹平行点压推法，从风池穴向肩井穴推 1 遍。⑭二龙平行点按法，从大椎向腰骶按 1 遍。⑮单手掌左右振颤法，背部。⑯叠掌上下振颤法，腰部。⑰中指点压法，点压中脘穴、气海穴 1 min。⑱拿法，带脉。⑲叠压平掌运腹法，腹部。⑳叠掌上下振颤法，腹部。

操作动作要熟练柔和，对女性患者治疗时先右后左。治疗每天 1 次，10 d 1 个疗程。

（2）针灸治疗：取血海穴（双），三阴交穴（双），足三里穴（双），合谷穴（双），关元穴，内关穴（双），脾俞穴（双），中脘穴，气海穴。针刺得气则停针，5 min 捻针 1 次，中等刺激，针用补法，留针 20 min，10 d 1 个疗程。

（3）艾条悬灸治疗：取关元穴，合谷穴（双）、阳陵泉穴（双）、足三里穴（双），三阴交穴（双），内关穴（双），血海穴（双），脾俞穴（双），涌泉穴（双），中脘穴，气海穴。每穴 1 次灸 20 min，每日 1 次，10 d 1 个疗程。

注意，不抽烟、不喝酒、不熬夜。不去人多的场合。不听噪声。

（五）脾阳虚胎停

1. 主症　脾气虚进一步发展至脾阳虚衰，温运欠力，致气血不足，冲任失养，胎死胞中。常伴有腹胀纳少，腹痛绵绵，喜温喜按，形寒肢冷，大便溏薄清稀，或肢体困重，或肢体浮肿，小便不利，白带量多质稀，舌质淡胖，苔白滑，脉沉迟无力。

2. 妇科检查　白带量多质稀。

3. 病因病机　脾阳虚衰，运化失职，冲任失养，致胎死胞中。又常见腹胀纳少；阳虚则寒从中生，寒凝气滞，故腹痛喜温喜按；阳虚水湿不化，流注肠中，故大便溏薄清稀；脾阳虚不温四肢，故形寒肢冷；中阳不振，水湿内停，膀胱气化失司，故小便不利；流溢肌肤则肢体困重，甚至肢体浮肿，渗注于下则妇女白带量多质稀。舌淡胖苔白滑，脉沉迟无力。

4. 治法　温中健脾，利水暖宫。

(1)推拿治疗：推拿顺序如下。①单拇指指腹直推法，小腿胫骨的前外侧、内侧自下而上各推100遍。②叠压开掌直推法，从腰骶部向肩背部的膀胱经推100遍。③叠压三指指掌直推法，从腰骶部向颈椎以下的督脉推100遍。④双龙探海直推法，从腰骶部向颈椎以下的华佗夹脊穴推100遍。⑤双手拇指扇形分推法，推八髎穴。⑥叠压虎口开掌直推法，从腰骶部推向膀胱经的胃仓穴60遍。⑦双龙探海直推法，从腰骶部关元俞到肝俞推50遍。⑧单手拇指推按揉法，颈椎两侧自上而下各揉3遍。⑨双手拇指斜对旋按揉法，从颈部向肩部各揉3遍。⑩叠压拇指点旋揉法，天宗穴揉1遍。⑪双手拇指平行按揉法，从颈椎向腰椎两旁各揉3遍。⑫阴阳拇指指腹旋转按揉法，腰椎旁膀胱经自上而下各揉3遍。⑬双手拇指指腹平行点压推法，从风池穴向肩井穴推1遍。⑭二龙平行点按法，从大椎穴到腰骶两旁按1遍。⑮单手掌左右振颤法，背部。⑯叠掌上下振颤法，腰部。⑰中指点压法，点压中脘穴、关元穴、建里穴1 min。⑱拿法，带脉。⑲叠压平掌运腹法，腹部。⑳叠掌上下振颤法，腹部。

操作动作要熟练柔和，对女性患者治疗时先右后左。治疗每天1次，10 d 1个疗程。

(2)针灸治疗：取内关穴(双)，中脘穴，足三里穴(双)，脾俞穴(双)，胃俞穴(双)，关元穴，建里穴，三阴交穴(双)，公孙穴(双)，气海穴。针刺得气则停针，5 min捻针1次，中等刺激，针用补法，留针20 min，10 d 1个疗程。

(3)艾条悬灸治疗：取中脘穴，足三里穴(双)，神阙穴(隔姜)，胃俞穴(双)，脾俞穴(双)，三阴交穴(双)，复溜穴(双)。每穴1次20 min，每日1次，10 d 1个疗程。

注意，宜吃性属温热及具有温阳散寒补益肾阳、温暖脾阳作用的食品，宜温补忌清补，宜食热量较高而富有营养的食品。忌吃性寒生冷寒凉，辛辣刺激食物。

(六)肝郁气滞血瘀胎停

1. 主症　气滞血瘀，冲任不调，阻碍血之运行，气血运行不畅，冲任失养，致胎死胞中；表现胸胁胀闷，走窜疼痛，情志不遂，急躁易怒，胁下痞块，刺痛拒按。舌质紫暗或见瘀斑，脉涩。

2. 妇科检查　胁下痞块，刺痛拒按。

3. 病因病机　肝主疏泄而藏血，具有条达气机，能调节情志，情志不遂或外邪侵袭肝脉则肝气郁滞，疏泄失职，久郁不解，失其柔顺舒畅之性，故易怒；情绪抑郁或急躁，胸胁胀闷,走窜疼痛;气为血帅,肝郁气滞,日久不解,必致瘀血内停,故渐成胁下痞块,刺痛拒按;肝主藏血,血又为胎儿孕育之源,肝血瘀滞,瘀血停滞,积于血海,气病及血,气滞血瘀,冲任不调,阻碍血之运行,气血运行不畅,冲任失养,胎死胞中。舌质紫暗或有瘀斑,脉涩,均为瘀血内停之征。

4. 治法　活血祛瘀,疏肝理气。

(1)推拿治疗:推拿顺序如下。①单手拇指推按揉法,太冲穴各揉100遍。②单拇指指腹直推法,小腿胫骨的前外侧、内侧自下而上各推100遍。③叠压开掌直推法,从腰骶部向肩背部的膀胱经推100遍。④叠压三指指掌直推法,从腰骶部向颈椎以下的督脉推100遍。⑤双龙探海直推法,从腰骶部向颈椎以下的华佗夹脊穴推100遍。⑥叠压虎口开掌直推法,从腰骶部向膀胱经的胃仓穴推60遍。⑦双龙探海直推法,从腰骶部关元俞到肝俞推50遍。⑧单手拇指推按揉法,颈椎两侧自上而下各揉3遍。⑨双手拇指斜对旋按揉法,从颈部向肩部各揉3遍。⑩叠压拇指点旋揉法,天宗穴揉1遍。⑪双手拇指平行相对旋按揉法,从颈椎向腰椎两旁各揉3遍。⑫阴阳拇指指腹旋转按揉法,腰椎旁膀胱经自上而下各揉3遍。⑬双手拇指掌平行点压推法,从风池穴向肩井穴推1遍。⑭二龙平行点按法,从大椎穴向腰骶两旁点按1遍。⑮单手掌左右振颤法,背部。⑯叠掌上下振颤法,腰部。⑰中指点压法,点压子宫穴、中极穴、关元穴、气海穴1 min。⑱双手内刨法,腹部两侧。⑲双手对掌挤压法,腹部任脉。

操作动作要熟练柔和,对女性患者治疗时先右后左。治疗每天一次,10 d 1个疗程。

(2)针灸治疗:取子宫穴(双),中极穴,太冲穴(双),肝俞穴(双),脾俞穴(双),三阴交穴(双),关元穴,气穴,阳陵泉穴(双),合谷(双),血海穴(双),气海穴,地机穴(双)。针刺关元、中极、气穴后有尿感则停针,5 min捻针1次,中等刺激,针用泻法,留针20 min,10 d 1个疗程。

(3)艾条悬灸治疗:取关元,中极穴,气海穴,太冲穴(双),期门穴(双),肝俞穴(双),行间穴(双),三阴交穴(双),照海穴(双),血海穴(双)。每穴1次灸20 min,每日1次,10 d 1个疗程。

注意,饮食清淡,少吃辛辣上火的食物,特别是过量饮酒对于肝脏损伤很大。合理的作息时间,可以使身体有正常的免疫力,23:00 ~ 1:00在熟睡状态下是肝脏的排毒时间,尽量避免熬夜,让肝脏排毒正常运行。保持好心情,心情舒畅,能保持身体机能的平衡,促进良好的新陈代谢,自然可以增强免疫力,锻炼身体不仅会使人的心情变好,免疫力也会越来越强。

(七)瘀血阻滞胎停

1. 主症　神倦嗜睡,头痛头晕,表情迟钝、言语不利,肌肤甲错、身体局部有刺痛,女子月经不调有血块。口干不欲饮、双目晦暗,舌质紫暗或有瘀斑,脉细涩或结代。

2. 妇科检查　子宫及盆腔有包块或结节触痛。

3. 病因病机　血瘀必兼气滞。而气为血之帅,气机郁滞,又可引起局部或全身的血液运行不畅。

4. 治法　行气活血,化瘀通络。

(1)推拿治疗:推拿顺序如下。①单手拇指按揉法,按揉合谷穴,内关穴,太冲穴各50次。②单拇指指侧腹直推法,小腿胫骨的前外侧、内侧自下而上各推100遍。③叠压开掌直推法,从腰骶部向肩背部的膀胱经推100遍。④叠压三指指掌直推法,从腰骶部向颈椎以下的督脉推100遍。⑤双龙探海直推法,从腰骶部向颈椎以下的华佗夹脊穴推100遍。⑥双手拇指扇形分推法,八髎穴。⑦叠压虎口开掌直推法,从腰骶部向膀胱经的胃仓穴推60遍。⑧双龙探海直推法,从腰骶部关元俞到肝俞推50遍。⑨单手拇指推按揉法,颈椎两侧自上而下各揉3遍。⑩双手拇指斜对旋按揉法,从颈部向肩部各揉3遍。⑪叠压拇指点旋揉法,天宗穴揉1遍。⑫双手拇指平行按揉法,从颈椎向腰椎两旁各揉3遍。⑬阴阳拇指指腹旋转按揉法,腰椎旁膀胱经自上而下各揉3遍。⑭双手拇指指腹平行点压推法,从风池穴向肩井穴推1遍。⑮二龙平行点按法,从大椎穴向腰骶两旁点按1遍。⑯单手掌左右振颤法,背部。⑰叠掌上下振颤法,腰部。⑱中指点压法,点压中脘穴、天枢穴、关元穴、气海穴1 min。⑲拿法,带脉。⑳叠压平掌运腹法,腹部。㉑叠掌上下振颤法,腹部。

操作动作要熟练柔和,对女性患者治疗时先右后左。治疗每天1次,10 d 1个疗程。

(2)针灸治疗:取三阴交穴(双)、血海穴(双)、膈俞穴(双),脾俞穴(双),肾俞穴(双),足三里穴(双),曲池穴(双),阴陵泉穴(双),行间穴(双)。针刺得气后则停针,5 min捻针1次,中等刺激,针用泻法,留针20 min,10 d 1个疗程。

(3)艾条悬灸治疗:取膈俞穴(双),神阙穴(隔姜),气海穴,血海穴(双),三阴交穴(双),太冲穴(双),合谷穴(双),丰隆穴(双),关元穴。每穴1次灸20 min,每日1次,10 d 1个疗程。

注意,遇温则行,遇寒则凝,可少量饮用红葡萄酒、醋、玫瑰花茶,多食用山楂、韭菜、红糖、蘑菇、金橘、黑木耳。

(八)湿阻气机胎停

1. 主症　湿阻气机,气机郁滞,湿浊内阻,湿邪致病,留滞于脏腑经络,易使气机升降失常,经络气血不畅,气血运行不畅致冲任失养,胎死胞中,同时伴有湿寒证,故肢重脘痞,纳呆腹胀腹泻,关节肌肉酸痛,苔腻脉濡或恶寒喜温,口淡或甜,便溏,苔白腻脉濡缓;湿热证,故有热而不喜揉按,口苦黏腻,尿短赤,苔黄腻脉濡数。

2. 妇科检查 基本无异常。

3. 病因病机 内湿为脾主之,外湿为湿邪主之。

(1)湿为阴邪,易阻遏气机,损伤阳气。

(2)湿性重浊。

(3)湿性黏滞。

(4)湿性趋下,易袭阴位。若湿阻中焦,气机升降受阻,运化不利;内湿分为湿寒证和湿热证。湿寒证,或素体阳虚感湿,或过用寒凉之物所致;故肢重脘痞,纳呆腹胀腹泻,关节肌肉酸痛,苔腻脉濡或恶寒喜温口淡或甜,便溏,苔白腻脉濡缓。湿热证,素体阳盛感湿;过用温燥之物,故有热而不喜揉按,口苦黏腻,尿短赤,苔黄腻脉濡数。

4. 治法 补气养血,调经。

(1)推拿治疗:推拿顺序如下。①单拇指指腹直推法,从行间穴、太冲穴各推 30 遍。②单拇指指腹直推法,小腿胫骨的前外侧、内侧自下而上各推 100 遍。③叠压开掌直推法,从腰骶部向肩背部的膀胱经推 100 遍。④叠压三指指掌直推法,从腰骶部向颈椎以下正中线的督脉推 100 遍。⑤双龙探海直推法,从腰骶部向颈椎以下的华佗夹脊穴推 100 遍。⑥双手拇指扇形分推法,八髎穴。⑦叠压虎口开掌直推法,从腰骶部向膀胱经的胃仓穴推 60 遍。⑧双龙探海直推法,从腰骶部关元俞到肝俞推 50 遍。⑨单手拇指推按揉法,颈椎两侧自上而下左右各3 遍。⑩双手拇指斜对旋按揉法,至颈部向肩部左右各 3 遍。⑪叠压拇指点旋揉法,天宗穴 1 遍。⑫双手拇指平行相对旋按揉法,从颈椎向腰椎两旁各推 3 遍。⑬阴阳拇指指腹旋转按揉法,腰椎旁膀胱经自上而下各揉 3 遍。⑭双手拇指掌平行点压推法,从风池穴向肩井穴推 1 遍。⑮二龙平行点按法,从大椎穴向腰骶两旁点按 1 遍。⑯单手掌左右振颤法,背部。⑰叠掌上下振颤法,腰部。⑱中指点压法,点压关元穴、气海穴、中脘穴、建里穴各 1 min。⑲拿法,带脉。⑳叠压平掌运腹法,腹部。㉑叠掌上下振颤法,腹部。

操作动作要熟练柔和,对女性患者治疗时先右后左。治疗每天 1 次,10 d 1 个疗程。

(2)针灸治疗:取天枢穴(双),水分穴,气海穴,足三里穴(双),三阴交穴(双),合谷穴(双),太冲穴(双),上巨虚穴(双),阳陵泉穴(双),丰隆穴(双)。针刺气海后有尿感则停针,5 min 捻针 1 次,中等刺激,针用泻法,留针 20 min,10 d 1 个疗程。

(3)艾条悬灸治疗:取足三里穴(双),丰隆穴(双),脾俞穴(双),胃俞穴(双),中脘穴,天枢穴(双),三阴交穴(双),肾俞穴(双)。每穴 1 次灸 20 min,每日 1 次,10 d 1 疗程。

注意,避免食用辛辣刺激、寒凉油腻的食物。

八、孕中胎漏

女性怀孕后孕中流产,属于胎动或胎漏的范畴。其根本原因主要是先天禀赋不足,肾气不充,天癸不能按时而至,或至而不盛;或房事不节,久病及肾,或阴损及阳,导致肾阳虚弱,命门火衰,冲任不足,胞宫失于温煦,严寒不能胎固;因冲为血海,任主胞胎,冲任之气固,则胎有所载,元有所养,其胎便可正常生长发育;反之,则发生胎漏、胎动不安等病,导致冲任不固的机理,则有气血虚弱、肾虚、血热、外伤等。冲任不固,不能摄血养胎,在于肾气的衰竭所致,因此补肾固冲、健脾安胎是最有效的治疗方法。

(一)气血虚弱胎漏

1. 主症　女性气血虚弱,致冲任失养,不足以养胎而漏胎。同时伴有面色淡白或萎黄,少气懒言,身疲乏无力,眼圈发黑,肌肤干燥,唇舌爪甲色淡,头眼昏花,心悸气短,精神疲惫,四肢倦懒,易脱发,食欲不振或大便溏泻,表现有月经不调量少色淡,后期或经闭等。舌淡苔少或薄白,脉沉缓或虚数等。

2. 妇科检查　月经不调,量少色淡,黄体功能不全。

3. 病因病机　平素体虚,或脾胃久虚,中气不足,不能化水谷为精微,上奉于心而生血;气虚常常累及血虚或久病,大病之后,身体虚弱,气虚不足以载胎,血虚不足以养胎元,因而导致胎动不安或胎漏。气血不足,外不荣肌肤,上不荣清窍,故面色苍白,头晕眼花;内不荣养脏腑,则精神倦怠,心悸气短,舌淡苔少或薄白,脉沉缓或虚数等,为气血虚弱。

4. 治法　补气养血,安胎。

(1)推拿治疗:推拿顺序如下。①单拇指指腹直推法,从大都穴、太白穴、公孙穴到内侧脚跟各推50遍。②单拇指指腹直推法,小腿胫骨的前外侧、内侧自下而上各推100遍。③叠压开掌直推法,从腰骶部向肩背部的膀胱经推100遍。④叠压三指指掌直推法,从腰骶部向颈椎以下正中线的督脉推100遍。⑤双龙探海直推法,从腰骶部向颈椎以下的华佗夹脊穴推100遍。⑥双手拇指扇形分推法,八髎穴。⑦叠压虎口开掌直推法,从腰骶部向膀胱经的胃仓穴推60遍。⑧双龙探海直推法,从腰骶部关元俞到肝俞推50遍。⑨单手拇指推按揉法,颈椎两侧自上而下各揉3遍。⑩双手拇指斜对旋按揉法,至颈部向肩部各揉3遍。⑪叠压拇指点旋揉法,天宗穴揉1遍。⑫双手拇指平行按揉法,从颈椎向腰椎两旁各揉3遍。⑬阴阳拇指指腹旋转按揉法,腰椎旁膀胱经自上而下各揉3遍。⑭双手拇指指腹平行点压推法,从风池穴向肩井穴推1遍。⑮二龙平行点按法,从大椎穴向腰骶两旁点按1遍。⑯单手掌左右振颤法,背部。⑰叠掌上下振颤法,腰部。⑱中指点压法,点压中脘穴、天枢穴、关元穴、气海穴各1 min。⑲拿法,带脉。⑳叠压平掌运腹法,腹部。㉑叠掌上下振颤法,腹部。

操作动作要熟练柔和,对女性患者治疗时先右后左。治疗每天1次,10 d 1个疗程。

(2)针灸治疗:取血海穴(双),三阴交穴(双),足三里穴(双),关元穴,气海穴,肾俞穴(双),脾俞穴(双),太白穴(双),膈俞穴(双),中脘穴。针刺得气则停针,5 min 捻针1次,中等刺激,针用补法,留针20 min,10 d 1个疗程。

(3)艾条悬灸治疗:取关元,隐白穴(双),髀关穴(双),足三里穴(双),三阴交穴(双),太溪穴(双),血海穴(双),脾俞穴(双),涌泉穴(双),中脘穴,气海穴。每穴1次灸20 min,每日1次,10 d 1个疗程。

注意,饮食营养均衡,多吃动物肝脏,肾脏,鱼、虾、蛋类以及新鲜的蔬菜、水果等。常参加体育锻炼和户外活动,呼吸新鲜空气,增强体力和造血功能。

(二)肾气虚胎漏

1. 主症　肾气化生不足,则冲任胎元不固而堕胎。常伴有头晕耳鸣,心悸气短自汗,精神不振,手足冰冷,畏寒怕风,腹泻,身体浮肿,性欲低下,夜尿频多,还容易出现腰膝酸软,面色黄褐斑增多,皮肤干燥,头发干枯,面色萎黄或少华,神疲乏力,少气懒言,肢体倦怠,小腹坠胀或隐痛,小便频多,舌质淡,苔薄白,脉细弱。

2. 妇科检查　阴毛稀疏,子宫偏小。

3. 病因病机　肾为先天之本,先天肾气不足,或堕胎小产数伤肾气,肾虚则冲任不固,则胎失所系。先天禀赋薄弱,肾气虚不能固摄冲任,或后天久病伤肾,或屡孕屡堕,或孕后房事不节,均足以损伤肾气,胎元不固,因而导致胎动不安或堕胎,舌质淡,苔薄白脉细弱为肾气虚之征。

4. 治法　益肾暖胞,调冲固胎。

(1)推拿治疗:推拿顺序如下。①单手拇指推按揉法,涌泉各揉100遍。②阴阳拇指指侧腹直推法,小腿正后方自下而上各推100遍。③单拇指指腹直推法,小腿的后外侧、内侧自下而上各推100遍。④叠压开掌直推法,从腰骶部向肩背部的膀胱经推100遍。⑤叠压三指指掌直推法,从腰骶部向颈椎以下的督脉推100遍。⑥双龙探海直推法,从腰骶部向颈椎以下的华佗夹脊穴推100遍。⑦叠压虎口开掌直推法,从腰骶部向膀胱经的胃仓穴推60遍。⑧双龙探海直推法,从腰骶部关元俞到肝俞推50遍。⑨单手拇指推按揉法,颈椎两侧自上而下各揉3遍。⑩双手拇指斜对旋按揉法,从颈部向肩部各揉3遍。⑪叠压拇指点旋揉法,天宗穴揉1遍。⑫双手拇指平行按揉法,从颈椎向腰椎两旁各揉3遍。⑬阴阳拇指指腹旋转按揉法,腰椎旁膀胱经自上而下揉各3遍。⑭双手拇指指腹平行点压推法,从风池穴向肩井穴推1遍。⑮二龙平行点按法,从大椎穴向腰骶两旁点按1遍。⑯单手掌左右振颤法,背部。⑰叠掌上下振颤法,腰部。⑱中指点压法,点压中脘穴、关元穴、气海穴、神阙穴、天枢穴、中极穴、各1 min。⑲叠压平掌运腹法,腹部运腹20圈。⑳叠掌上下振颤法,腹部。

操作动作要熟练柔和，对女性患者治疗时先右后左。治疗每天1次，10 d 1个疗程。

(2)针灸治疗：取百会穴，足三里穴（双），关元穴，气海穴，三阴交穴（双），志室穴（双），肾俞穴（双），血海穴（双），地机穴（双），次髎穴（双）。针刺得气则停针，5 min 捻针1次，中等刺激，针用补法，留针20 min，10 d 1个疗程。

(3)艾条悬灸治疗：取神阙穴（隔盐），肝俞穴（双），胆俞穴（双），脾俞穴（双），中脘穴，关元穴，足三里穴（双），三阴交穴（双）。每穴1次灸10 min，每日1次，10 d 1个疗程。

注意，多吃含蛋白质丰富的食物以及蔬菜和水果增加营养；不参加重体力劳动和剧烈运动，睡眠要充足，心情愉快。

（三）阴虚血热胎漏

1. 主症　女性孕后，阴虚水亏致火旺，火扰冲任，热入血分，损伤血络，伤及胎气而堕胎。常伴有五心烦热，出虚汗，体弱无力，厌食，心烦不寐，月经过多或过少，口渴思饮，舌质红，脉细数。

2. 妇科检查　前阴欠润，子宫偏小。

3. 病因病机　体内津液丢失，或内耗造成阴虚，阴不制阳，而致使邪热旺盛，孕后阴血下聚血海以养胎气，则阳气偏盛；或孕后得热病，热邪内盛，下扰血海，迫血妄行，损伤胎气而致胎漏，胎动不安，扰动心神则五心烦热，夜寐不安，水亏津伤则口渴思饮，舌红少苔或苔花剥，脉细数乃阴虚血热之征。

4. 治法　滋阴清热，养血安胎。

(1)推拿治疗：推拿顺序如下。①单手拇指推按揉法，涌泉穴各揉100遍。②单手拇指推按揉法，内庭穴各揉100遍。③单拇指指侧腹直推法，小腿胫骨的前外侧、内侧自下而上各100遍。④叠压开掌直推法，从腰骶部向肩背部的膀胱经推100遍。⑤叠压三指指掌直推法，从腰骶部向颈椎以下督脉推100遍。⑥双龙探海直推法，从腰骶部向颈椎以下的华佗夹脊穴推100遍。⑦叠压虎口开掌直推法，从腰骶部向膀胱经的胃仓穴推60遍。⑧双龙探海直推法，从腰骶部关元俞到肝俞推50遍。⑨单手拇指推按揉法，颈椎两侧自上而下各3揉遍。⑩双手拇指斜对旋按揉法，从颈部向肩部左右各揉3遍。⑪叠压拇指点旋揉法，天宗穴揉1遍。⑫双手拇指平行按揉法，从颈椎向腰椎两旁各揉3遍。⑬阴阳拇指指腹旋转按揉法，腰椎旁膀胱经自上而下各揉3遍。⑭双手拇指指腹平行点压推法，从风池穴向肩井穴推1遍。⑮二龙平行点按法，从大椎穴向腰骶两旁点按1遍。⑯单手掌左右振颤法，背部。⑰叠掌上下振颤法，腰部。⑱中指点压法，点压关元穴、神阙穴、天枢穴各1 min。⑲叠压平掌运腹法，腹部运腹20圈。⑳叠掌上下振颤法，腹部。

操作动作要熟练柔和，对女性患者治疗时先右后左。治疗每天1次，10 d 1个疗程。

(2)针灸治疗：取脾俞穴（双），足三里穴（双），气海穴，关元俞穴（双），次髎穴（双），太溪透昆仑穴(双),照海穴(双),肾俞穴(双),关元穴,三阴交穴(双),大椎穴(点刺出血),百会穴,少商穴(点刺出血)。针刺得气则停针,5 min 捻针 1 次,中等刺激,针用补法,留针 20 min,10 d 1 个疗程。

(3)艾条悬灸治疗:取涌泉穴(双),肾俞穴(双),足三里穴(双),神阙穴,三阴交穴(双),太溪穴(双)。每穴 1 次灸 10 min,每日 1 次,10 d 1 个疗程。阴虚血热不宜多灸。

注意,忌吃辛辣刺激食品,忌油腻,忌饮酒,忌海鲜,忌腥荤及发物,保持大便通畅,保持情绪舒畅;注意生活规律,劳逸结合。

(四)虚寒相搏胎漏

1. 主症　虚寒相搏,伤及胎元而堕胎。患者既往有滑胎史,常伴少腹冷痛,喜温喜按,面色苍白,四肢不温,形寒喜暖,腰膝酸痛,大便泄泻,小便清长,舌质淡,苔薄白滑润,脉沉迟无力。

2. 妇科检查　基本无异常。

3. 病因病机　孕妇素体阳虚,阴寒内生,而致不能生血行血,孕后胞脉失于温煦,更致气血运行不畅,胞脉受阻,因而发生腹痛;故小腹冷痛、喜温喜按,中阳不振、则倦怠无力,阳气不能外达、则形寒肢冷,面色苍白;舌质淡、苔薄白滑润、脉沉迟无力为虚寒相搏之征。

4. 治法　暖宫止痛,和血安胎。

(1)推拿治疗:推拿顺序如下。①单手拇指推按揉法,涌泉穴左右各 100 遍。②单拇指指侧腹直推法,小腿胫骨的前外侧面、内侧面自下而上各 100 遍。③阴阳拇指指腹直推法,小腿正后自下而上各 100 遍。④叠压开掌直推法,从腰骶部向肩背部的膀胱经推 100 遍。⑤叠压三指指掌直推法,从腰骶部向颈椎以下的督脉推 100 遍。⑥双龙探海直推法,从腰骶部向颈椎以下的华佗夹脊穴推 100 遍。⑦叠压虎口开掌直推法,从腰骶部向膀胱经的胃仓穴推 60 遍。⑧双龙探海直推法,从腰骶部关元俞到肝俞推 50 遍。⑨单手拇指推按揉法,颈椎两侧自上而下各揉 3 遍。⑩双手拇指斜对旋按揉法,从颈部向肩部各揉 3 遍。⑪叠压拇指点旋揉法,天宗穴揉 1 遍。⑫双手拇指平行按揉法,从颈椎向腰椎两旁各揉 3 遍。⑬阴阳拇指指腹旋转按揉法,腰椎旁膀胱经自上而下各揉 3 遍。⑭双手拇指指腹平行点压推法,从风池穴向肩井穴推 1 遍。⑮二龙平行点按法,从大椎穴向腰骶两旁按 1 遍。⑯单手掌左右振颤法,背部。⑰叠掌上下振颤法,腰部。⑱中指点压法,点压中脘穴、关元穴、中极穴、神阙穴各 1 min。⑲叠压平掌运腹法,腹部运腹 20 圈。⑳叠掌上下振颤法,腹部。

操作动作要熟练柔和,对女性患者治疗时先右后左。治疗每天 1 次,10 d 1 个疗程。

(2)针灸治疗:取足三里穴(双),中脘穴,关元穴,太溪穴(双),公孙穴(双),内关穴(双),三阴交穴(双)。针刺得气则停针,5 min 捻针 1 次,中等刺激,用温针补法,留针

20 min,10 d 1 个疗程。

(3)艾条悬灸治疗:取关元穴,中极穴,神阙穴(隔姜),足三里穴(双),曲骨穴,命门穴,中脘穴,督脉。每穴 1 次灸 20 min,每日 1 次,10 d 1 个疗程。虚寒较严重者关元穴、命门穴每次各加灸 30 min。

注意保暖,不吃寒凉食物,如雪糕、冰镇汽水等。所有冷冻品都是寒性的,进食后会加重身体虚弱;用热水泡脚、熏蒸等都是让身体在一个较高温度水平上循环,身体只要在这个适中的温度下,就会正气充足,邪不可干。

(五)外伤致胎漏

1. 主症　孕妇不小心而跌仆闪挫,或劳力过度后,先有阴道流血、量少、色红,持续时间数日或数周,无痛或有轻微下腹疼痛,伴腰痛及下坠感;进一步阴道流血增多,腹痛加重,后羊膜已破或未破直到堕胎。

2. 妇科检查　有阴道流血,量少,色红。

3. 病因病机　跌仆闪挫,或劳力过度,损伤气血、影响冲任,以致不能养胎、载胎而发生胎动不安先兆流产的治疗目的是尽可能地使妊娠继续。

4. 治法　调冲固本,和血安胎。

(1)推拿治疗:推拿顺序如下。①单拇指指侧腹直推法,从大都至太白、公孙方向到内侧脚跟左右各推 100 遍。②单拇指指腹直推法,小腿胫骨的前外侧、内侧自下而上各推 100 遍。操作动作要熟练柔和,对女性患者治疗时先右后左。治疗每天 1 次,10 d 1 个疗程。

(2)针灸治疗:取肾俞穴(双),脾俞穴(双),足三里穴(双),气海穴,关元穴,三阴交穴(双),膻中穴,血海穴(双),太溪穴(双)。针刺得气则停针,中途不捻针,中小刺激,用平补平泻法,留针 10 min,10 d 1 个疗程。

(3)艾条悬灸治疗:取肾俞穴(双),关元穴,足三里穴(双),气海穴,太溪穴(双),复溜穴(双),血海穴(双),三阴交穴(双),太白穴(双)。每穴 1 次灸 10 min,每日 1 次,10 d 1 个疗程。

注意,应卧床休息,禁止性生活,同时注意观察出血量多少,尽量防止再次跌仆闪挫等。

(王　建)

第二节　男性不育

男性不育症所涉及的病因非常多,其病因之间相互关联亦比较复杂,但应着重于肝、脾、肾三脏功能,并注意详审其病情新旧,精、气、血的虚实为重点,对于经络不通导致宗筋病变及阴器的异常亦应详查。主要分虚证和实证:虚证有肾阳不足、肾阴虚、脾肾阳虚、气血两虚;实证有肝经湿热、肝郁血瘀、痰湿内蕴等。

一、男性不育虚证

(一)肾阳不足

1. 主症　若男子婚久不育,表现有性欲淡漠,阳痿早泄,精子稀少或死精子过多,射精无力致不育;常伴有腰痛脚软,身半以下常有冷感,少腹拘急,小便不利,或小便反多,入夜尤甚,精神萎靡,面色苍白,舌质淡胖苔白,脉沉细弱。

2. 男科检查　有阴毛稀疏,睾丸偏小,精子稀少或死精子过多。

3. 病因病机　腰为肾之府,肾阳虚,使精宫失其温煦而致寒不育;肾藏真阴真阳,精本源于肾,精血属同源,阳虚而致寒盛,经脉失温致精无所化,肾阳虚,阴不得阳助则阴不长,故见睾丸偏小,阴毛稀疏;腰又为肾之府,肾主骨,肾阳不足,不能温养腰府及骨骼,则腰膝酸软疼痛;不能温煦肌肤,故畏寒肢冷;阳气不足,阴寒盛于下,故下肢尤甚;阳虚不能温煦体形,振奋精神,故精神萎靡,面色苍白;肾阳极虚,浊阴弥漫肌肤,则见面色黧黑;舌淡胖、苔白、脉沉弱均为肾阳不足之征。

4. 治法　补肾壮阳,生精种子。

(1)推拿治疗:推拿顺序如下。①单拇指指侧腹直推法,小腿胫骨的前外侧、内侧自下而上各推100遍。②叠压开掌直推法,从腰骶部向肩背部的膀胱经推100遍。③叠压三指指掌直推法,从腰骶部向颈椎以下督脉推100遍。④双龙探海直推法,从腰骶部向颈椎以下的华佗夹脊穴推100遍。⑤叠压虎口开掌直推法,从腰骶部推向膀胱经的胃仓穴推60遍。⑥双龙探海直推法,从腰骶部关元俞到肝俞推50遍。⑦单手拇指推揉法,颈椎两侧自上而下各揉3遍。⑧双手拇指斜对旋按揉法,从颈部向肩部各揉3遍。⑨拇指叠压点旋揉法,天宗穴揉1遍。⑩双手拇指平行按揉法,从颈椎向腰椎两旁各揉3遍。⑪阴阳拇指指腹旋转按揉法,腰椎旁膀胱经自上而下各揉3遍。⑫双手拇指指腹平行点压按推法,从风池穴向肩井穴推1遍。⑬二龙平行点压法,从大椎穴向腰骶两旁点压1遍。⑭单手掌左右振颤法,背部。⑮叠掌上下振颤法,腰部。⑯神龙入海,八髎穴部位揉20圈。

操作动作要熟练柔和,对男性患者治疗时先左后右。治疗每天1次,10 d 1个疗程。

(2)针刺治疗:取关元穴,气海穴,志室穴(双),大赫穴(双),三阴交穴(双),肾俞穴(双),命门穴,足三里穴(双),太溪穴(双)。针刺得气则停针,5 min 捻针1次,中等刺激,针用温补法,留针20 min,10 d 1个疗程。

(3)艾条悬灸治疗:取神阙穴(隔姜),关元穴,气海穴,命门穴,肾俞穴(双),次髎穴(双),三阴交穴(双)。每穴1次灸20 min左右,每日1次,10 d 1个疗程。

注意,忌吃性寒生冷之物,忌吃各种冷饮。

(二)肾阴虚

1.主症　男子若婚后日久不育,表现有性欲强烈,性交过频,伴腰腿酸软,头昏眼花,心悸失眠,性情急躁,盗汗口干,五心烦热,午后低热,怕热,头晕耳鸣;形体消瘦,大便时干,小便黄短。舌质红而少苔,脉细数。

2.男科检查　精液不液化或死精子过多,或精子过少,畸形精子过多。

3.病因病机　肾阴虚,则使阳气偏旺,见性欲强烈,性交过频;阴虚致血少而生内热,扰及冲任致血海蕴热,精液不液化或死精子过多,或精子过少,畸形精子过多,故而至婚久不育;肾虚则腰失其所养,髓海不充,故而见腰酸腿软,头晕耳鸣;形体消瘦,大便时干,小便黄短。舌质红而少苔、脉细数皆为阴虚内热、阴液亏乏之征。

4.治法　滋阴补肾,生精种子。

(1)推拿治疗:推拿顺序如下。①单手拇指推按揉法,涌泉各揉100遍。②单拇指指侧腹直推法,小腿胫骨的前外侧、内侧自下而上各推100遍。③叠压开掌直推法,从腰骶部向肩背部的膀胱经推100遍。④叠压三指指掌直推法,从腰骶部向颈椎以下的督脉推100遍。⑤双龙探海直推法,从腰骶部向颈椎以下的华佗夹脊穴推100遍。⑥叠压虎口开掌直推法,从腰骶部向膀胱经的胃仓穴推60遍。⑦双龙探海直推法,从腰骶部关元俞到肝俞推50遍。⑧单手拇指推揉法,颈椎两侧自上而下各揉3遍。⑨双手拇指斜对旋按揉法,从颈部向肩部各揉3遍。⑩叠压拇指点旋揉法,天宗穴揉1遍。⑪双手拇指平行按揉法,从颈椎向腰椎两旁各揉3遍。⑫阴阳拇指指腹旋转按揉法,腰椎旁膀胱经自上而下各揉3遍。⑬双手拇指指腹平行点压推法,从风池穴向肩井穴推1遍。⑭二龙平行点按法,从大椎穴向腰骶两旁点按1遍。⑮单手掌左右振颤法,背部。⑯叠掌上下振颤法,腰部。⑰叠压平掌运腹法,腹部运腹20圈。⑱叠掌上下振颤法,腹部。

操作动作要熟练柔和,对男性患者治疗时先左后右。治疗每天1次,10 d 1个疗程。

(2)针刺治疗:取次髎穴(双),太溪穴透昆仑穴(双),照海穴(双),肾俞穴(双),关元穴,三阴交穴(双),足三里穴(双),血海穴(双),地机穴(双)合谷穴(双)。针刺有得气感则停针,5 min 捻针1次,中等刺激,针用补法,留针20 min,10 d 1个疗程。

(3)艾条悬灸治疗:取足三里穴(双),涌泉穴(双),神阙穴(隔盐),肾俞穴(双),三阴交穴(双),太溪穴(双)。每穴1次灸10 min左右,肾阴虚不宜多灸。

注意,忌吃辛辣刺激食品,忌油腻,忌饮酒,忌海鲜,忌腥荤及发物,保持大便通畅,保持情绪舒畅。

(三)脾肾阳虚

1.主症　男子婚久不育,表现有性欲淡漠或阳痿,早泄,精清,精稀,精冷,精少;常伴纳谷不香,脘闷腹胀,纳少便溏,五更泄泻,下利清谷,精神疲乏,气短懒言,腰膝酸软,小腹冷,头晕耳鸣,面浮肢肿,面色晦暗或有暗斑,小便频数,余沥不尽,或夜尿频多,畏寒肢冷;舌质淡胖而有齿痕,苔白滑,脉沉迟细弱。

2.男科检查　精清,精稀,精少。

3.病因病机　脾虚则运化无力,不能化生精微以充肾,或水湿内停,影响肾阳蒸化水液的功能,日久导致肾阳不足,最终而成脾肾阳虚证;至于由肾及脾者,或因先天禀赋不足,肾阳素亏,或后天调养失慎,房劳伤肾,或久病耗伤肾阳,而肾阳先虚,则脾阳失于温煦;或肾水泛滥,使脾阳受伤。日久则形成脾肾阳虚证;气血不足,则为性欲淡漠或阳痿,早泄,精清,精稀,精冷,精少;阳虚寒盛,气机凝滞,而见面色㿠白,畏寒肢冷,腰膝酸软,腹中冷痛;水谷失运而见腹胀,久泻久痢,甚或五更泄泻,下利清谷;水湿泛滥,而见小便不利,面浮肢肿,甚则腹胀如鼓;或见小便频数,余沥不尽,或夜尿频多。舌质淡胖而有齿痕、苔白滑、脉沉迟细弱,为阳气亏虚之征。

4.治法　温补脾肾,生精种子。

(1)推拿治疗:推拿顺序如下。①单手拇指推按揉法,涌泉穴各揉100遍。②单手拇指推按揉法,复溜穴、三阴交穴各揉100遍。③单拇指指腹直推法,小腿胫骨的前外侧、内侧自下而上各推100遍。④叠压开掌直推法,从腰骶部向肩背部的膀胱经推100遍。⑤叠压三指指掌直推法,从腰骶部向颈椎以下的督脉推100遍。⑥双龙探海直推法,从腰骶部向颈椎以下的华佗夹脊穴推100遍。⑦双手拇指扇形分推法,推八髎穴。⑧叠压虎口开掌直推法,从腰骶部向膀胱经的胃仓穴推60遍。⑨双龙探海直推法,从腰骶部关元俞到肝俞推50遍。⑩单手拇指推按揉法,颈椎两侧自上而下各揉3遍。⑪双手拇指斜对旋按揉法,从颈部向肩部各揉3遍。⑫叠压拇指点旋揉法,天宗穴揉1遍。⑬双手拇指平行按揉法,从颈椎向腰椎两旁各揉3遍。⑭阴阳拇指指腹旋转按揉法,腰椎旁膀胱经自上而下各揉3遍。⑮双手拇指指腹平行点压推法,从风池穴向肩井穴推1遍。⑯二龙平行点按法,从大椎穴向腰骶两旁点按1遍。⑰单手掌左右振颤法,背部。⑱叠掌上下振颤法,腰部。⑲中指点压法,点压中脘穴、关元穴、建里穴1 min。⑳拿法,带脉。㉑叠压平掌运腹法,腹部。㉒叠掌上下振颤法,腹部。

操作动作要熟练柔和,对男性患者治疗时先左后右。治疗每天1次,10 d 1个疗程。

(2)针灸治疗:取关元穴,气海穴,大赫穴(双),三阴交穴(双),肾俞穴(双),命门穴,足三里穴(双),太溪穴(双),中脘穴,脾俞穴(双),胃俞穴(双),公孙穴(双)。针刺得气则停针,5 min 捻针 1 次,中等刺激,针用温补法,留针 20 min,10 d 1 个疗程。

(3)艾条悬灸治疗:取神阙穴(隔姜),关元穴,气海穴,命门穴,肾俞穴(双),次髎穴(双),三阴交穴(双),足三里穴(双),胃俞穴(双),脾俞穴(双),复溜穴(双)。每穴 1 次灸 20 min,每日 1 次,10 d 1 个疗程。虚寒较严重者关元穴、命门穴每次各灸 30 min。

注意,宜吃性属温热及具有温阳散寒、补益肾阳、温暖脾阳作用的食品,宜温补忌清补,宜食热量较高且富有营养的食品。忌吃性生冷寒凉、辛辣食物。

(四)气血两虚型不育症

1. 主症　男子婚久不育,形体衰弱,同时伴有面色淡白或萎黄,少气懒言,身疲乏无力,眼圈发黑,肌肤干燥,唇舌爪甲色淡,头眼昏花,心悸气短,精神疲惫,四肢倦懒,易脱发,食欲不振或大便溏泻,精液量少;舌质淡红,苔薄白,脉沉细无力。

2. 男科检查　精液量少。

3. 病因病机　由平素体虚,或脾胃久虚,中气不足,不能化水谷为精微,上奉于心而生血;气虚常常累及血虚或久病,大病之后,身体虚弱,气血两虚不足以生精,因而导致精液量少,致男性不育;气血不足,外不荣肌肤,上不荣清窍,故面色苍白,头晕眼花;内不荣脏腑,则精神倦怠,心悸气短;舌质淡红、苔薄白、脉沉细无力为气血两虚之征。

4. 治法　补气养血,益肾生精。

(1)推拿治疗:推拿顺序如下。①单拇指指腹直推法,从大都穴、太白穴、公孙穴到内侧脚跟各推 50 遍。②单拇指指腹直推法,小腿胫骨的前外侧、内侧自下而上各推 50 遍。③叠压开掌直推法,从腰骶部向肩背部的膀胱经推 50 遍。④叠压三指指掌直推法,至腰骶部推向颈椎以下正中线的督脉分部区域 100 遍。⑤双龙探海直推法,从腰骶部向颈椎以下的华佗夹脊穴推 100 遍。⑥双手拇指扇形分推法,推八髎穴。⑦叠压虎口开掌直推法,从腰骶部向膀胱经的胃仓穴推 60 遍。⑧双龙探海直推法,从腰骶部关元俞到肝俞推 50 遍。⑨单手拇指推按揉法,颈椎两侧自上而下各揉 3 遍。⑩双手拇指斜对旋按揉法,从颈部向肩部各揉 3 遍。⑪叠压拇指点旋揉法,天宗穴揉 1 遍。⑫双手拇指平行按揉法,从颈椎向腰椎两旁各揉 3 遍。⑬阴阳拇指指腹旋转按揉法,腰椎旁膀胱经自上而下各揉 3 遍。⑭双手拇指指腹平行点压推法,从风池穴向肩井穴推 1 遍。⑮二龙平行点按法,从大椎穴向腰骶两旁点按 1 遍。⑯单手掌左右振颤法,背部。⑰叠掌上下振颤法,腰部。⑱中指点压法,点压中脘穴、天枢穴、关元穴、气海穴各 1 min。⑲拿法,带脉。⑳叠压平掌运腹法,腹部。㉑叠掌上下振颤法,腹部。

操作动作要熟练柔和,对男性患者治疗时先左后右。治疗每天 1 次,10 d 1 个疗程。

(2)针灸治疗:取血海穴(双),三阴交穴(双),足三里穴(双),关元穴,气海穴,肾俞穴(双),脾俞穴(双),太白穴(双),膈俞穴(双),中脘穴。针刺得气停针,5 min 捻针

1次,中等刺激,针用补法,留针20 min,10 d 1个疗程。

(3)艾条悬灸治疗:取关元,隐白穴(双),髀关穴(双),足三里穴(双),三阴交穴(双),太溪穴(双),血海穴(双),脾俞穴(双),涌泉穴(双),中脘穴,气海穴。每穴1次灸20 min,每日1次,10 d 1个疗程。

注意饮食的搭配及营养均衡,应多吃动物肝脏、肾脏、泥鳅、鱼、虾、蛋类以及新鲜的蔬菜、水果等。常参加体育锻炼和户外活动,呼吸新鲜空气,增强体质和造血功能。

二、男性不育实证

(一)肝经湿热型不育

1. 主症　男子若婚后久不育,并伴有胁肋胀痛,睾丸肿痛,阴部瘙痒,灼热或红肿,遗精早泄,射精疼痛或血精,精液量少质稠或死精过多,烦躁易怒,面红耳赤,头晕目眩,心烦不宁,小便短赤,大便秘结,口苦咽干。舌质红,苔黄腻,脉沉弦而数。

2. 男科检查　或见血精,精液量少质稠或死精过多。

3. 病因病机　若热扰精关,而致遗精早泄;若肝热注于下焦,故使睾丸肿痛、灼热或红肿,射精疼痛或血精,死精过多致使婚久不孕;湿热浸淫,则阴部瘙痒,甚则灼痛;湿热熏蒸,则头晕目眩,口苦咽干;若肝经蕴热,而扰及心神,故见心烦口苦,烦躁易怒;湿热伤津,则便秘溲赤。舌红、苔黄腻、脉弦滑而数为肝经湿热。

4. 治法　疏肝利胆,清热利湿。

(1)推拿治疗:推拿顺序如下。①单手拇指推按揉法,按揉肾俞穴、命门穴、三阴交穴、关元穴各1 min。②单手拇指推按揉法,太冲穴各揉100遍。③单拇指指侧腹直推法,小腿胫骨的前外侧、内侧自下而上各推100遍。④叠压开掌直推法,从腰骶部向肩背部的膀胱经推100遍。⑤叠压三指指掌直推法,从腰骶部向颈椎以下正中线的督脉推100遍。⑥双龙探海直推法,从腰骶部向颈椎以下的华佗夹脊穴推100遍。⑦叠压虎口开掌直推法,从腰骶部推向膀胱经的胃仓穴60遍。⑧双龙探海直推法,至腰骶部关元俞到肝俞50遍。⑨单手拇指推按揉法,颈椎两侧自上而下各揉3遍。⑩双手拇指斜对旋按揉法,至颈部向肩部各揉3遍。⑪叠压拇指点旋揉法,天宗穴揉1遍。⑫双手拇指平行按揉法,从颈椎向腰椎两旁各揉3遍。⑬阴阳拇指指腹旋转按揉法,腰椎旁膀胱经自上而下各揉3遍。⑭双手拇指指腹平行点压推法,从风池穴向肩井穴推1遍。⑮二龙平行点按法,从大椎穴向腰骶两旁点按1遍。⑯单手掌左右振颤法,背部。⑰叠掌上下振颤法,腰部。⑱中指点压法,点压气冲穴、大赫穴1 min。⑲拿法,带脉。⑳叠压平掌运腹法,腹部。㉑叠掌上下振颤法,腹部。

操作动作要熟练柔和,对男性患者治疗时先左后右。治疗每天1次,10 d 1个疗程。

(2)针灸治疗:取关元穴、大赫穴(双)、三阴交(双)、肾俞穴(双)、次髎穴(双)、行间穴(双)、内庭穴(双)、太冲穴(双)、足三里穴(双)、三焦俞穴(双)。针刺关元穴、大赫穴时,针感要求直达阴茎;以平补平泻为主,针灸并施,使局部发红,针下有热感。留针20 min,每日1次,10 d 1个疗程。

(3)搓揉治疗:搓睾丸:坐、卧、站位均可,用一手提起阴囊,另一手搓捻睾丸,像数念珠那样,左右侧交替做,150次/min;牵拉阴囊、阴茎:用一手将阴茎、阴囊一同抓起,向下方牵拉100~300次,以阴茎及睾丸充血、微酸胀、两侧腹股沟有牵拉感为准。

(4)艾条悬灸治疗:取厉兑穴(双),血海穴(双),大敦穴(双),阴陵泉穴(双),丰隆穴(双),内庭穴(双),足三里穴(双),行间穴(双)。每穴1次灸20 min,每日1次,10 d 1个疗程。

注意,不吃辛辣和阳气重的食物,建议多吃些补肾填精、益气养血生精之品,多吃绿色蔬菜,绿色蔬菜中含有维生素C、维生素E、锌、硒等利于精子成长的成分。坚果、鱼类也应多吃,利于精子细胞成长,以提高精子的质量与活力;可以喝苦丁茶、菊花茶去湿热,除阳火。

(二)肝郁血瘀型不育症

1.主症　男子婚后多年不育,精神抑郁,烦躁易怒,胸胁、小腹胀痛,善太息,睾丸坠胀而痛,烦躁易怒,精索静脉曲张,睾丸或附睾有结节,阳痿或不射精。舌质正常或黯红,舌苔薄白,脉沉弦。

2.男科检查　精索静脉曲张,睾丸或附睾有结节。

3.病因病机　情志不遂乃肝失疏泄条达,而致气血失调,血海蓄溢失常,冲任不能相资,故致男子不育;肝郁气滞,致血行不畅,故胸胁、小腹胀痛,睾丸坠胀而痛,烦躁易怒,精索静脉曲张,睾丸或附睾有结节,阳痿或不射精;肝藏血,肝郁则失于条达。舌脉皆属肝郁血瘀之征。

4.治法　疏肝理气,活血通络。

(1)推拿治疗:推拿顺序如下。①单手拇指推按揉法,太冲穴各揉100遍。②单拇指指侧腹直推法,小腿胫骨的前外侧、内侧自下而上各推100遍。③叠压开掌直推法,从腰骶部向肩背部的膀胱经推100遍。④叠压三指指掌直推法,从腰骶部向颈椎以下的督脉推100遍。⑤双龙探海直推法,从腰骶部向颈椎以下的华佗夹脊穴推100遍。⑥叠压虎口开掌直推法,从腰骶部推向膀胱经的胃仓穴推60遍。⑦双龙探海直推法,从腰骶部关元俞到肝俞推50遍。⑧单手拇指推按揉法,颈椎两侧自上而下各揉3遍。⑨双手拇指斜对旋按揉法,从颈部向肩部各揉3遍。⑩叠压拇指点旋揉法,天宗穴揉1遍。⑪双手拇指平行按揉法,从颈椎向腰椎两旁各揉3遍。⑫阴阳拇指指腹旋转按揉法,腰椎旁膀胱经自上而下各揉3遍。⑬双手拇指指腹平行点压推法,从风池穴向肩井穴推1遍。⑭二龙平行点按法,从大椎穴向腰骶两旁点按1遍。⑮单手掌左右振颤法,背部。⑯叠掌上下振颤法,腰部。⑰双手内刨法,腹部两侧。⑱双手对掌挤压法,腹部任脉分布区。

操作动作要熟练柔和连贯,对男性患者治疗时先右后左。治疗每天1次,10 d 1个疗程。

(2)针灸治疗:取合谷穴(双),肝俞穴(双),膈俞穴(双),三阴交穴(双),关元穴,气海穴,大赫穴(双),阳陵泉穴(双),太冲穴(双)。针刺关元穴、大赫穴有尿液感则停针,5 min 捻针1次,中等刺激,针用泻法,留针20 min,10 d 1个疗程。

(3)艾条悬灸治疗:取神阙穴,气海穴,中极穴,三阴交穴,照海穴(双),血海穴(双),足三里穴(双),太冲穴(双)。每穴1次灸20 min左右,每日1次,10 d 1个疗程。

注意保持心情舒畅,劳逸结合,起居规律,饮食清淡,忌油腻。

(三)痰湿内蕴型不育症

1. 主症 男子婚久不育,伴有形体偏肥胖,肢体困倦,精液稀薄,精子量少,性欲淡漠或不射精;面色㿠白虚浮,常伴有胸闷泛恶,神疲气短,头晕心悸。舌质淡红,苔白腻,脉沉细。

2. 男科检查 精液稀薄,精子量少。

3. 病因病机 痰湿壅塞气机,致使胞脉阻滞难以生精种子;痰湿之邪,又阻滞冲任,而致精液稀薄,精子量少,性欲淡漠或不射精;痰湿内阻,水湿内停,可致带下量多,体重增加;清阳为痰湿所阻滞,故而致头晕。

4. 治法 化痰理气,生精种子。

(1)推拿治疗:推拿顺序如下。①单拇指指侧腹直推法,小腿胫骨的前外侧、内侧自下而上各推100遍。②叠压开掌直推法,从腰骶部向肩背部的膀胱经推100遍。③叠压三指指掌直推法,从腰骶部向颈椎以下的督脉推100遍。④双龙探海直推法,从腰骶部向颈椎以下的华佗夹脊穴推100遍。⑤叠压虎口开掌直推法,从腰骶部向膀胱经的胃仓穴推60遍。⑥双龙探海直推法,从腰骶部关元俞到肝俞推50遍。⑦单手拇指推按揉法,颈椎两侧自上而下各揉3遍。⑧双手拇指斜对旋按揉法,从颈部向肩部各揉3遍。⑨叠压拇指点旋揉法,天宗穴揉1遍。⑩双手拇指平行按揉法,从颈椎向腰椎两旁各揉3遍。⑪阴阳拇指指腹旋转按揉法,腰椎旁膀胱经自上而下各揉3遍。⑫双手拇指指腹平行点压按推法,至风池穴向肩井穴推1遍。⑬二龙平行点按法,从大椎穴向腰骶两旁点按1遍。⑭单手掌左右振颤法,背部。⑮叠掌上下振颤法,腰部。⑯中指点压法,点压中脘穴、水分穴、曲骨穴1 min。⑰拿法,带脉。⑱叠压平掌运腹法,腹部。⑲叠掌上下振颤法,腹部。

操作动作要熟练柔和,对男性患者治疗时先左后右。治疗每天1次,10 d 1个疗程。

(2)针刺治疗:取丰隆穴(双),阴陵泉穴(双),水分穴,关元穴,气海穴,大赫穴(双),肾俞穴(双),足三里穴(双),三阴交穴(双)。针刺关元、气海、大赫,有尿液感则停针,

5 min 捻针 1 次，中等刺激，针用泻法，留针 20 min，10 d 1 个疗程。

(3)艾条悬灸：取关元穴，气海穴，三阴交穴(双)，足三里穴(双)，阴陵泉穴(双)，丰隆穴(双)，三焦俞穴，肾俞穴(双)。每穴 1 次灸 20 min，每日 1 次，10 d 1 个疗程。

注意，忌暴饮暴食和进食速度过快。应常吃味淡性温平的食品，多吃些蔬菜、水果，尤其是一些具有健脾利湿、化瘀祛痰功效的食物。

(王　建)

第三节　治疗不孕不育特定手法及治疗功效

一、推法

(一)单拇指指侧腹直推法

1. 手法操作　用单拇指指侧腹，着力于人体特定部位或穴位上，用力向一定做直线推动。

2. 手法要领　在患处涂润滑油，再以手的另外四指做支撑，以拇指指侧腹(虎口内侧)紧贴于体表皮肤，带动皮下组织一起推动，着力要均匀，平稳着实，速度柔和缓慢，做直线推动。

3. 常用部位　小腿胫骨的前外侧面、内侧面，小腿后外侧，小腿后内侧，股骨前内侧，脚背面等。

4. 治疗功效　疏通经络，理筋活血，行气消瘀，消食导滞，解痉止痛。

(二)阴阳拇指指腹直推法

1. 手法操作　阴阳拇指指腹直推法，是将两拇指指腹一上一下，着力吸附于人体体表的特定施术部位或穴位上，再用力向一定方向做直线推动。

2. 手法要领　在患处涂润滑油，再以双手的另外左右四指，在小腿左右两侧做支撑。当推右腿正后正中部时，右手拇指指腹在上左手拇指指腹在下；当推左腿正后正中部时，左拇指指腹在上，右拇指指腹在下，紧贴于体表皮肤，带动皮下组织一起推动，用力要均匀而平稳着实，速度柔和缓慢，做直线推动。

3. 常用部位　小腿后正中处。

4. 治疗功效　通经活络，舒筋止痛，荡涤积滞。

(三)叠压开掌直推法

1. 手法操作　用拇指指腹、另外四指指腹和掌根，着力于特定部位或穴位上，用力向一定方向做直线推动。

2. 手法要领　在患处涂润滑油，再将左手手掌叠压在右手的手背上，以右手的拇指指腹内侧与余下四指指腹内侧及右手掌根（空心掌），紧贴于体表皮肤，带动皮下组织一起做直线推动，着力要均匀，平稳着实，速度柔和缓慢。

3. 常用部位　背、腰、腰骶、膀胱经。

4. 治疗功效　振奋阳气，对胃寒、宫寒、肾阳虚有很好的疗效。还能提高免疫力，调节内分泌，缓解压力和疲劳，平衡阴阳、调整脏腑，达到正气内守，外邪不得入内，内邪得以祛除，正本清源的功效。

（四）叠压三指指掌直推法

1. 手法操作　用示指、中指、环指，三指指腹与掌根。着力于人体体表特定部位或穴位上，用力向一定方向做直线推动。

2. 手法要领　治疗时，先在患病部位涂上润滑油，再将左手叠压在右手的手背与示指、中指、环指指背与指掌关节上，以右手的示指、中指、环指指腹及指掌关节面，紧贴于体表皮肤，以示指、中指、环指腹与指掌关节为着重点，其余两指为辅助点，带动皮下组织一起推动，速度柔和着实平稳，做直线推动。

3. 常用部位　颈椎以下、尾椎以上的督脉。

4. 治疗功效　祛除病邪，增强气血，提升阳气。

（五）双龙探海直推法

1. 手法操作　用示指、中指指腹着力于人体特定部位或穴位上，用力向一定方向做直线推动。

2. 手法要领　治疗时，先在患病部位涂上润滑油，再将左手手掌叠压在右手的示指、中指背上，以右手的示指、中指指腹，紧贴于体表皮肤，以示指、中指指腹为着重点，其余拇指、环指两指为辅助点，带动皮下组织一起推动，着力要均匀，平稳着实，速度柔和缓慢，做直线推动。

3. 常用部位　颈椎以下、腰椎以上的华佗夹脊。

4. 治疗功效　华佗夹脊穴属于经外奇穴，从第 1 胸椎至第 5 腰椎，在脊椎棘突下旁开 0.5 寸，左右共有 34 个穴位，贯穿整个后背。上半部可治疗上肢及胸背部疾病，下半部可治疗下肢及腰腹部疾病。

（六）叠压虎口开章直推法

1. 手法操作　用拇指、示指、中指指腹内侧与掌根，着力于人体特定部位或穴位上，用力向一定方向做直线推动。

2. 手法要领　在患处涂润滑油，再将左手叠压在右手的手背上，以右手的拇指与另外四指伸直分开呈八字形，掌内收紧为空心，再将拇指指腹和示指指腹内侧及掌根，紧贴于体表皮肤，带动皮下组织一起推动，着力要均匀，平稳着实，速度柔和缓慢，做直线推动。

3. 常用部位　膀胱经。

4. 治疗功效　促进腰部气血循环，消除腰肌疲劳，缓解腰肌痉挛与腰部疼痛。温肾阳，滋阴壮阳，补肾健腰，活血通络。舒筋活血、滑利关节、强健腰肌。

（七）双手拇指平推法

1. 手法操作　用双手拇指指腹着力于人体特定部位或穴位上，用力向一定方向平行做直线推动。

2. 手法要领　在患处涂润滑油，再以双手的另外四指做支撑，双拇指指腹紧贴于体表皮肤，带动皮下组织一起推动，着力要均匀，平稳着实，速度柔和缓慢，做直线推动，用力着实，重而不滞，轻而不浮。

3. 常用部位　背、腰、骶及膀胱经。

4. 治疗功效　导滞消积，调经镇痛，消瘀散结，疏通经络，理筋活血。

（八）双手拇指扇形分推法

1. 手法操作　以双手拇指按压患处，向两侧相反的方向扇形分开推动。

2. 手法要领　在患处涂润滑油，医生双手四指做支撑，将双手拇指指腹，按压在施术部位，自内向外，沿相反方向，同时分别作扇形推动。两拇指用力要均匀，动作要柔和，协调一致。

3. 常用部位　胸、腹、头面、背、骶尾部及四肢。

4. 治疗功效　行气活血，疏通经络，温经散寒，调理胃肠，消积导滞。

二、单掌环转摩法

1. 手法操作　将单手手掌自然伸直，腕关节放松，贴于施术部位或穴位上，以掌心和掌根为着力点，在腕及前臂带动下，持续连贯而有节奏的环转摩动。

2. 手法要领　在患处涂润滑油，再将手掌平放在患处，压力要均匀和缓一致，动作轻柔。可做顺时针摩动或逆时针摩动。顺时针摩为补，逆时针摩为泻。缓摩为补，急摩为泻。

3. 常用部位　腰背，胸腹。

4. 治疗功效　健脾和胃，疏散风寒，活血散结，消积导滞，和中理气，调节胃肠。

三、单手提拿法

1. 手法操作　将单手拇指与另外四指指面对称用力，向相对方向挤压患者特定的部位或穴位，并提起揉捏。

2. 手法要领 肩、肘、腕关节要放松，以单手或双手的拇指与另外四指相配合，相对挤压治疗部位或穴位，进行轻重交替而连续不断有节奏地捏提揉动。

3. 常用部位 颈肩、四肢、带脉。

4. 治疗功效 疏通经络，开窍止痛，祛风散寒，解表除湿。

四、双手空拳叩击法

1. 手法操作 将双手握成空拳，腕关节自然放松，以指尖和掌根着力，击打患者的体表。

2. 手法要领 双手握空拳，手指自然屈曲，指尖与腕部平齐，自然屈伸，带动指尖与掌根垂直击打患者的体表，两手交替上下叩击，要持续有序，手腕灵巧，动作轻快而富有弹性，用力均匀而柔缓。

3. 常用部位 肩背、四肢。

4. 治疗功效 通经活络，祛风散寒，舒松筋脉，营养肌肤，安神定智，消除疲劳。

五、双手内刨法

1. 手法操作 双手拇指伸直，另外左右四指自然弯曲，在特定部位向内刨动。

2. 手法要领 双手拇指相对而伸直，以双手的另外四指自然弯曲，手心向下对特定的体表皮肤，左右四指连续勾动，力度要均匀，平稳着实，速度柔和缓慢。

3. 常用部位 腹部两侧。

4. 治疗功效 消肿止痛，健脾和胃，行气活血，温经通络。

六、双手对掌挤压法

1. 手法操作 用双手掌相对挤压特定的部位。

2. 手法要领 腕关节挺紧，以右前臂的静力性收缩，拇指伸直向内，掌心相对，四指向上伸直，夹住施术部位用力对称挤压，用力均匀柔和而有节奏，连续不断，移动缓慢。

3. 常用部位 腹部，任脉。

4. 治疗功效 预防胃肠以及生殖系统疾病。

七、中指垂直点压法

1. 手法操作 以右手的中指伸直，再将右手的示指伸直反搭在中指的指背上助力，再用中指指尖按压戳点。

2. 手法要领 肩、肘关节放松，中指指尖着力于特定穴位上，先轻后重，先浅后深，缓缓地向下垂直用力，不要滑动，使患者产生得气感，稳而持续一定时间后，再由重而轻至起始位置，本手法作用面积小，刺激较强，着力深透，切忌粗暴戳按。

3. 常用部位　胸、腹。

4. 治疗功效　补泻经气，消积破结，活血止痛，开通闭塞，调整脏腑功能。

（王　建）

参考文献

[1]张大伟,高希言. 中原医家针灸特色技术[M]. 上海:上海科学技术出版社, 2021.

[2]肖达. 陈汉平针灸学术经验集[M]. 上海:上海科学技术出版社, 2020.

[3]马晓芃. 赵粹英针灸学术经验集[M]. 上海:上海科学技术出版社, 2019.

[4]高杰. 中西医结合适宜诊疗技术治疗周围血管疾病[M]. 北京:中国协和医科大学出版社, 2021.

[5]张必萌,汤晓龙. 常见眼病针灸治疗实用手册[M]. 上海:上海科学技术出版社, 2021.

[6]郭长青,郭妍. 中医外治特色疗法临床技能提升丛书中医刺血疗法[M]. 北京:中国医药科学技术出版社, 2021.

[7]邱丽漪,张鸿雁,李巧莲. 京派洪氏小儿推拿[M]. 北京:中国中医药出版社, 2019.

[8]李永奎. 不孕不育推拿疗法[M]. 北京:中国中医药出版社, 2019.

[9]孔庆雪. 常见病推拿与针灸治疗[M]. 长春:吉林科学技术出版社, 2020.

[10]曹伟. 现代针灸推拿与康复治疗学[M]. 哈尔滨:黑龙江科学技术出版社, 2020.

[11]杨朝义. 实用妇科病针灸治疗学[M]. 北京:中国医药科技出版社, 2019.

[12]张轶. 针灸临床治疗学[M]. 长春:吉林科学技术出版社, 2019.

[13]路侠. 中医针灸手法技巧[M]. 长春:吉林科学技术出版社, 2019.

[14]刘强. 常见病简易针灸疗法[M]. 郑州:河南科学技术出版社, 2019.

[15]牛琦云. 临床疾病针灸特色疗法[M]. 长春:吉林科学技术出版社, 2019.

[16]杜革术. 新编针灸推拿与康复[M]. 长春:吉林科学技术出版社, 2019.

[17]刘存志. 现代针灸学[M]. 北京:中国中医药出版社, 2019.

[18]丁国玉. 现代中医针灸治疗学[M]. 北京:科学技术文献出版社, 2018.

[19]周志峰,张玉,武宝新. 临床常见病特色针灸治疗[M]. 北京:科学技术文献出版社, 2018.

[20]衣华强,陈少宗. 现代针灸学:五官科疾病的针灸治疗[M]. 青岛:青岛出版社, 2018.